实用口腔正畸小妙招

COMPILATION OF PRACTICAL ORTHODONTIC TIPS

武广增 /主 编

祝斌翔 肖 仲
戚 瑞 洪 宝 周 权 /副主编

北方联合出版传媒（集团）股份有限公司
辽宁科学技术出版社

图文编辑

张　浩　刘玉卿　肖　艳　刘　菲　康　鹤　王静雅　纪凤薇　杨　洋　戴　军　张军林

图书在版编目（CIP）数据

实用口腔正畸小妙招 / 武广增主编. -- 沈阳 : 辽宁科学技术出版社, 2025. 5. -- ISBN 978-7-5591-4137-8

Ⅰ. R783.5

中国国家版本馆CIP数据核字第20255FS802号

出版发行：辽宁科学技术出版社
（地址：沈阳市和平区十一纬路25号　邮编：110003）
印 刷 者：深圳市福圣印刷有限公司
经 销 者：各地新华书店
幅面尺寸：210mm × 285mm
印　　张：12.25
插　　页：4
字　　数：240 千字
出版时间：2025 年 5 月第 1 版
印刷时间：2025 年 5 月第 1 次印刷
出 品 人：陈　刚
责任编辑：苏　阳
封面设计：袁　舒
版式设计：袁　舒
责任校对：李　硕

书　　号：ISBN 978-7-5591-4137-8
定　　价：198.00 元

投稿热线：024-23280336
邮购热线：024-23280336
E-mail: irisin0120@163.com / cyclonechen@126.com
http://www.lnkj.com.cn

关注辽科口腔好书

咨询客服

编委会

EDITORS

前　言

PREFACE

在日常口腔正畸临床工作中，我们常会遇到一些问题，诸如深覆殆打不开、拔牙间隙无法关闭、下颌磨牙近中平移时牙冠倾斜、牙列中线无法调正、内收前牙出现了牙冠舌倾根形外露甚至骨开窗和骨破裂等问题。还会遇到一些埋伏阻生齿条件尚可，但导萌牵引不顺利，虽然采用了多种方法，但是仍然久牵不下来等。这些问题不仅影响矫治进程，还会加重患者原有的错殆畸形。

这些临床问题很让人困扰，许多基层的年轻医生由于缺乏临床经验、知识储备不够、能力不足，不知道如何解决。

实际上，很多不起眼的正畸小妙招是可以很快把问题解决的——“小装置解决大问题”。本书收录了上海迈植牙学院正畸特色技术系统班教学课程中，深受学员喜爱的、在正畸临床上行之有效的许多实用口腔正畸小方法及小妙招。经许多学员反馈，他们用我传授的这些小妙招来解决临床上困扰的种种问题，获得了良好的矫治效果，并且得到患者及其家长的好评。

对于临床上出现的诸多小问题采取针对性的处理办法效果显著，这些实用口腔正畸小妙招深受初学者、正畸培训班学员、进修医生及正畸医生的普遍喜爱。许多医生期盼手中能有一本这样浅显易懂、拿来就能用得上的实用口腔正畸小册子，随时随地能请教的“身边老师”，帮助他们解决临床上出现的棘手问题。

在辽宁科学技术出版社陈刚总编辑的支持下，我把自己和学生在从事正畸临床工作中常用的小方法、小妙招收集起来，整理成书。本书采用“菜单”式排列，读者可结合正畸临床上遇到的问题，根据目录列表快速查找相应的解决办法，通过学习与借鉴，实现举一反三、灵活运用。

希望本书能为所有从事正畸专业的牙医朋友们带来工作与学习上的便利，拓展正畸矫治思路。为提高我国正畸临床矫治水平贡献一份微薄之力。

武广增

2024年5月26日于上海

序言一

FOREWORD

武老师前几日突然通过微信联系我，说又出了一本新书，诚邀我再次作序。闻讯颇感意外——先前斗胆写的那篇序虽自认尚可，却始终以为武老师是念及情谊，有心提携。这次再邀请我作序，看来确实是格外青睐。我回复："我提升的速度赶不上您著书立说的速度，压力很大呀！"老实说，我深知自己能力不足，才疏学浅，只是一名把武老师当偶像的正畸爱好者而已，按流行的说法，我算是名"武粉"，更谈不上影响力和专业方面的造诣。然则有道是，爱无缘由、情谊无价、事必有因。此三者在我和武老师之间皆有所映照，既蒙青睐，顾不上太多，只有硬着头皮上。恰逢自媒体时代，权当新手开直播——武老师不惧，我也不怕。

言归正题，其实武老师的动态我都有关注，多年来一直保持联系，每一次新的创意或者理念都会告知我，忘年之交延续至今。在这么多年的临床工作中，很多家长咨询儿童矫治事宜，也迫使我找正畸的同行去咨询、请教一些问题。记得前些年关于儿童矫治都是倾向于等牙齿换完以后再进行，近些年观念有所改变，越来越多的儿童加入了早期矫治的行列，由此也遇到一些临床亟须解决的难题，处理起来也并非易事。

"人生如棋，棋如人生"，正畸也是这样，一旦入局，便需如棋手般排兵布阵，进退有度。行棋运子间，必深思熟虑、攻守兼备、兵马协同，各展所长。攻城略地，需巧出奇兵、闪展腾挪、张弛有度，待千军过境势如破竹，终实现排齐牙列。对每一名矫治患者，我们都需要进行仔细的检查、正确的诊断分析、专业的评估、完善而严谨的方案设计。具体操作的过程又涉及孰轻孰重、孰先孰后、整体与局部，没有绝对的定式，殊途同归而已。武老师基于长期的临床经验，并结合儿童矫治的特点，在实践中创造性地发明了一些实用的小装置，使用了一些小妙招，在儿童早期矫治方面收获了意想不到的效果，深受正畸学员们的青睐并得到家长们的认可。这些小装置和小妙招的主要特点体现在一个字——妙，妙在思路之奇妙、设计之精妙、手法之巧妙，简直妙不可言。这些高效、实用、操作简单、可就地取材的方法，效果立竿见影，招招制“敌”。在数字化技术快速发展的当下，新的技术和理念层出不穷，但我们也不能完全摒弃传统的矫治技术。看似简单实用的技法、便民惠民的技术路线，依然有着现实的价值与顽强的生命力。

武老师早几年前就是正畸领域的权威。他专利无数，成果丰硕，在社交媒体上也广受关注，桃李满天下，已是正畸界的传奇人物，备受同行敬仰与赞誉。每当我看到朋友圈里武氏弟子们展示的那些精彩案例，心中满是钦佩，忍不住点赞。而当看到视频中武老师在讲台上意气风发，我的眼前总会浮现出“雄姿英发，志在千里”的画面，这幅画面深深激励着我，鞭策我不断努力前行。武老师这么多年来一直矢志不渝、激情不减、授业解惑、精医惠民、笔耕不辍，实乃楷模，值得我辈敬佩！《实用口腔正畸小妙招》的问世，凝聚了武老师的辛勤耕耘与智慧结晶，愿本书能如同《肘后备急方》般实用便携，成为基层医生案头的正畸应急指南，随时翻阅，便捷实用，期待它能得到正畸同行的喜爱。

刘苏平
副主任医师
武汉清华阳光口腔医院
2024年6月

序言二

FOREWORD

《实用口腔正畸小妙招》一书是武老师最新整理出来具有武氏正畸特色技术的学习手册，书中重点突出的一个字——妙，妙在思维、妙在手法、妙在技巧、妙在运用、妙在结果。

武老师的技术从临床实际出发，以结果为导向；从解决临床困扰出发，运用新颖的装置解决棘手的问题。例如，运用联动拉杆矫治器调整磨牙关系，运用正畸附件"老鼠夹"控根移动矫治骨开窗，运用升级版"芝麻官"矫治器组合曲巧妙地矫治乳牙反𬌗，利用前牙压低辅弓"蛤蟆弓"矫治深覆𬌗等。这些装置都是武老师经验和智慧的结晶，他将其化繁为简，无不突出一个"妙"字。

武老师在上海迈植牙学院正畸特色技术系统班教学的过程中，不仅教会了学员使用武老师正畸体系里的技术和技巧，同时还激发了学员的创造性与思维的发散性，不少优秀的医生（如祝斌翔医生、代永佳医生、肖仲医生、肖卓医生等）纷纷参与了新专利技术的发明和临床实践的运用，均得到了很好的结果和临床反馈。

更值得一提的是，武老师在本书增加了"琵琶"缩弓器矫治正锁𬌗和MSE骨性扩弓器的改良固位及临床应用，对疑难复杂正畸案例再次提出了新的技术解决手段，矫治细节完整、技术新颖，临床上取得了良好的效果。

作为武老师课程主办单位的负责人，我倍感

荣幸能为武老师的新书《实用口腔正畸小妙招》作序，相信本书能为正畸医生带来认知上的突破和思维上的启发。只要你认真看完本书，相信一定会受益匪浅，领会书中的妙趣！

真心建议每名正畸医生人手一本《实用口腔正畸小妙招》，把它当成正畸的工具书使用，它会是你临床工作的好帮手。最后祝武老师身体健康、万事如意，创造更多优秀著作供我们学习！

张黎鹏

上海迈植医疗创始人

2024年8月9日

序言三

FOREWORD

2024年8月的南方骄阳似火，中午时分，太阳把树叶都晒得蜷缩起来，使我不禁回想起2016年第一次遇到武老师，也是在这样的炎炎夏日，同武老师和口腔同行一起在阿拉伯联合酋长国迪拜游学。在一起游学的半个月期间，武老师为人低调谦和、待人宽容、和蔼可亲。在同行的路上不断无私、热心地帮助其他牙医提升专业水平。因此武老师也成为迪拜一行当之无愧的“团宠”。这次接到武老师的邀请为新书作序，我感到无比荣幸，更为武老师对专业的热爱而感动。

白驹过隙，转眼间，距离上次见面已经过去8年了。武老师将全部心血倾注于正畸领域，专注于解决正畸医生在日常工作与学习中所面临的问题。他以精益求精的态度和一丝不苟的精神，深入探究每一个细节，并将自身的所学与所思系统总结、归纳、编写成书。正如《诗经》中的《国风·卫风·淇奥》中所说“有匪君子，如切如磋，如琢如磨”。武老师将知识精心打磨，使其愈发精深。其在口腔正畸学领域，始终追求卓越，一心将解决临床正畸医生的困扰、攻克学术难题为己任。他将渊博的学术知识和服务学生的仁心相结合，竭尽全力，用智慧之光为行业贡献力量。这不仅是武老师的一份责任，还是他对待工作和学术的一种态度。在生活和工作中，他始终保持一种积极向上、阳光开朗的心态，对学术研究充满信心与勇气，去迎接各种挑战和变化。武老师从业几十年，一直坚持在临床，且带教口腔正畸进修学生，秉承着“小装置解决大问题”的理念，通过一些“小妙招”有效地帮助学生和同行解决临床工作中所遇到的难题。

本书内容丰富、实用性强、语言精练、图文并茂，对正畸医生掌握这门技术有指导作用。本书既是教学的精髓，也是师者的匠心精神、耐心引导和无私的爱。本书每个案例都承载着武老师的教学理念。愿有幸得到本书的同行能够在正畸学的道路上充满阳光和快乐，不断攀登新的高峰。

姜南

蓝野口腔健康研究院院长

2024年8月

目　录

CONTENTS

第1章

联动拉杆矫治器在调整磨牙关系中的作用

联动拉杆矫治器能改变上下颌之间的关系、调整颌位、提高咀嚼效率、增强牙齿和关节的稳定性、改善患者容貌、缩短正畸疗程。

矫治设计中，使用联动拉杆矫治器的患者通常需要分两期进行治疗。其中，联动拉杆矫治器主要用于一期矫治，而二期治疗则可选择固定矫治器或隐形矫治器。以下通过3个案例，介绍联动拉杆矫治器在一期治疗中的应用特点。

一、联动拉杆矫治器矫治安氏Ⅱ类1分类错𬌗患者

患者女性，就诊年龄12岁，安氏Ⅱ类1分类错𬌗，初诊时下颌后缩，上颌牙列轻度拥挤，双侧磨牙、尖牙远中尖对尖关系，前牙覆盖大，Ⅱ° 深覆𬌗。于上颌粘接Ⅱ类3钩联动拉杆，其一端固定在第一磨牙中点，另一端带钩侧固定在尖牙近中1/3处。下颌使用1.0mm不锈钢丝弯制固定式舌弓，前牙加基托板增强支抗，配合双侧复合Ⅱ类颌间弹力牵引（挂1/4英寸橡皮圈，每日更换），实施24小时弹力牵引（吃饭、刷牙除外）。通过4个月的Ⅱ类颌间弹力牵引，前牙覆𬌗、覆盖明显减小，磨牙、尖牙达到中性偏近中关系，拆除联动拉杆与舌弓，上下颌牙弓粘接金属自锁托槽，排齐牙列。

– 初诊（2023年11月19日）

拍摄患者初诊𬌗像照片及X线头颅定位侧位片（图1-1-1～图1-1-3）。

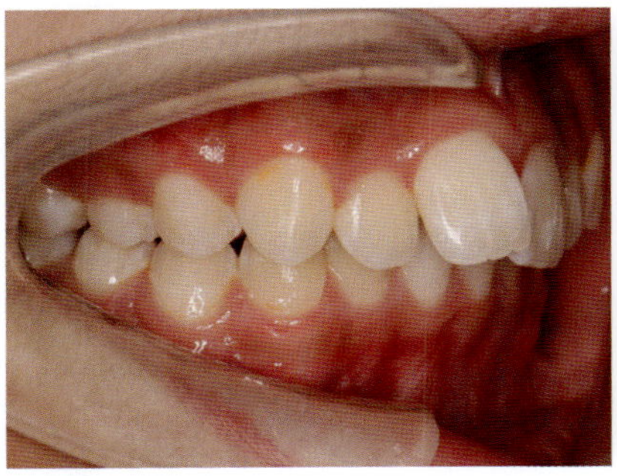
图1-1-1

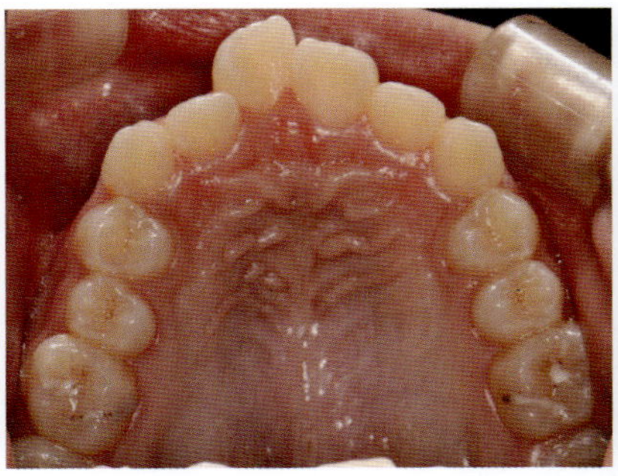
图1-1-2

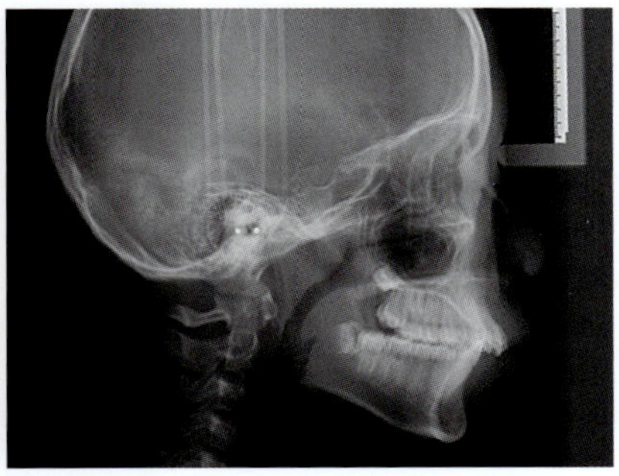
图1-1-3

– 矫治阶段–1（2023年11月26日）

装配联动拉杆Ⅱ型矫治器（图1–1–4～图1–1–6）。

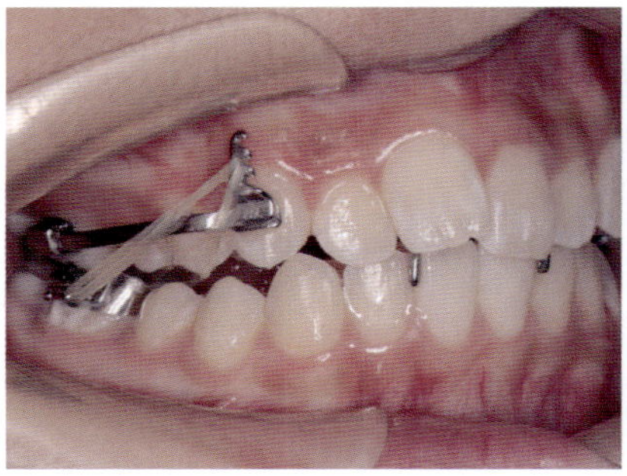
图1–1–4

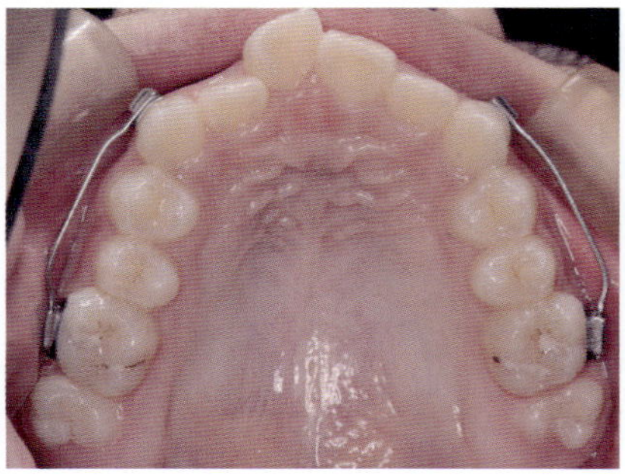
图1–1–5

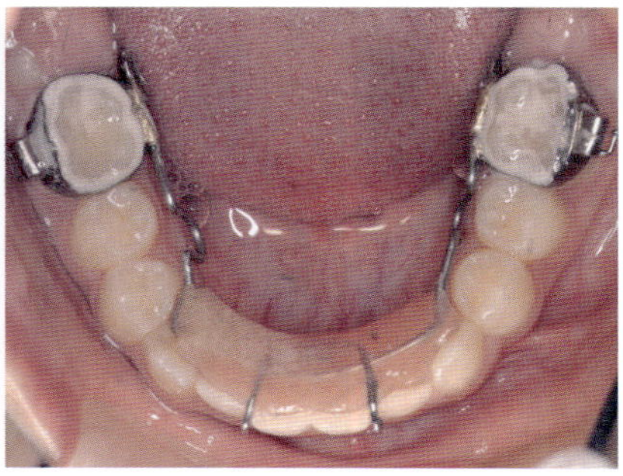
图1–1–6

– 矫治阶段–2（2024年2月17日）

检查见患者前牙覆盖减少，上颌4颗切牙较前排齐，继续实施Ⅱ类颌间弹力牵引（图1–1–7～图1–1–9）。

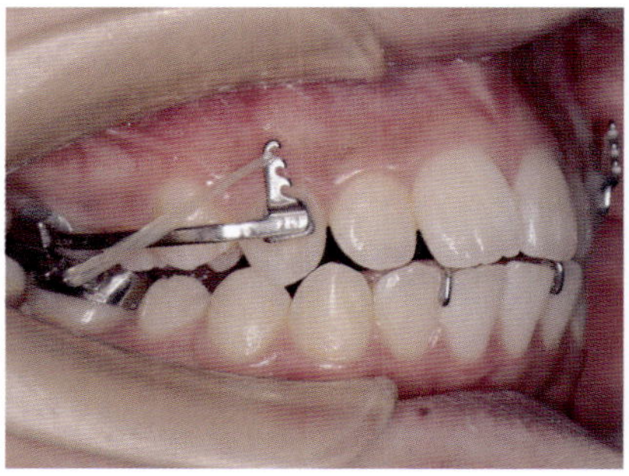
图1–1–7

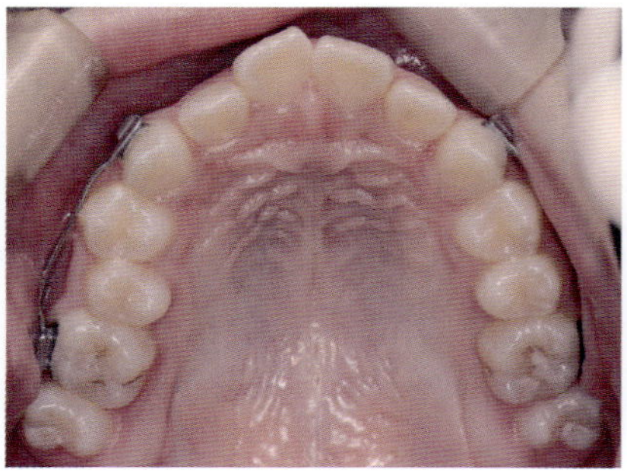
图1–1–8

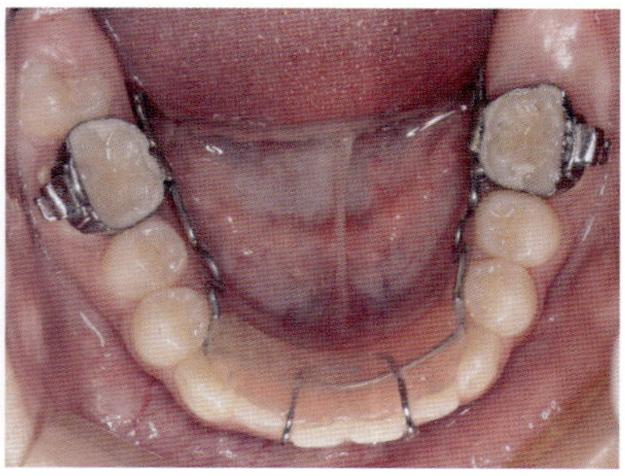
图1–1–9

– 矫治阶段–3（2024年3月16日）

患者磨牙及尖牙获得中性偏近中关系，达到一期矫治目标，拍摄殆像照片及头颅侧位片（图1–1–10～图1–1–12）。

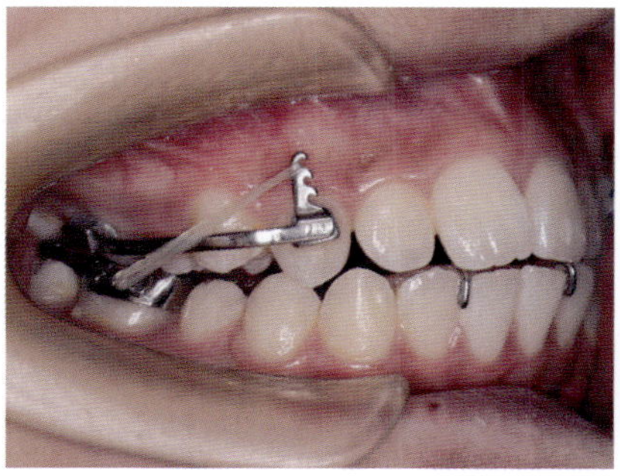
图1–1–10

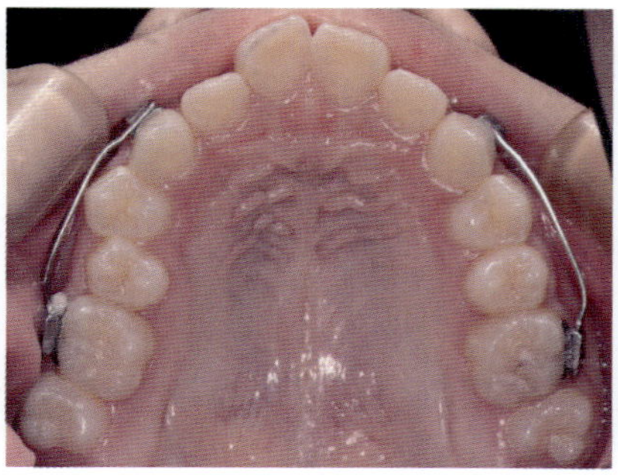
图1–1–11

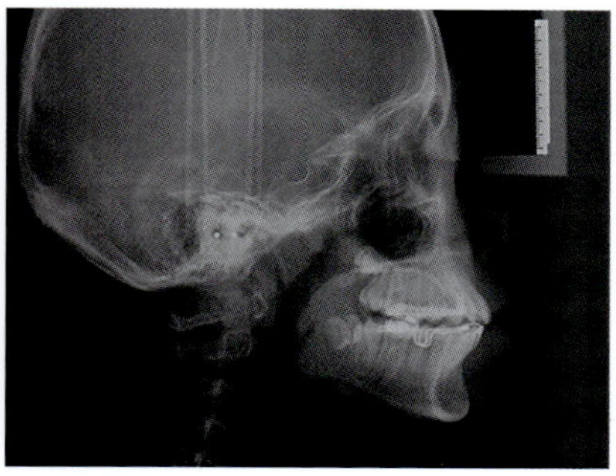
图1–1–12

矫治体会：武氏Ⅱ类联动拉杆Ⅱ型矫治器适用于安氏Ⅱ类1分类错船、深覆盖患者。本案例矫治过程未使用种植钉，仅佩戴复合Ⅱ类颌间弹力牵引，4个月的时间便调整好磨牙、尖牙关系。由此可见联动拉杆矫治器能改变上下颌之间的关系、调整颌位、患者易于配合、复诊时间短、易清洁、减少医生椅旁操作时间，为二期治疗提供有利条件，大大降低Ⅱ类错船的矫治难度，缩短矫治疗程。

二、武氏反船Ⅲ型联动拉杆矫治Ⅲ类错船患者

患者男性，就诊年龄18岁，恒牙列，安氏Ⅲ类错船、骨性Ⅲ类案例，初诊时上颌骨发育不足，鼻基底凹陷，双侧磨牙完全近中关系，上下颌牙列见散在间隙，上颌4颗切牙舌倾与下颌6颗前牙构成反船关系。22牙根畸形弯曲，63乳牙滞留，23埋伏阻生，38、48存在。建议正畸正颌联合治疗，患者拒绝手术，最终选择采用正畸掩饰性治疗，一期应用武氏反船Ⅲ型联动拉杆矫治器解除前牙反船，拔除38、48后，装配武氏反船Ⅲ型联动拉杆矫治器，配合复合Ⅲ类颌间弹力牵引，调整磨牙关系，解除前牙反船；二期全口上固定矫治器，排齐牙列，23扩展间隙，实施正畸导萌牵引，排入正常牙列。

临床处置：上颌口内装配4钩Nance托，下颌粘接2钩联动拉杆，磨牙带环颊面管内、外侧均挂橡皮圈分别至下颌左右侧联动拉杆尖牙处的牵引钩上，颊侧挂重力橡皮圈3～5天一更换，舌侧挂1/4英寸橡皮圈，每日更换，每侧施力150～250g，实施24小时弹力牵引（吃饭、刷牙除外）。在上颌前磨牙处垫蓝胶船垫解除前牙锁结，通过3个多月的复合Ⅲ类弹力牵引，前牙反船顺利解除。拆除下颌Ⅲ类联动拉杆，粘接上下颌金属自锁托槽，排齐牙列，23扩展间隙后期正畸导萌矫治。

– 初诊

患者初诊拍摄船像照片（图1-2-1～图1-2-3）。

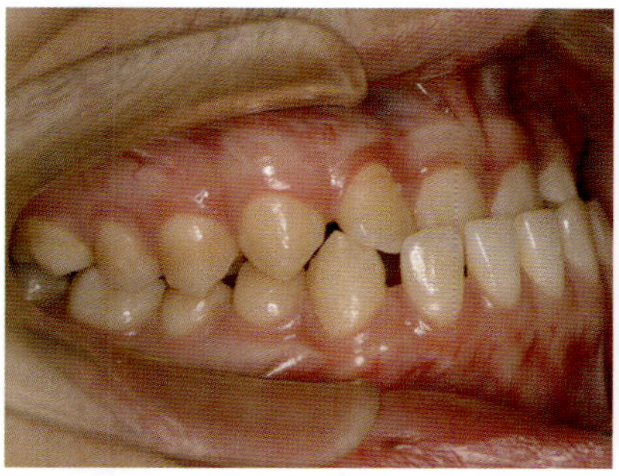
图1-2-1

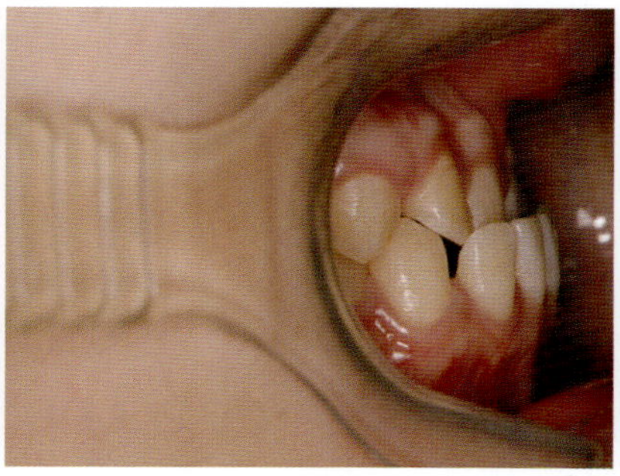
图1-2-2

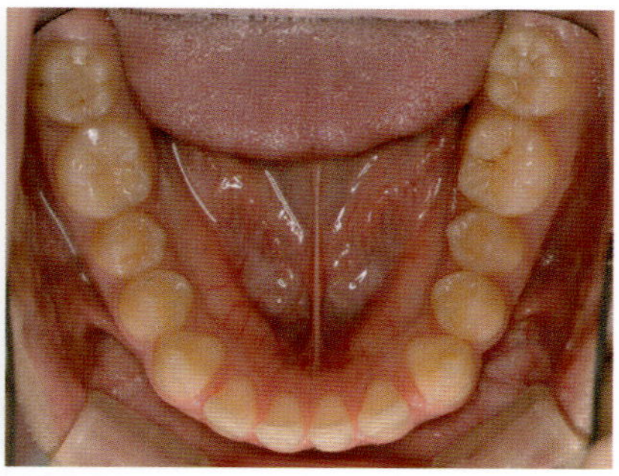
图1-2-3

– 矫治阶段

武氏反船Ⅲ型联动拉杆矫治器照片（图1-2-4～图1-2-6）。

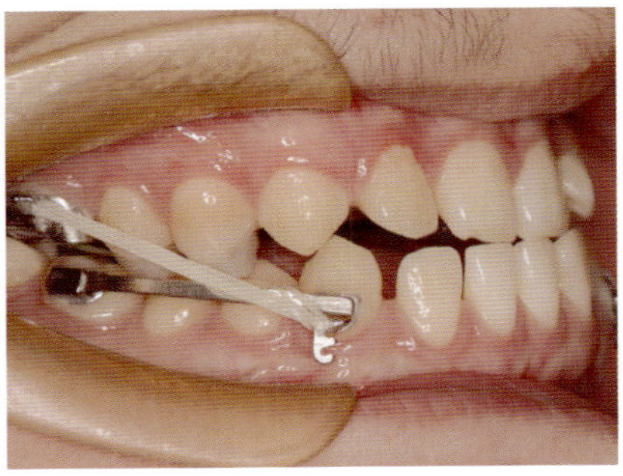
图1-2-4

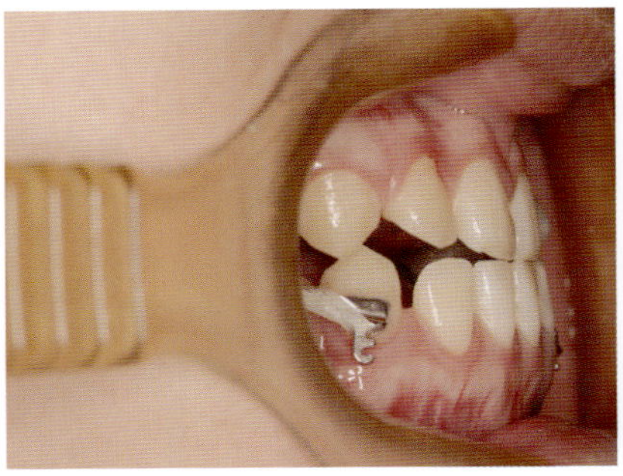
图1-2-5

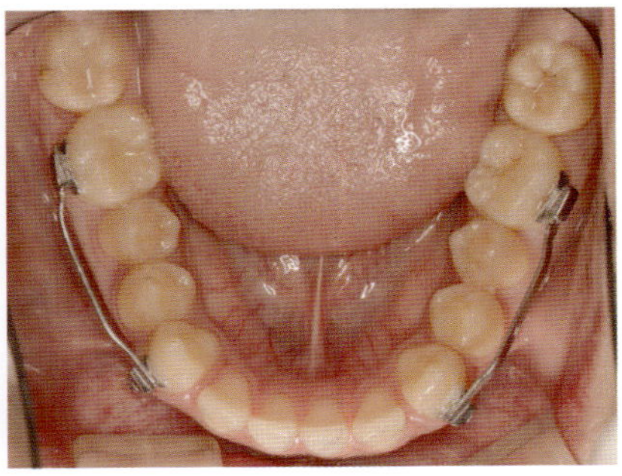
图1-2-6

患者前牙反𬌗获得矫正，上颌粘接半口金属自锁托槽，0.014英寸镍钛丝排齐牙列，继续实施颌间Ⅲ类弹力牵引（图1-2-7～图1-2-9）。

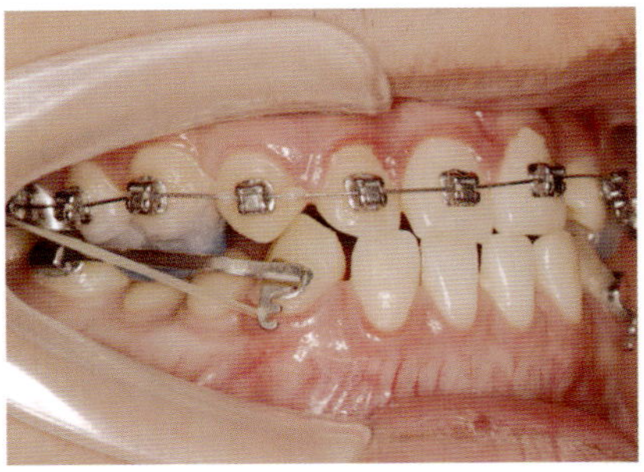
图1-2-7

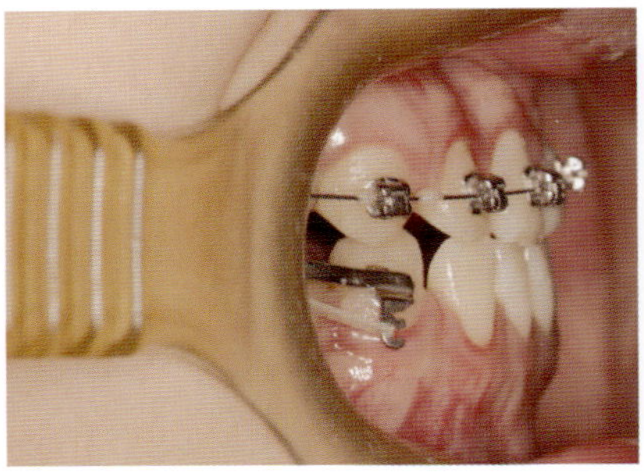
图1-2-8

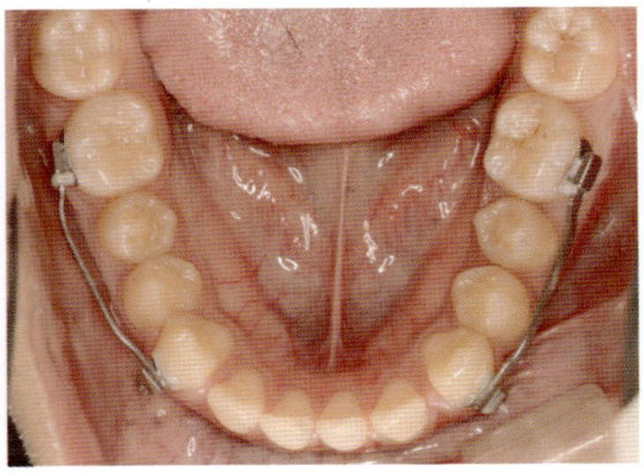
图1-2-9

矫治体会：骨性Ⅲ类案例在临床中往往较为棘手，较多患者不愿接受正颌手术，多数都愿选择正畸掩饰性治疗。该患者不愿接受正颌外科手术，医生设计了武氏反𬌗Ⅲ型联动拉杆矫治器治疗，通过拔除38、48为下颌牙列远中移动提供必要的空间，没有应用种植钉，仅仅依靠武氏反𬌗Ⅲ型联动拉杆矫治器，配合复合Ⅲ类颌间弹力牵引，3个月的时间解除前牙反𬌗，面型得到明显改善，从而降低患者痛苦，在矫治过程中无任何不适，武氏反𬌗Ⅲ型联动拉杆矫治器大大降低骨性反𬌗的矫治难度，临床操作简便，为二期固定矫治器治疗铺平了道路，值得临床推广应用。

三、临床应用武氏Ⅱ类联动拉杆矫治器

患者男性，就诊年龄10岁，安氏Ⅱ类1分类错𬌗，上颌双侧粘接Ⅱ类联动拉杆矫治器，下颌使用1.0mm不锈钢丝弯制舌弓，31、32和41、42间用0.6mm不锈钢丝弯制邻间钩增加固位，舌侧33-43自凝塑料基托增强下颌支抗，双侧复合Ⅱ类颌间弹力牵引（挂1/4英寸橡皮圈，每日更换），4个月后双侧尖牙关系从远中关系调整为中性偏近中，上颌前牙可见部分散在间隙利于二期矫治时调整前牙转矩，此装置配合Ⅱ类颌间弹力牵引，能有效改善前牙覆𬌗、覆盖关系，使远中尖牙、磨牙关系调整为中性偏近中，矫治效率高，操作便利。是正畸医生调整磨牙及尖牙关系的利器。

– 初诊（2023年11月5日）

患者初诊拍摄殆像照片（图1–3–1～图1–3–3）。

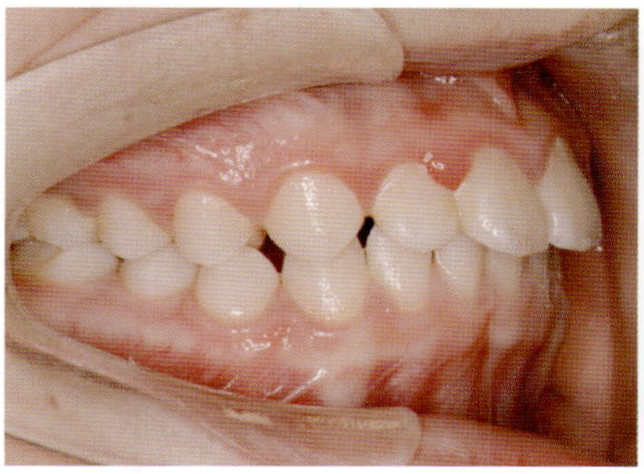
图1–3–1

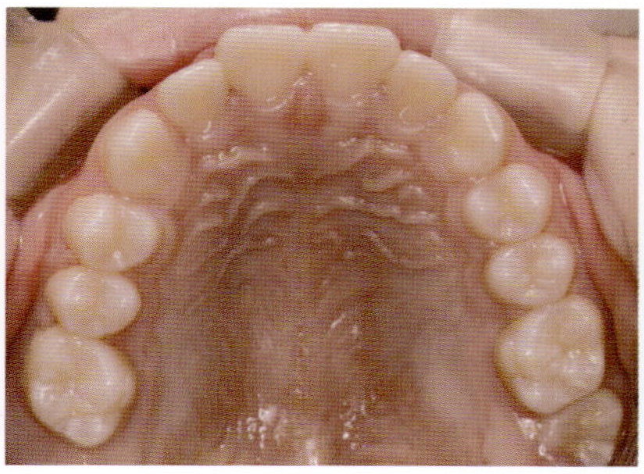
图1–3–2

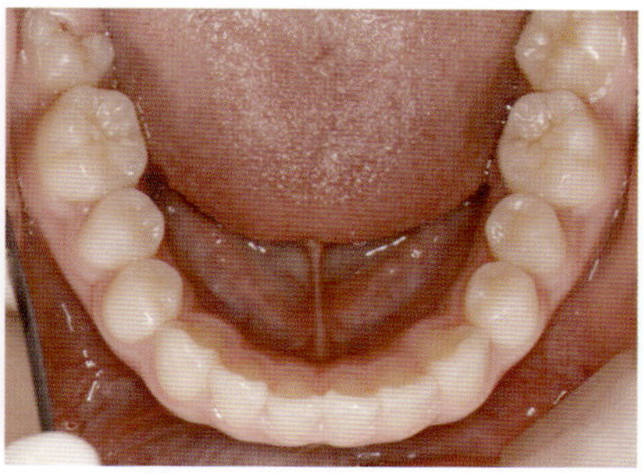
图1–3–3

– 矫治阶段–1（2023年11月12日）

装配Ⅱ型联动拉杆矫治器殆像照片（图1–3–4～图1–3–6）。

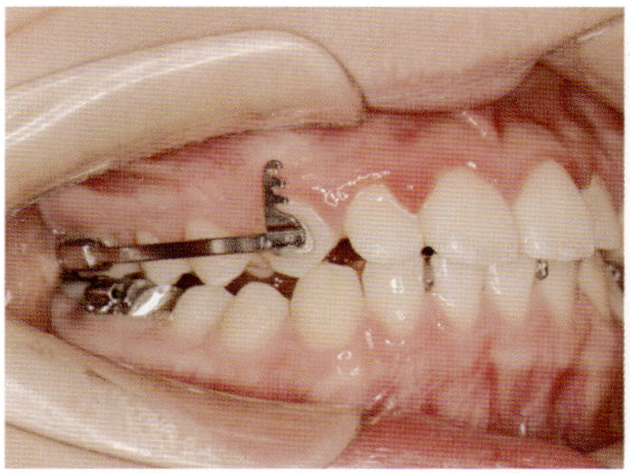
图1–3–4

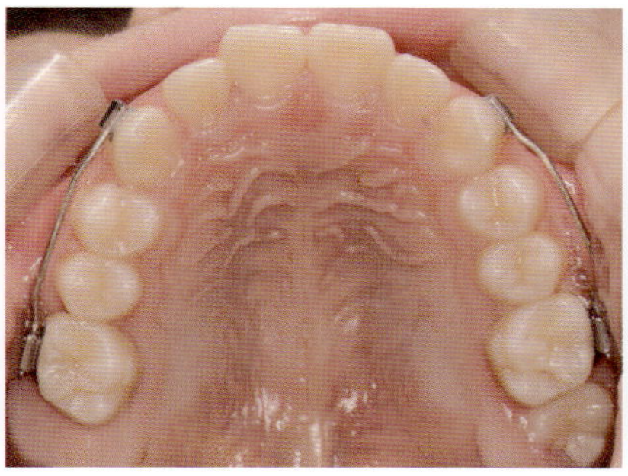
图1–3–5

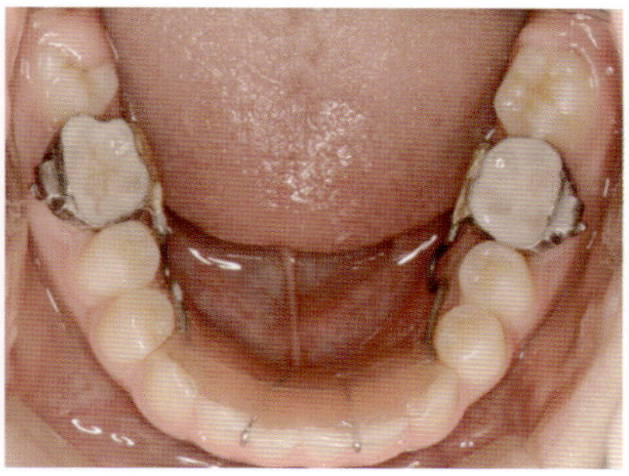
图1–3–6

– 矫治阶段–2（2023年11月26日）

患者上颌尖牙及磨牙已经朝远中移动，获得中性咬合关系（图1–3–7～图1–3–9）。

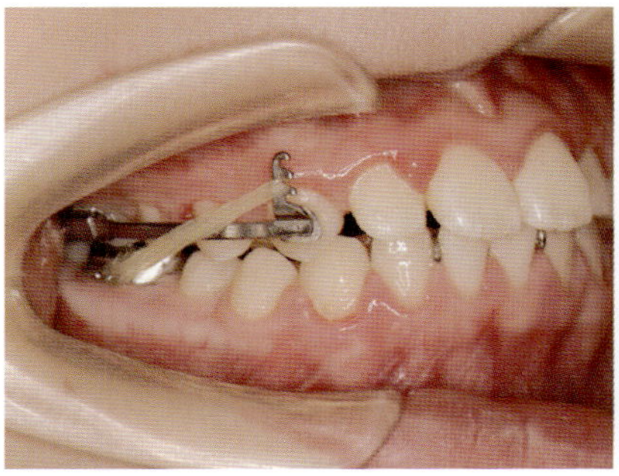
图1–3–7

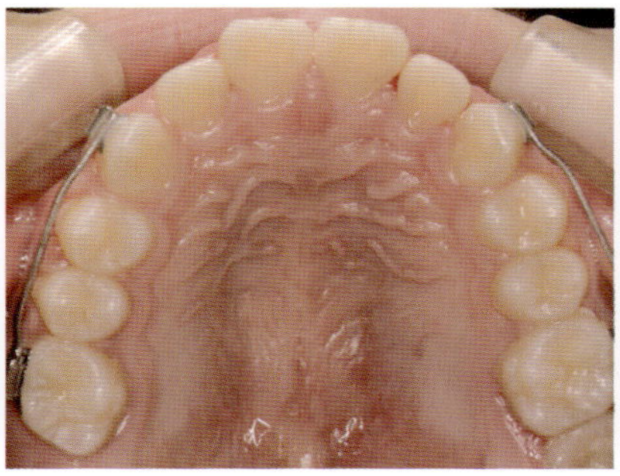
图1–3–8

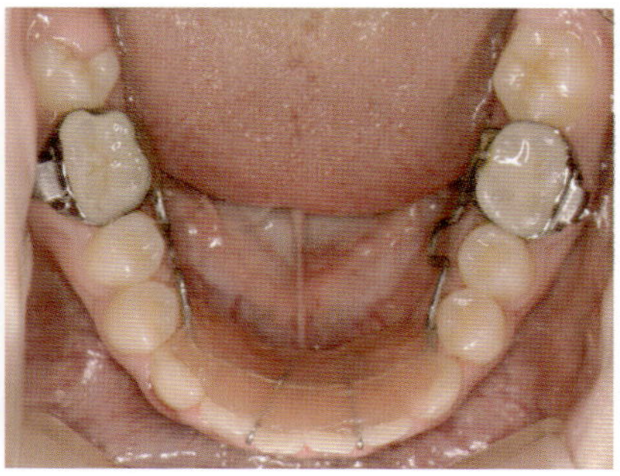
图1–3–9

- 矫治阶段-3（2024年2月17日）

患者上颌尖牙、磨牙获得中性偏近中关系，前牙出现散在间隙（图1-3-10～图1-3-12）。

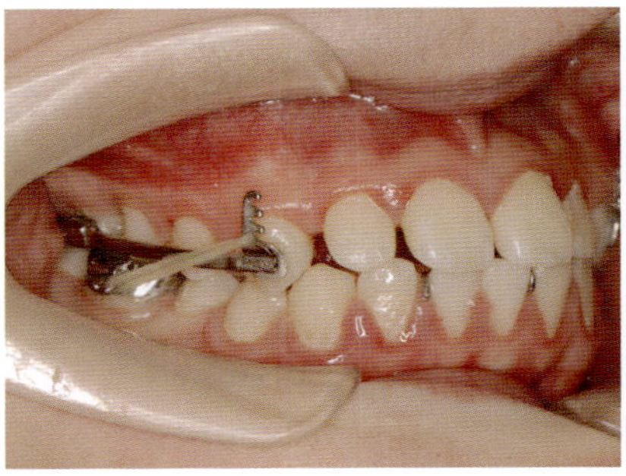
图1-3-10

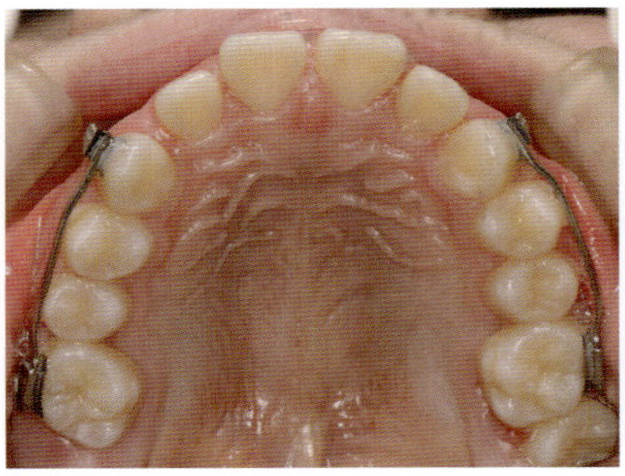
图1-3-11

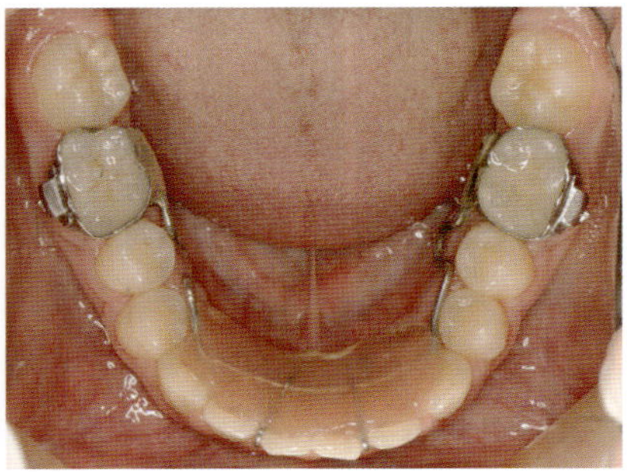
图1-3-12

上颌拆除联动拉杆，粘接球形金属托槽，用0.014英寸镍钛丝排齐牙列（图1-3-13～图1-3-15）。

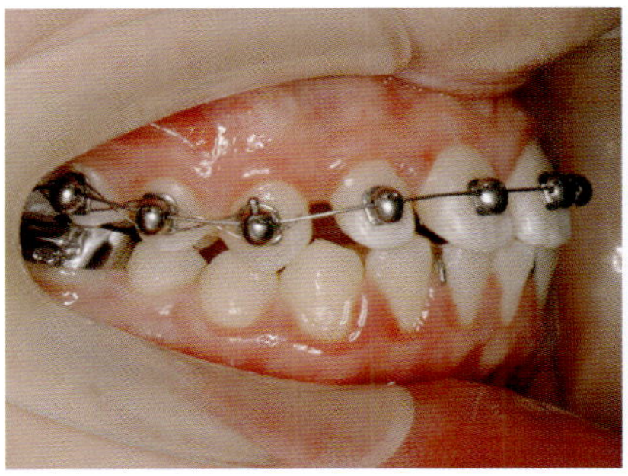
图1-3-13

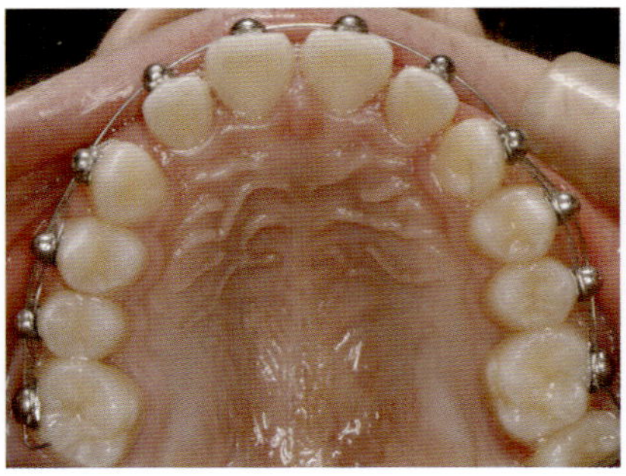
图1-3-14

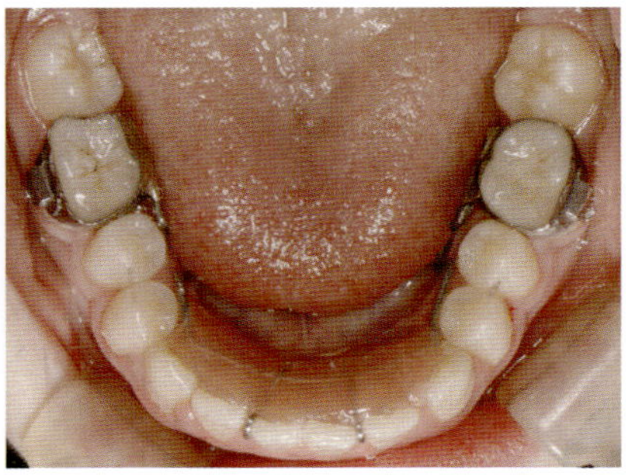
图1-3-15

第2章

正畸附件“老鼠夹”控根移动矫治骨开窗

骨开窗和骨开裂是一种常见的牙槽骨缺损形式。骨开窗是指牙齿的唇颊侧或腭侧部分牙槽骨缺如，导致牙根的一部分直接暴露于牙龈与骨膜之间，没有得到足够的骨组织覆盖。骨开裂则是指牙齿的唇颊侧或舌腭侧的牙槽骨缺损呈V形，直达牙槽嵴顶。严重的骨开窗或骨开裂可导致牙龈退缩、牙根暴露，引起牙髓炎、牙周炎等诸多不良后果。正畸治疗可能造成牙槽骨厚度减少，牙周支持组织丧失，是骨开窗、骨开裂发生的危险因素，而天然存在的骨开窗和骨开裂更是增加了正畸治疗的潜在风险，也加大了正畸治疗的难度。因此，如何有效预防和应对骨开窗、骨开裂是每名正畸医生必须面对及关注的问题。

本章介绍了临床上应用正畸附件“老鼠夹”及其改良技术矫治二手骨开窗案例的实用矫治方法及其应用要点。

着重强调的是，正畸医生应该把预防放在第一位，X线影像学检查要关注牙齿的根骨关系，对于牙槽骨骨板菲薄，极有可能发生骨开窗的患者，不宜较大范围移动牙齿，牙根要控制在松质骨内。在治疗计划的制订过程中，牙周组织允许牙齿移动的安全范围是核心问题。有学者针对此范围提出“牙齿安全移动的封套（envelope）”概念。一般认为，牙根在松质骨内的移动，无论距离长短，对牙周组织均无破坏性；而当牙根突破牙槽皮质骨时，牙周相关损伤随即出现，即牙齿安全移动的封套边界应为解剖学上的牙槽皮质骨。已经达到正颌外科手术指标的骨性错𬌗畸形患者，不要轻易采用掩饰性治疗。在正畸医生移动牙齿能力已有了很大提升的今天，尤其需要强化牙周健康的底线思维，敬畏牙槽皮质骨这一天然的边界，才能实现美观、健康、功能与稳定的统一，以便更好地服务于患者。

一、扁担弓“老鼠夹”实施上颌尖牙控根移动

该患者上颌双侧尖牙根形外露明显，由于存在皮质骨支抗，尖牙远移困难。CBCT检查上颌前牙区骨板薄（图2-1-1，图2-1-2），上颌主弓丝为0.018英寸×0.025英寸不锈钢方丝，如果直接在方丝上弯制高位“老鼠夹”，副移动必然会对前牙造成骨开窗的情况。为解决这一难题，术者在0.8mm不锈钢丝上弯制了扁担弓“老鼠夹”（图2-1-3，图2-1-4），13、23牙冠唇面近龈处设置粘接式牵引钩（图2-1-5，图2-1-6）。2024年2月23日上装置，2024年4月1日复诊拍CBCT（图2-1-7，图

2-1-8），仅仅控根1个多月，就达到了良好的效果（图2-1-9，图2-1-10）。

- 矫治阶段-1（2024年2月23日）

该患者13、23牙冠托槽龈端粘接长距牵引钩、14-24牙列装配正畸专利特制装置扁担弓“老鼠夹”（图2-1-1～图2-1-6）。

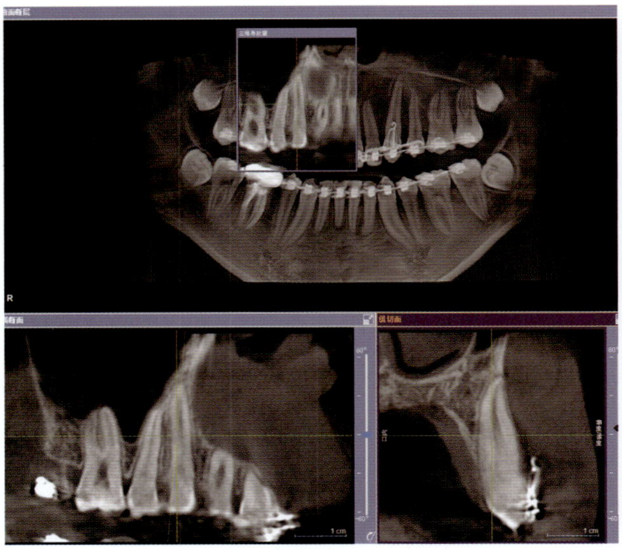

图2-1-1

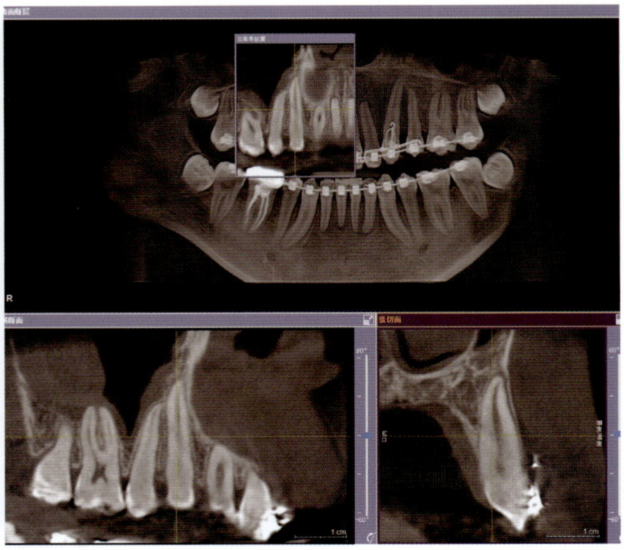

图2-1-2

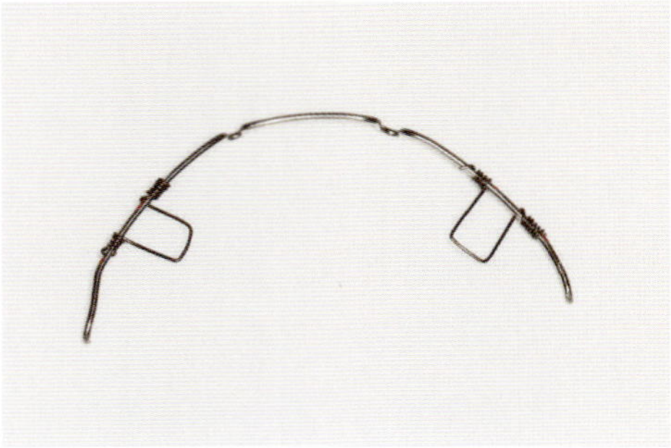

图2-1-3

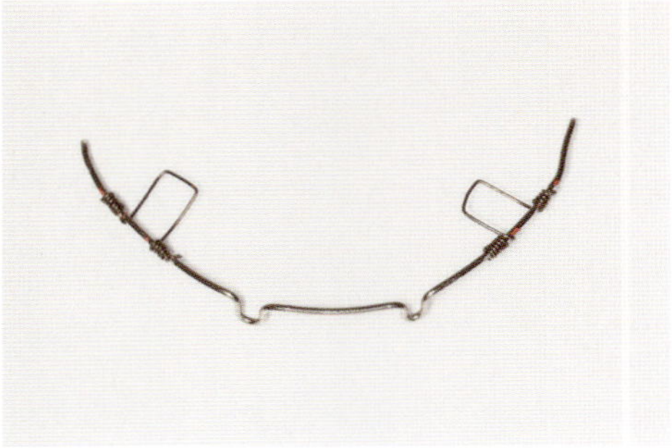

图2-1-4

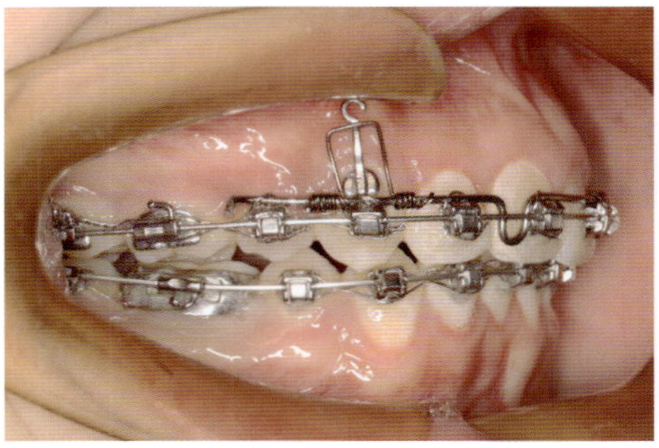

图2-1-5

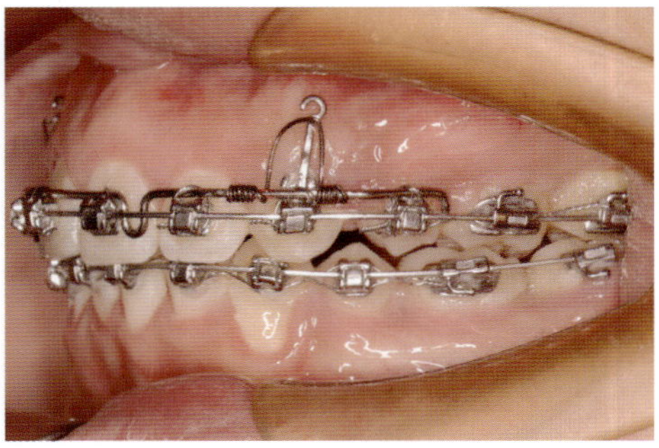

图2-1-6

– 矫治阶段–2（2024年4月1日）

拍摄殆像照片及X线片影像（图2–1–7～图2–1–10）。

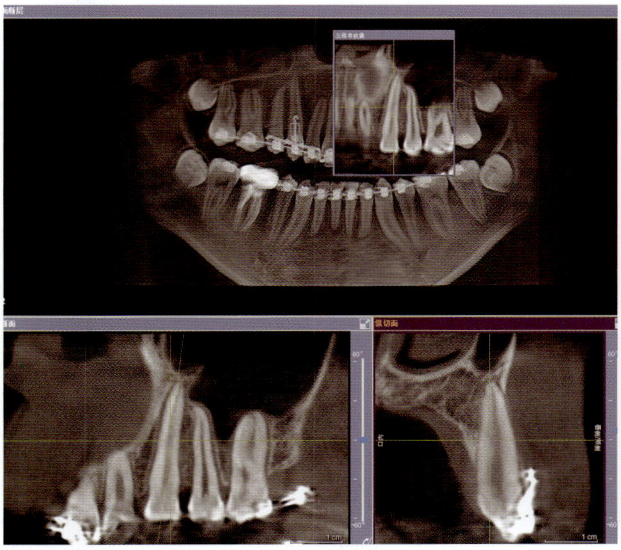

图2–1–7

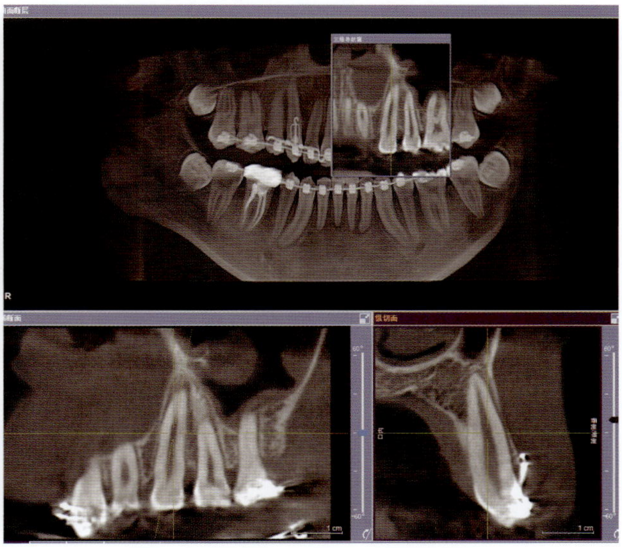

图2–1–8

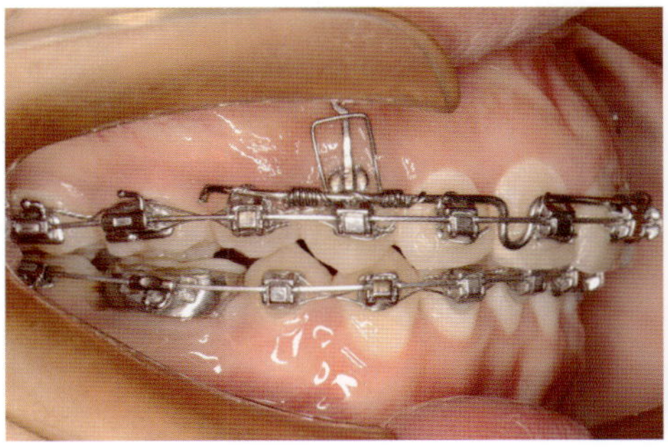

图2–1–9

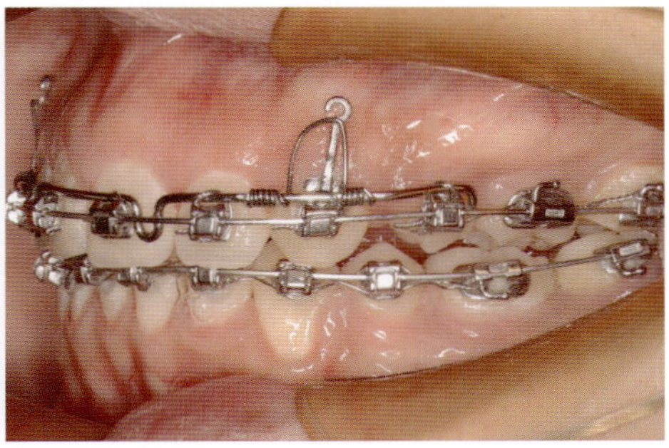

图2–1–10

矫治体会：该案例首先用方丝保护了控根过程中前牙的转矩；其次，用粗丝辅弓转移了副移动，前牙区的副移动转移至后牙扩弓；最后，粘接式长臂牵引钩和扁担弓“老鼠夹”的完美结合，更加接近牙齿旋转中心，利于控根。

二、扁担弓“老鼠夹”矫治上颌侧切牙骨开窗

这是一例上颌侧切牙骨开窗的案例，根形外露明显。复诊时可用手触摸到牙根（图2-2-1，图2-2-2），为防止意外发生，需要进行控根处理，上颌主弓丝为0.018英寸澳丝，辅弓为0.8mm不锈钢丝弯制的扁担弓。就地取材，将扁担弓放置在22托槽近中、远中5mm处钢丝打磨成方形（图2-2-3，图2-2-4），在22托槽近龈处粘接长臂牵引钩（图2-2-1），取0.014英寸澳丝弯制高位“老鼠夹”，力臂越长越接近旋转中心，控根效果越好。于2023年12月25日放置扁担弓“老鼠夹”，3个月后，2024年4月2日拍CBCT复查，获满意的效果，根形外露已不明显，触摸不到牙根，粘接式牵引钩陷入牙龈内（图2-2-5，图2-2-6）。扁担弓上弯制“老鼠夹”能更好地规避控根产生的副移动，粘接式牵引钩能有效避免扁担弓“老鼠夹”压迫牙龈产生疼痛。扁担弓“老鼠夹”会慢慢对22实施根舌向移动，牵引钩慢慢地与牙龈靠近，过程很缓慢，患者自觉无不适感受。

– 矫治阶段-1（2023年12月25日）

患者接诊时拍摄的殆像照片及X线片影像（图2-2-1，图2-2-2），图2-2-3、图2-2-4是患者临床应用的扁担弓“老鼠夹”实物。

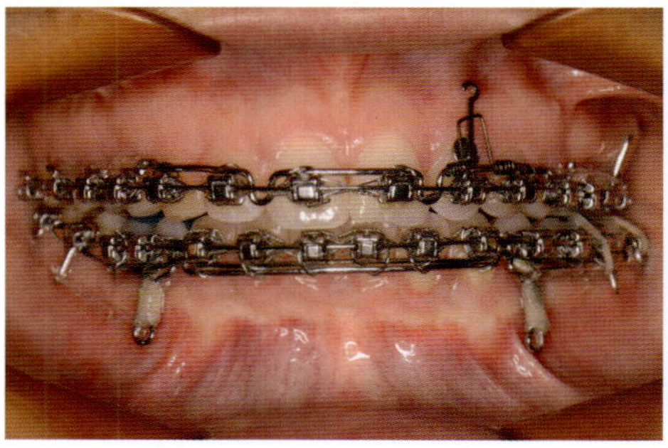
图2-2-1

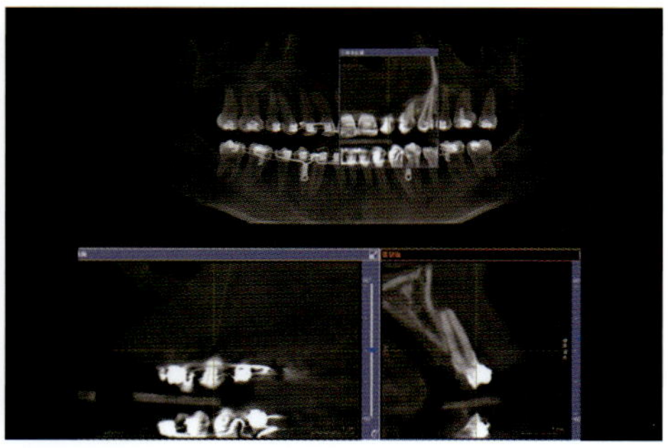
图2-2-2

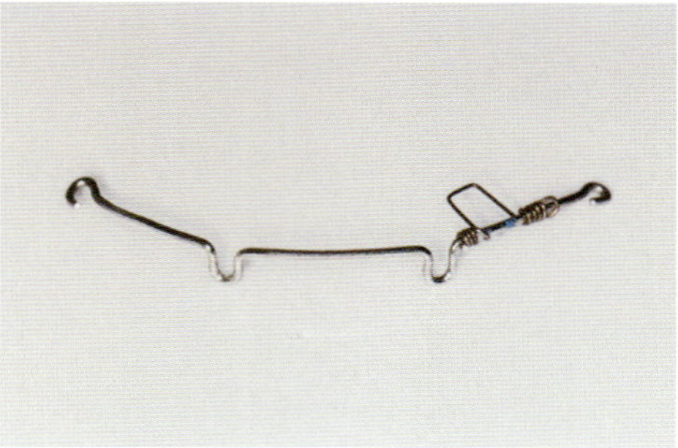
图2-2-3

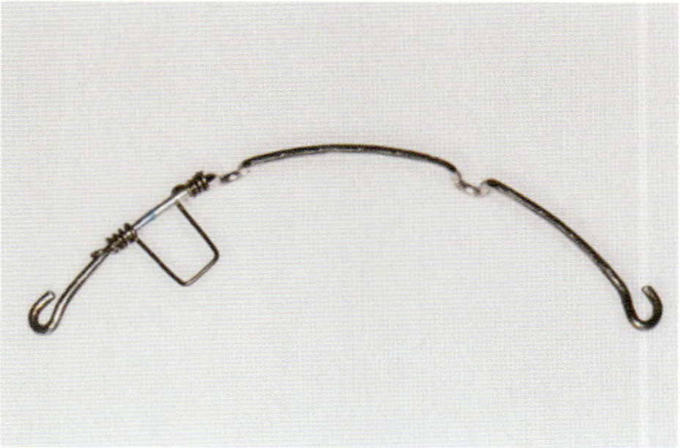
图2-2-4

– 矫治阶段–2（2024年4月2日）

矫治3个月后拍摄殆像照片及X线片影像（图2–2–5，图2–2–6）。

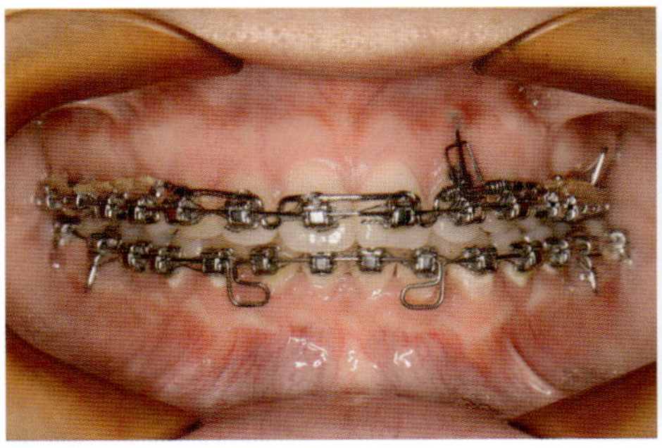

图2–2–5

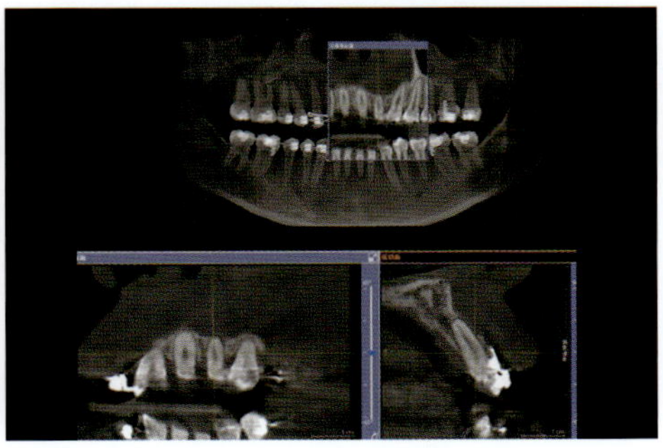

图2–2–6

矫治体会：在临床上常见上颌切牙牙根唇向/冠舌向的情况，“老鼠夹”的力臂虽然抵达尖牙牙颈部，但离阻抗中心还有一段距离。如何延长正畸转矩簧“老鼠夹”的力臂作用力点？根据力学原理可知，转矩簧矫治力的力臂抵近或者超越阻抗中心才能发挥最大效率。但“老鼠夹”的方框（力臂着力点），稍微高一点（超过牙颈部）就会压迫牙龈软组织。建议这时可采用一个简单方法：在牙颈部粘接附中距牵引钩的舌侧扣。这样做的好处在于“老鼠夹”的方框着力点可超越牙颈部，直接压在牵引钩的杆上，即接近阻抗中心，发挥良好的控根移动效果。

三、“老鼠夹”根舌向控根移动上颌尖牙

案例–1

– 矫治阶段–1

二手案例接诊时拍摄患者殆像照片及X线片影像（图2–3–1～图2–3–3）。

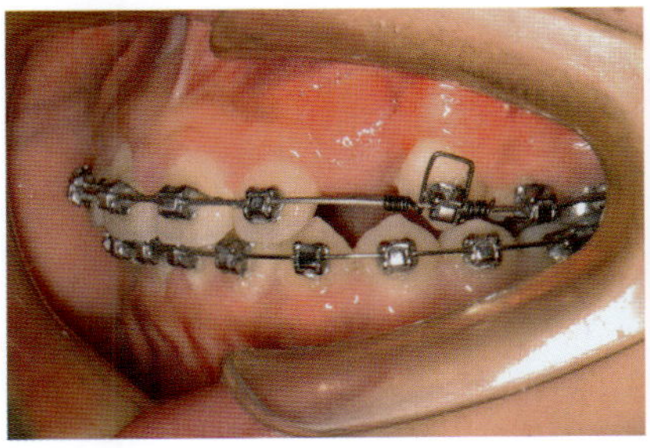

图2–3–1

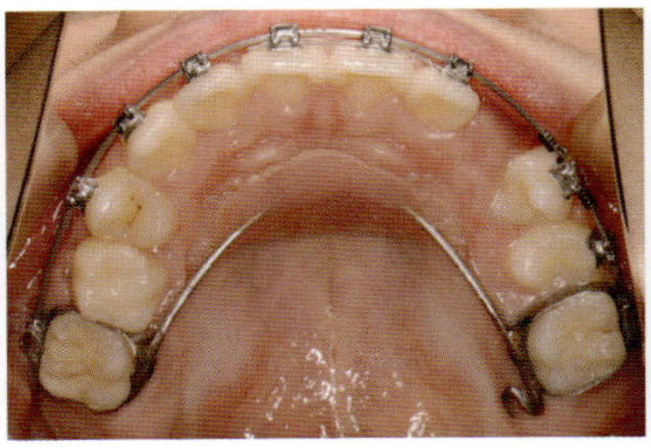

图2–3–2

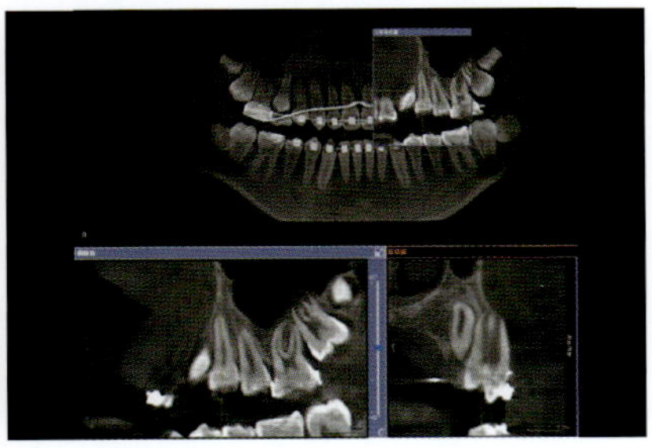

图2–3–3

– 矫治阶段–2

使用“老鼠夹”控根移动后拍摄患者殆像照片及X线片影像（图2–3–4～图2–3–6）。

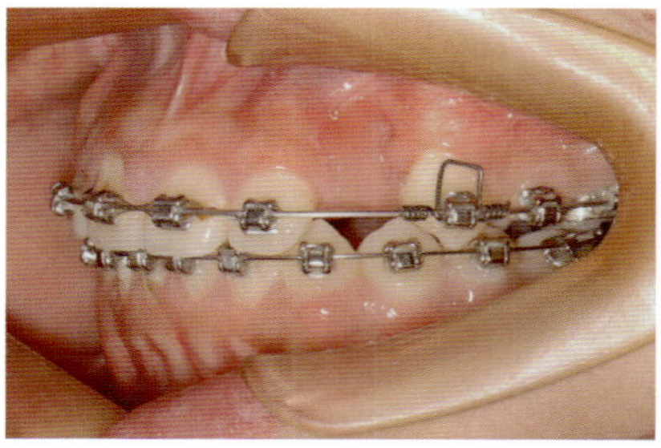

图2-3-4

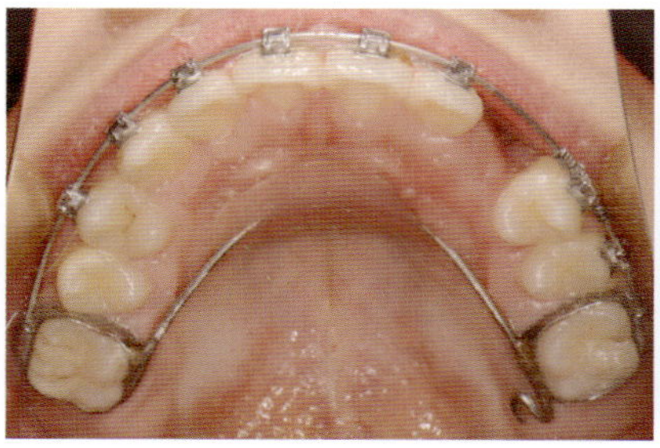

图2-3-5

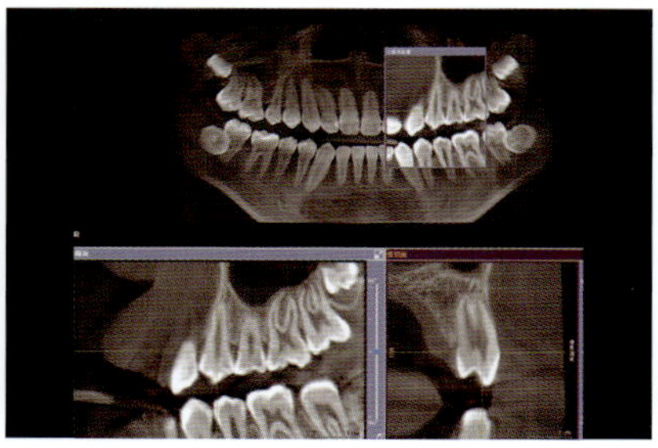

图2-3-6

案例-2

– 矫治阶段-1

二手案例接诊后装配正畸附件“老鼠夹”及23托槽龈端牵引钩，拍摄患者殆像照片及X线片影像（图2-3-7～图2-3-9）。

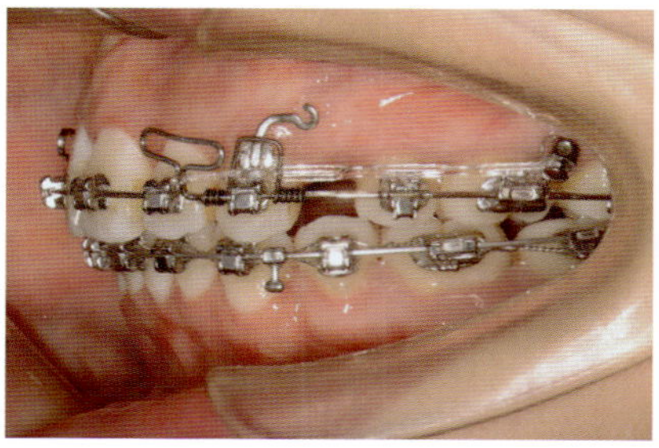

图2-3-7

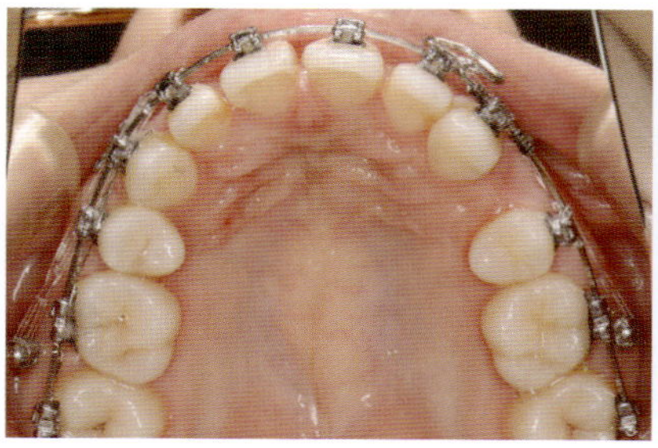

图2-3-8

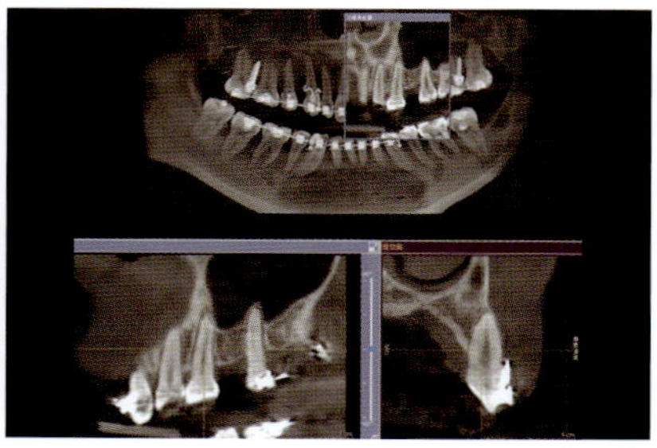

图2-3-9

– 矫治阶段-2

使用“老鼠夹”控根移动后拍摄患者殆像照片及X线片影像（图2-3-10～图2-3-12）。重点观察该患者23控根前后的X线片影像的牙根变化。

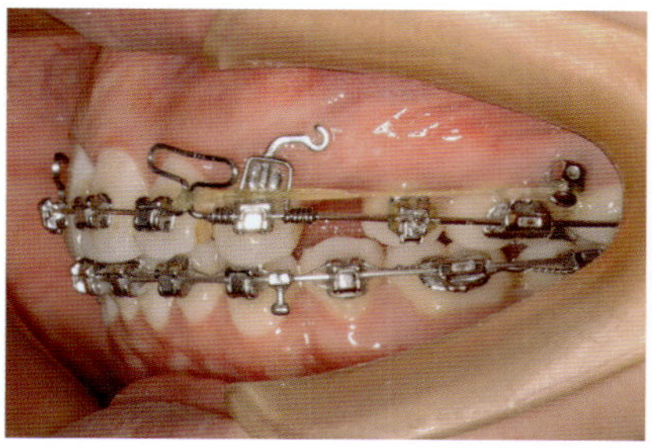

图2-3-10

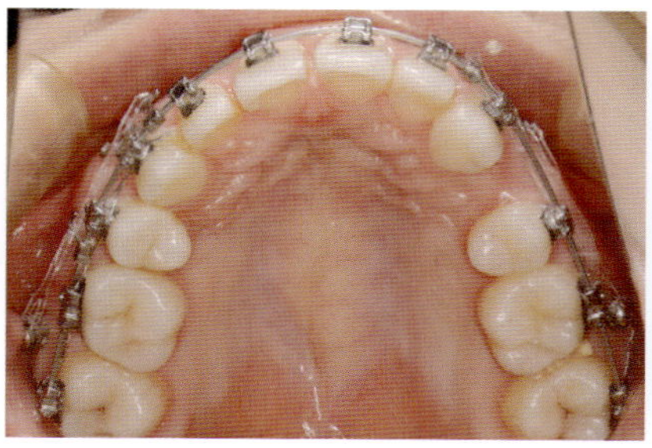

图2-3-11

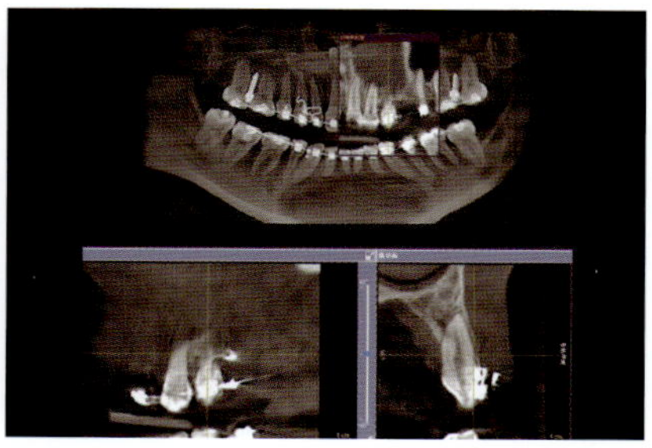

图2-3-12

矫治体会：在正畸临床拔牙矫治内收前牙过程中，尖牙有时候会出现靠近皮质骨的情况，这就导致无法内收，升级版“老鼠夹”的力臂超越牙颈部更接近牙的旋转中心，这对根舌向的转矩表达会更加充分，加上粘接式牵引钩，弯制更加方便快捷，不用担心压迫牙龈。对于骨开窗的案例，“老鼠夹”能有效地将牙根压入松质骨内。

第3章

上颌尖牙及磨牙的控根移动

上颌尖牙及磨牙近中倾斜临床上较为常见，但要恢复其正常牙轴位置却不是件容易的事。尤其是上颌尖牙，其牙根长且粗壮，牙周膜面积大，仅仅通过牙冠上的托槽施力，在颌骨内摆动其牙根，阻力重重。上颌磨牙3个牙根，其舌侧根长，发生近中倾斜，要实施多根牙的控根移动，把牙齿直立起来也非常棘手。笔者针对这一特殊情况，编排了一套控根移动艺术“组合拳”，较好地解决了上颌尖牙及磨牙的控根技术问题。

一、上颌第一磨牙、第二磨牙控根移动艺术

该案例在近中移动磨牙的治疗过程中，出现了上颌右侧第一磨牙、第二磨牙的近中倾斜（图3-1-1，图3-1-2），导致后牙段咬合关系呈现错乱，如何解决这个棘手的问题呢？笔者想出了一个小妙招，使用0.8mm的牙用不锈钢丝，采用个性化设计弯制了单侧后牙段一个扁担弓辅弓附高位牵引环，利用舌侧扣与0.018英寸×0.025英寸不锈钢方丝通过点焊自制了一个长距高位牵引钩（超过磨牙阻抗

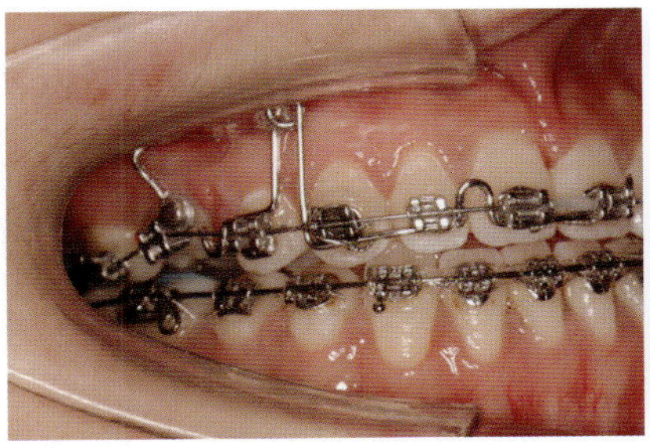

图3-1-1

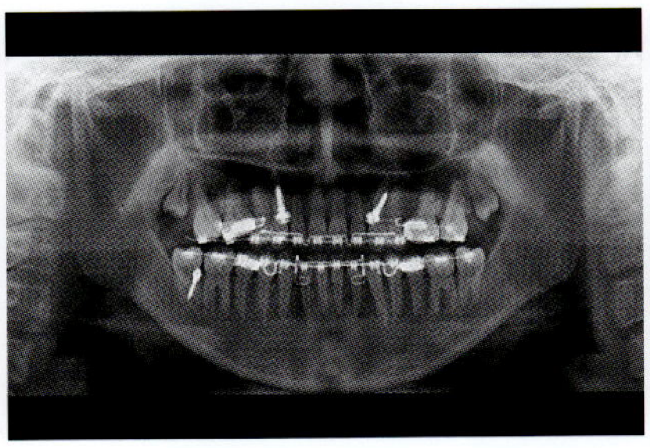

图3-1-2

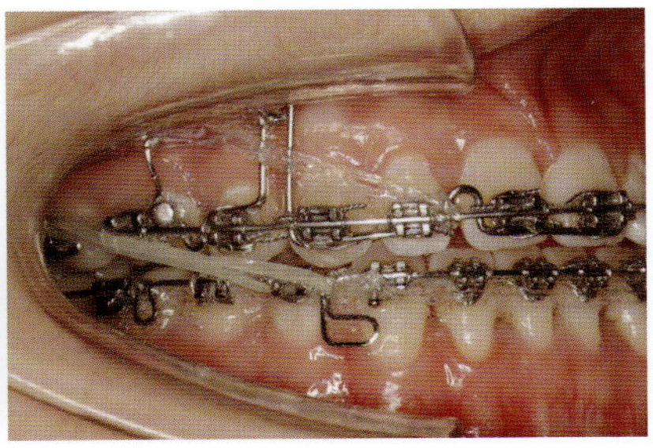

图3-1-3

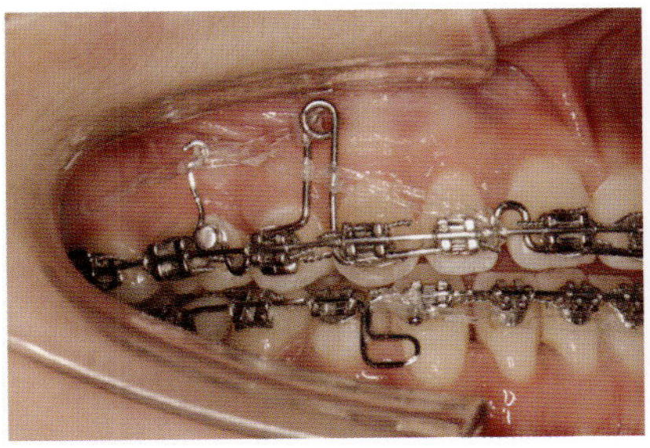

图3-1-4

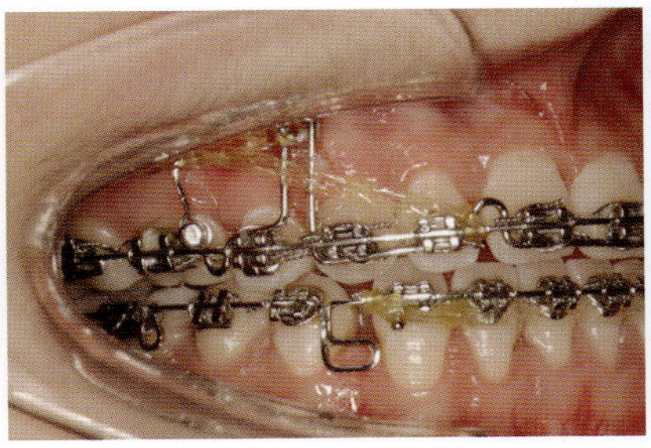

图3-1-5

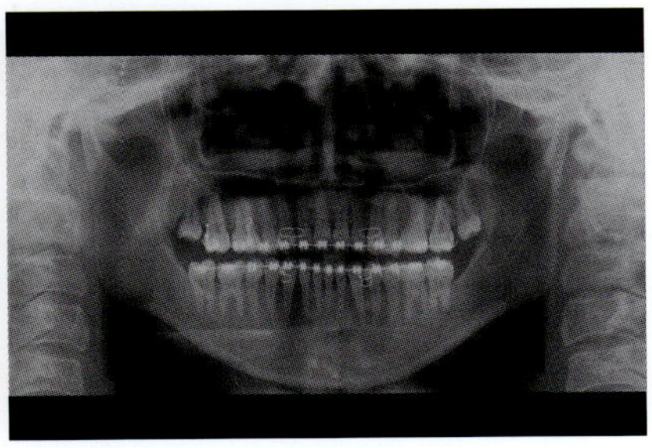

图3-1-6

中心）粘接在第一磨牙托槽的近中偏龈方，通过两者之间的弹力牵引，矫正了磨牙的近中倾斜，获得良好控根移动磨牙的效果（图3-1-3～图3-1-6）。第二磨牙的近中倾斜也采用类似的方法获得矫正。

二、上颌尖牙控根移动艺术

该患者左上颌尖牙（23）唇向低位阻生斜轴，其牙冠近中倾斜，牙根处于远中位置，要把23的牙根朝近中移动、竖直牙轴，将23排入正常牙列，尖牙的控根移动是个难点。本案例笔者使用了一套巧妙的正畸组合：①推杆与推簧加镍钛丝组合（图3-2-1，图3-2-2）；②匣形曲加粗丝助萌牵引辅弓组合（图3-2-3，图3-2-4）；③多功能牵引钩与粗丝支抗辅弓加橡皮链牵引组合（图3-2-5）。从而获得良好尖牙控根移动效果，图3-2-6显示23控根移动获得过矫正的状况。

X线口腔全景片（图3-2-7，图3-2-8）可以清晰地观察到实施23控根移动矫治前后的牙轴变化。

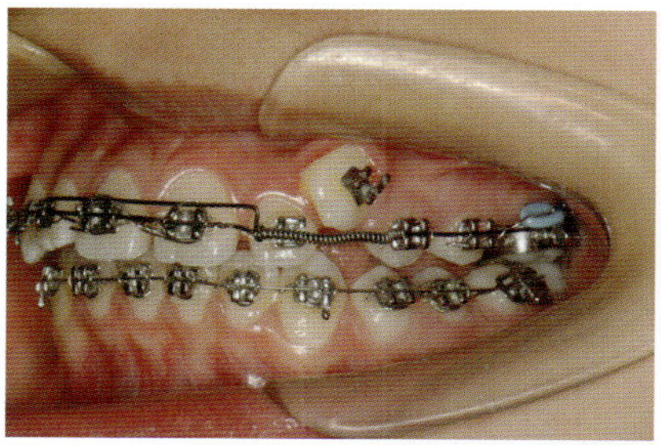
图3-2-1

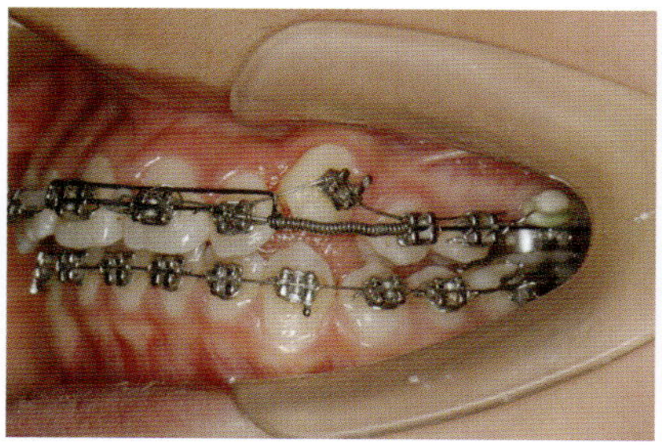
图3-2-2

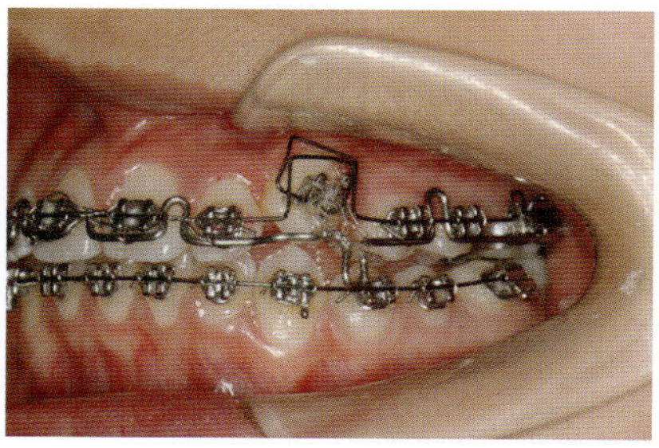
图3-2-3

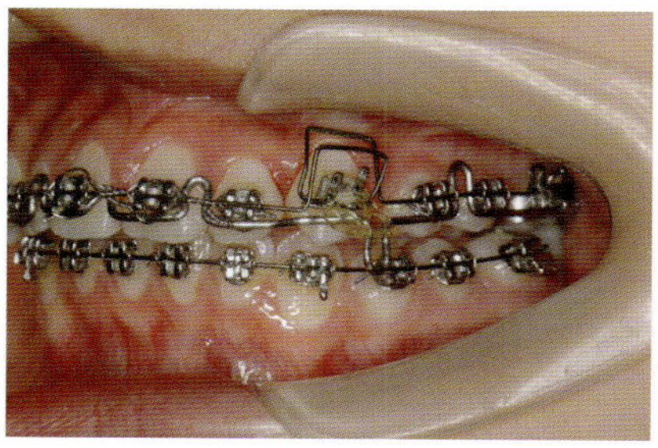
图3-2-4

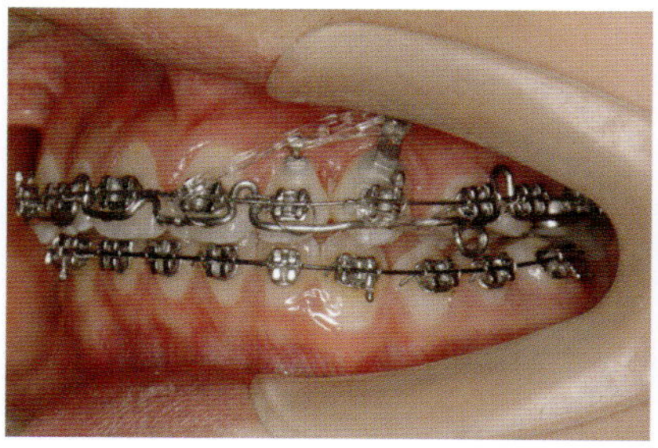
图3-2-5

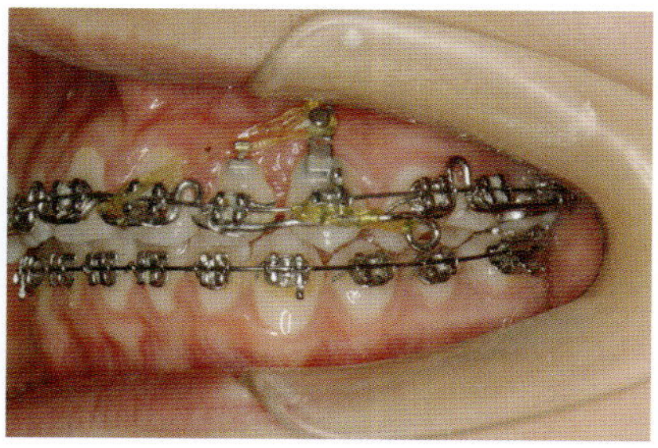
图3-2-6

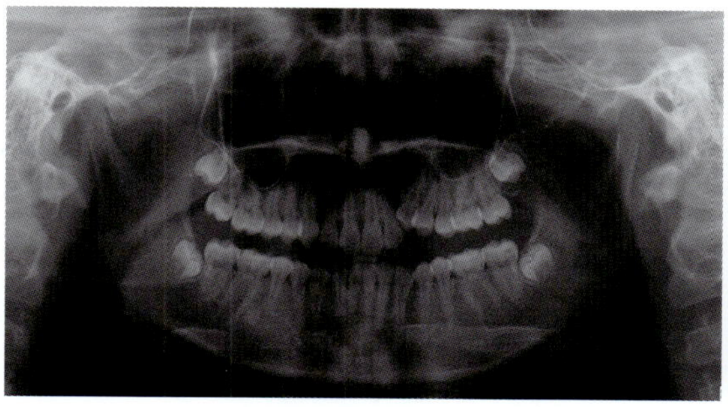
图3-2-7

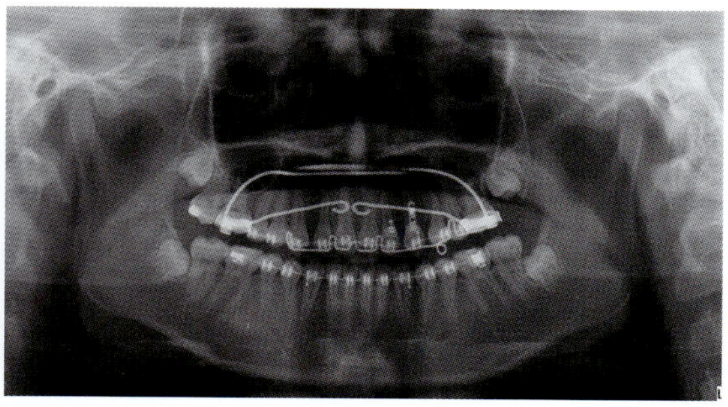
图3-2-8

第4章

TPA及其改良装置的妙用

一、改良TPA装置矫治第二磨牙正锁殆

这是一例在口腔门诊遇到的成人女性二次正畸案例。她的前牙排列整齐，但后牙不能咬东西（第二磨牙正锁殆），要求医生给她矫治。患者提出了极为特殊且苛刻的矫治要求：她不接受牙列粘接正畸托槽治疗，也不接受打种植钉矫治锁殆牙。

使用固定矫治器的路被“封死”，现代种植钉技术被“绝杀”。无疑，在此情况下，要完成该患者正锁殆的矫治，是对正畸医生专业能力与责任担当的考验。

患者就诊时拍摄殆像照片，17颊侧错位与对颌牙构成正锁殆，27颊侧错位与对颌牙构成深覆盖（正锁殆趋势）（图4-1-1，图4-1-2），制作及安装改良TPA装置（图4-1-3～图4-1-5）。经弹力牵引17、27排入正常牙列（图4-1-6）。

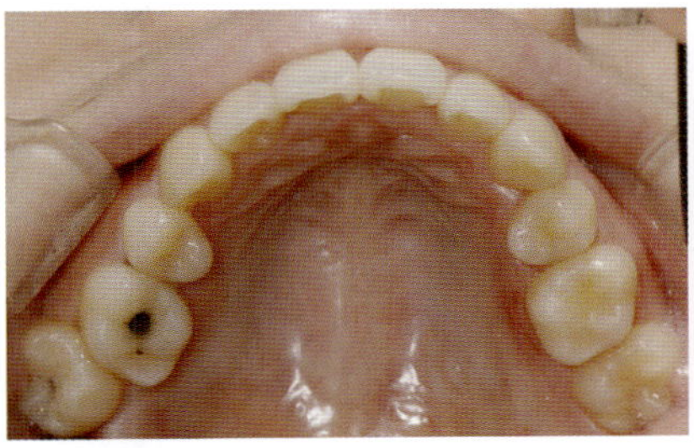
图4-1-1

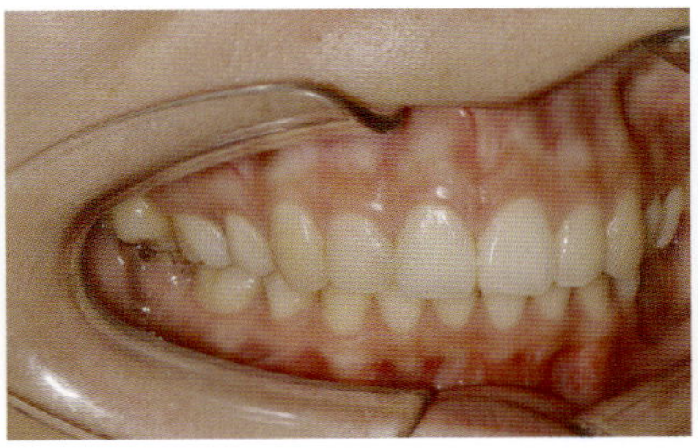
图4-1-2

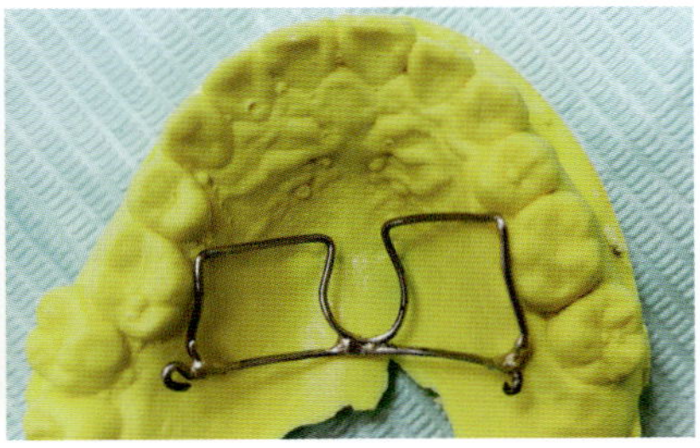
图4-1-3

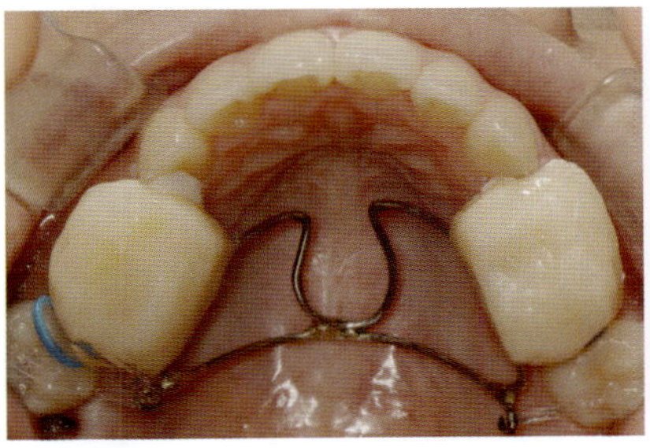
图4-1-4

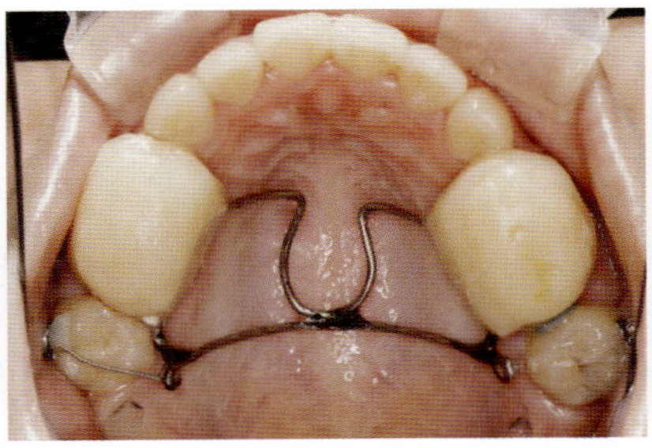
图4-1-5

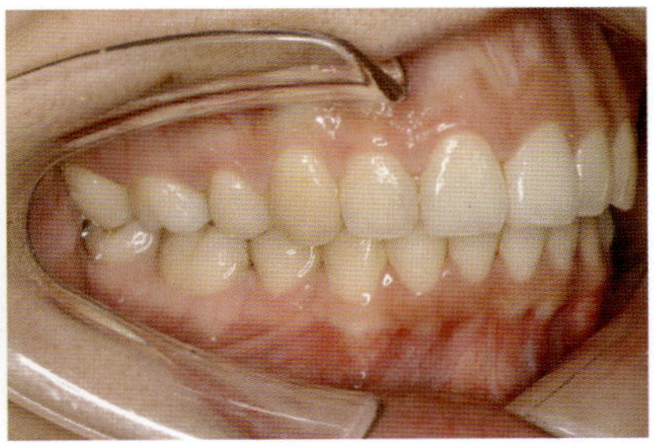
图4-1-6

17、27颊侧错位导致的正锁殆畸形获得矫治后，拍摄殆像照片（图4-1-7～图4-1-9）。

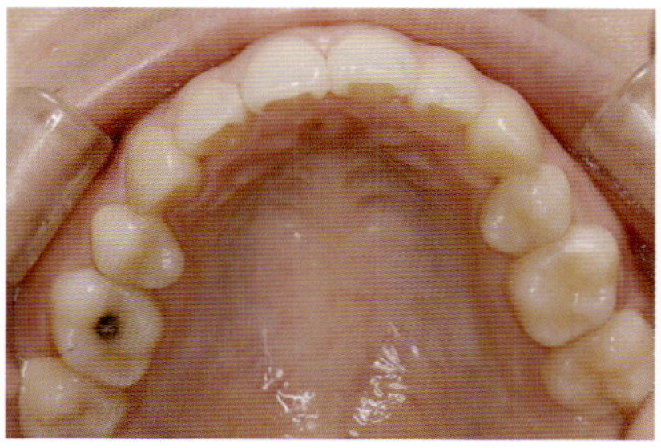
图4-1-7

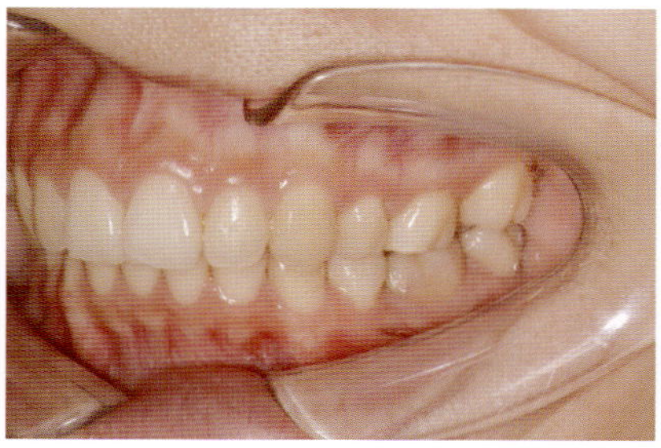
图4-1-8

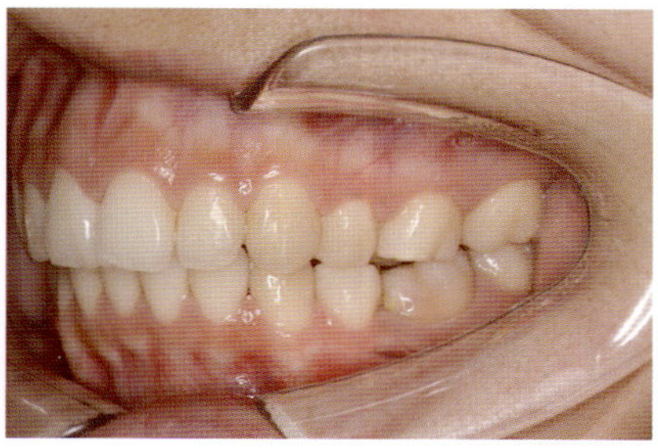
图4-1-9

这是一名成年女性患者，4年前有外院正畸治疗史，现因磨牙咀嚼效率低且刺激颊黏膜等问题要求二次矫治。患者无法接受再次全口托槽或种植支抗进行正畸治疗，想寻求简单、快捷方式进行矫治。

该患者17颊侧错位几乎达到第一磨牙颊舌径的1/2，注意在装配附腭侧牵引小钩的改良TPA装置的同时，笔者在16、17间使用了分牙橡皮圈创造间隙，有利于弹力牵引拉17的腭向移动。

矫治体会：改良粘接式TPA可以替代传统装置磨牙带环，无须装配固定托槽装置、种植钉，简化治疗的同时给患者节省了时间和开支。此装置可以为矫治锁殆打开锁结，治疗前已拔除18、28。平行牵引可以防止磨牙伸长，避免副作用力的产生。在16、17和26、27之间放置分牙橡皮圈可以创造间隙，减少移动牙与邻牙之间的摩擦力。当磨牙矫治完成后，用结扎丝固定牙齿，逐步降低殆垫，切勿直接拆除装置，防止造成殆创伤。待装置完全拆除，采取片段弓保持。

二、附牵引钩的TPA与种植钉结合压低伸长磨牙

该患者为正畸修复联合治疗案例，27伸长，对颌牙37无修复空间（图4-2-1，图4-2-2），27通过隐形矫治器矫治压低数月无果后，改用改良式TPA加延长钩至27腭侧，26、27之间颊侧颧骨下植入种植钉，腭侧TPA延长钩之间挂橡皮链压低27，仅仅4个多月就达到了压低伸长磨牙效果（图4-2-3～图4-2-5），为种植牙提供了良好的修复空间（图4-2-6，图4-2-7）。

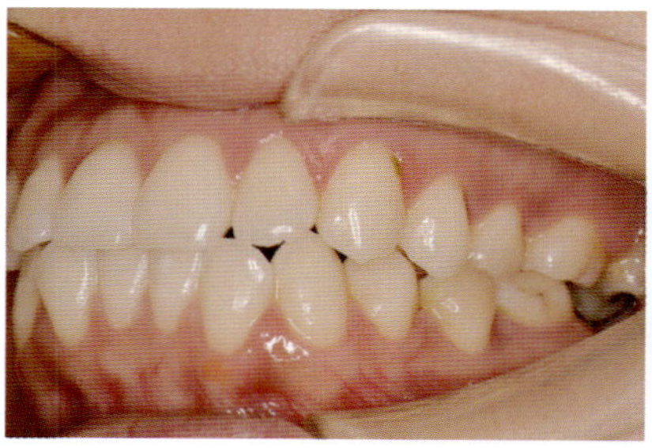
图4-2-1

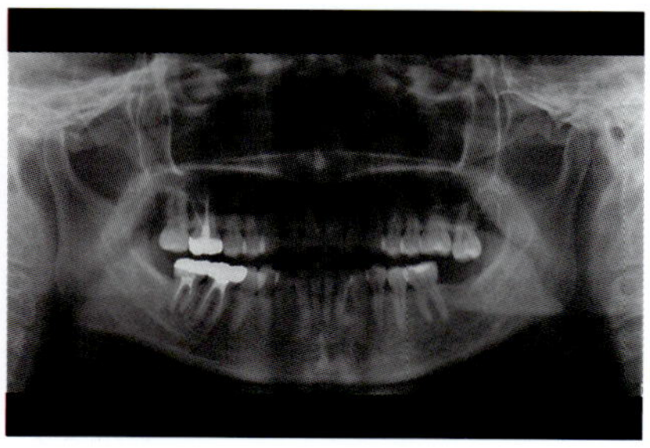
图4-2-2

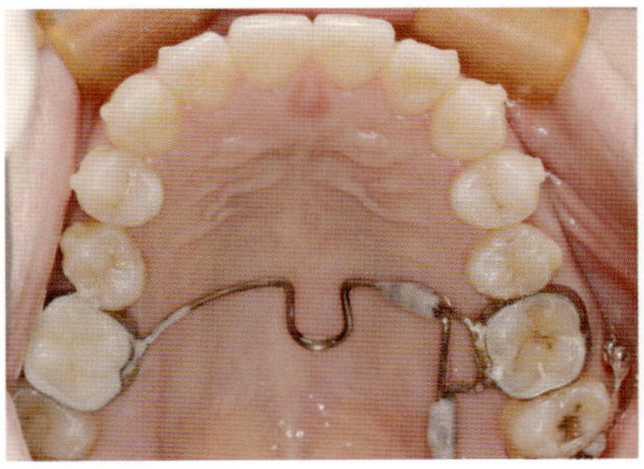

图4-2-3

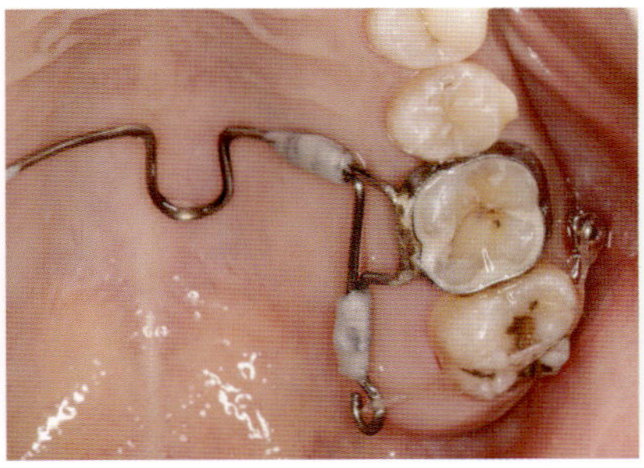

图4-2-4

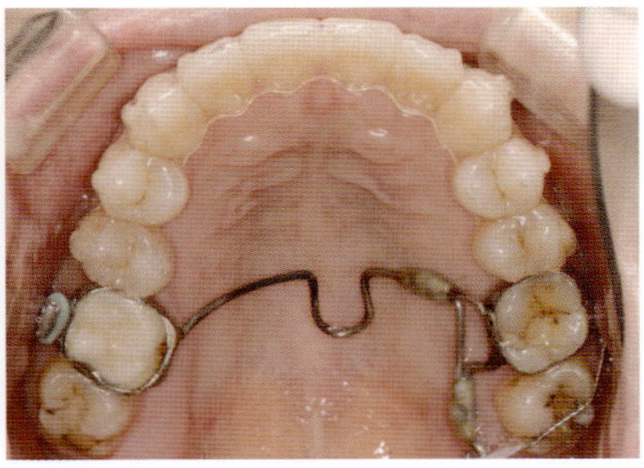

图4-2-5

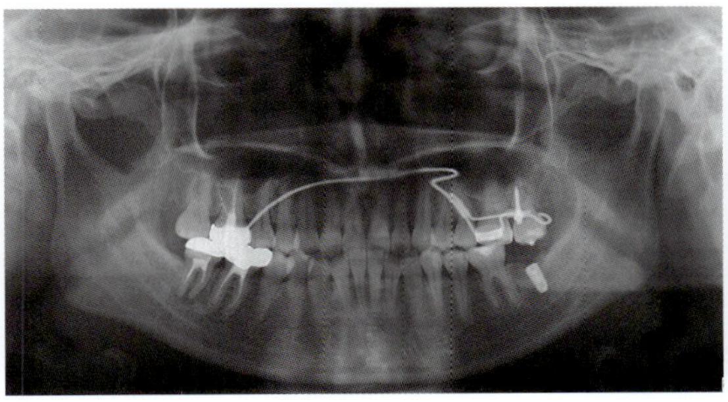

图4-2-6

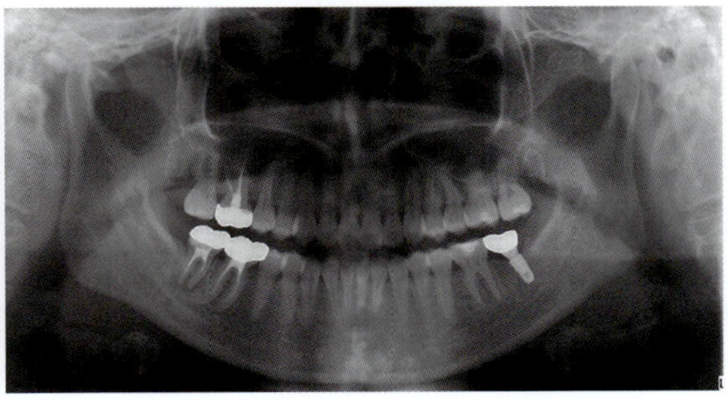

图4-2-7

三、TPA设置小圈曲矫治颊倾锁殆磨牙

患者男性，就诊年龄26岁，该锁殆案例主要问题是上颌17、27颊倾，下颌37、47属正常，故矫治重点应放在上颌，我们用直径1.0mm不锈钢丝弯制了改良带圈TPA用于弹力牵引颊倾17、27朝腭侧移动，使其直立的同时还可以做压低腭尖，获得快速解决锁殆的效果（图4-3-1～图4-3-6）。

为该患者正畸矫治结束拍摄殆像照片（图4-3-7～图4-3-9）。

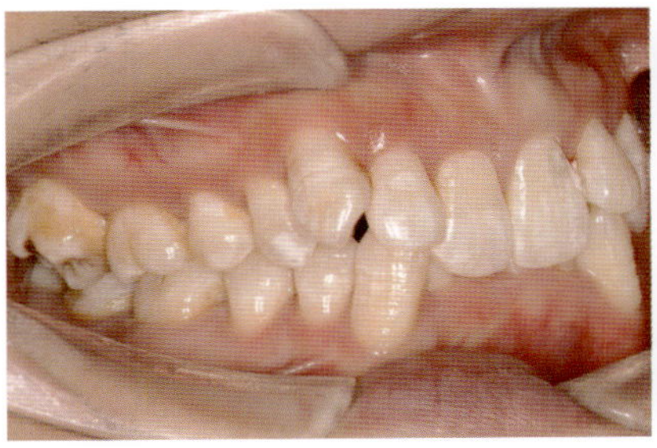

图4-3-1

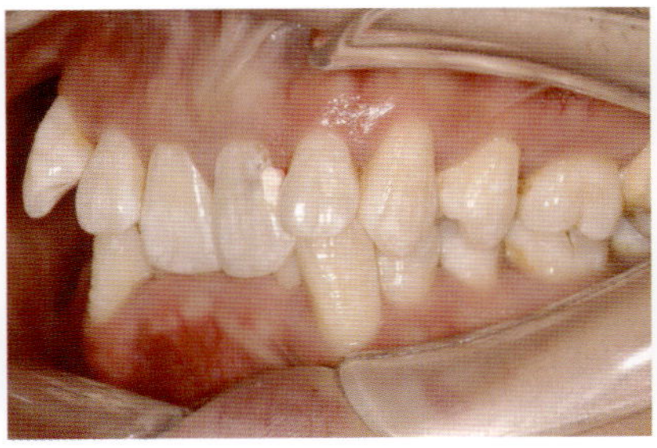

图4-3-2

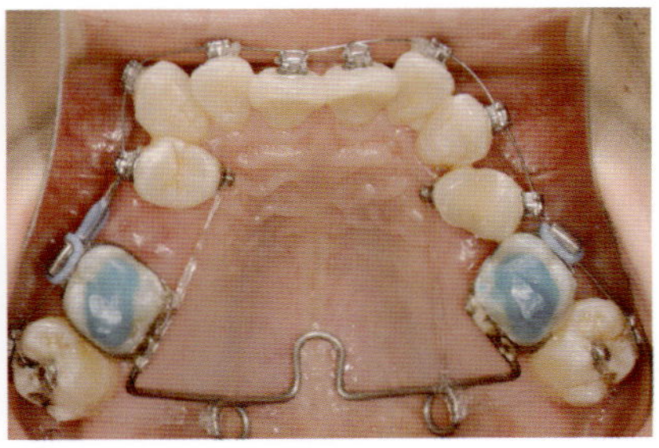

图4-3-3

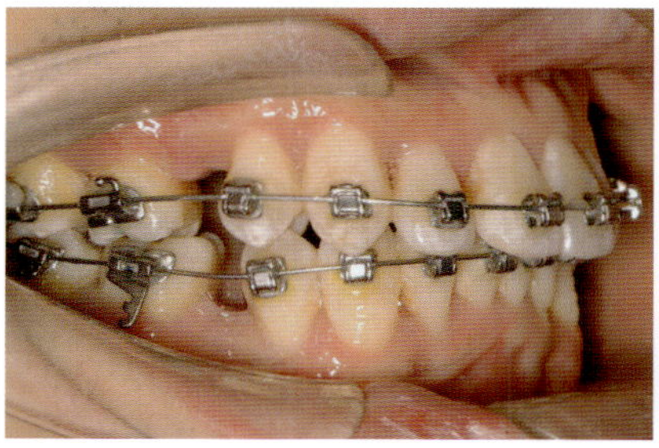

图4-3-4

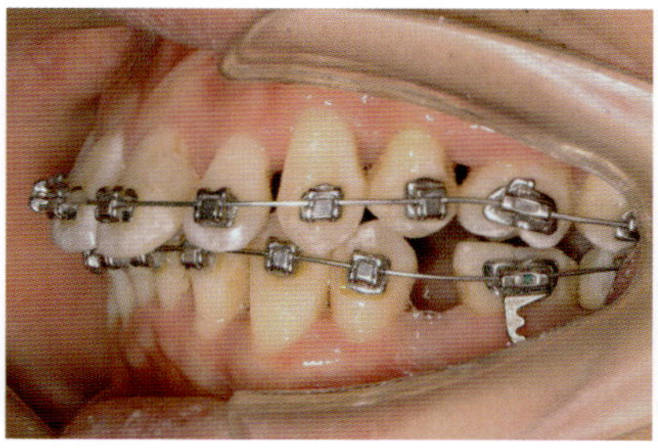

图4-3-5

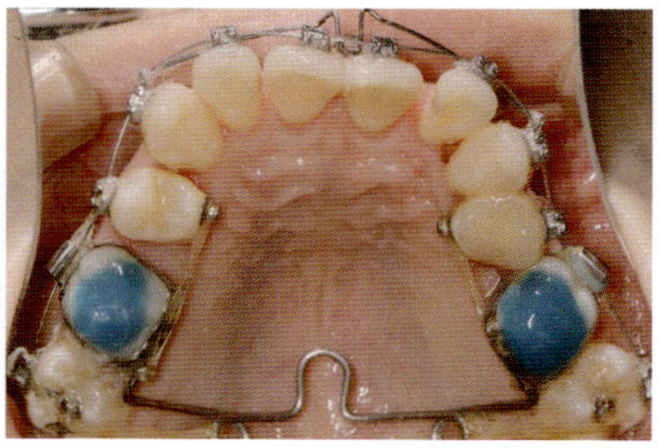

图4-3-6

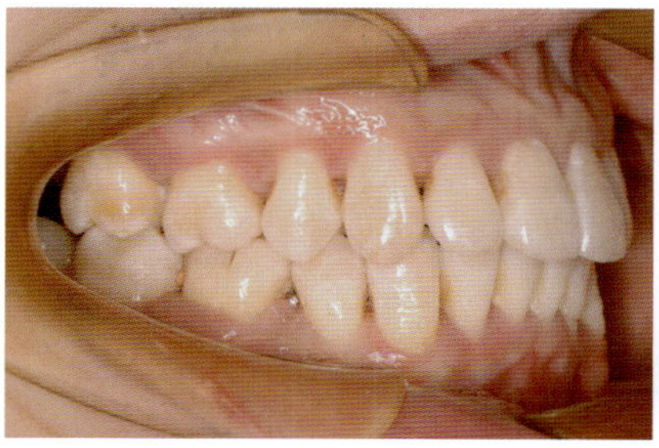

图4-3-7

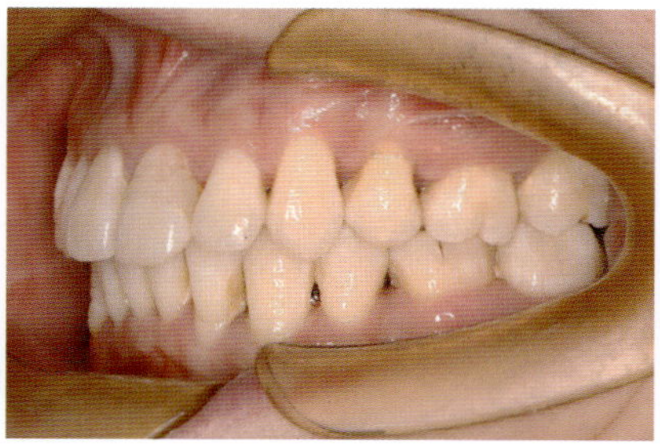

图4-3-8

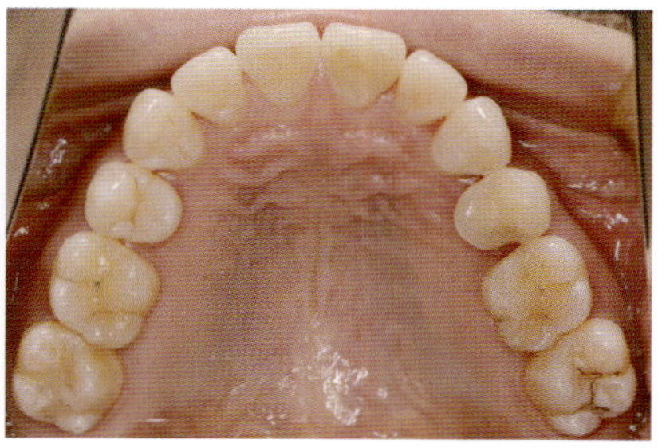

图4-3-9

第5章

正畸医生的小帮手——滑动架和推杆

一、滑动架在磨牙推进器推后二期治疗中的应用特点

案例-1

该患者完成上颌牙弓使用磨牙推进器推后获得间隙，进入二期固定矫治阶段，使用滑动架加推簧与颧突钉支抗组合应用，远中移动第二前磨牙、第一前磨牙；下颌配套使用“蛤蟆弓”矫治技术打开咬合，矫治深覆𬌗、深覆盖（图5-1-1～图5-1-4）。

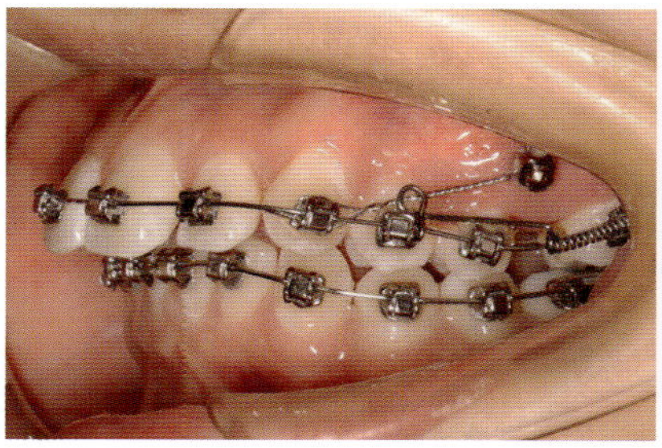

图5-1-1

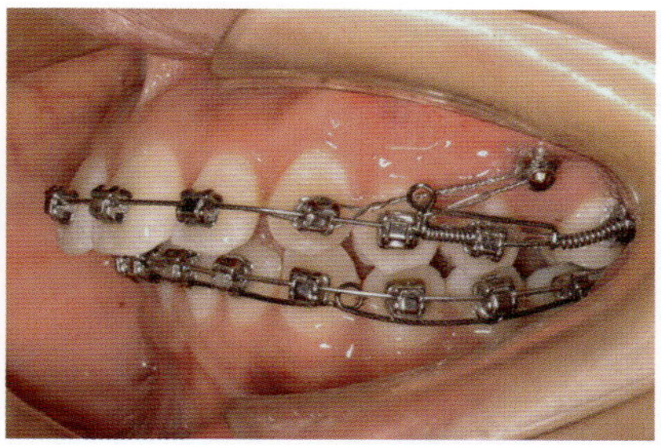

图5-1-2

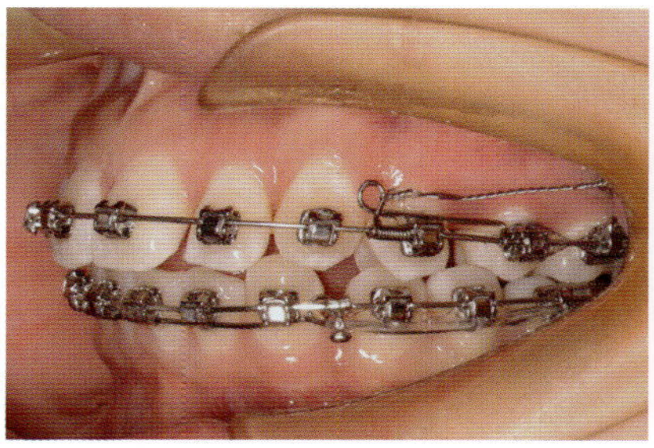

图5-1-3

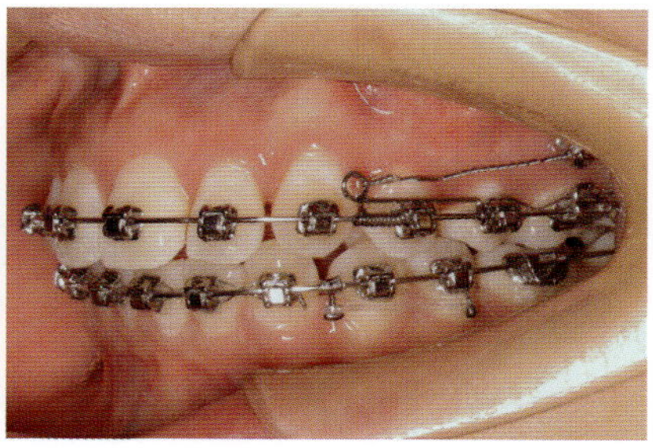

图5-1-4

矫治体会：该患者的滑动架采用0.018英寸澳丝弯制，在有种植种植钉的情况下可以维持磨牙后推所得的间隙，不影响牙齿的排齐，待换到稳定弓丝后加上推簧，这样既能维持间隙，又能远移前磨牙。

案例-2

该患者没有使用种植钉，采用对颌支抗，通过Ⅱ类颌间弹力牵引与滑动架结合远移第二前磨牙、第一前磨牙（图5-1-5～图5-1-8）。

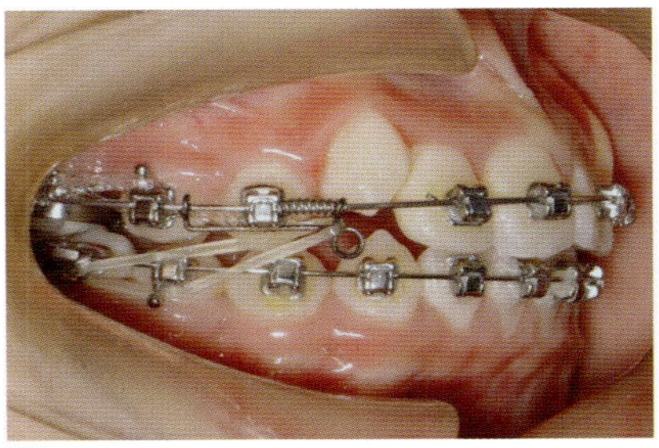
图5-1-5

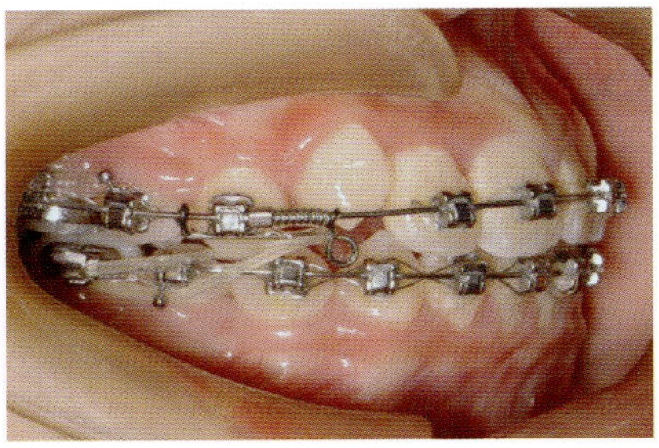
图5-1-6

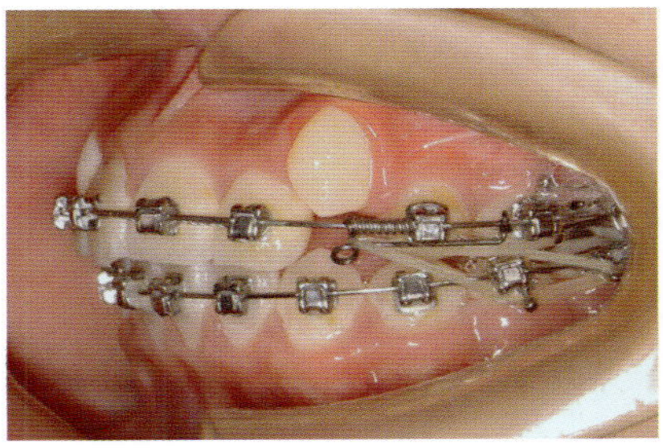
图5-1-7

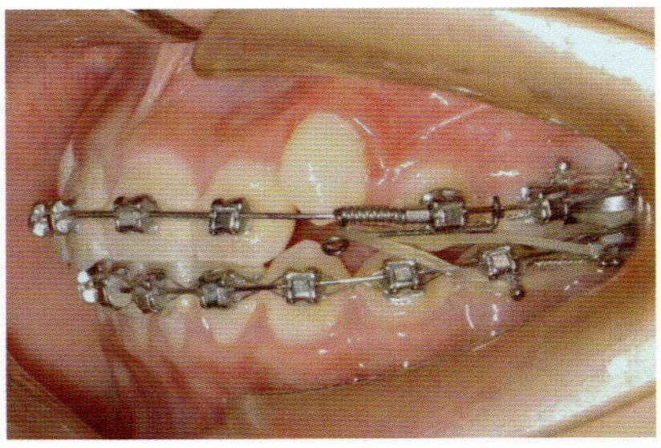
图5-1-8

矫治体会：该患者在没有使用种植钉的情况下，我们可以通过颌间支抗挂Ⅱ类弹力牵引来远移前磨牙。

二、巧用滑动架撑杆技术推尖牙近中移动

患者女性，就诊年龄25岁，23近中斜面与对颌牙无咬合接触（图5-2-1）。笔者使用了正轴簧等方法无法矫正这个问题（图5-2-2），想到了以前用过滑动架撑杆技术，于是给这名患者采用0.018英寸×0.025英寸不锈钢方丝弯制了方丝滑动架，利用颧突钉与倒置滑动架之间挂橡皮链进行弹力牵引，获得良好矫治效果（图5-2-3～图5-2-6）。

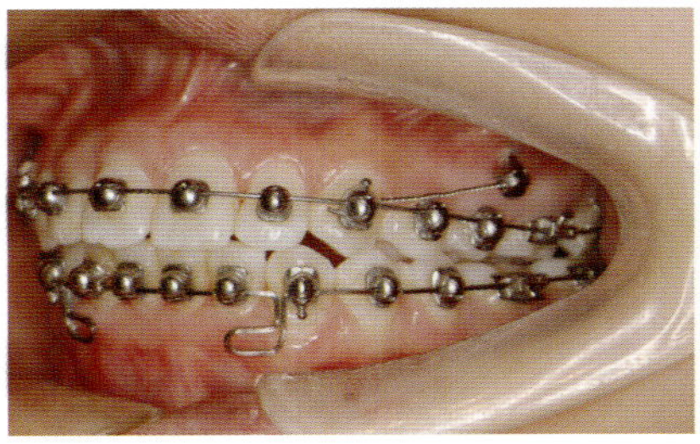
图5-2-1

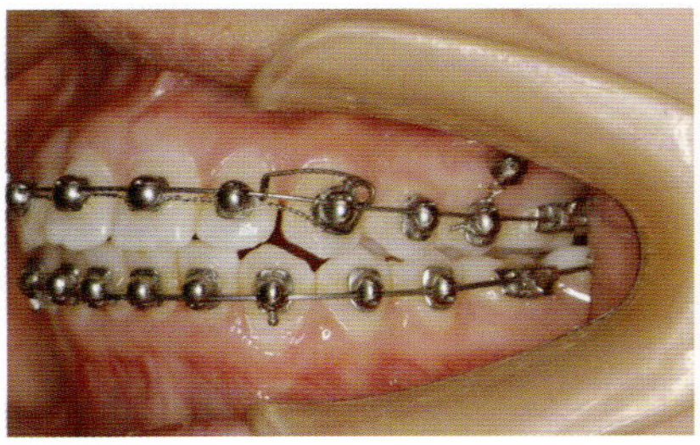
图5-2-2

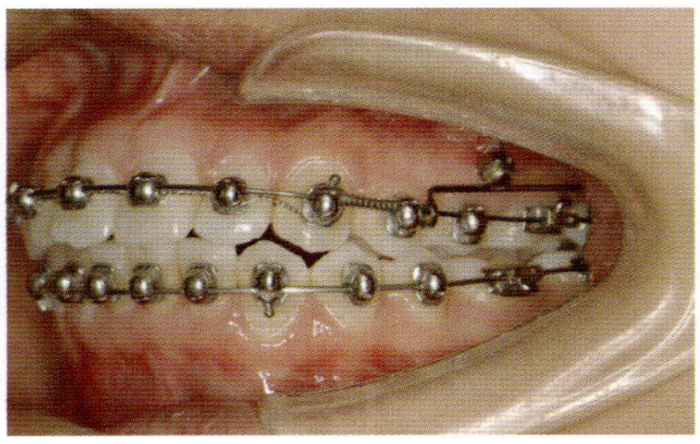
图5-2-3

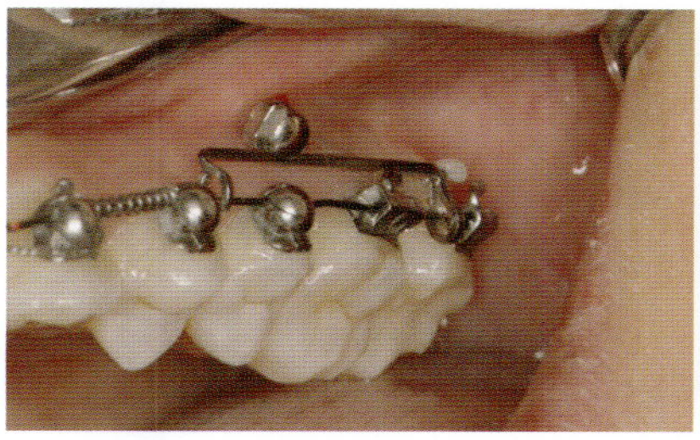
图5-2-4

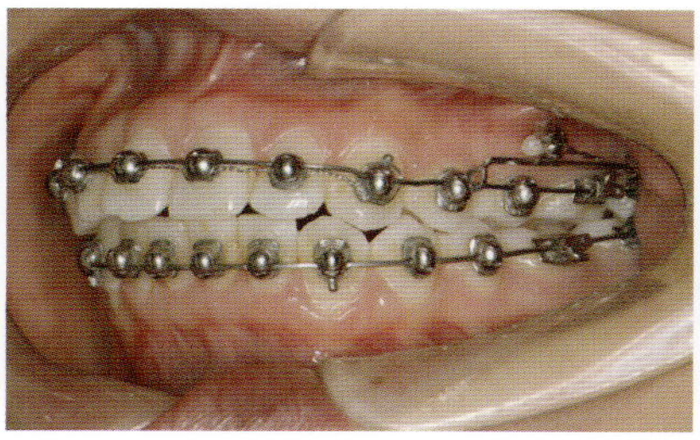
图5-2-5

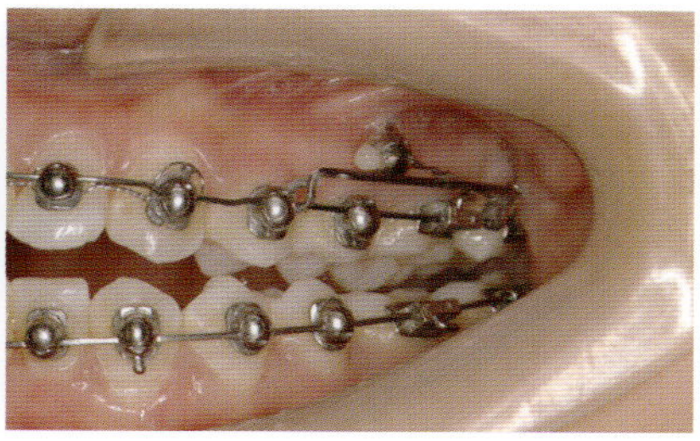
图5-2-6

三、巧用滑动架矫治上颌中线偏斜

患者女性，就诊年龄25岁，接手时上颌中线右偏2.5mm，13、23、34、46已于外院拔除，27𬌗面大面积充填物，28完全萌出。27有根管治疗史，28牙根发育正常。该患者上颌牙列未粘接托槽。全口粘接金属自锁托槽后，我们采用倒置滑动架进行28的近中平移和上颌中线调整。患者就诊时拍摄𬌗像照片如图5-3-1～图5-3-3所示，矫治阶段拍摄𬌗像照片如图5-3-4～图5-3-6所示，矫治结束后拍摄的口内照片如图5-3-7～图5-3-9所示。

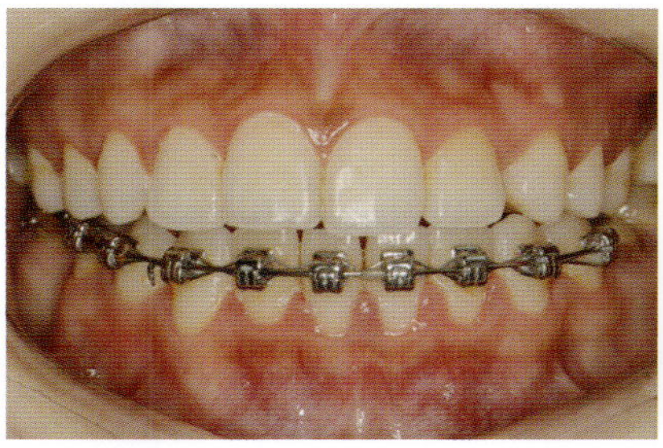
图5-3-1

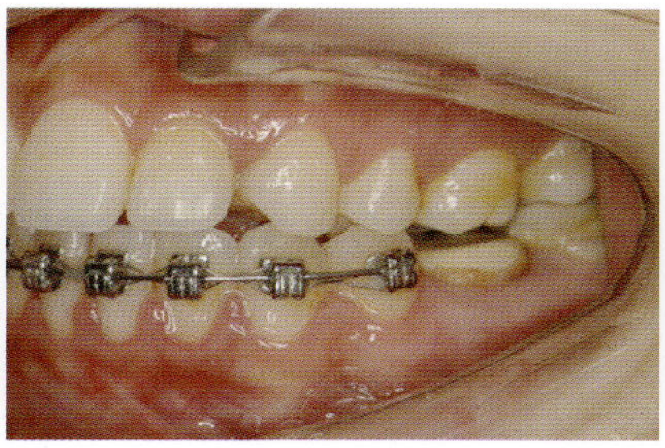
图5-3-2

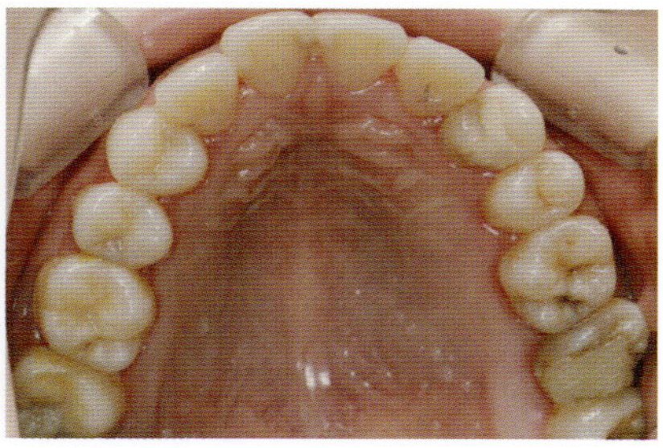
图5-3-3

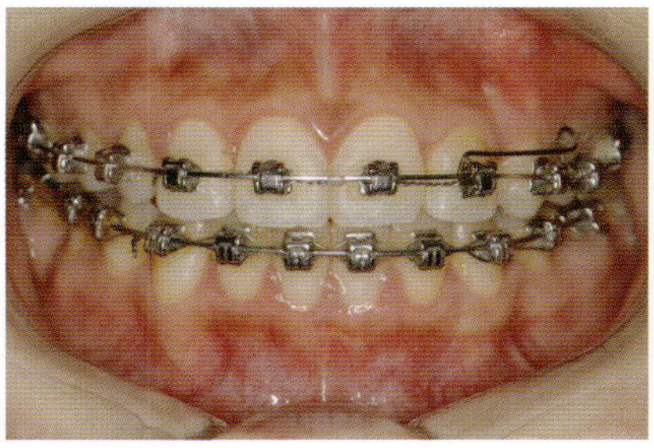
图5-3-4

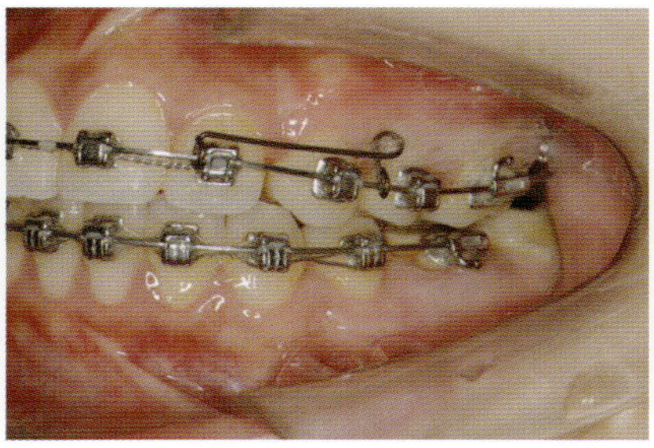
图5-3-5

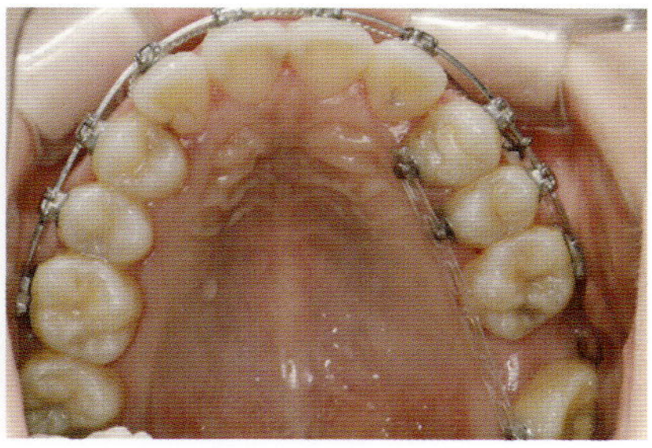
图5-3-6

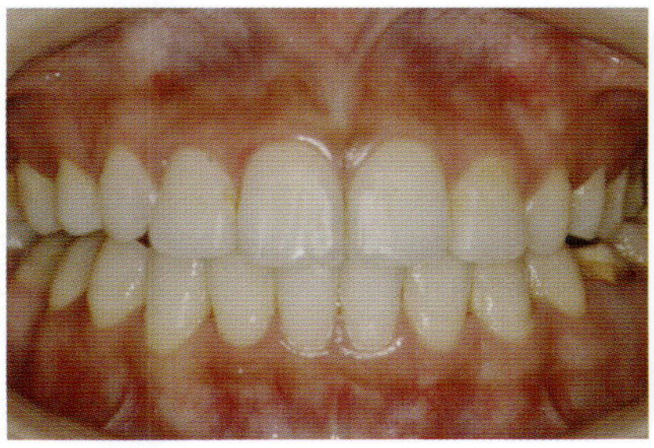
图5-3-7

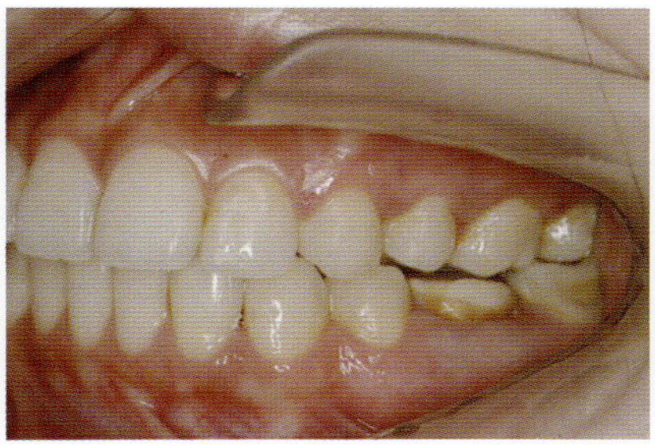
图5-3-8

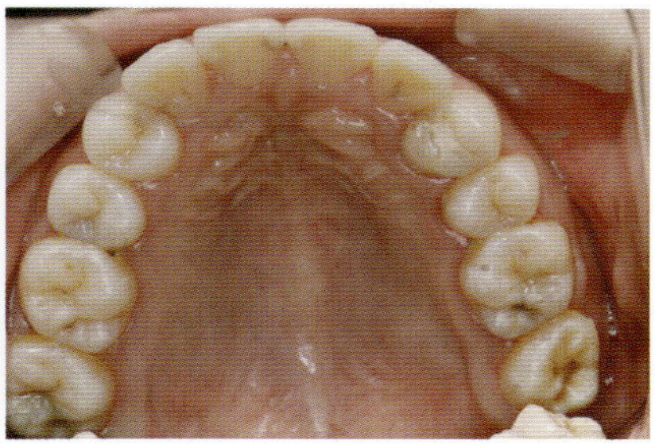
图5-3-9

矫治体会：该患者使用滑动架倒置安放，其牵引钩挂橡皮链至28（上颌12-22紧密“8”字结扎，使前牙变成一个整体）。滑动架远中固位圈紧抵侧切牙托槽近中端，一方面通过橡皮链弹力牵引使第三磨牙近中平移，其间配合24-28舌侧扣橡皮链弹力牵引，施行双轨移动关闭拔牙间隙；另一方面其反作用力可使上颌中线向左移动，从而达到调整中线的效果。

我们从矫治后拍摄的口内照片可以看到，矫治结果达到预期效果。28代替了27行使咀嚼功能；上下颌中线也调成一致，患者特别满意。

四、推杆维持推后扩展间隙排齐拥挤牙

患者男性，就诊年龄14岁，左侧前磨牙段牙列拥挤，25部分处于牙弓外。

- 矫治阶段-1

采用磨牙推进器技术实施单侧推磨牙向后扩展间隙，支抗设计16、24基牙带环不对称腭托装置（图5-4-1～图5-4-4）。

- 矫治阶段-2

利用磨牙推进器单侧推后扩展间隙，使用镍钛丝排齐拥挤牙列，笔者巧妙地装配了正畸附件推杆，有效维持了推后获得的扩展间隙，有利于镍钛丝排齐牙列（图5-4-5～图5-4-8）。

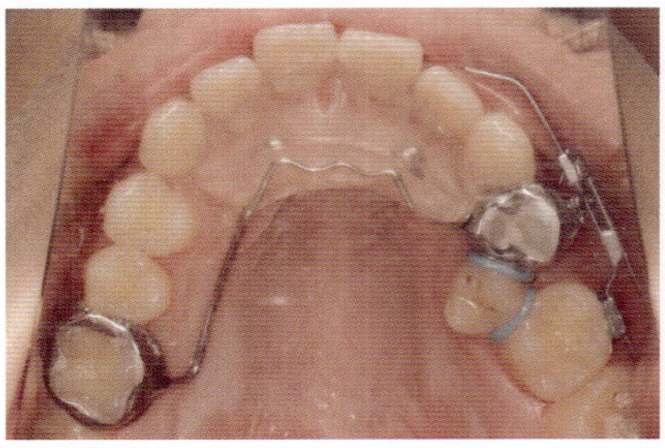
图5-4-1

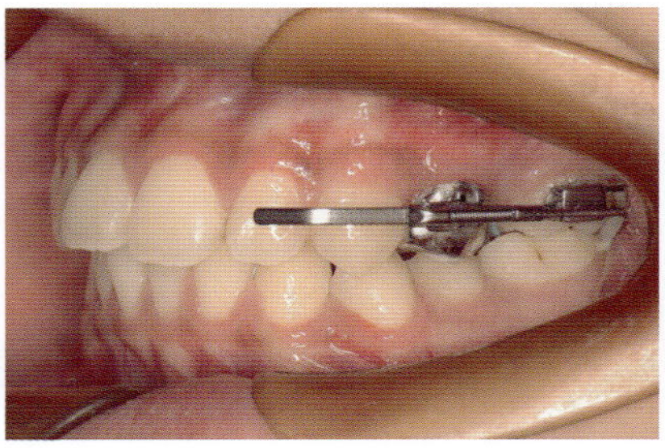
图5-4-2

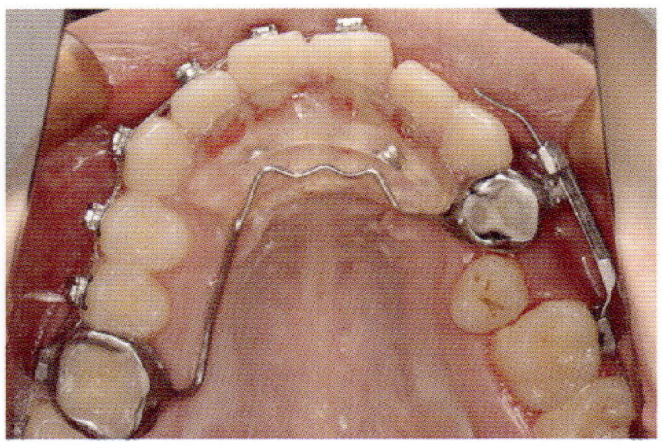
图5-4-3

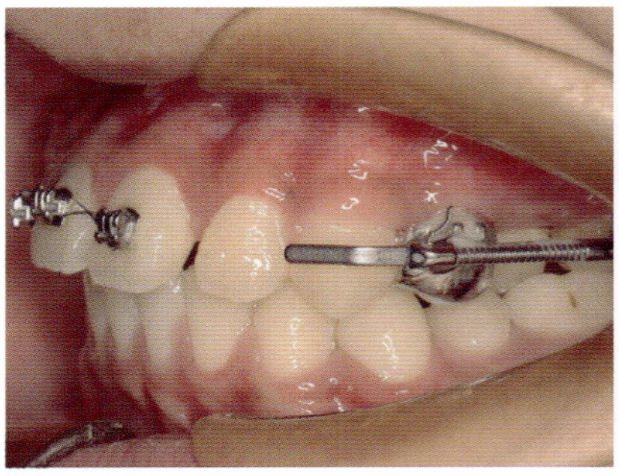
图5-4-4

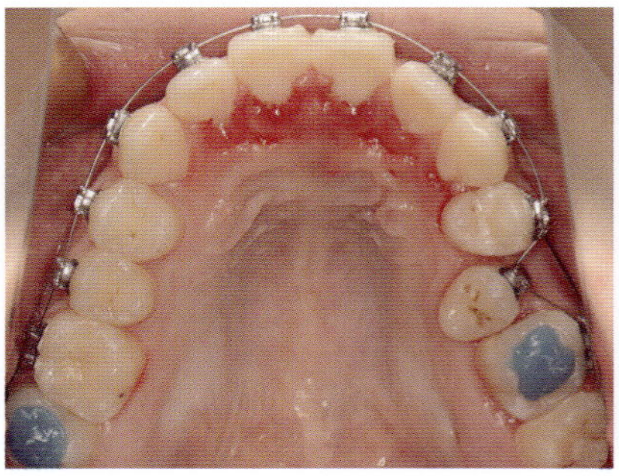
图5-4-5

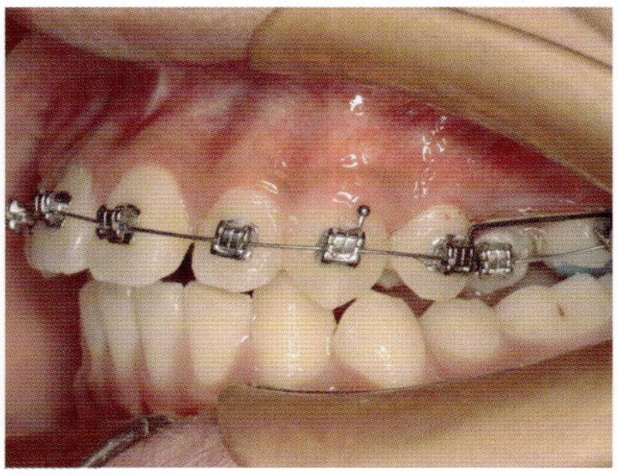
图5-4-6

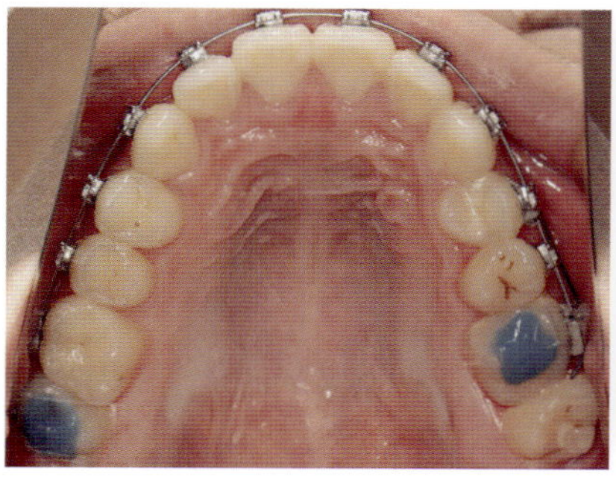
图5-4-7

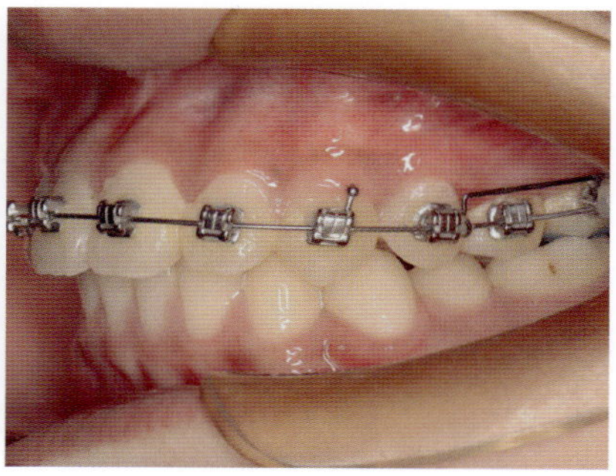
图5-4-8

矫治体会：该案例通过磨牙推进器推开间隙，排齐25。此时维持住间隙能被25利用就显得尤为重要，如不做维持，25尚未排齐，间隙可能就会很快丢失，我们采用0.018英寸澳丝弯制推杆维持间隙，让间隙充分被25利用。

五、滑动架牵引埋伏牙

该患者13唇向低位埋伏阻生，牙冠靠近黏膜，其牙冠与12牙根重叠约4/5，手术暴露其牙面粘接托槽，采用滑动架与推簧组合装置扩展间隙，13托槽与滑动架远中牵引圈之间挂橡皮链牵引，使其朝远中、殆向移动（图5-5-1～图5-5-4）。

13阻生尖牙经上述处置，已经朝远中向移动，解决了与12的重叠交集（图5-5-5，图5-5-6），现采用0.8mm不锈钢丝弯制武氏助萌牵引辅弓，其牵引钩上挂橡皮链拉13殆向移动排入牙列，注意观察同时使用了推杆与推簧组合装置维持13扩展的间隙，确保13的萌出路径畅通（图5-5-7～图5-5-12）。

图5-5-13显示13牵引导萌之前拍摄的X线口腔全景片，图5-5-14显示13牵引导萌之后排齐牙列拍摄的X线口腔全景片。

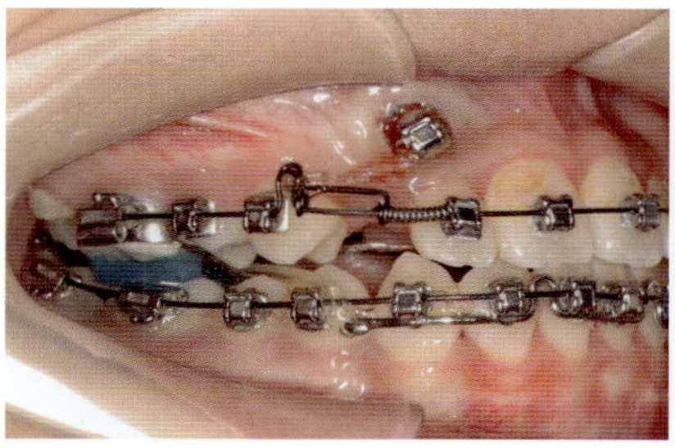
图5-5-1

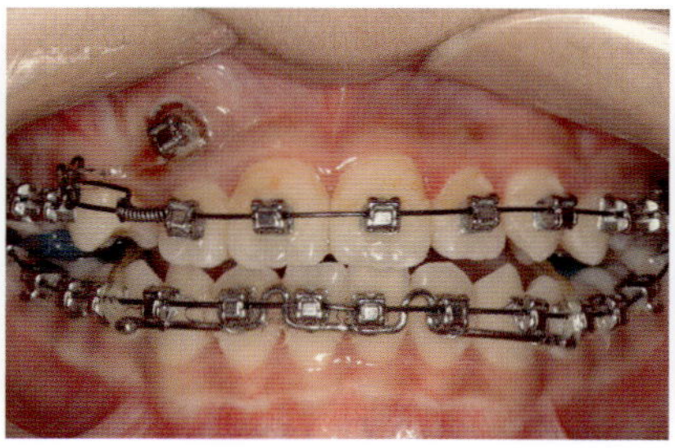
图5-5-2

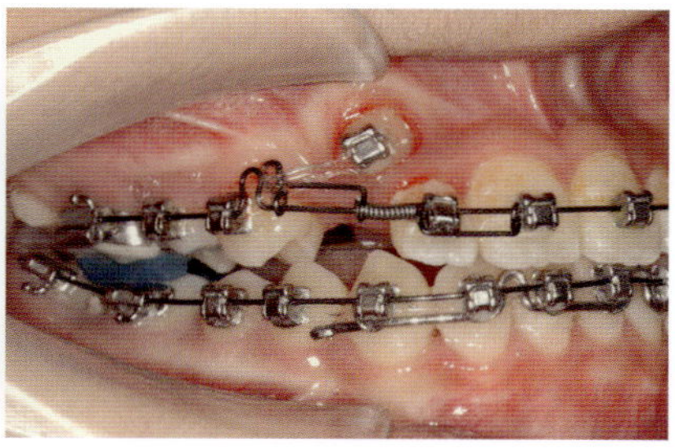
图5-5-3

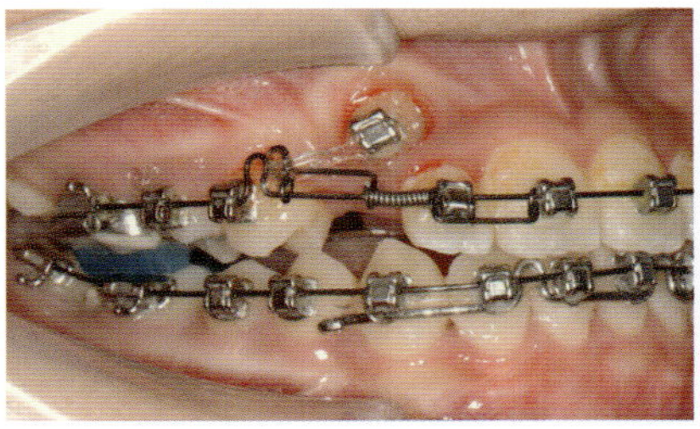
图5-5-4

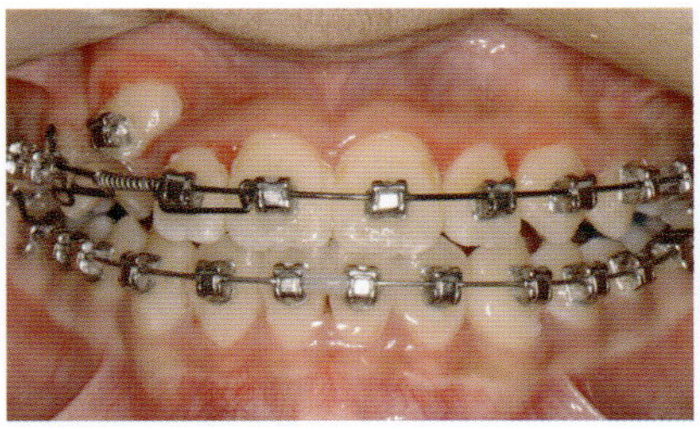
图5-5-5

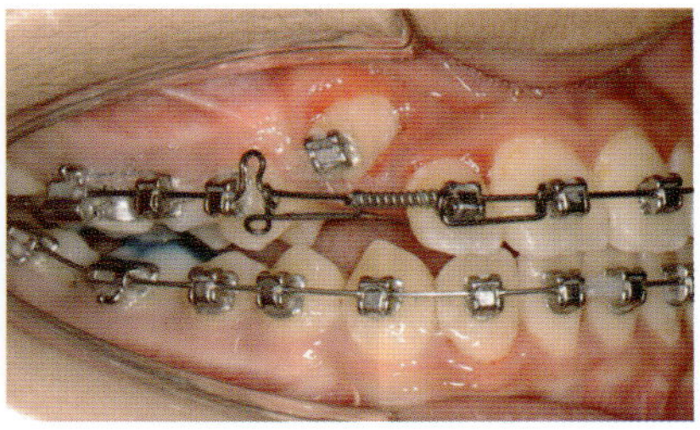
图5-5-6

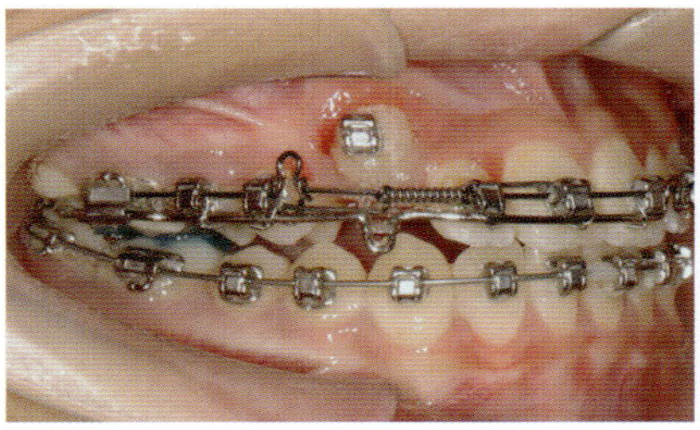
图5-5-7

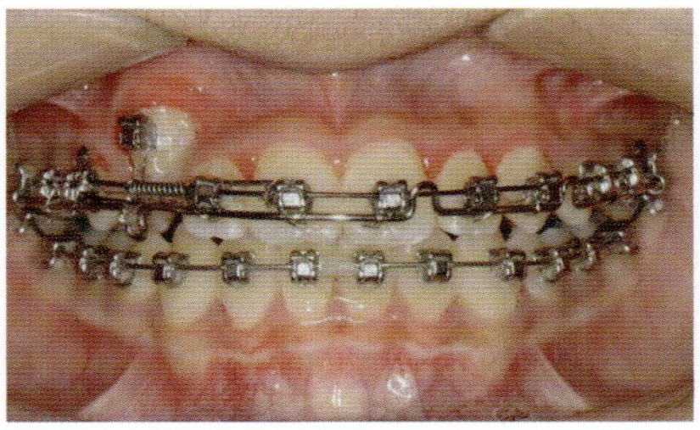
图5-5-8

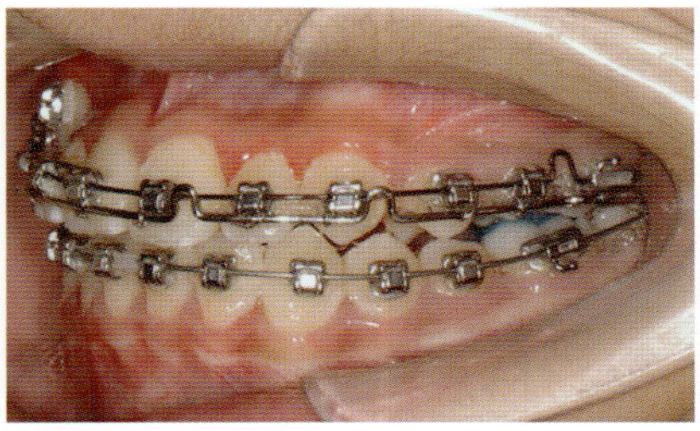
图5-5-9

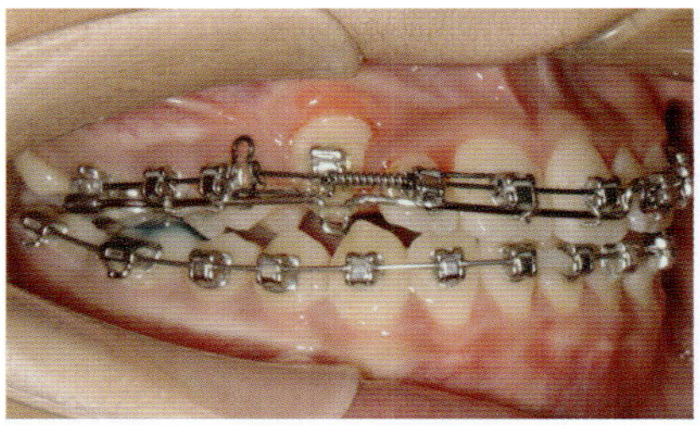
图5-5-10

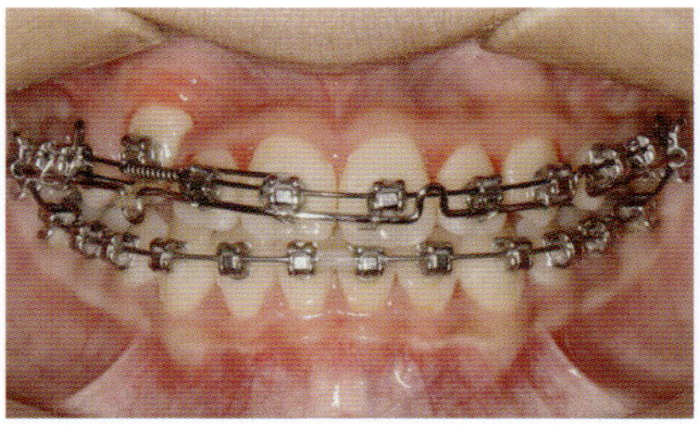
图5-5-11

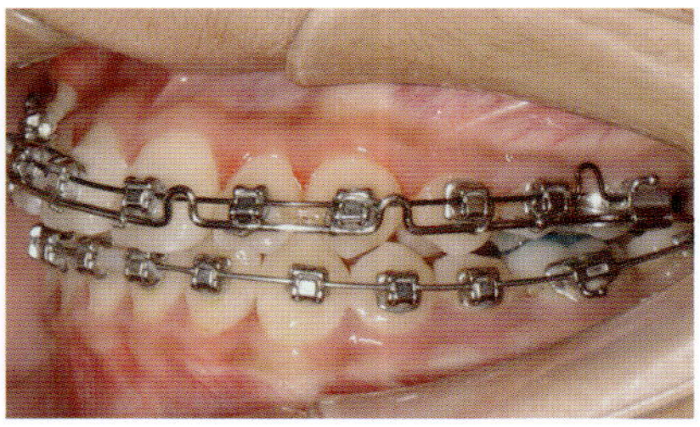
图5-5-12

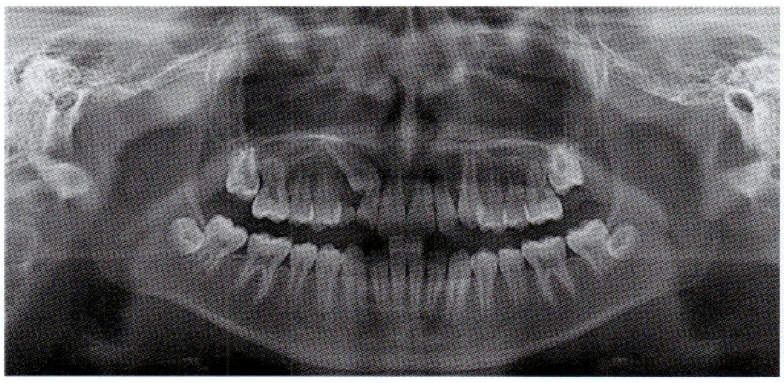
图5-5-13

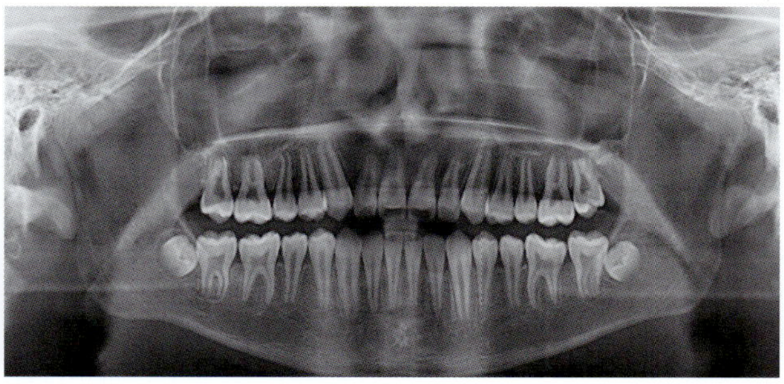
图5-5-14

矫治体会：滑动架与推簧组合，推簧推开间隙，反作用让滑动架朝远中移动，这正是我们所需要的力，借助该力可以将埋伏牙13朝远中牵引。为了保护12，我们增加推杆来转移支抗，将力传导至11上，调整中线。该处滑动架与推杆均采用0.018英寸澳丝弯制。

六、滑动架导萌上颌阻生尖牙技巧

患者男性，就诊年龄13岁。13唇向低位埋伏阻生，牙冠靠近黏膜，其牙冠与12牙根重叠约1/3。

– 矫治阶段–1（2013年3月8日）

通过手术暴露其牙面粘接托槽，采用倒置滑动架助萌技术扩展间隙，即13托槽与滑动架远中牵引圈之间挂橡皮链牵引，使其朝远中、殆向移动，拍摄装配滑动架特色技术导萌治疗一组殆像照片，注意观察13与滑动架水平杆之间有一个托槽间距（图5–6–1 ~ 图5–6–6）。

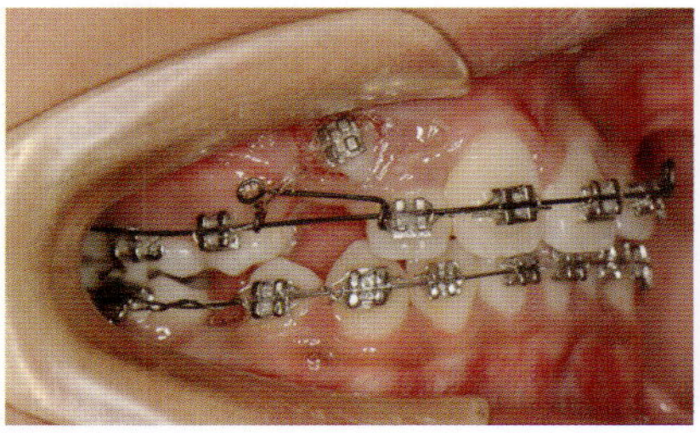
图5–6–1

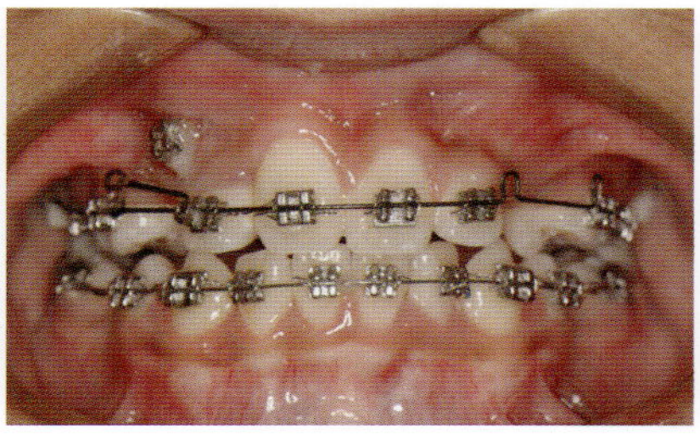
图5–6–2

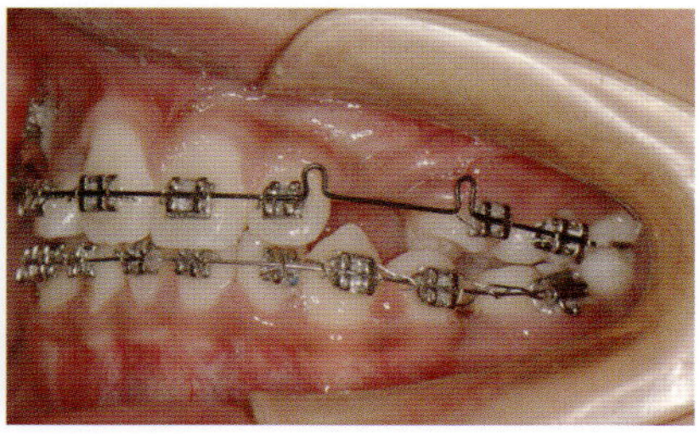
图5–6–3

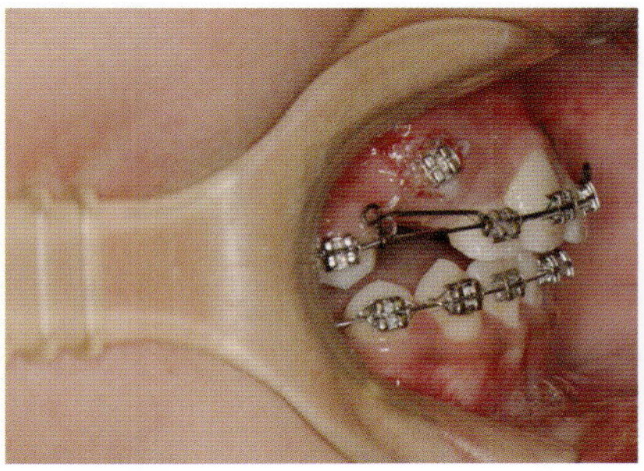
图5–6–4

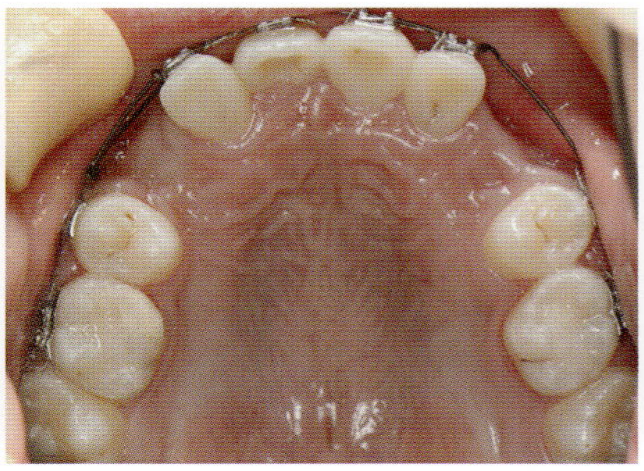
图5–6–5

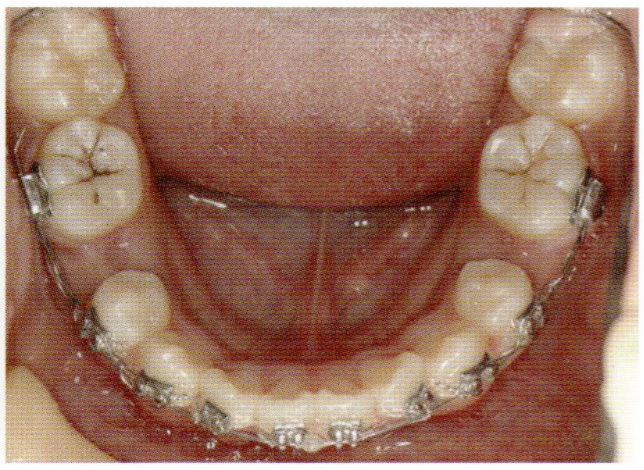
图5–6–6

– 矫治阶段–2（2013年5月1日）

该患者经过50天倒置滑动架弹力牵引治疗，阻生齿13已经朝远中、朝殆方移动，注意观察13托槽已经抵住滑动架水平杆，拍摄一组殆像照片（图5–6–7 ~ 图5–6–12）。

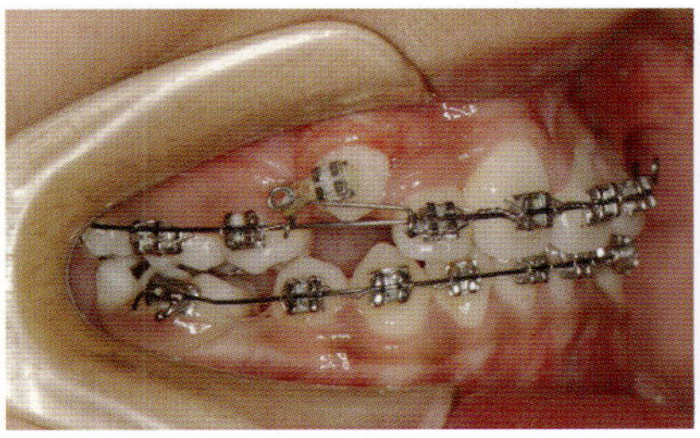
图5–6–7

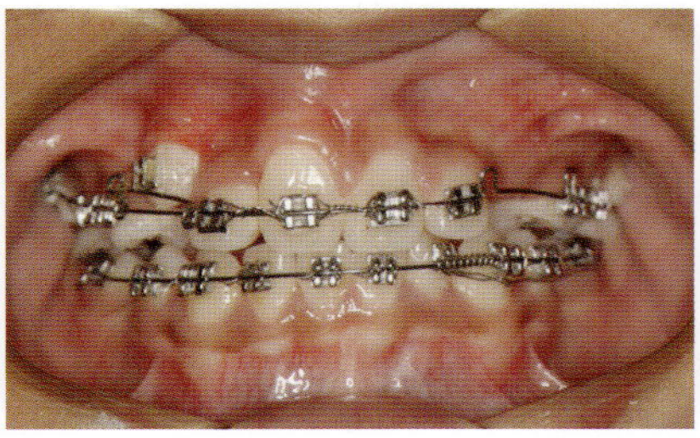
图5–6–8

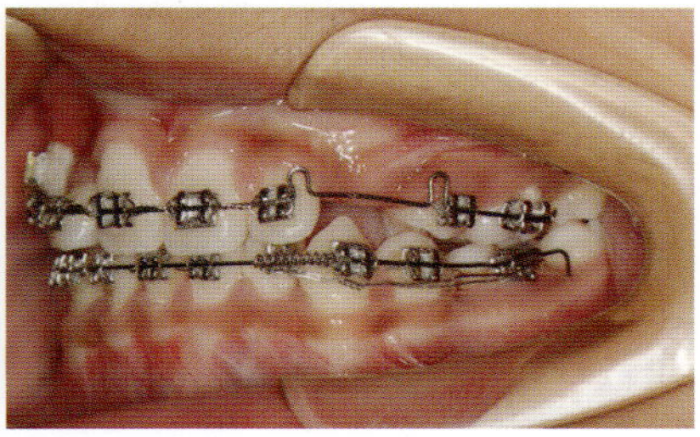
图5–6–9

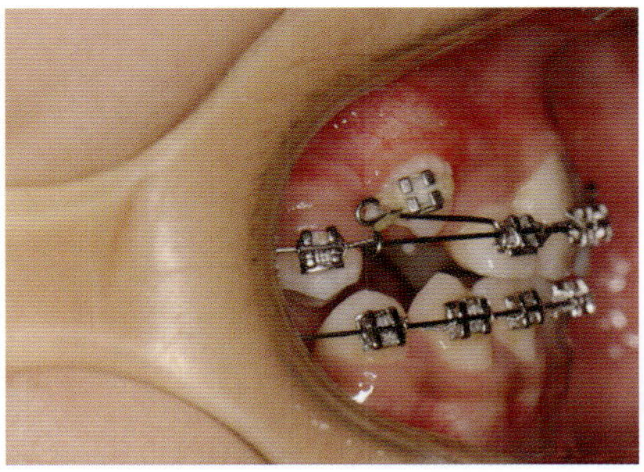
图5-6-10

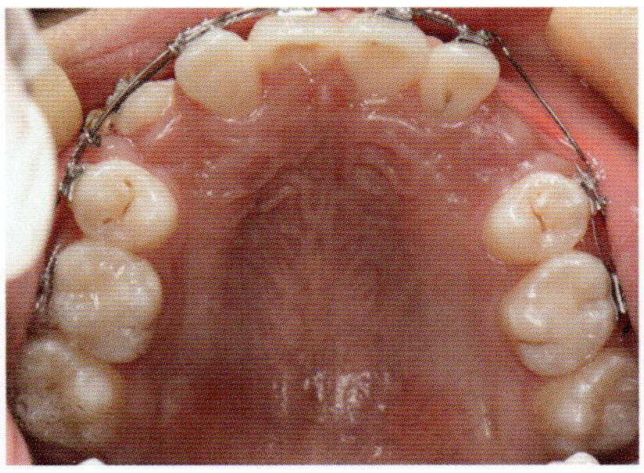
图5-6-11

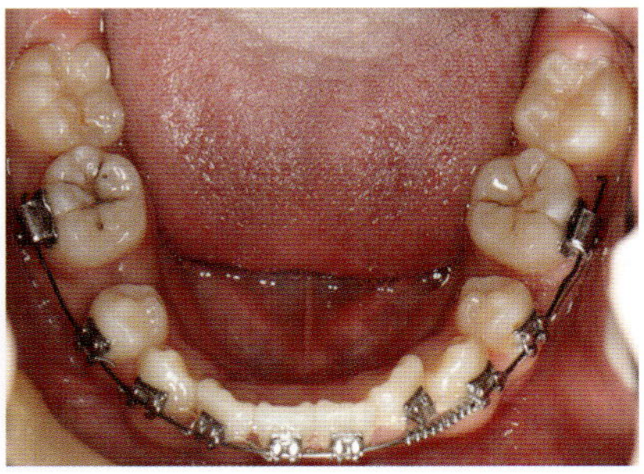
图5-6-12

矫治体会：患者使用滑动架倒置安放，其牵引钩挂橡皮链至阻生尖牙托槽。滑动架远中固位圈紧抵侧切牙托槽，一方面通过弹力牵引使阻生尖牙朝远中、殆向移动，另一方面其反作用力可使侧切牙朝近中移动扩展尖牙殆向萌出空间。

我们从前后两次矫治阶段的照片可以对比看出矫治效果非常明显。阻生尖牙已经殆向下移，其牙尖已经抵住正畸主弓丝。原来靠近上颌侧切牙的尖牙已经朝远中移动，离开与侧切牙重叠的位置。

采用倒置滑动架弹力牵引技术导萌治疗低位近中倾斜13的示意图（图5-6-13和图5-6-14）。

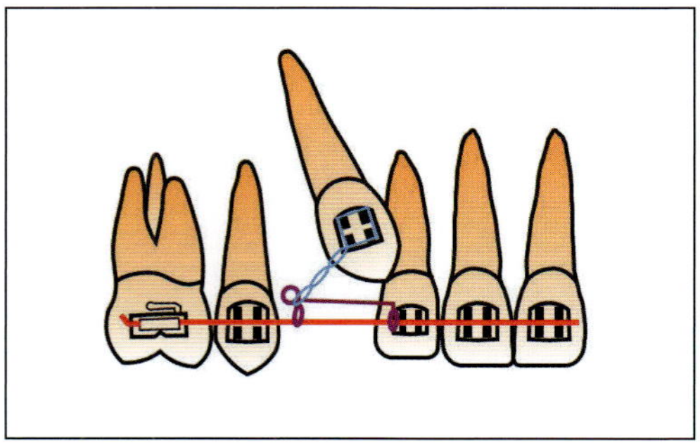
图5-6-13

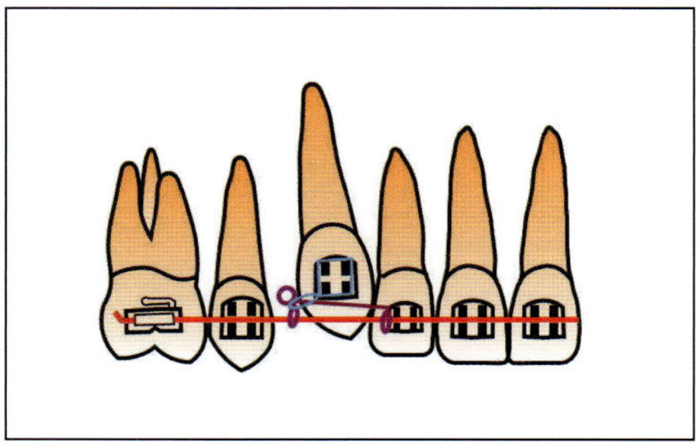
图5-6-14

七、滑动架辅助关闭宽大中切牙间隙

患者女性，就诊年龄26岁，上颌11、21因外伤造成牙根折断，不得已拔除。

– 矫治阶段-1（2015年9月12日）

该患者11、21因外伤根折非常规拔除，设计12、22各近中移动一个牙位替代，正畸弓丝为0.018英寸澳丝，使用橡皮链关闭拔牙间隙。下颌补偿拔除了34、44，上颌11、21采用了光固化树脂加宽牙冠处置。拍摄殆像照片如图5-7-1～图5-7-3所示。

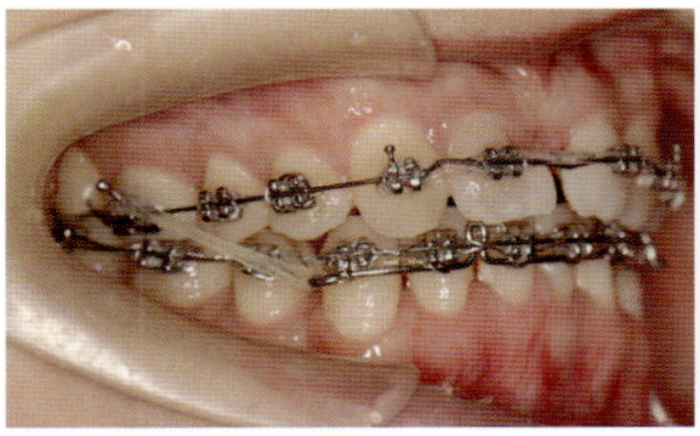
图5-7-1

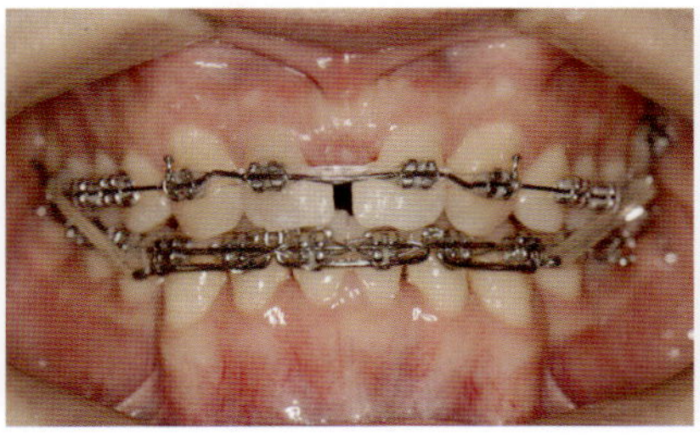
图5-7-2

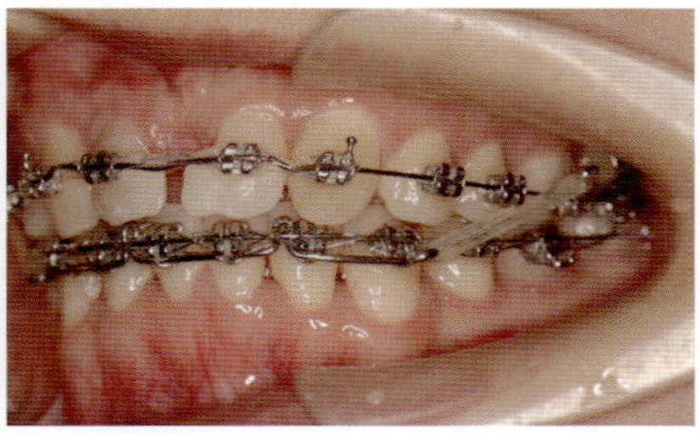
图5-7-3

- 矫治阶段-2（2015年10月7日）

常规在澳丝上挂橡皮链关闭11、21拔牙间隙时遇到困难，改用拔牙间隙的两侧使用滑动架与拉簧组合技术关闭间隙，拍摄殆像照片如图5-7-4～图5-7-6所示。

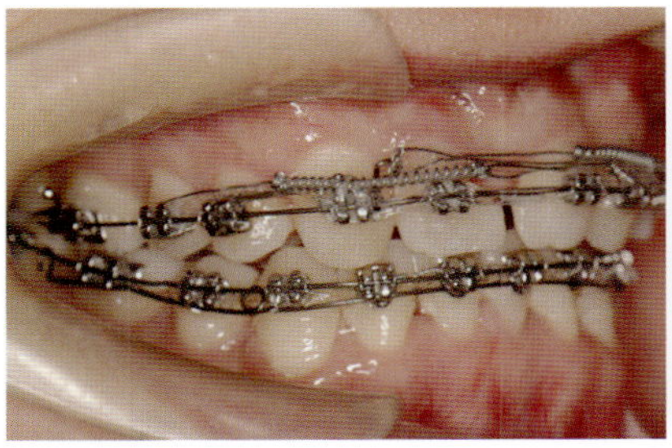
图5-7-4

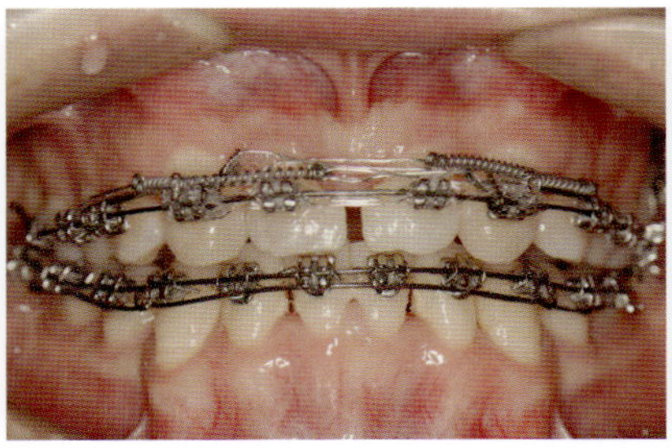
图5-7-5

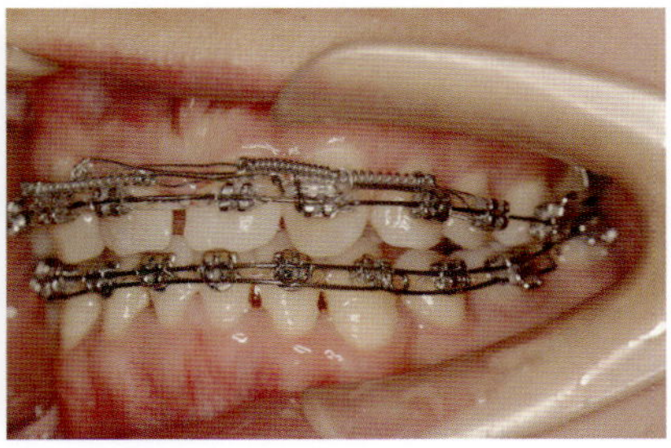
图5-7-6

- 矫治阶段-3（2016年1月16日）

经使用滑动架与拉簧组合搭配技术关闭11、21拔牙间隙，获得良好矫治效果，拍摄关闭间隙后殆像照片如图5-7-7～图5-7-9所示。

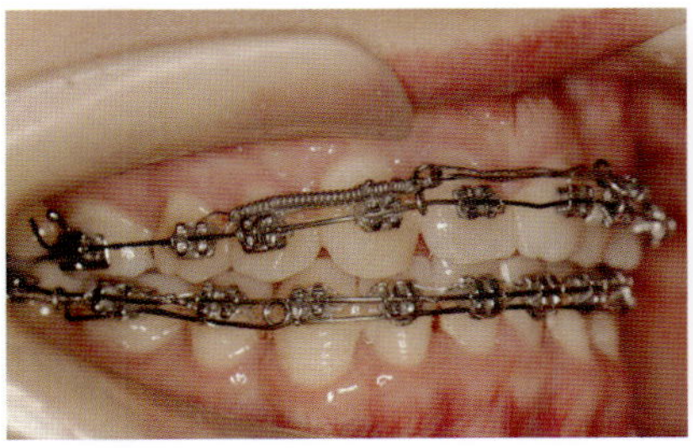
图5-7-7

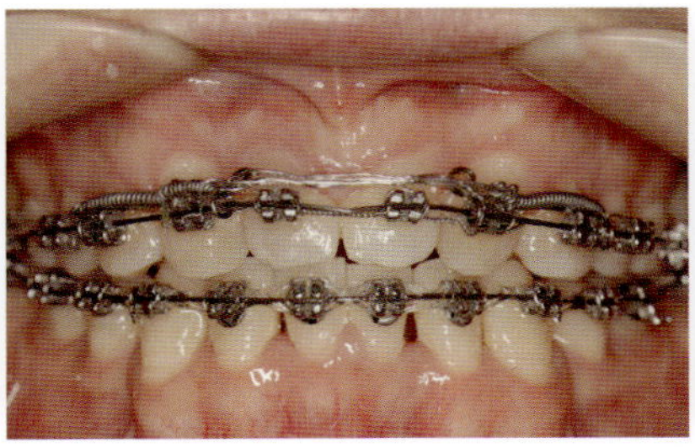
图5-7-8

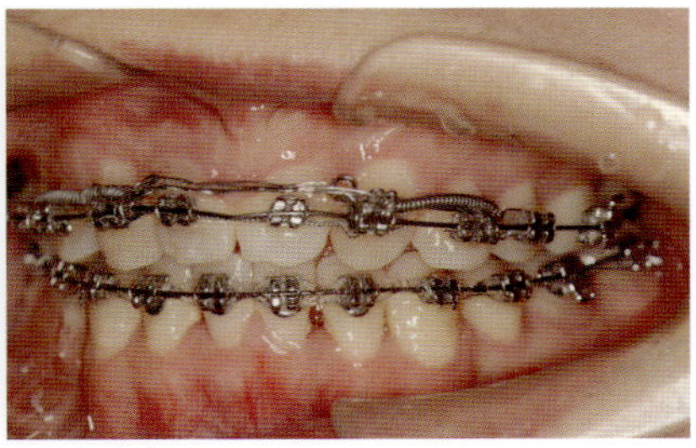
图5-7-9

矫治体会：该案例正畸设计12、22近中移动取代11、21，常规使用橡皮链在关闭宽大的11、21间隙中遇到了困难，笔者采用上颌前牙拔牙间隙双侧放置滑动架与拉簧组合搭配技术，获得良好的矫治效果。

备注：21、22术中使用了光固化树脂加宽修复处理。

第6章

偏颌患者螺旋扩弓器的改良制作

偏颌患者的上颌牙弓狭窄，左右侧弓型不对称，上下颌牙弓不匹配，导致单侧后牙甚至连带一侧前牙呈现反殆状况，正畸治疗的首要目标是需要扩大狭窄的上颌牙弓，使凹陷、缩窄的患侧牙弓扩大，纠正后牙反殆，解决宽度不调带来的错殆畸形问题。

但是，加工厂制作的螺旋扩弓器是双侧等距离扩弓装置，没有单侧扩弓的装置。为此，笔者对传统常规螺旋扩弓器进行了改良与制作。下面我们通过一个偏颌畸形矫治案例介绍这种螺旋扩弓器的改良制作及临床应用。

患者女性，就诊年龄16岁，偏颌畸形，需要扩展上颌狭窄的牙弓治疗。因加工厂制作的螺旋扩弓器不适合偏颌患者单侧扩弓的设计，为此笔者将此设备进行了改良。设计及制作了四牙铸造带环螺旋扩弓器，在患者上颌健侧腭面22–27牙位设置了钢丝支架自凝塑料基托板，可增强支抗（图6–1～图6–3）。这用在偏颌患者的扩弓治疗，可获得单侧扩展牙弓的良好矫治效果，原本后牙反殆的一侧建立了接近正常的咬合关系。

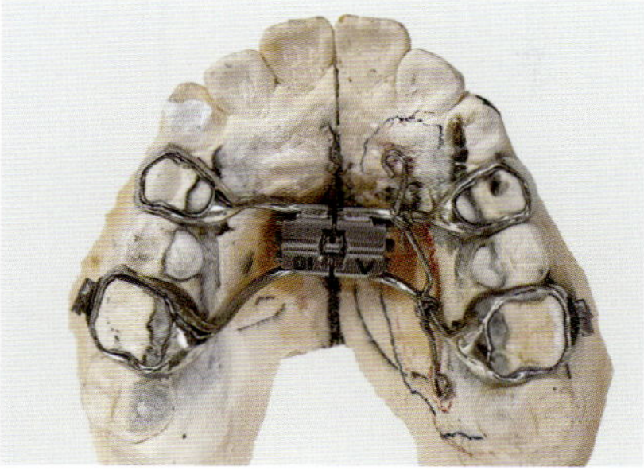
图6–1

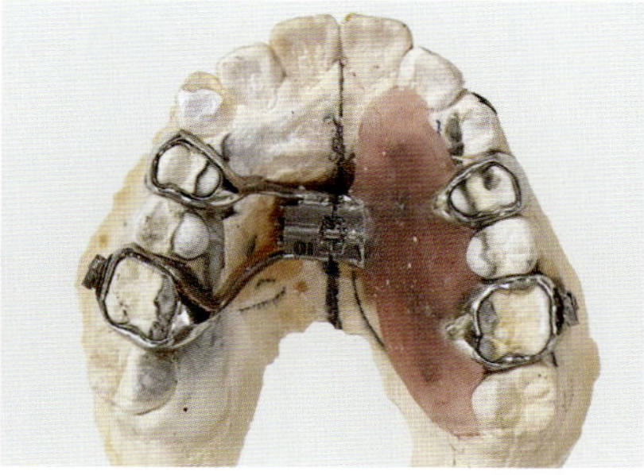
图6–2

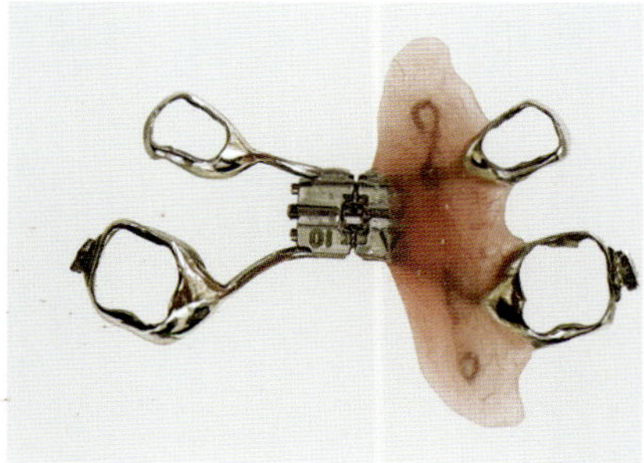
图6–3

观察患者上颌牙弓腭侧殆像照片，初装螺旋扩弓器到扩展出中切牙间较宽牙缝（图6–4～图6–6）。

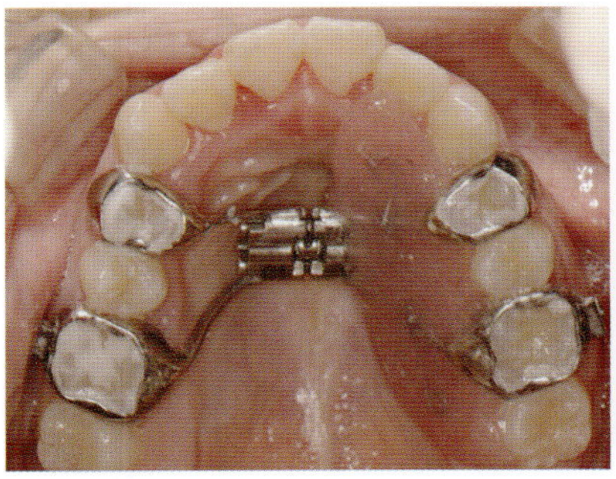
图6-4

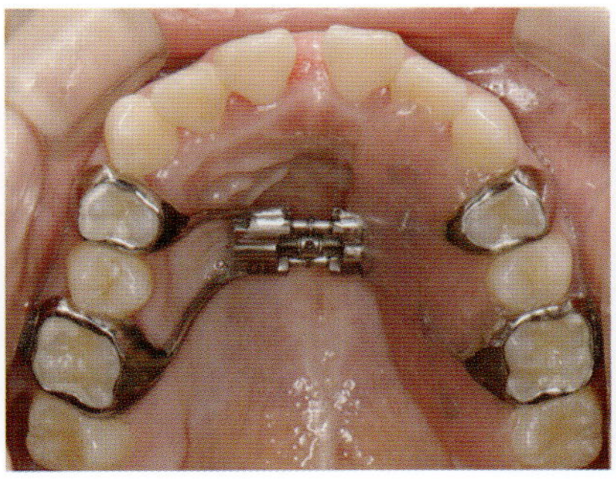
图6-5

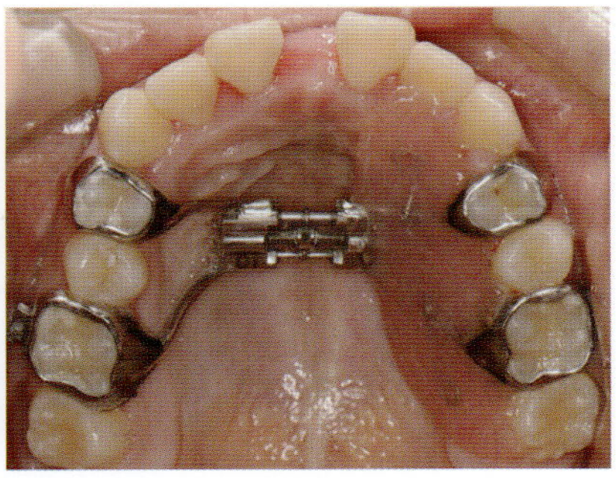
图6-6

患者正位㖞像照片观察到随着口内螺旋扩弓器的逐渐扩展，上颌中切牙间出现较宽牙缝，右侧后牙反㖞状况也获得矫正（图6-7～图6-9）。

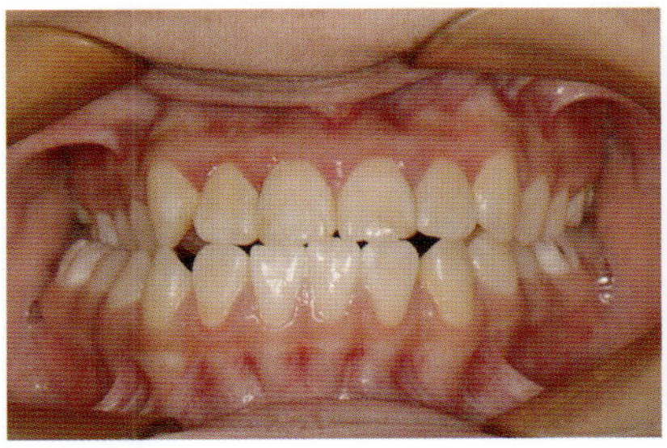
图6-7

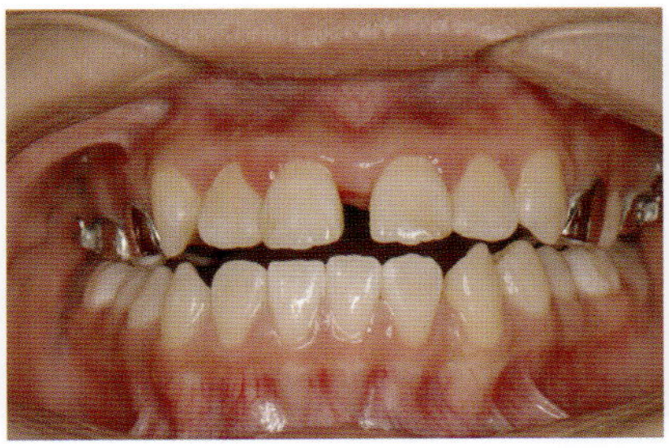
图6-8

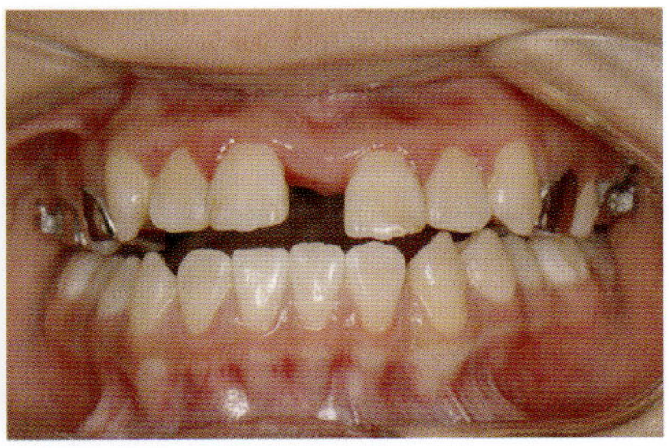
图6-9

– 矫治阶段-1

患者进入固定矫治阶段，装配金属自锁托槽，上下牙弓纳入0.018英寸澳丝平弓，33托槽龈端粘接了武氏多功能牵引钩，左侧后牙段植入了颊棚钉。种植钉与多功能牵引钩之间安放了镍钛螺旋拉簧，拉单侧下颌牙列远中移动，矫正下颌偏斜。为了避免拉簧压迫牙龈组织安放了支撑型“小蜜蜂”装置。同时，左侧下颌尖牙处多功能牵引钩与上颌磨牙颊面管牵引钩挂3/16英寸橡皮圈，右侧下颌后牙与对应上颌后牙舌侧牵引附件，则实施多牙位挂3/16英寸橡皮圈跨㖞短Ⅱ类弹力牵引（图6-10～图6-12）。

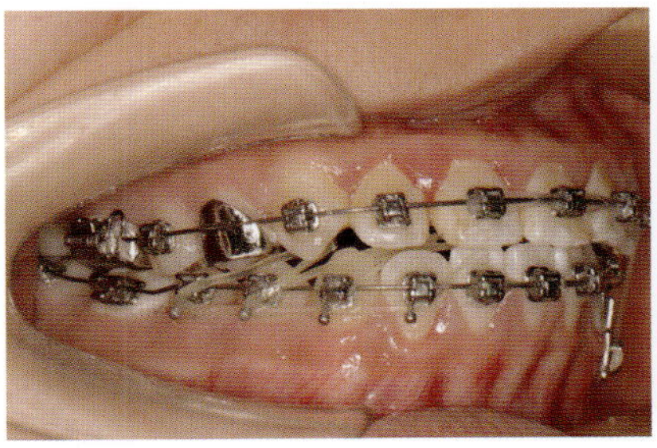
图6-10

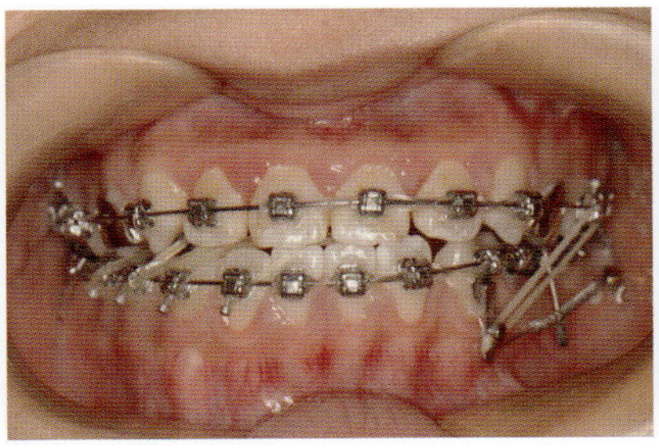
图6-11

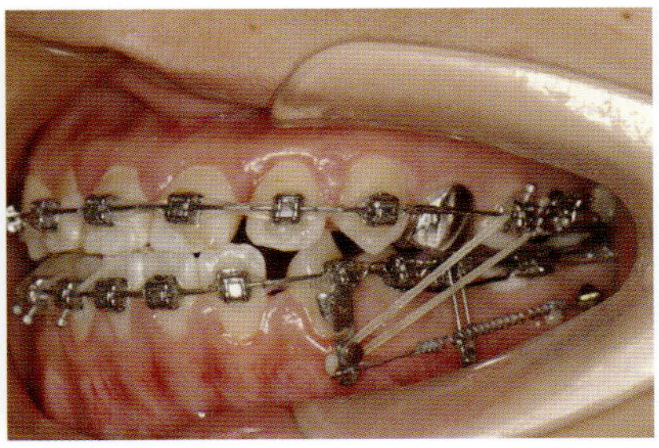
图6-12

– 矫治阶段-2

13托槽龈端粘接舌侧扣，11、13及21舌面粘接舌侧扣，13与46、45、44和11、21舌面分别挂3/16英寸橡皮圈实施跨𬌗弹力牵引；31近中、32远中倒置安放滑动架，其牵引环与颊棚钉之间挂镍钛螺旋拉簧，同时33多功能牵引钩分别挂3/16英寸橡皮圈与25、31–41弹力牵引。注意观察，该患者上下颌中线已经出现过矫正状况，下颌中线偏左1mm。拍摄口内𬌗像照片如图6–13～图6–17所示。

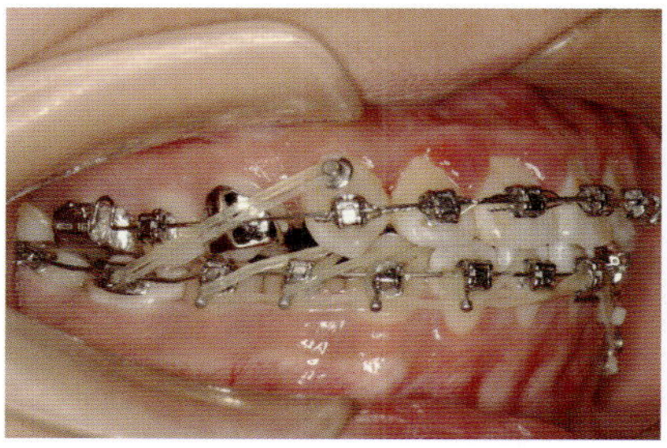
图6–13

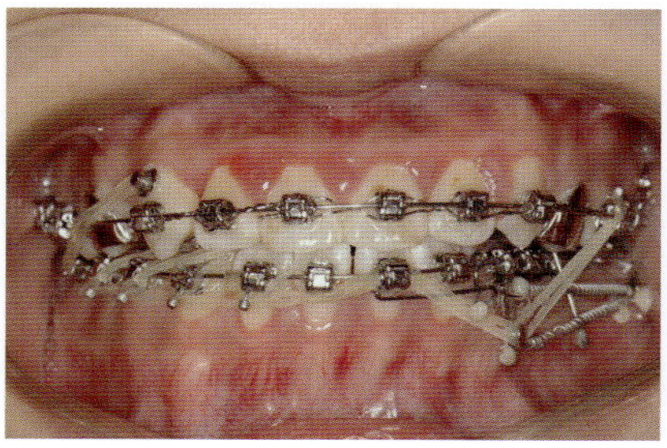
图6–14

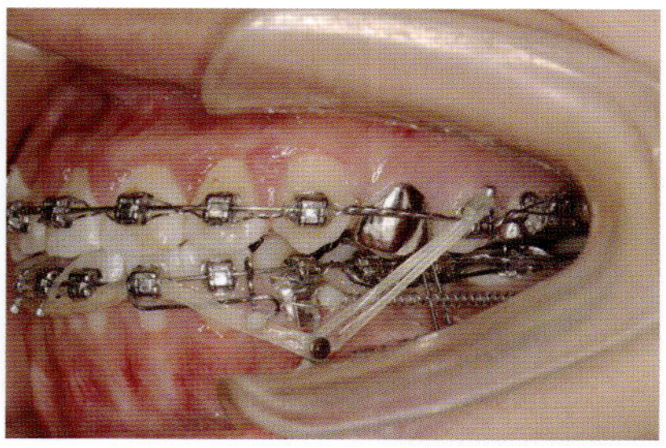
图6–15

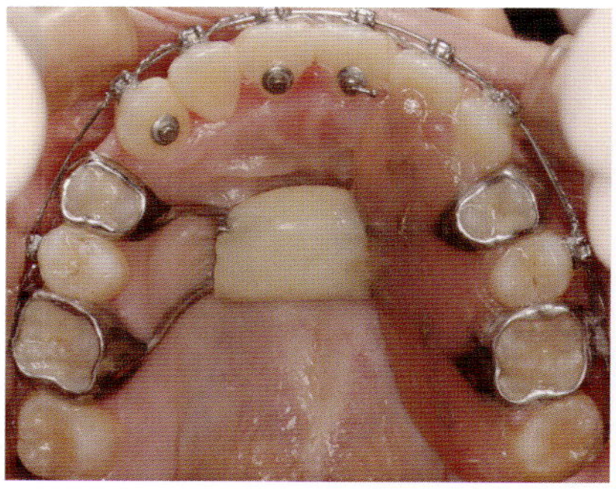
图6–16

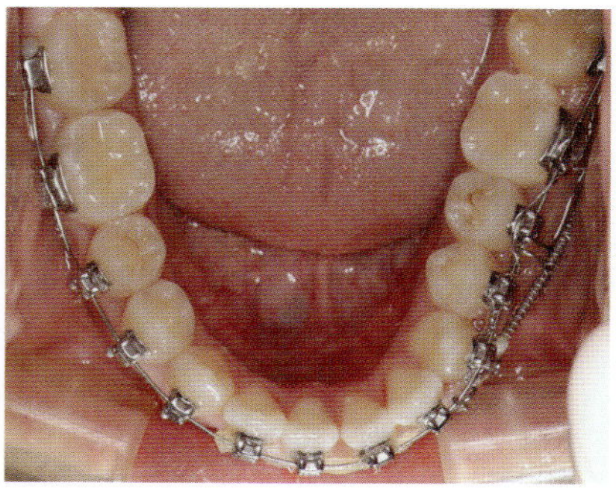
图6–17

第7章

“蛤蟆弓”矫治技术在正畸临床中的妙用

一、双颌“蛤蟆弓”矫治Ⅲ°深覆𬌗

- 初诊（2023年10月7日）

拍摄患者初诊𬌗像照片（图7-1-1，图7-1-2）。

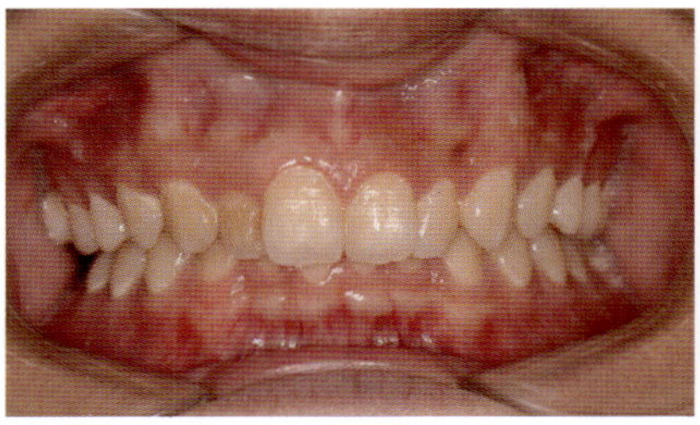

图7-1-1

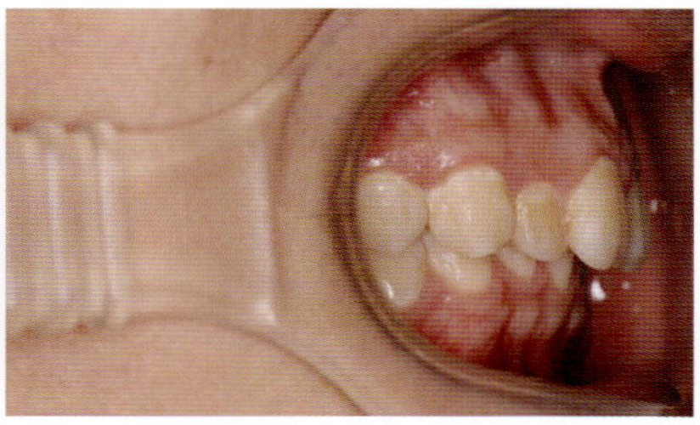

图7-1-2

- 矫治阶段-1（2024年3月1日）

拍摄患者该阶段的𬌗像照片（图7-1-3，图7-1-4）。

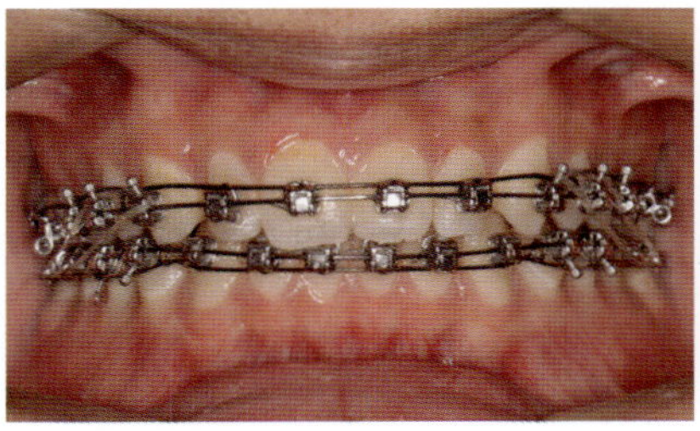

图7-1-3

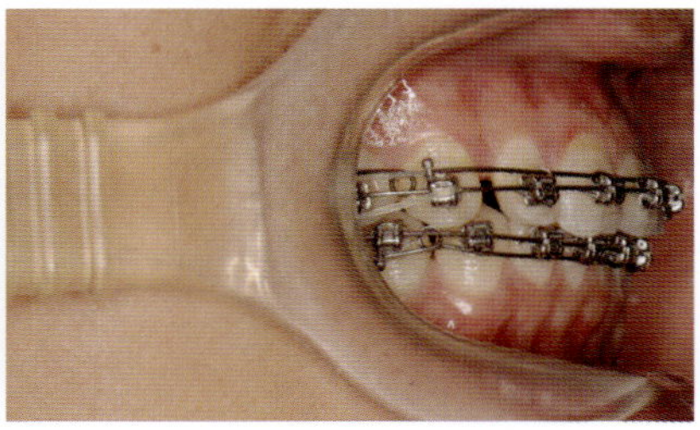

图7-1-4

- 矫治阶段-2（2024年3月29日）

拍摄患者该阶段的𬌗像照片（图7-1-5，图7-1-6）。

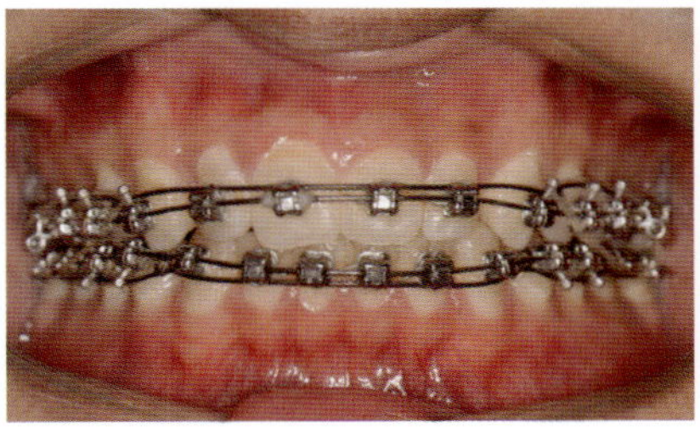

图7-1-5

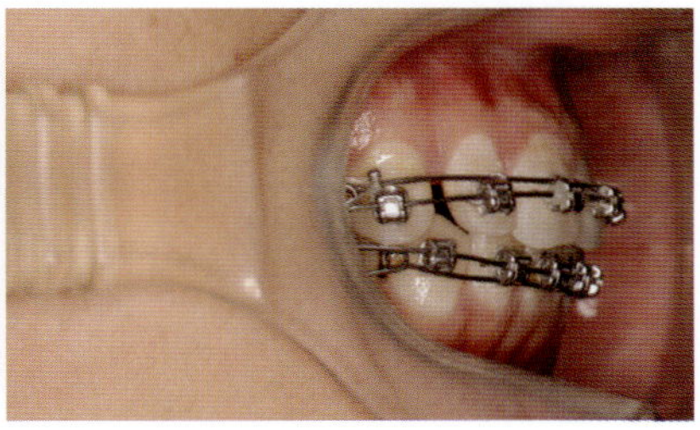

图7-1-6

矫治前与矫治阶段X线片影像显示该患者应用“蛤蟆弓”矫治技术获得打开咬合的良好效果。2023年10月2日拍摄X线口腔全景片及X线头颅定位侧位片（图7-1-7，图7-1-8）。

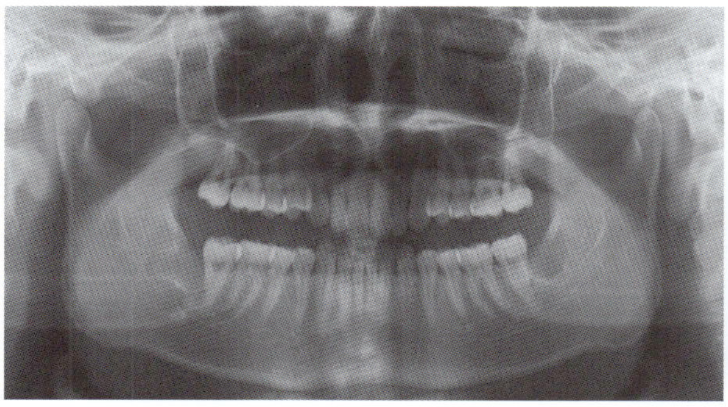
图7-1-7

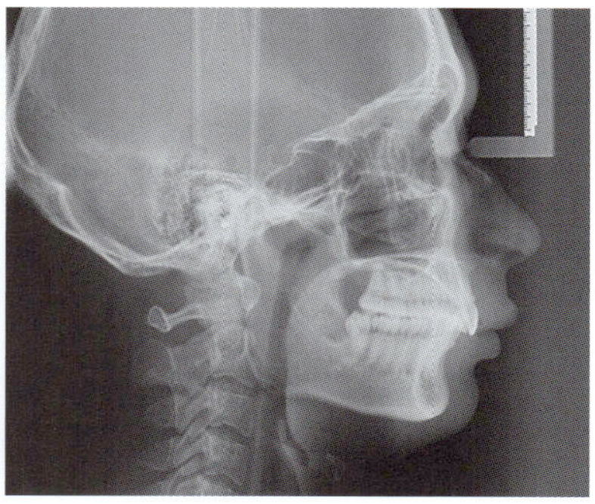
图7-1-8

2024年2月25日拍摄X线口腔全景片及X线头颅定位侧位片（图7-1-9，图7-1-10）。

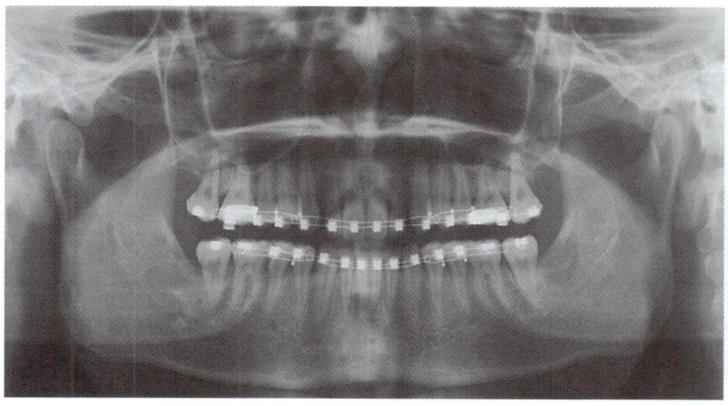
图7-1-9

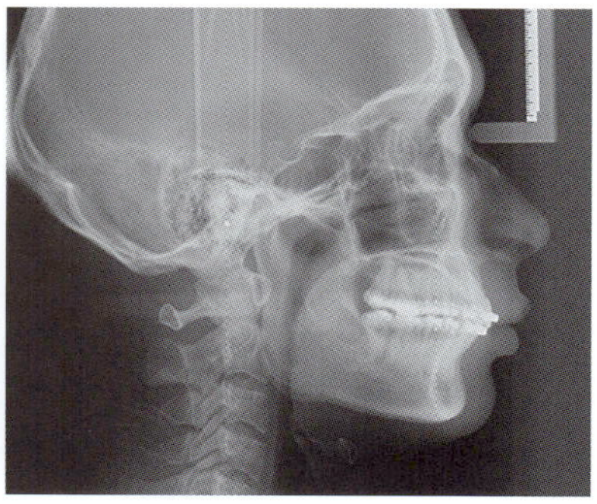
图7-1-10

2024年3月29日拍摄X线口腔全景片及X线头颅定位侧位片（图7-1-11，图7-1-12）。

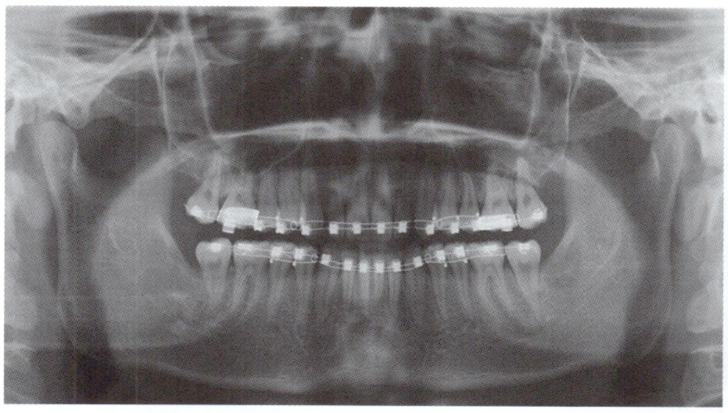
图7-1-11

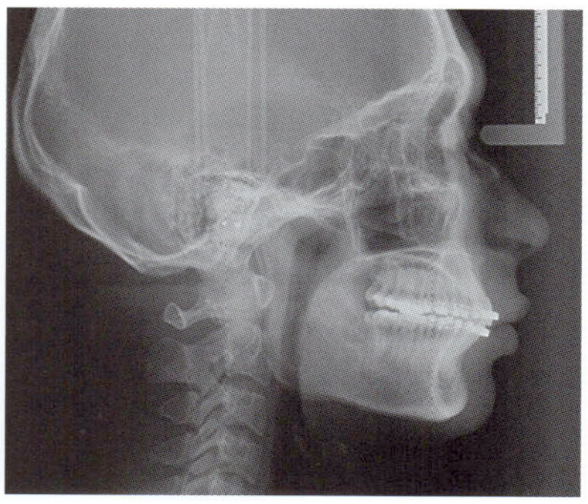
图7-1-12

二、双颌“蛤蟆弓”矫治二手成人深覆殆

患者女性，就诊年龄23岁，二手矫治案例，外院治疗2年余，因前牙深覆殆未能得到有效治疗（图7-2-1，图7-2-2），导致拔牙间隙无法关闭。我们接手后，采用双颌装配“蛤蟆弓”矫治技术，并磨除后牙区殆垫，同时配合颌间弹力垂直牵引技术升高后牙、压低前牙（图7-2-3，图7-2-4）。通过2个月的治疗，“蛤蟆弓”矫治辅弓展现出打开咬合的强大功能，深覆殆获得矫正，前牙达到接近切对切的良好矫治效果（图7-2-5，图7-2-6）。

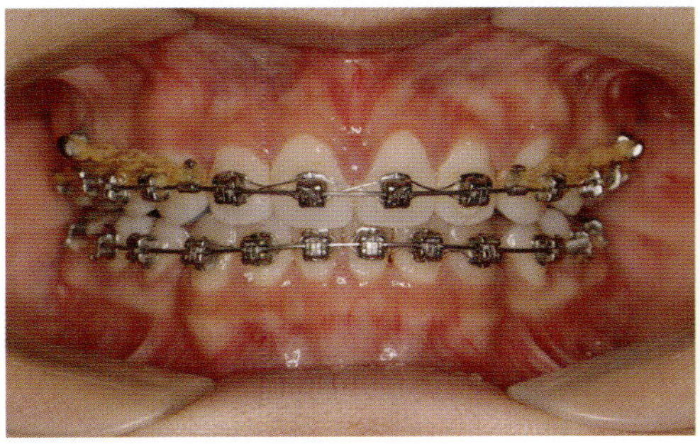
图7-2-1

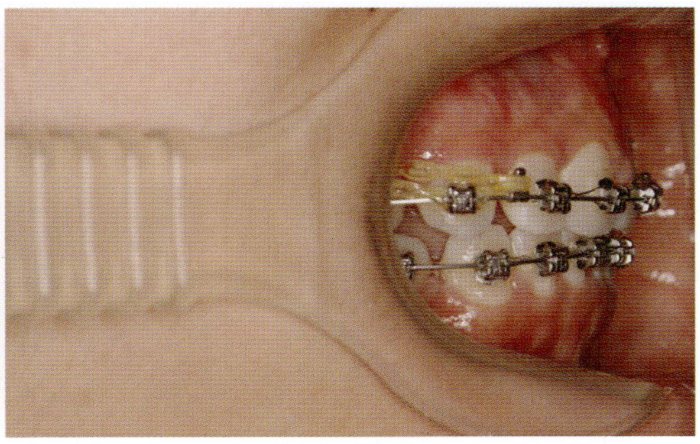
图7-2-2

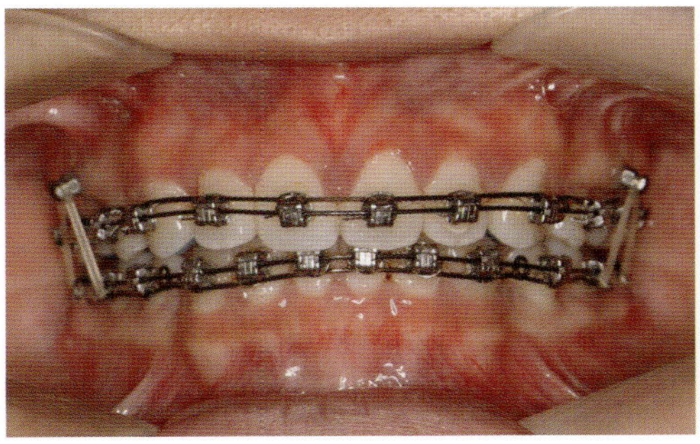
图7-2-3

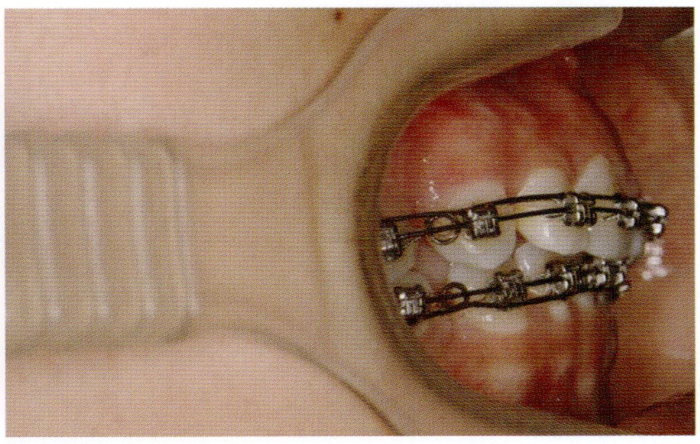
图7-2-4

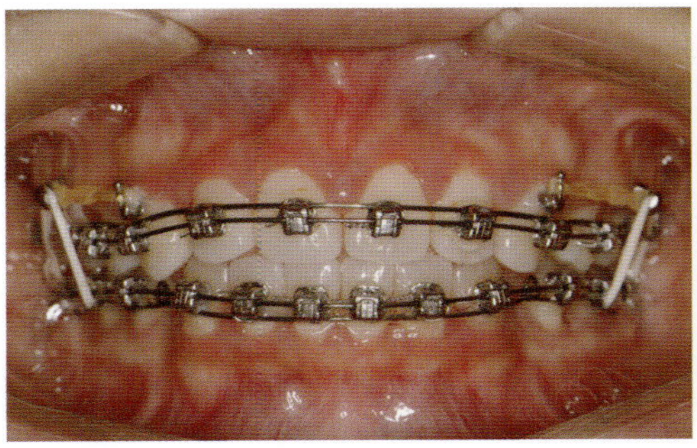
图7-2-5

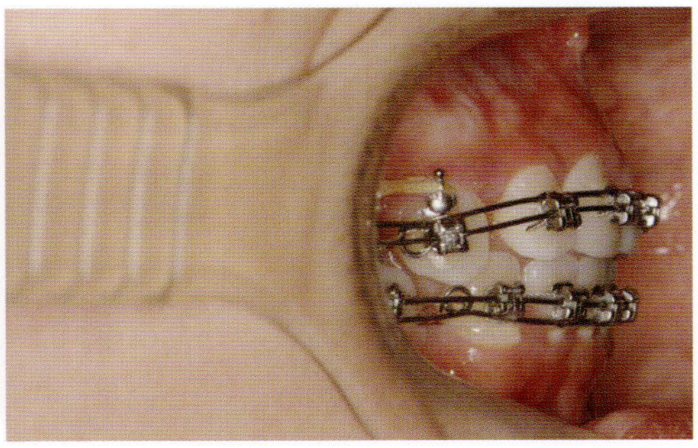
图7-2-6

矫治前与矫治阶段X线头颅定位侧位片显示该患者经使用“蛤蟆弓”矫治技术矫治深覆𬌗打开咬合的良好效果（图7-2-7，图7-2-8）。

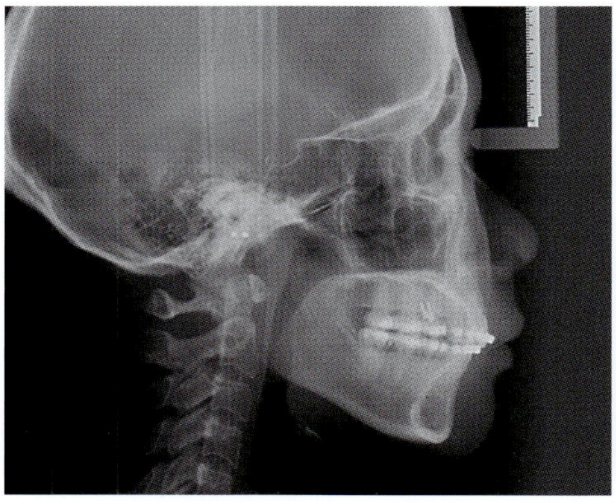

图7-2-7

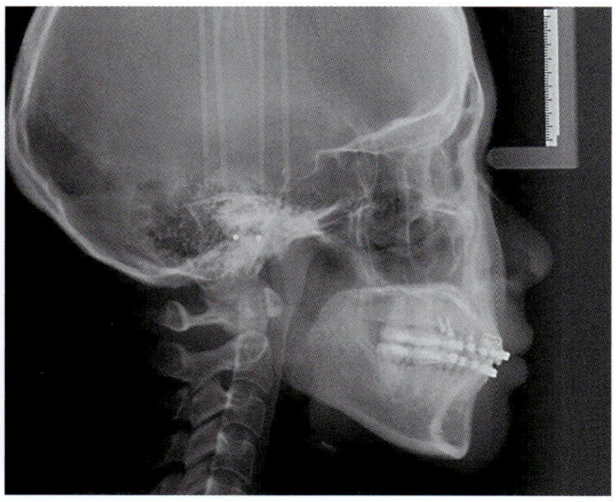

图7-2-8

三、“蛤蟆弓”打开咬合整平陡峭的Spee曲线

该患者错𬌗畸形表现深覆𬌗、深覆盖、深Spee曲线，矫治设计减数上4下5。为了打开咬合、整平牙弓，下颌牙弓装配了“蛤蟆弓”矫治辅弓，36、46𬌗面粘接了光固化蓝胶树脂（图7-3-1～图7-3-3）。

下面这组图片显示该患者陡峭的Spee曲线已经整平，深覆𬌗、深覆盖获得矫正，上颌使用了正畸控根辅弓“梅花弓”技术调控前牙轴倾度（图7-3-4～图7-3-6）。

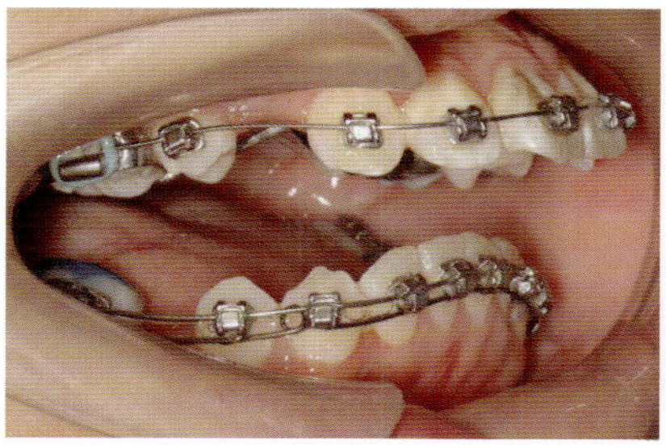

图7-3-1

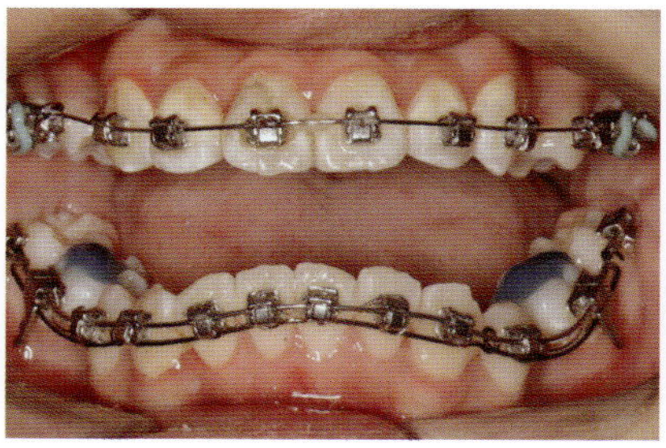

图7-3-2

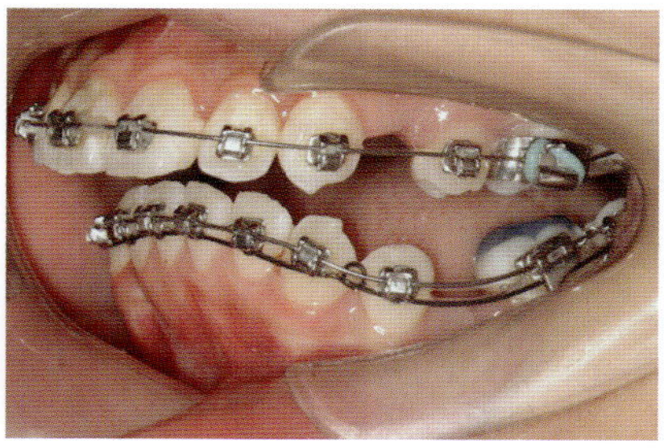

图7-3-3

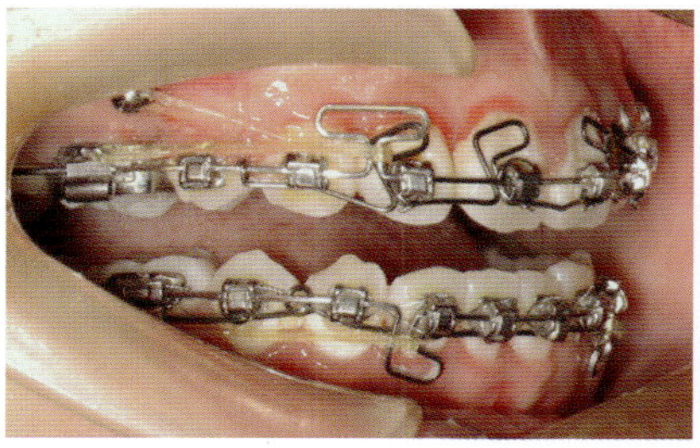

图7-3-4

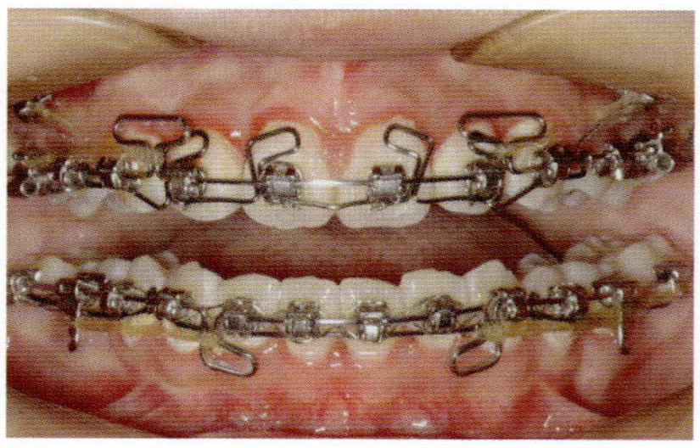

图7-3-5

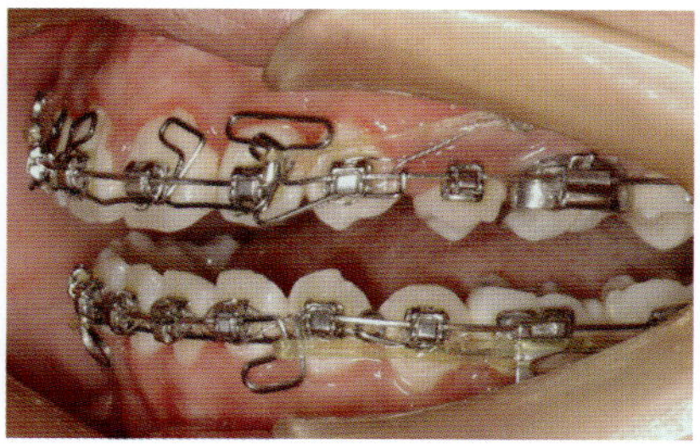

图7-3-6

矫治体会：对于Spee曲线特别深的深覆殆案例，用“蛤蟆弓”辅弓矫治打开咬合无疑是临床医生较好的选择，“蛤蟆弓”矫治辅弓打开咬合的“功力”强大、矫治效果立竿见影，需要注意的是，如果不希望下前牙有唇倾，那么正畸主弓丝末端就一定要回弯。

四、倒置“蛤蟆弓”联合武氏牵引辅弓矫治开殆

患者女性，就诊年龄16岁，因上颌牙弓狭窄、前牙开殆畸形就诊。装配了固定矫治器排齐牙列，口内使用了四眼扩弓簧扩展上颌牙弓宽度（图7-4-1～图7-4-3）。

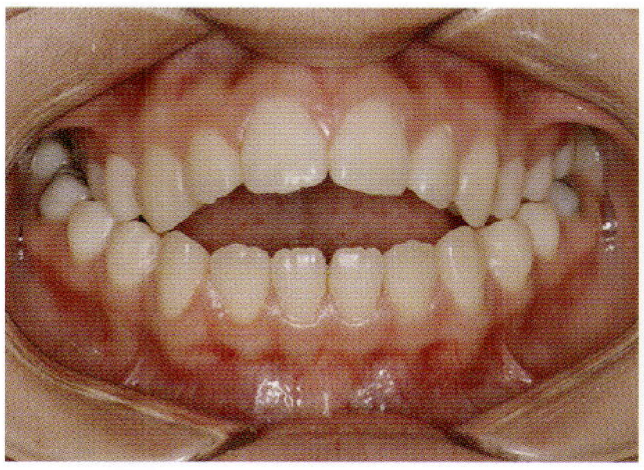
图7-4-1

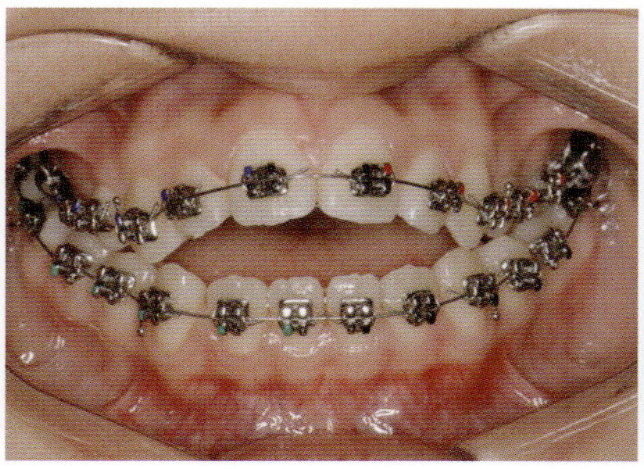
图7-4-2

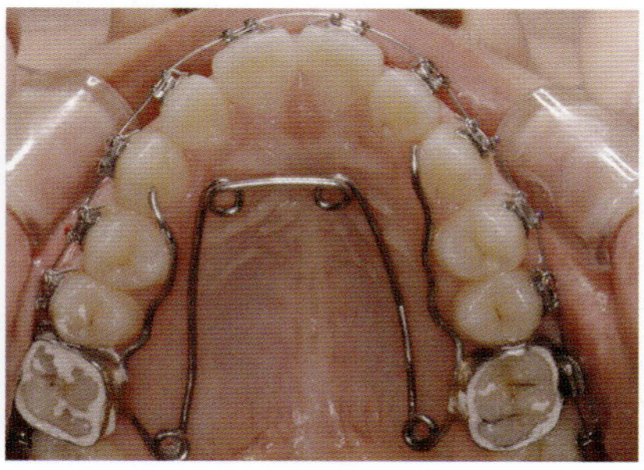
图7-4-3

经使用口内四眼扩弓簧扩展了上颌牙弓宽度，解除了后牙反覆盖；为了矫治前牙开殆使用倒置“蛤蟆弓”矫治技术加深前牙覆殆，注意观察该患者下颌前牙安放了附有牵引曲的改良扁担弓（0.8mm不锈钢丝弯制），11、21设置了结扎丝牵引钩，13-11、23-21与扁担弓牵引曲之间挂3/16英寸橡皮圈实施倒三角交叉颌间弹力牵引，11-21和33-43（扁担弓牵引曲）挂3/16英寸橡皮圈实施四边形颌间垂直牵引。获得良好矫治效果（图7-4-4～图7-4-6）。

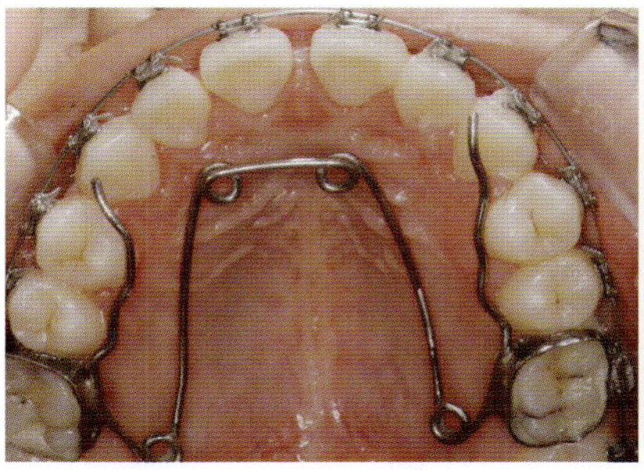
图7-4-4

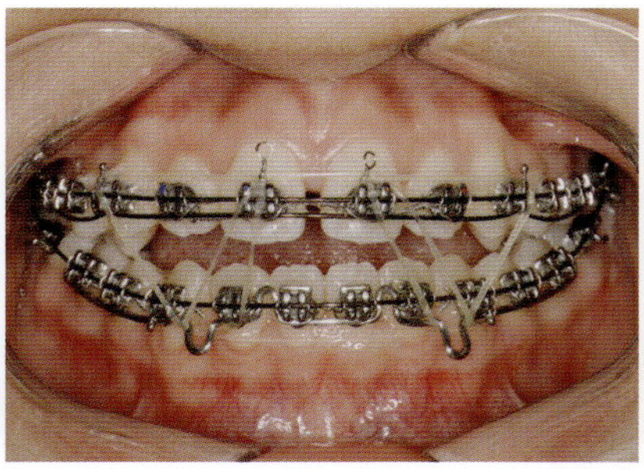
图7-4-5

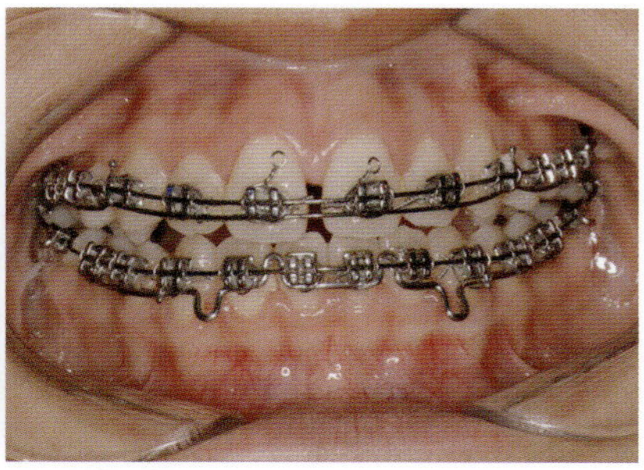
图7-4-6

矫治体会：患者的上颌牙弓狭窄，呈尖圆形，上下颌牙弓不协调，上颌后牙反覆盖过大，前牙开殆约7mm。我们采用四眼扩弓簧配合镍钛丝排齐并扩展上颌牙弓后，使用武氏专利技术倒置“蛤蟆弓”矫治辅弓进行切端结扎，联合武氏牵引辅弓进行颌间垂直牵引，2个月后上下颌由开殆到建立浅覆殆、浅覆盖关系，达到预期目标。

五、倒置“蛤蟆弓”结扎矫治开殆

通常来说，对于开殆畸形正畸临床上应用MEAW技术或种植钉技术配合弹力牵引压低后牙、伸长前牙进行矫治。

笔者在临床上大量应用“蛤蟆弓”矫治辅弓矫治深覆殆成功经验的基础上另辟蹊径，采用新招术，利用正畸特色辅弓专利技术，创新设计倒置结扎“蛤蟆弓”矫治辅弓，实施压低后牙、伸高前牙，矫治开殆畸形获得良好效果。

“蛤蟆弓”矫治技术矫治开殆要点

前牙开殆的矫治设计使用了一套组合拳的治疗方案。在患者牙列采用镍钛丝基本排齐后，换上稳定弓丝，常用0.016英寸或0.018英寸的澳丝，在两侧尖牙与第一前磨牙之间设置带圈垂直关闭曲，形成前牙段3–3、左右两侧4–7，即3段相对独立又紧密相连的牙列，相当于把MEAW弓的单颌10个靴形曲的独立牙单位，变招成3个相对独立的牙列集团单位。这样编排的巧妙在于，上下前牙在颌间交叉三角形弹力牵引与“蛤蟆弓”伸高前牙的综合作用力下，能够最大效益化的实施矫治力，加深前牙垂直向覆殆距离，矫治开殆畸形。设置在两侧尖牙远中处的带圈垂直曲还可以作为挂橡皮圈的牵引钩使用。重要的步骤是使用0.018英寸澳丝弯制长腿“蛤蟆弓”矫治辅弓。将其倒置牙列托槽切端结扎固定，11–21托槽设置结扎丝牵引钩。挂1/4英寸橡皮圈在上下牙列两侧垂直关闭曲与上颌中切牙托槽牵引钩之间实施倒三角交叉颌间弹力牵引。通过前牙段弹力牵引激活“蛤蟆弓”矫治辅弓的活力，使其伸高前牙、压低后牙，达到矫治前牙开殆的目标。

正畸主弓丝澳丝上设置的带圈垂直闭隙曲，将单颌牙列分为3段，也有利于减少“蛤蟆弓”矫治辅弓伸高后牙的阻力，在其内收前牙关闭余隙的同时也具有一定程度上加深前牙覆殆的作用。

下面通过3个典型案例来讲讲“蛤蟆弓”矫治辅弓矫治开殆畸形的案例。

案例–1

患者女性，就诊年龄21岁，曾经在外地某医院矫治1年半，开殆问题没有获得解决，家长于2017年10月6日带着患者来上海寻求正畸治疗，口内检查见上下牙列装配MEAW弓，未见挂牵引橡皮圈。该患者来上海就诊时拍摄的牙列状况如图7–5–1～图7–5–3所示。

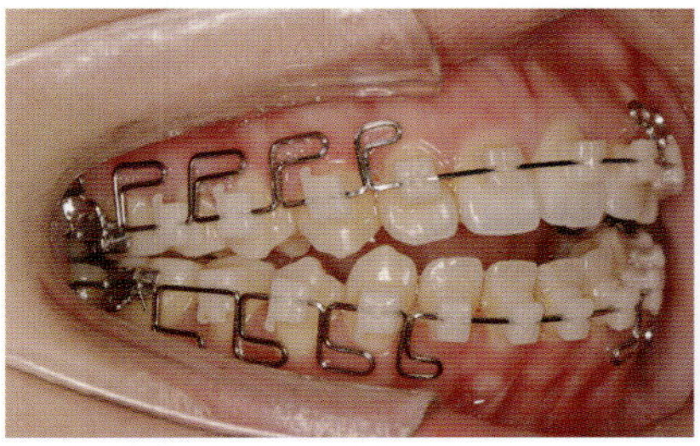
图7-5-1

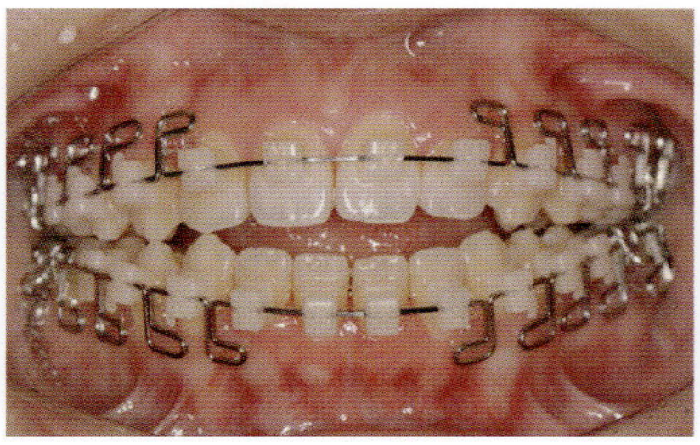
图7-5-2

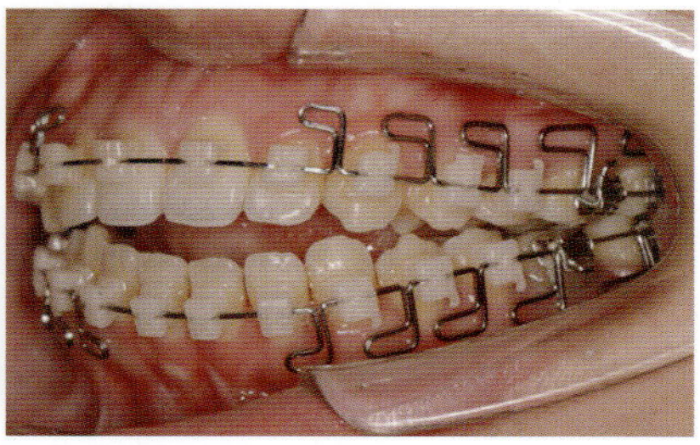
图7-5-3

- 矫治阶段-1（2017年10月6日）

该患者双颌装配倒置“蛤蟆弓”矫治辅弓，前牙段挂1/4英寸橡皮圈实施倒三角交叉颌间弹力牵引（图7-5-4～图7-5-6）。

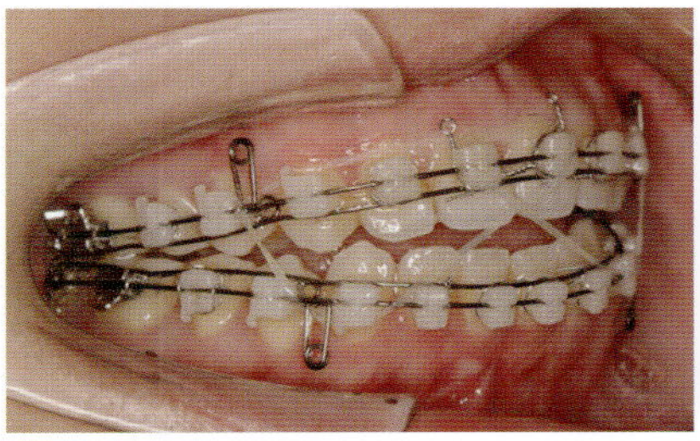
图7-5-4

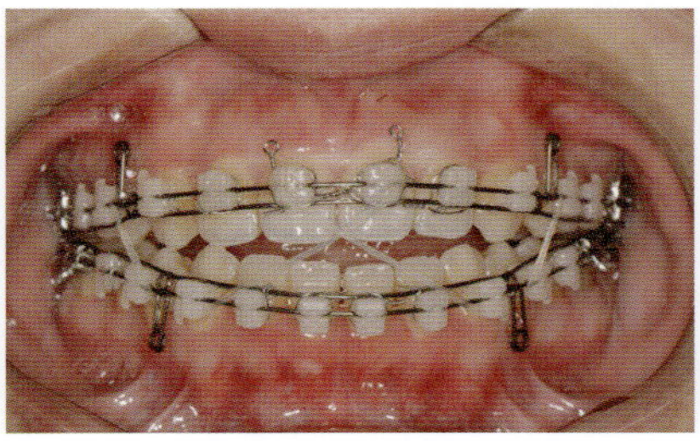
图7-5-5

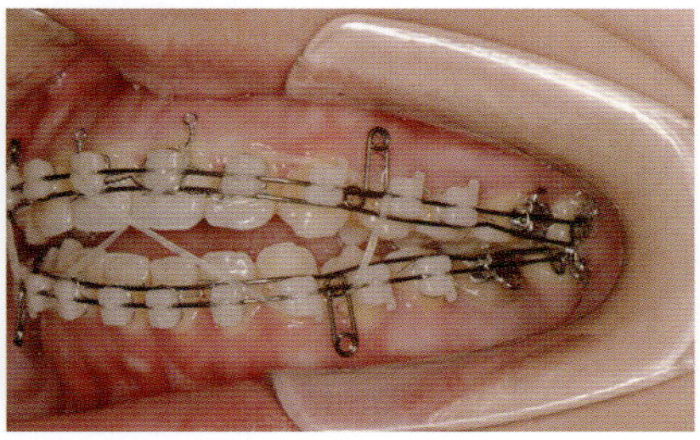
图7-5-6

- 矫治阶段-2（2017年10月28日）

3周后复诊，见患者前牙开殆获得矫正，上下颌前牙建立了覆殆关系（图7-5-7～图7-5-9）。

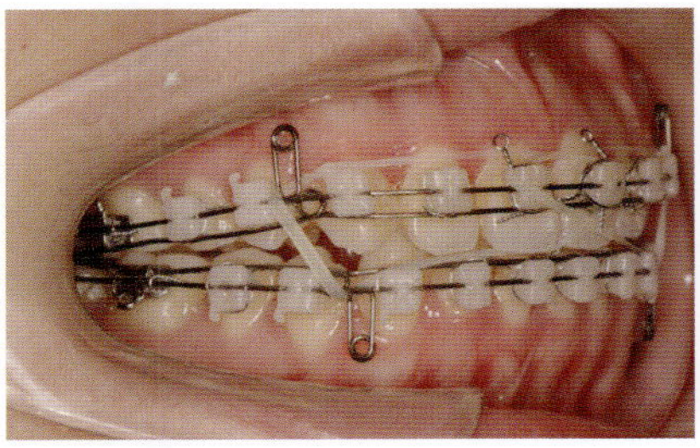
图7-5-7

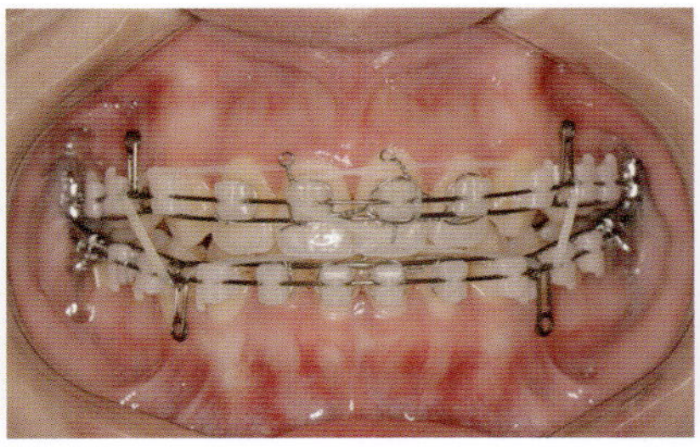
图7-5-8

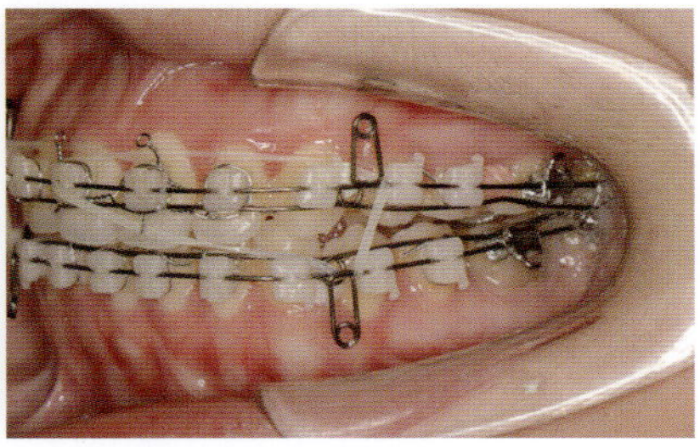
图7-5-9

- 矫治阶段-3（2017年11月26日）

此阶段，患者上颌牙弓更换0.017英寸×0.025英寸不锈钢方丝在13-23近中设置T形曲，11-21的方丝上使用了钳夹固位式游离牵引钩，下颌更换不锈钢方丝在33-43近中设置靴形曲，继续挂1/4英寸橡皮圈实施倒三角交叉颌间弹力牵引。这样的配套处置，有助于加深前牙覆殆，维持良好的矫治效果（图7-5-10～图7-5-12）。

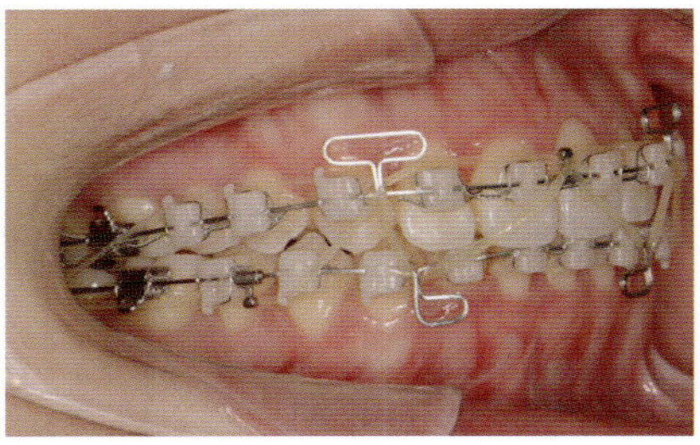
图7-5-10

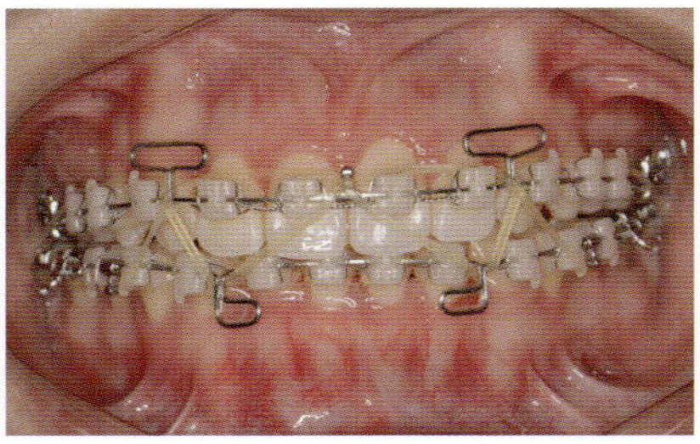
图7-5-11

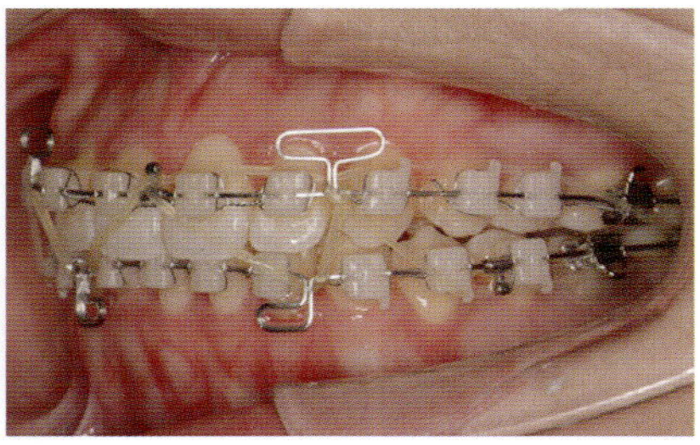
图7-5-12

案例-2

患者女性，就诊年龄18岁。因龅牙嘴突、上下颌切牙不能对咬、开殆畸形前来就诊。X线头影测量显示垂直骨面型：高角，全口32颗牙，3颗第一磨牙龋坏。矫治设计，减数4颗第一磨牙（图7-5-16～图7-5-18）。采用倒置“蛤蟆弓”矫治技术矫治开殆畸形。上下颌牙弓后牙段分别植入颧突钉、颊棚钉，配置弹力牵引，内收前突的牙弓。

- 矫治阶段-1（2020年6月8日）

患者双颌装配倒置“蛤蟆弓”矫治辅弓，配合前牙段倒三角交叉颌间弹力牵引；上颌后牙段植入2颗颧突钉，下颌植入2颗颊棚钉（图7-5-13～图7-5-15）。

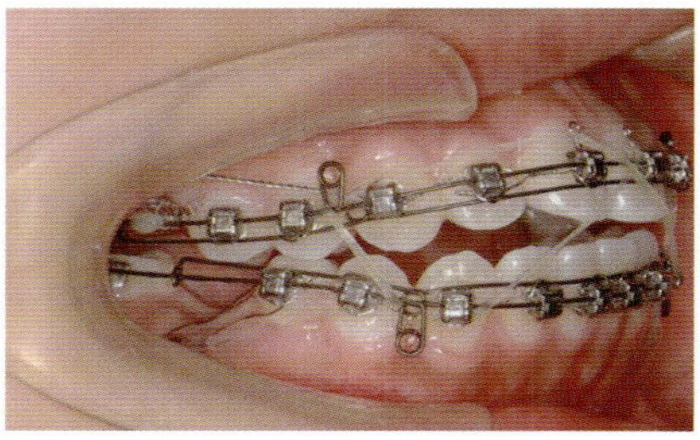
图7-5-13

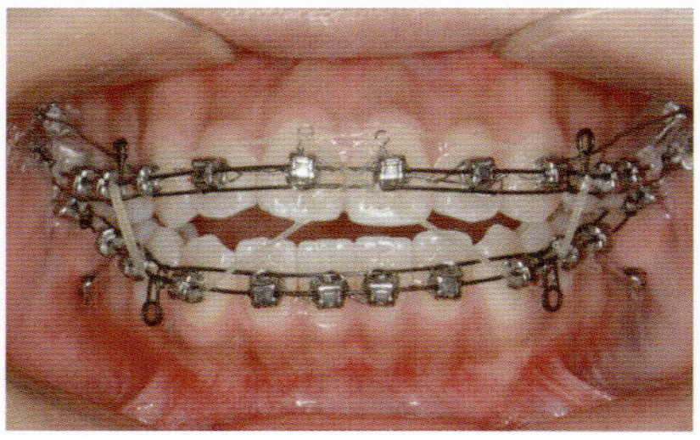
图7-5-14

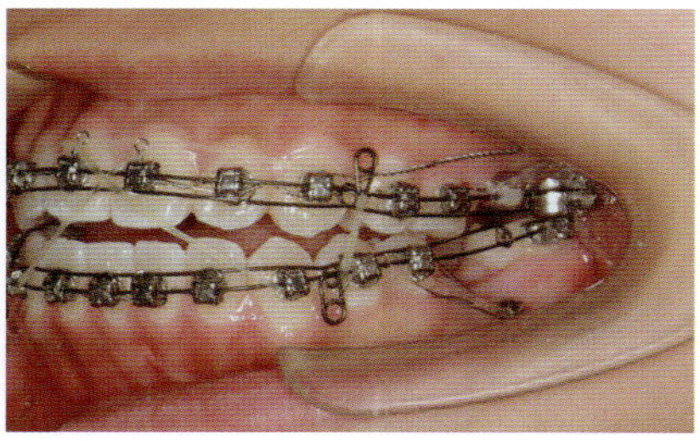
图7-5-15

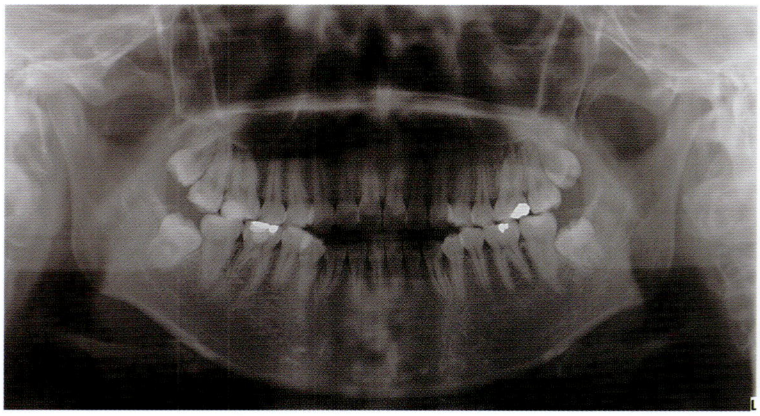
图7-5-16

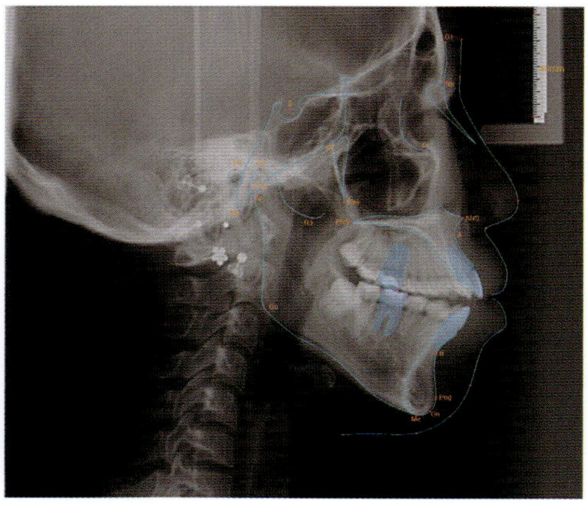
图7-5-17

分析方法	测量值	参考值	评测结果
骨性			
SNA	83.3°	82.0°(±4.0°)	上颌相对颅底位置正常
SNB	77.7°	80.0°(±4.0°)	下颌相对颅底位置正常
ANB	5.5°	3.0°(±2.0°)	骨性Ⅰ类倾向
MP-SN	43.5°	30.0°(±6.0°)	下颌平面偏陡，高角倾向
FMA (MP-FH)	38.6°	26.8°(±3.0°)	下颌平面偏陡，高角倾向
牙性			
U1-SN	110.2°	106.0°(±6.0°)	上中切牙到SN平面夹角正常
IMPA (L1-MP)	98.8°	94.7°(±5.2°)	下中切牙与下颌平面角度正常
U1-L1	107.5°	124.0°(±8.0°)	上下中切牙夹角偏小
软组织			
UL-EP	3.0mm	1.0mm(±2.0mm)	上唇前突(EP)
LL-EP	7.3mm	2.0mm(±2.0mm)	下唇前奕(EP)
Wits			
Wits	0.2mm	-2.2mm(±0.3mm)	骨性Ⅱ类倾向

图7-5-18

- 矫治阶段-2（2020年6月19日）

间隔2周复诊，检查见患者前牙开骀问题已经基本消除，11、21、22与对颌牙建立浅覆骀关系，前牙段继续挂1/4英寸橡皮圈实施倒三角交叉颌间弹力牵引。上下颌两侧颧突钉、颊棚钉挂橡皮链内收前突的牙弓（图7-5-19～图7-5-21）。

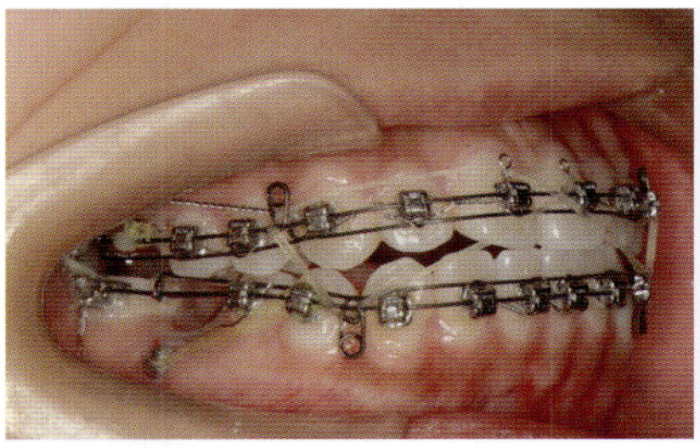

图7-5-19

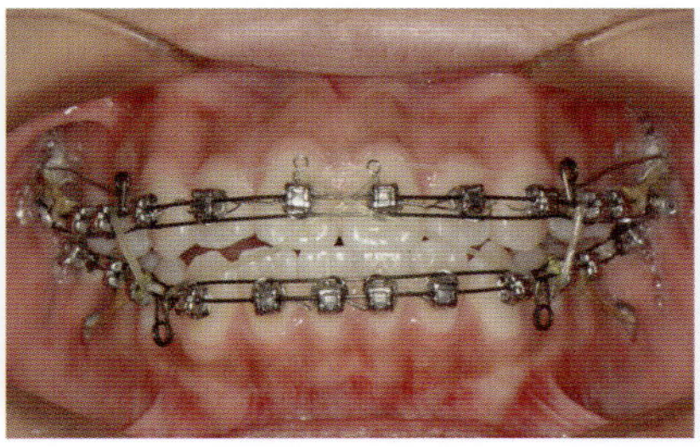

图7-5-20

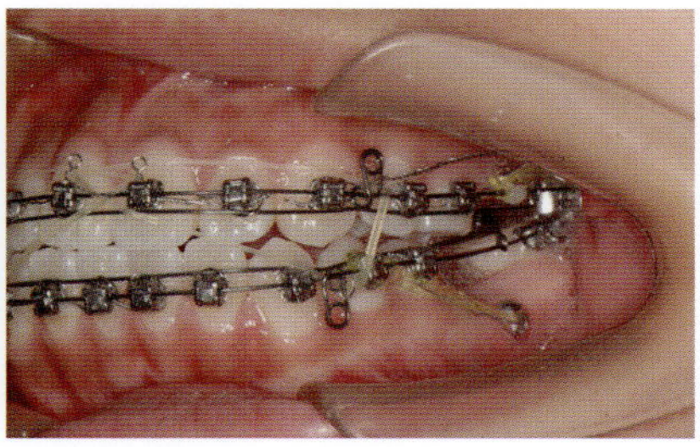

图7-5-21

- 矫治阶段-3（2020年8月25日）

患者前牙开骀问题获得矫正，上颌前牙段左侧T形曲－正中钩R（11－21之间钳夹固定式牵引钩）/33托槽龈端舌侧扣；右侧T形曲－正中钩L/43托槽龈端舌侧扣分别挂1/4英寸橡皮圈实施倒三角交叉颌间弹力牵引。4颗尖牙托槽龈端粘接牵引钩附件与上下颌两侧颧突钉、颊棚钉之间挂镍钛螺旋拉簧内收前突的牙弓，下颌牙弓分别在34-35、44-45放置支撑型“小蜜蜂”，避免弹簧压迫牙龈软组织（图7-5-22～图7-5-24）。

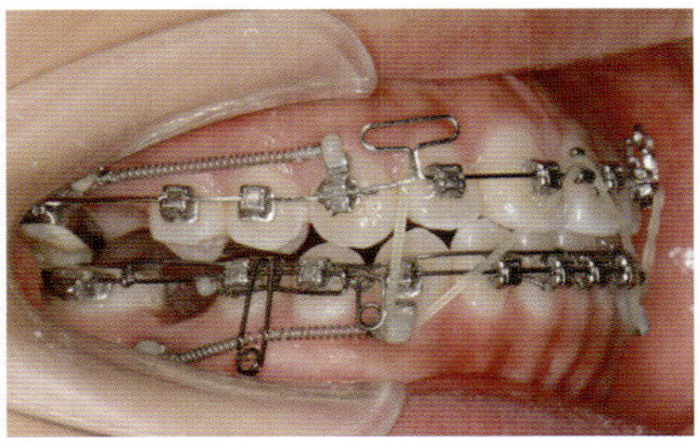

图7-5-22

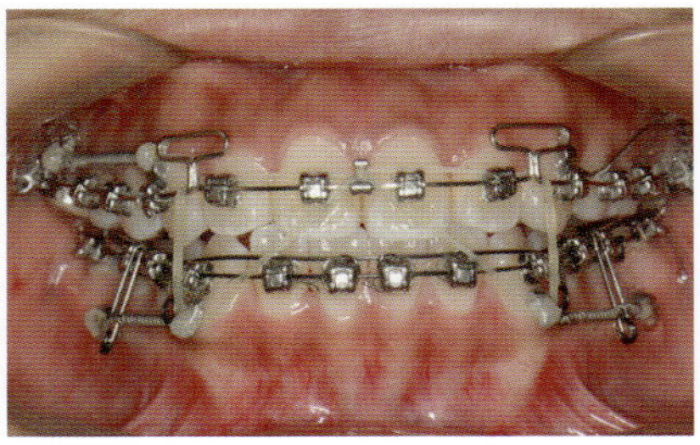

图7-5-23

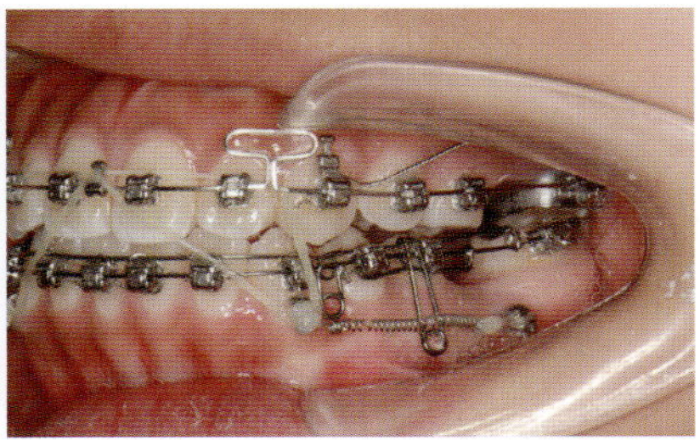

图7-5-24

– 矫治阶段-4（2020年9月21日）

前牙建立了稳定的覆𬌗关系，下颌牙列拆除了正畸澳丝弯制的附有垂直关闭曲的主弓丝及倒置“蛤蟆弓”矫治辅弓，更换为0.017英寸×0.025英寸不锈钢方丝弯制的、两侧尖牙近中设置了靴形曲的正畸主弓丝纳入牙列托槽。继续在前牙段挂1/4英寸橡皮圈实施前牙段交叉倒三角颌间垂直牵引，后牙段镍钛螺旋拉簧稍稍加力牵引内收前牙弓。该患者采用倒置“蛤蟆弓”矫治技术实现矫治开𬌗间隙的阶段矫治目标，达到良好的矫治效果（图7-5-25～图7-5-27）。

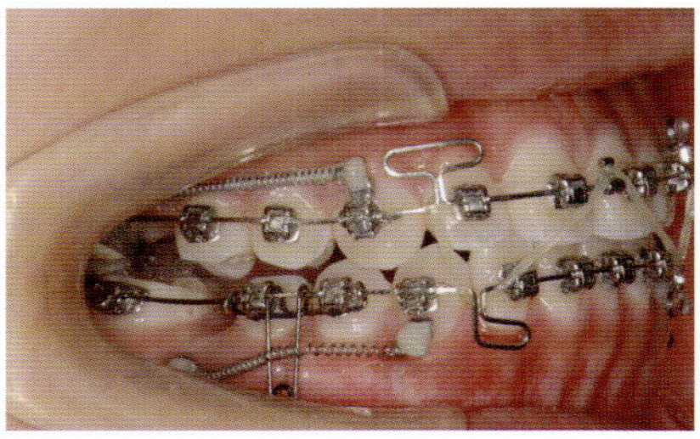

图7-5-25

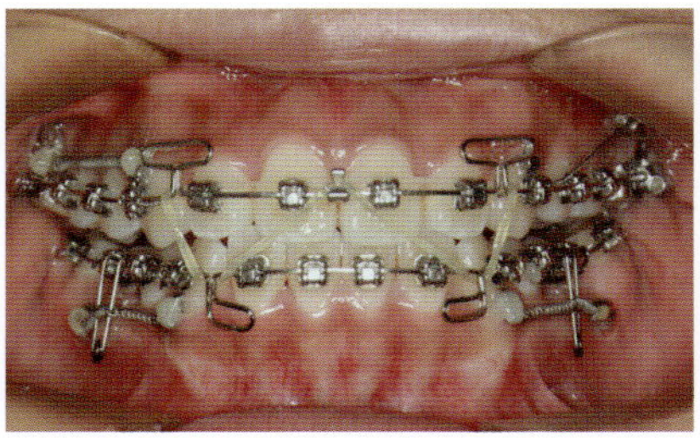

图7-5-26

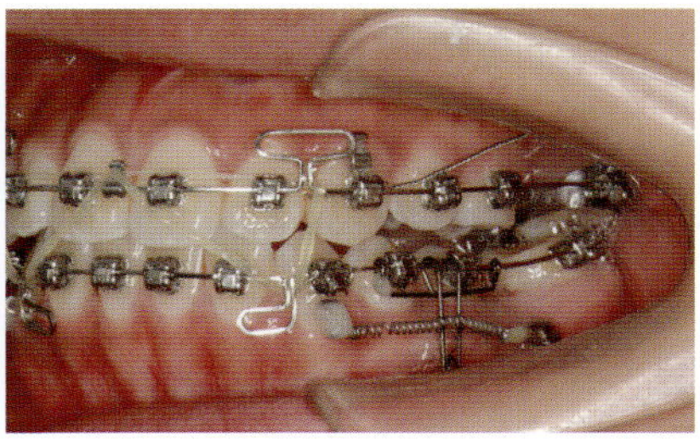

图7-5-27

案例-3

患者女性，就诊年龄18岁，前牙开𬌗畸形。二手转诊案例。

– 矫治阶段-1（2015年7月23日）

矫治设计减数了4颗第二前磨牙，经上次使用0.018英寸镍钛丝排齐牙列，现上下颌牙弓托槽已呈直线化，拍摄𬌗像照片（图7-5-28～图7-5-30）。

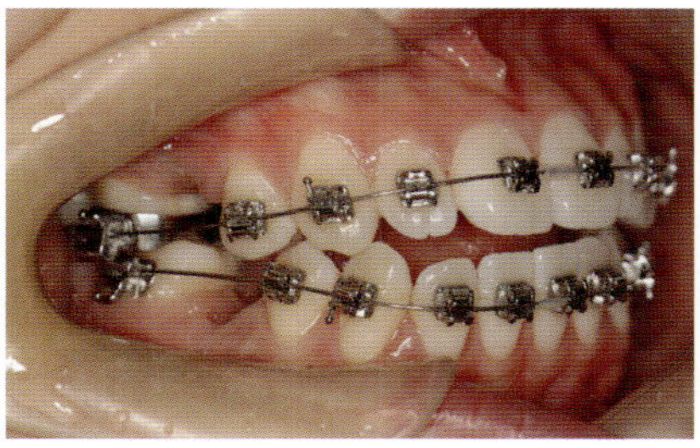

图7-5-28

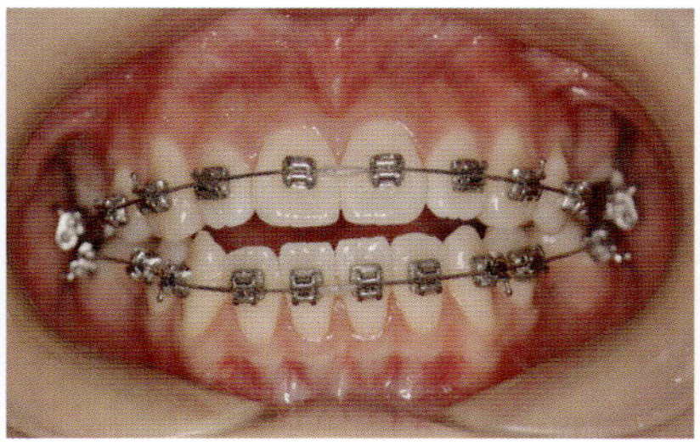

图7-5-29

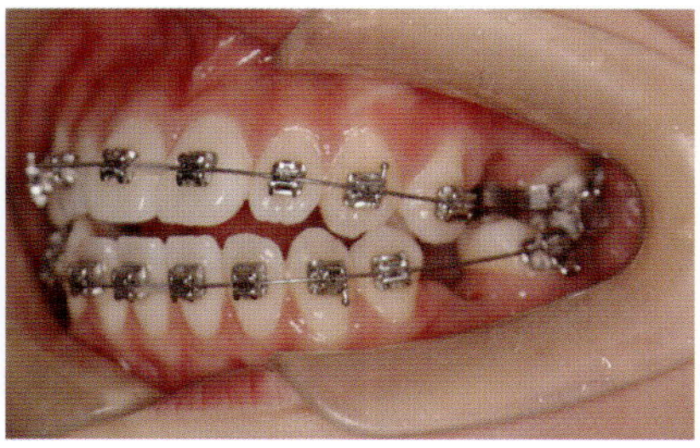

图7-5-30

换上0.018英寸的澳丝，在两侧牙列尖牙与第一前磨牙之间设置带圈垂直关闭曲，11、21设置结扎丝牵引钩，双颌装配倒置“蛤蟆弓”矫治辅弓，挂1/4英寸橡皮圈，实施前牙段交叉倒三角形颌间垂直牵引（图7-5-31～图7-5-33）。

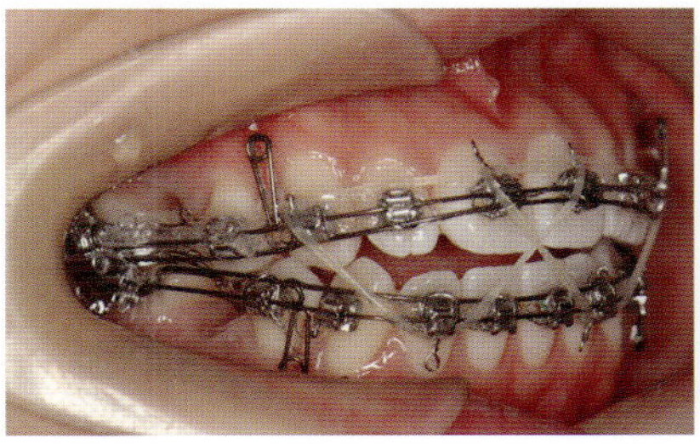
图7-5-31

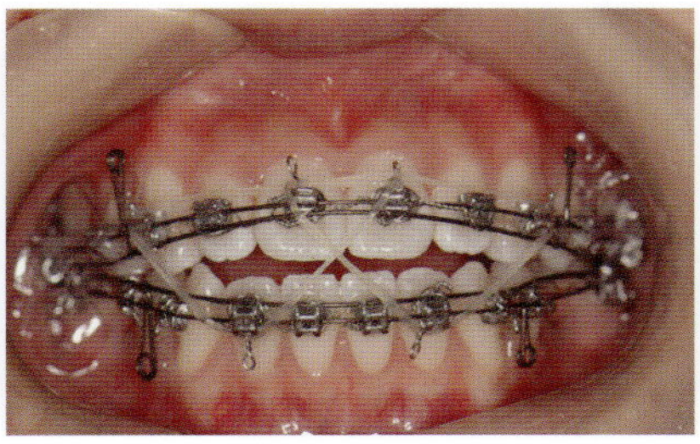
图7-5-32

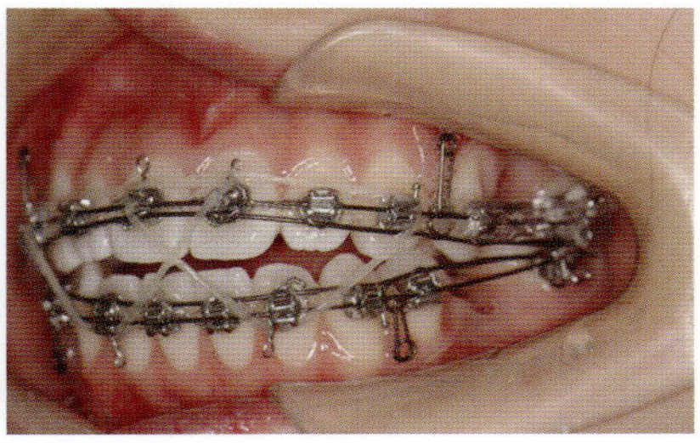
图7-5-33

– 矫治阶段-2（2015年8月19日）

经采用倒置“蛤蟆弓”矫治技术加前牙段交叉倒三角颌间交叉垂直牵引，前牙开𬌗获得矫正并建立良好的覆𬌗关系（图7-5-34～图7-5-36）。

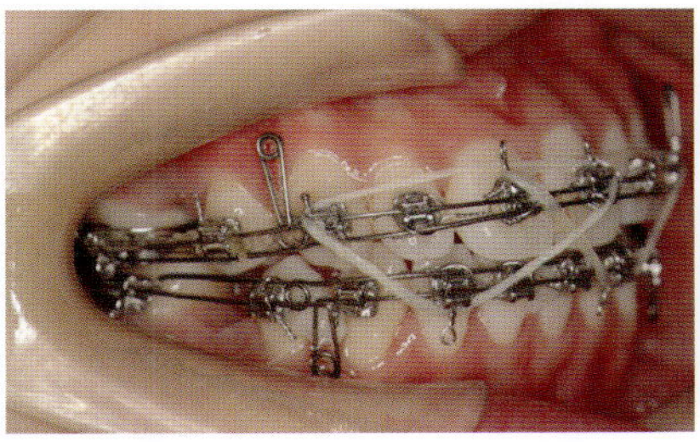
图7-5-34

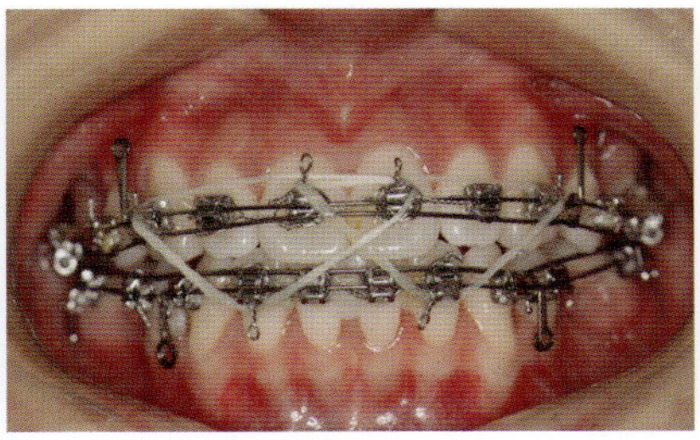
图7-5-35

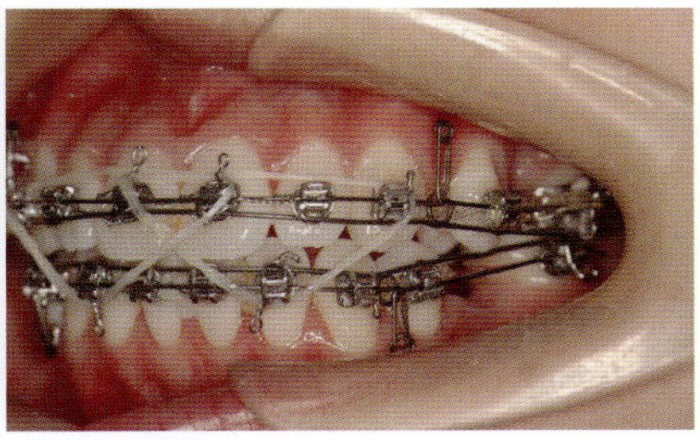
图7-5-36

拆除“蛤蟆弓”矫治辅弓及附有垂直关闭曲的澳丝正畸主弓丝，上下颌更换0.018英寸澳丝弯制的正畸主弓丝继续排齐牙列，两侧后牙段13/46-44、23/34-36分别挂3/16英寸橡皮圈、实施正三角形颌间弹力牵引（图7-5-37～图7-5-39）。

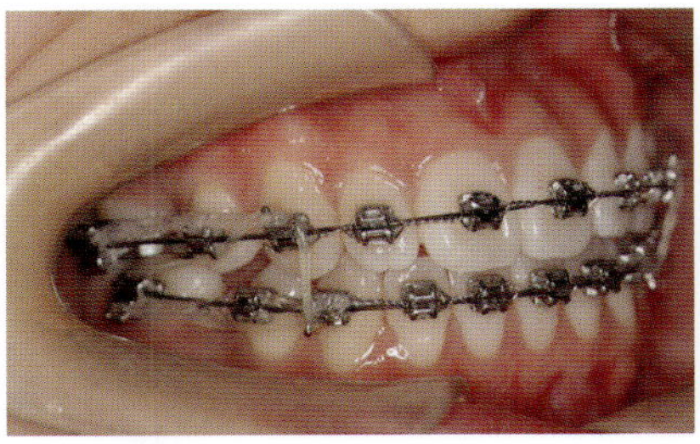
图7-5-37

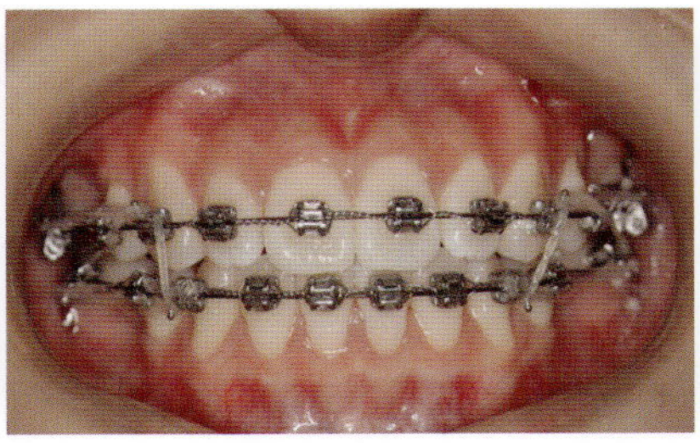
图7-5-38

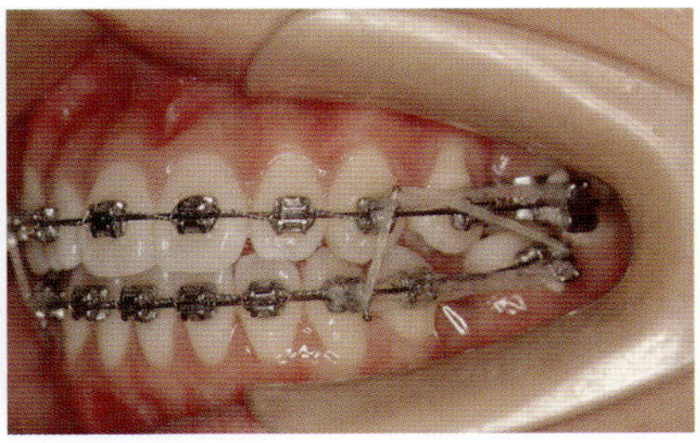
图7-5-39

矫治体会：采用倒置“蛤蟆弓”矫治技术配合前牙段颌间弹力牵引，实现矫治开骀畸形的阶段治疗目标，前牙建立覆骀、覆盖关系，达到预期的矫治目标。这3例前牙开骀畸形患者的矫治设计医生使用了一套“组合拳”的治疗方案。

在其牙列基本排齐后，较快地使用了正畸专利装置“蛤蟆弓”矫治辅弓。采用倒置安放结扎技术，实施压低后牙、伸长前牙，配合前牙段交叉倒三角颌间垂直牵引的方式加深覆骀、矫正开骀，获得良好的效果。

上下颌牙列正畸主弓丝则采用0.018英寸澳丝弯制了带圈垂直闭隙曲，在内收前牙关闭间隙的同时也具有一定程度上加深覆骀的作用。

在开骀畸形矫正后，更换不锈钢方丝。采用上颌尖牙近中设置T形曲，下颌尖牙近中设置靴形曲的标准配置模式，继续实施颌间弹力牵引、调整前牙轴倾度，达到预期的矫治目标。

六、“蛤蟆弓”矫治重度深覆骀、深覆盖

患者男性，就诊年龄13岁，安氏Ⅱ类1分类错骀，35、45舌侧错位，牙弓狭窄，口内重度深覆骀、深覆盖，在排齐整平牙列后需要打开咬合控根内收前牙。打开咬合是重中之重，故下颌排齐后采用了“蛤蟆弓”辅弓打开咬合，因下颌牙弓狭窄，适当调整“蛤蟆弓”形态，增加其扩弓作用。矫治前中后口内基本情况如图7-6-1～图7-6-11所示，图7-6-12展示的是采用0.018英寸澳丝弯制的“蛤蟆弓”辅弓实物。X线头颅定位侧位片前后对比照片如图7-6-13和图7-6-14所示。

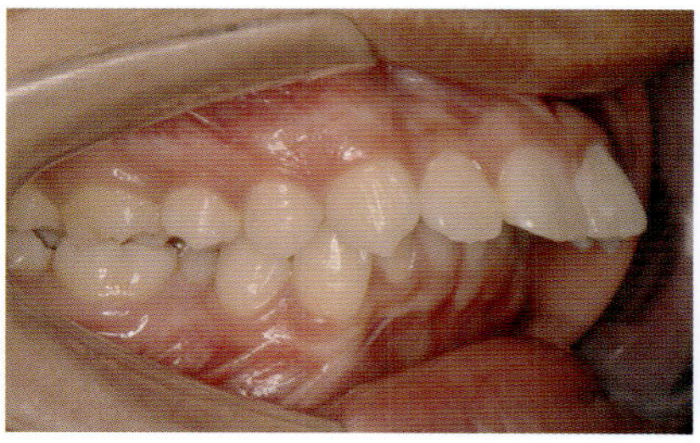
图7-6-1

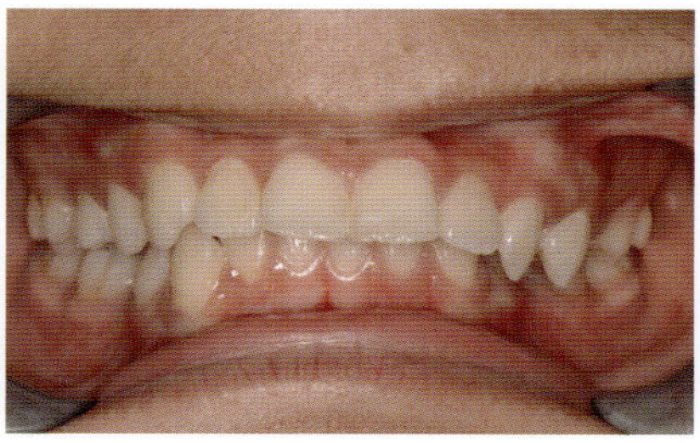
图7-6-2

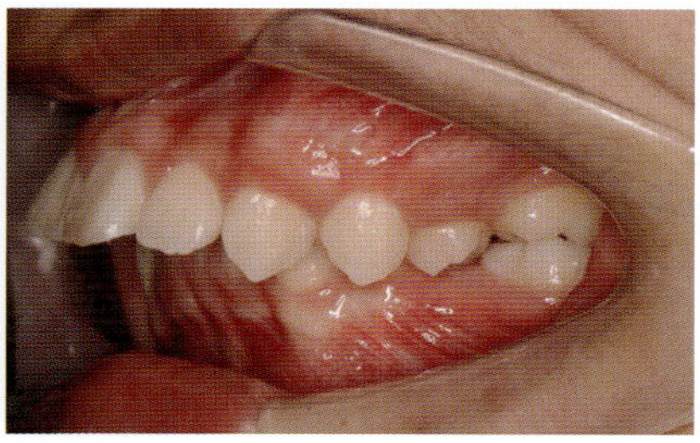
图7-6-3

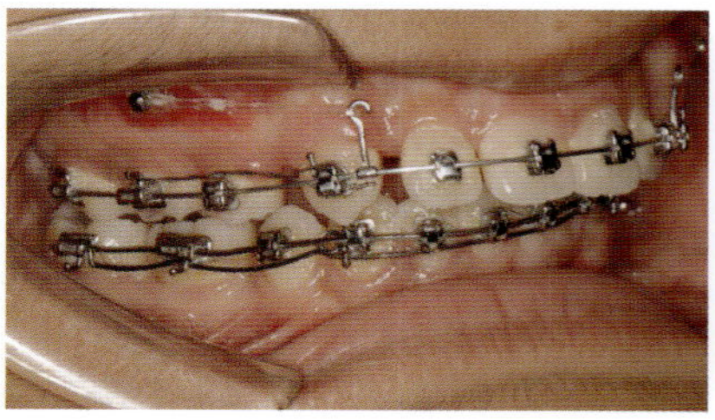
图7-6-4

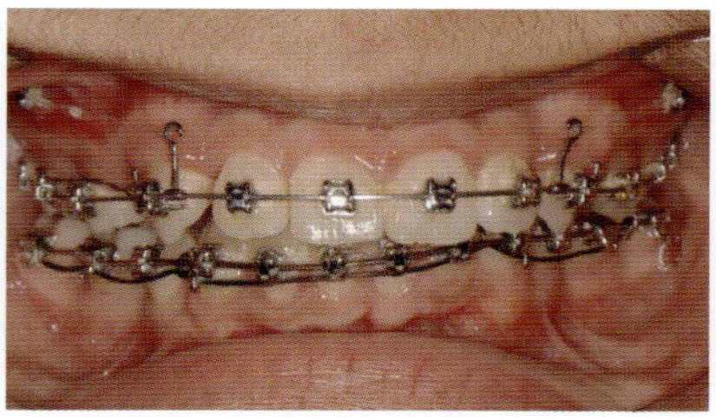
图7-6-5

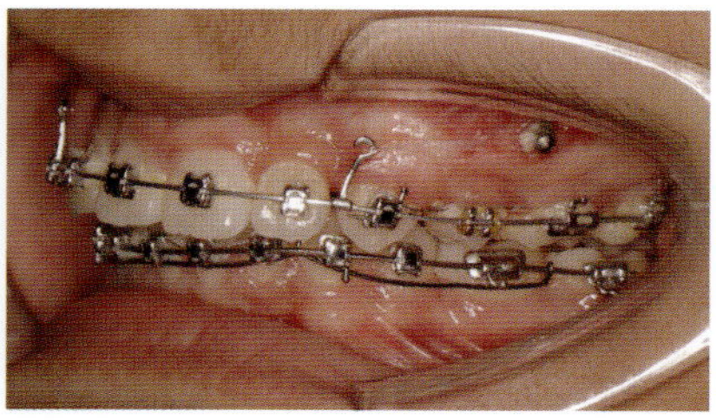
图7-6-6

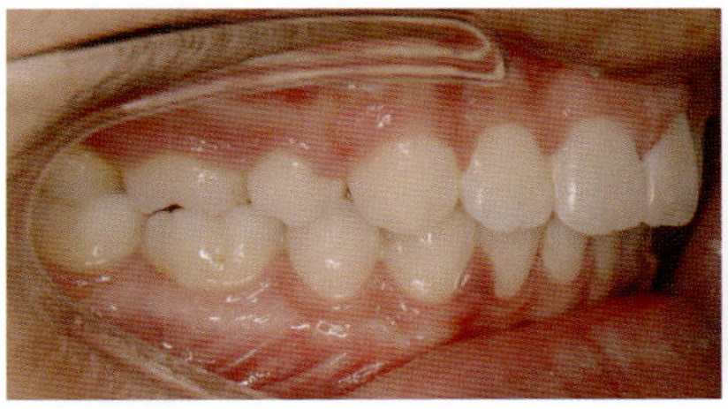
图7-6-7

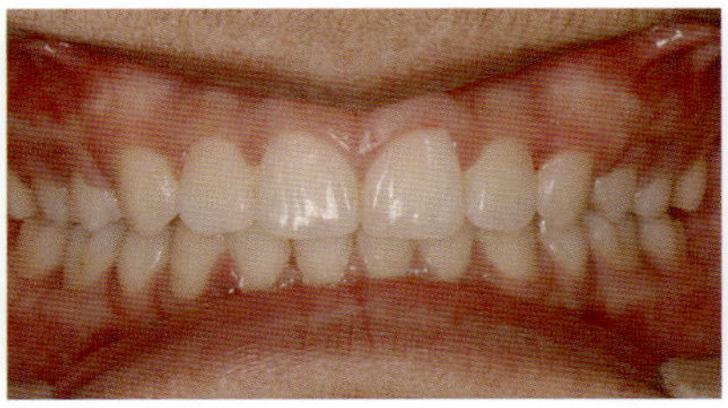
图7-6-8

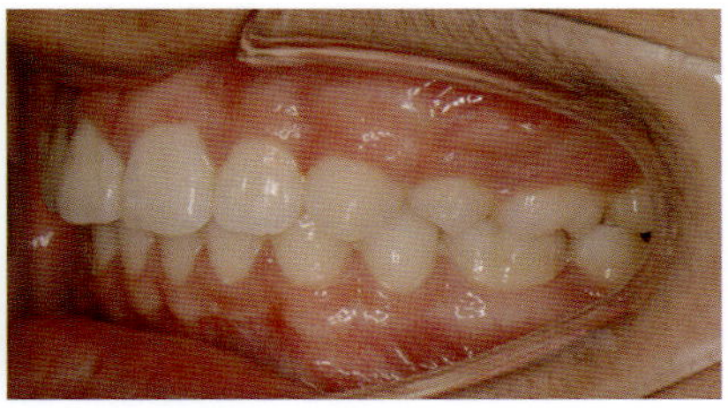
图7-6-9

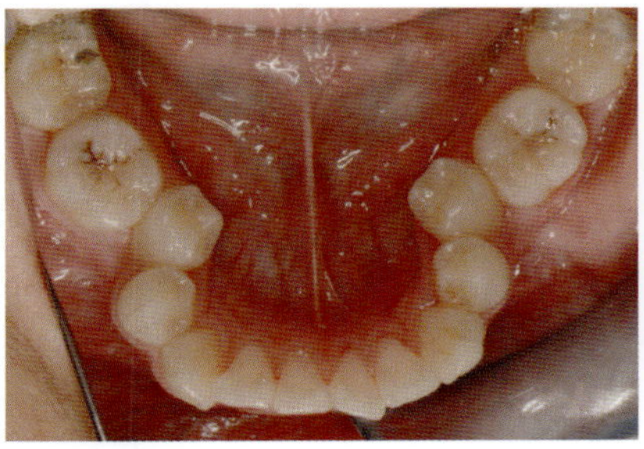
图7-6-10

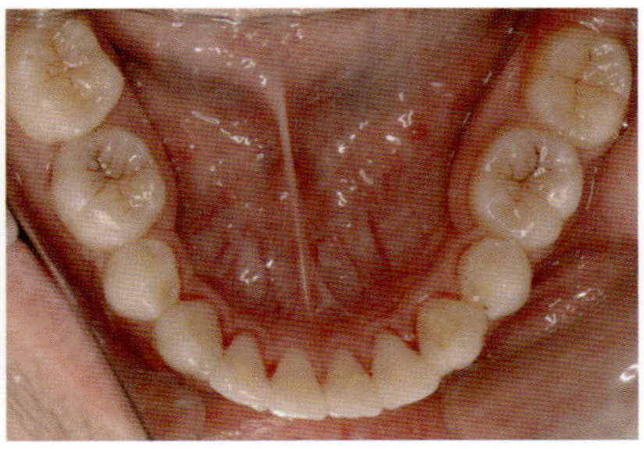
图7-6-11

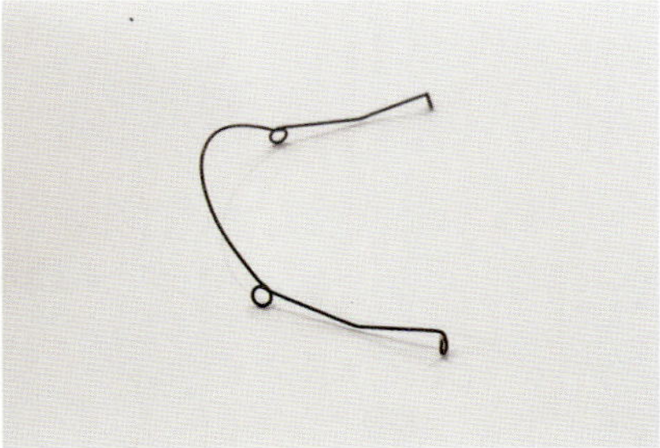
图7-6-12

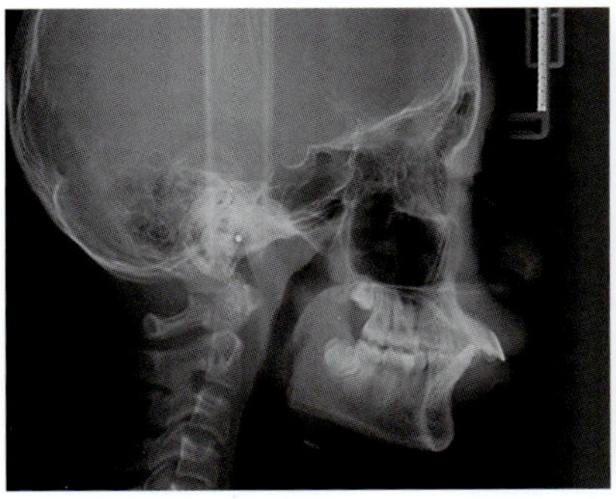
图7-6-13

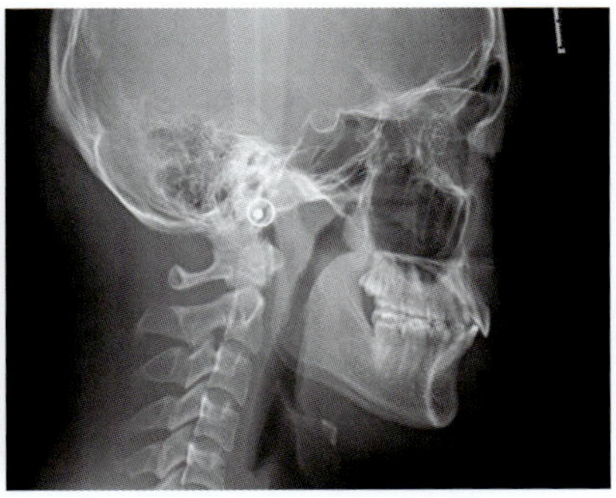
图7-6-14

矫治体会：该案例矫治设计为拔除上颌14、24及下颌35、45，上颌后牙颧骨下植入微螺钉增强支抗，13、23近中正畸主弓丝上设置中距钳夹固定式牵引钩，两侧颧突钉与中距牵引钩之间挂橡皮链弹力牵引，实施整体移动、内收唇倾的上颌前牙。严重深覆𬌗、深覆盖患者要控根内收上颌前牙，打开咬合是前提，故下颌牙列排齐后使用了武氏正畸“蛤蟆弓”矫治技术，配合Ⅱ类颌间弹力牵引来打开咬合，又因该患者下颌牙弓狭窄，我们调整了“蛤蟆弓”后牙段宽度，增加其横向扩弓作用。整个矫治流程设计了一套“组合拳”综合矫治措施，见招拆招，获得了良好的矫治效果。

第8章

巧用固定式舌弓和磨牙推进器制作保持装置

一、巧用固定式舌弓制作推下颌磨牙向后间隙保持器

这是一名儿童早期乳磨牙间隙丢失患者，对其实施单侧推下颌磨牙向后矫治（图8-1-1～图8-1-3），该患者因75早失、36近中倾斜，阻挡了下颌第二前磨牙萌出通道，导致35阻生。医生对患者通常完成推磨牙向后第一期治疗后，应常规制作固定式舌弓保持器或者磨牙带环丝圈式保持器。笔者另辟蹊径，简化治疗程序，利用原有的固定式舌弓，仅仅在原来的磨牙带环舌侧焊接了一节0.9mm不锈钢丝，近中游离端置入舌弓基托板内，用自凝塑料包埋，改装制作了一个既省事又达到保持效果的固定舌弓间隙保持器（图8-1-4）。

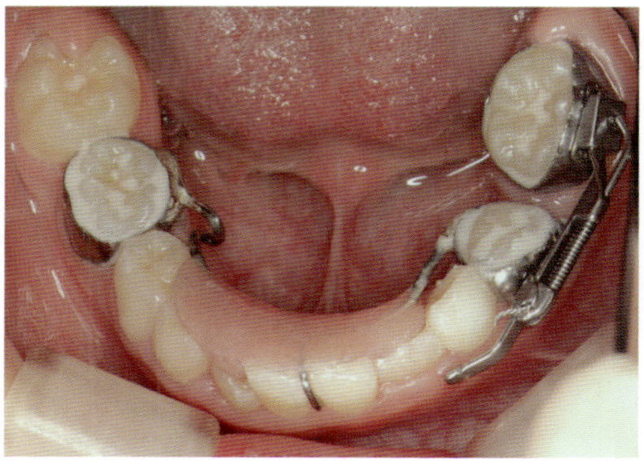
图8-1-1

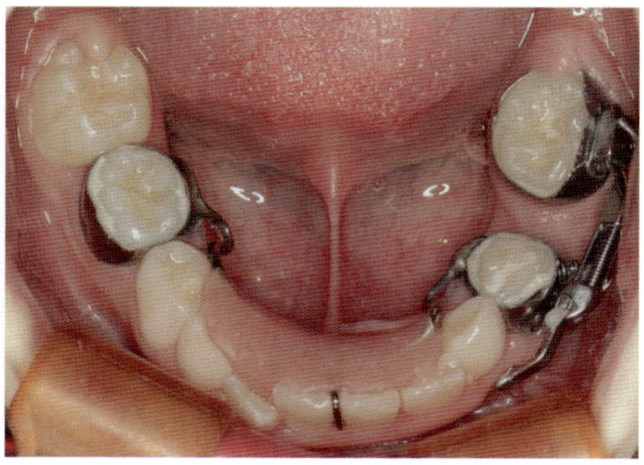
图8-1-2

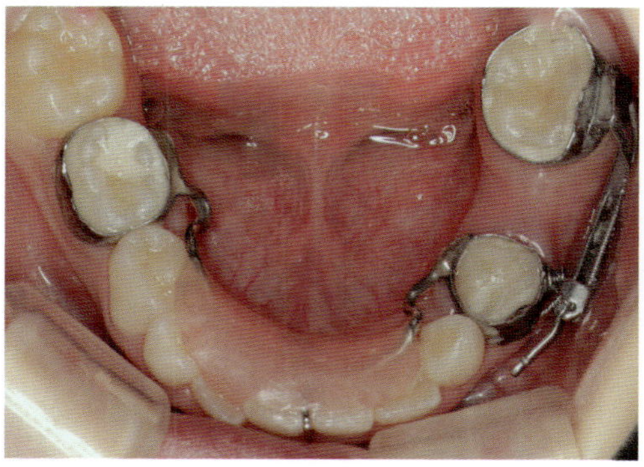
图8-1-3

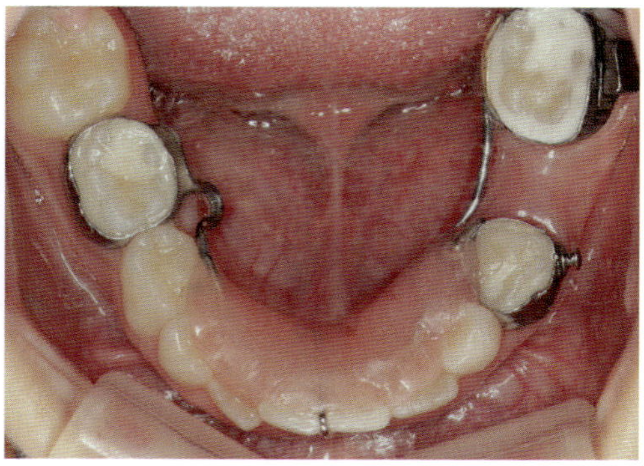
图8-1-4

二、巧用磨牙推进器制作推前扩展间隙保持器

该患者使用舌侧磨牙推进器推前磨牙段向近中移动达到预期目标，获得扩展间隙。拆除磨牙推进器的滑针与弹簧，将其轨道支架前端弯折成小圈，置放于扩展间隙内（图8-2-1，图8-2-2）。

将自凝塑料调拌成“面团”放置于扩展间隙内，包埋住其内的推进器轨道支架小圈，形成固定式间隙保持器（图8-2-3）［附：华文正畸公司生产的磨牙推进器成品（图8-2-4）］。

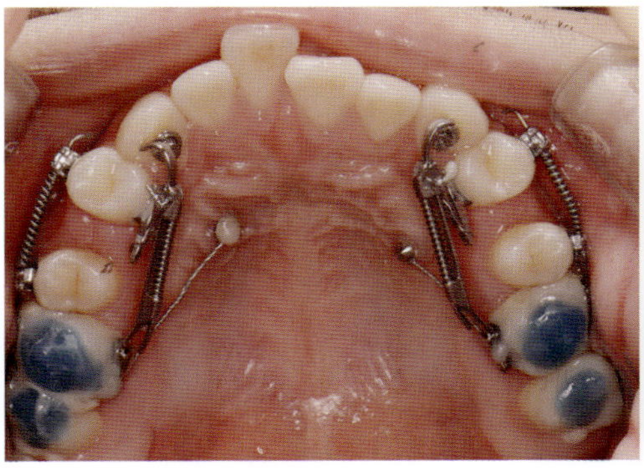

图8-2-1

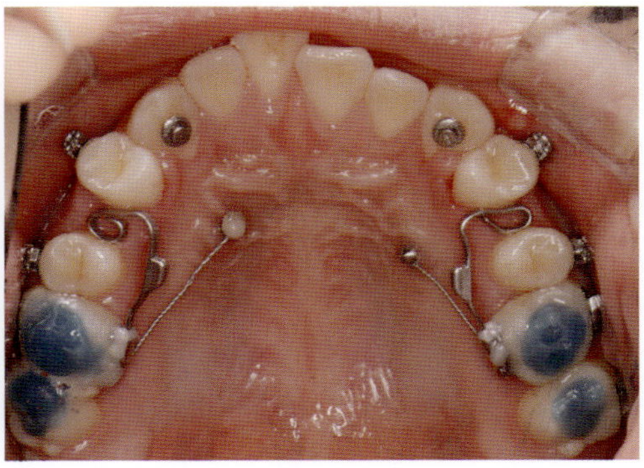

图8-2-2

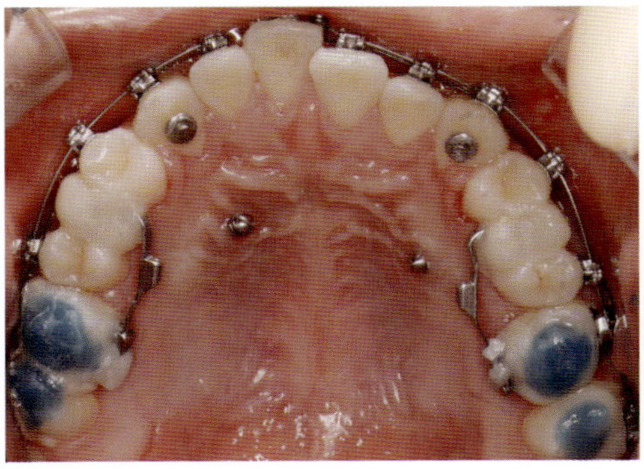

图8-2-3

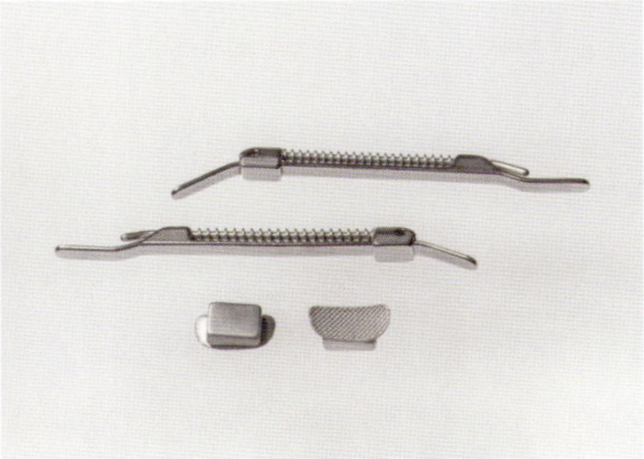

图8-2-4

矫治体会：这是一个成年骨性反殆案例，我们采用武氏专利技术磨牙推进器（舌侧推前）推上颌前磨牙段近中移动，扩展前牙弓长度，矫正前牙反殆的矢状向不调。传统办法是拆除磨牙推进器，使用磨牙带环焊接间隙保持器，操作工序烦琐，患者体验感差。我们把磨牙推进器弹簧和滑针拆除，保留主体滑动轨道支撑板按照牙齿长度制作间隙保持器，可以免除传统焊接，无须取模，操作简便，节约时间，患者舒适度好。

三、巧用磨牙推进器制作远移扩展间隙保持器

以下是儿童早期矫治案例，恒前磨牙阻生，采用磨牙推进器推后治疗扩展间隙完成后，利用使用过的磨牙推进器改制成间隙保持器，获得良好效果。

案例-1

替牙期双侧推下颌磨牙向后矫治案例。该患者2颗下颌第二前磨牙阻生（第一恒磨牙近中倾斜移位所致），经磨牙推进器推后扩展间隙后，35、45萌出，即采用废置的磨牙推进器改制成固定间隙保持器（图8-3-1～图8-3-3）。

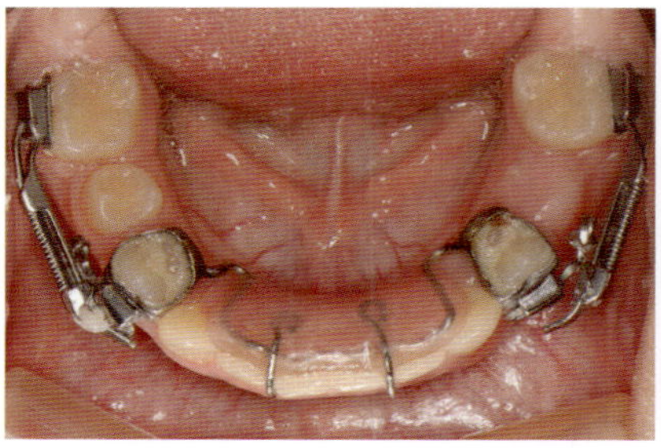
图8-3-1

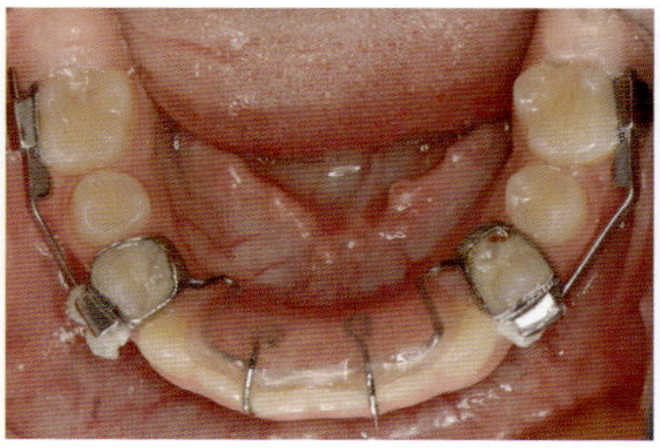
图8-3-2

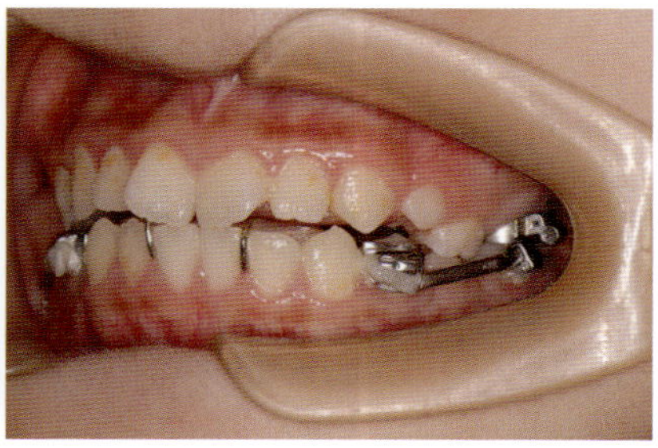
图8-3-3

案例-2

单侧推磨牙向后矫治案例。25阻生（65刚脱落不久），完成推磨牙向后矫治目标后，采用原磨牙推进器的滑动轨道支撑板改制成固定间隙保持器（图8-3-4～图8-3-6）。

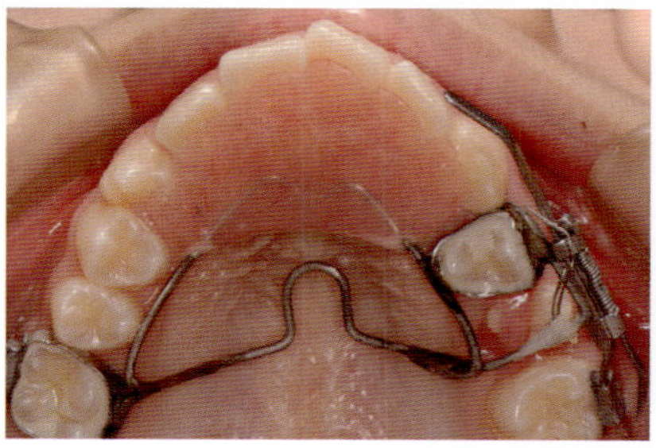
图8-3-4

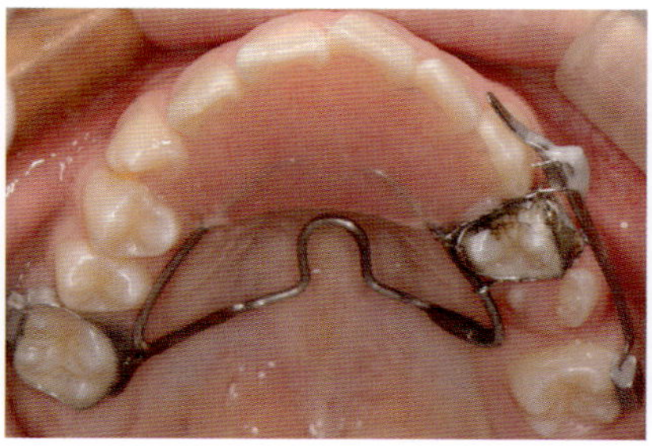
图8-3-5

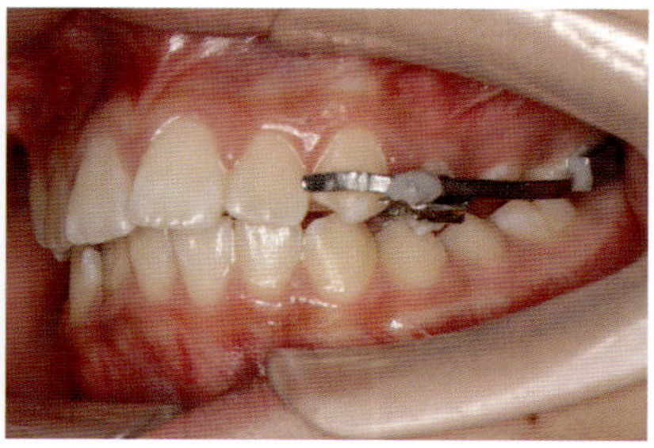
图8-3-6

案例-3

双侧推上颌磨牙向后矫治案例。使用第三代磨牙推进器推后技术，完成推磨牙向后矫治目标后（图8-3-7～图8-3-9），拆除推进器的弹簧及滑针，利用原磨牙推进器的滑动轨道支撑板改制成固定间隙保持器（图8-3-10～图8-3-12）。

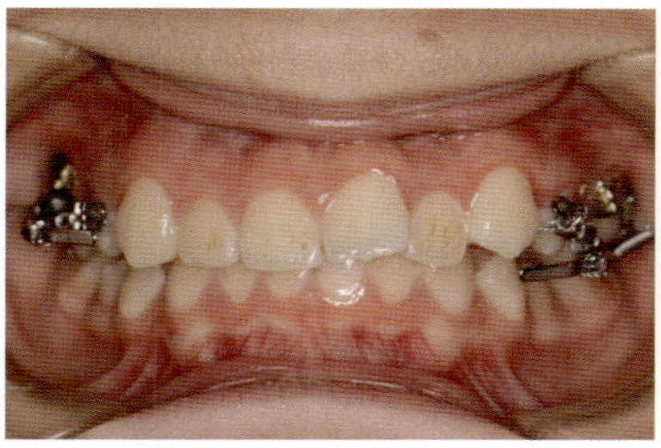
图8-3-7

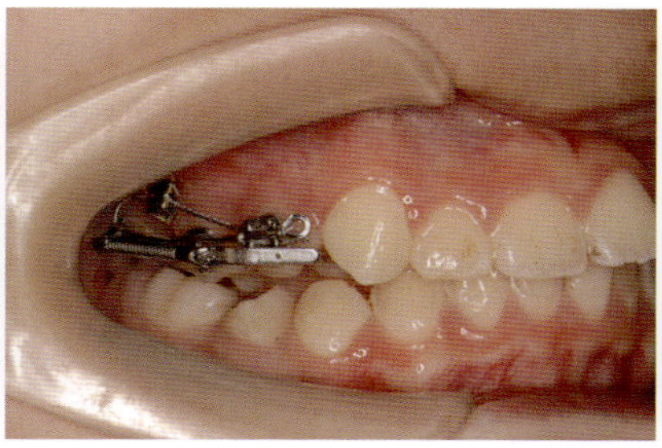
图8-3-8

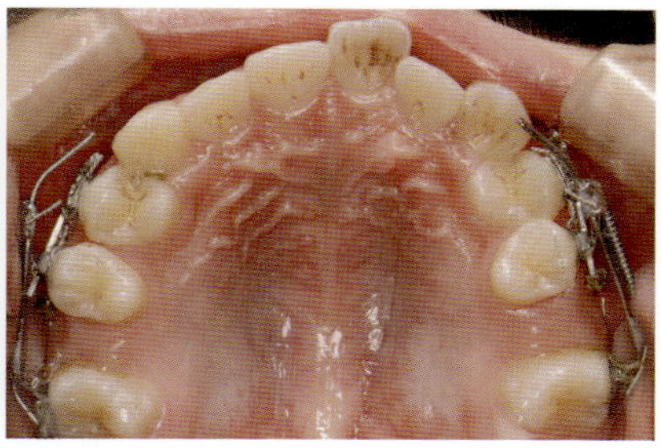
图8-3-9

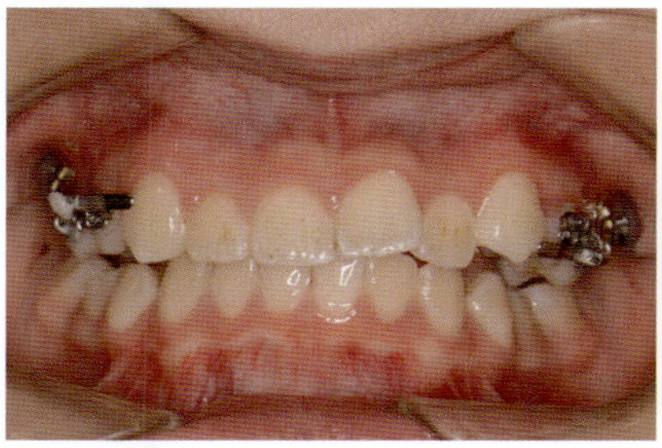
图8-3-10

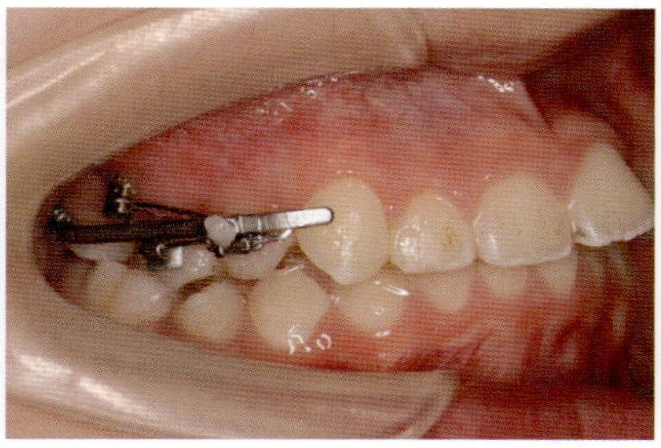
图8-3-11

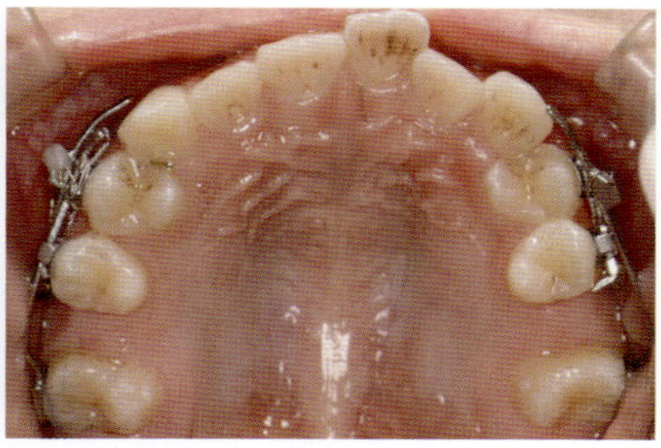
图8-3-12

第9章

埋伏阻生齿的导萌牵引技巧

一、武氏撑杆型助萌牵引辅弓牵引下颌阻生磨牙

患者男性，就诊年龄19岁，已在其他地方矫治半年，经同行介绍转诊过来。口内检查（图9-1-1～图9-1-3）见该患者全口托槽左右侧粘反，牙列不齐，下颌中线右偏约4.5mm，下颌磨牙埋伏阻生（46殆面高度位于邻牙颈缘下方，且被颊侧软组织覆盖近1/2），有龈下结石牙周溢脓，口腔卫生略差。左侧尖牙磨牙中性关系，右侧磨牙偏远中关系，两侧覆殆不一致，下颌殆平面略偏，左高右低。

治疗前X线片显示（图9-1-19，图9-1-22）：45远中及46处牙槽骨高度较低，46近中根有膨大，远中根末端位于牙槽骨边缘皮质骨致密处，牙周膜隐约可见。18、28、38存在，患者不愿拔除。

成年患者，46牙冠部分黏膜覆盖，软组织阻力较小，邻牙阻力去除，牙齿无法萌出/伸长或牵引至正常位置，需考虑存在牙周膜连续性中断，甚至牙本质与牙骨质融合出现牙齿强直的可能性。矫治初期，在上颌颊侧植入种植钉与46牙进行垂直牵引并维持间隙（图9-1-4～图9-1-6），治疗半年牙齿无任何变化，事实证明，传统正畸力无法移动该牙齿，其中种植钉牵引的间断性、矫治力、软组织问题以及依赖患者的高度配合等因素，都可能不同程度影响治疗。

– 矫治阶段-1（2022年10月2日）

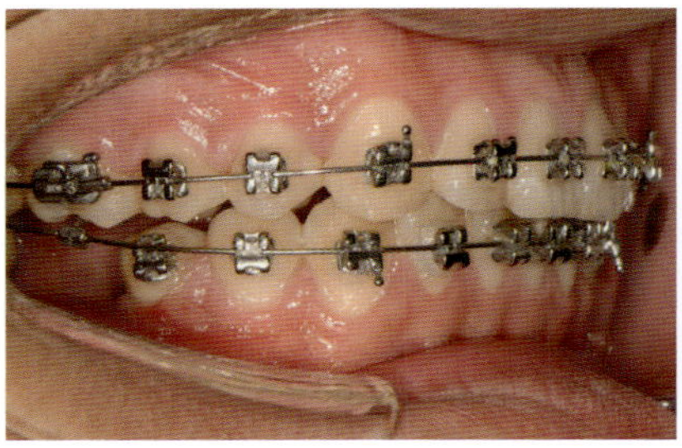
图9-1-1

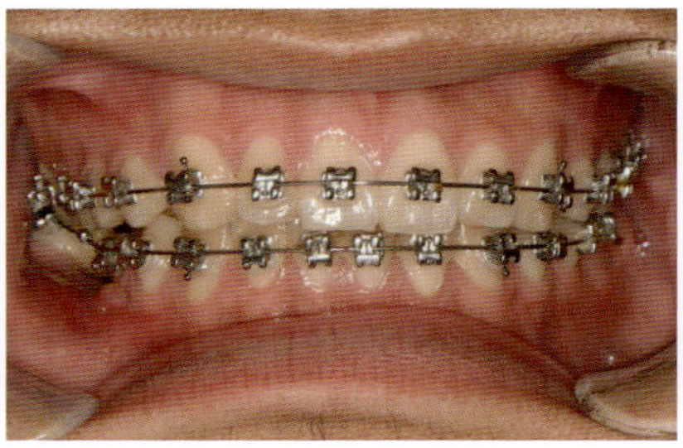
图9-1-2

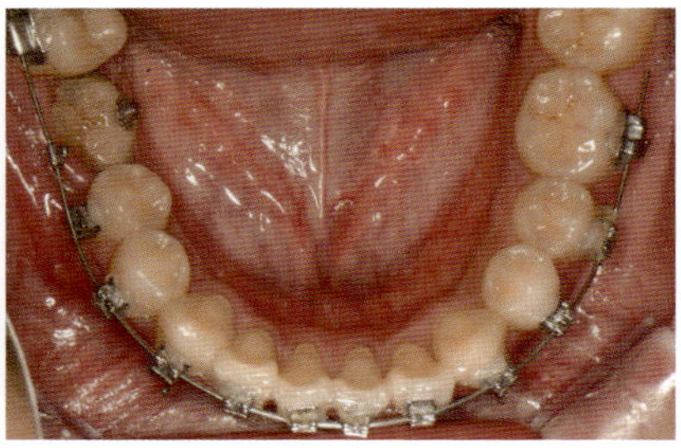
图9-1-3

- 矫治阶段-2（2023年4月1日）

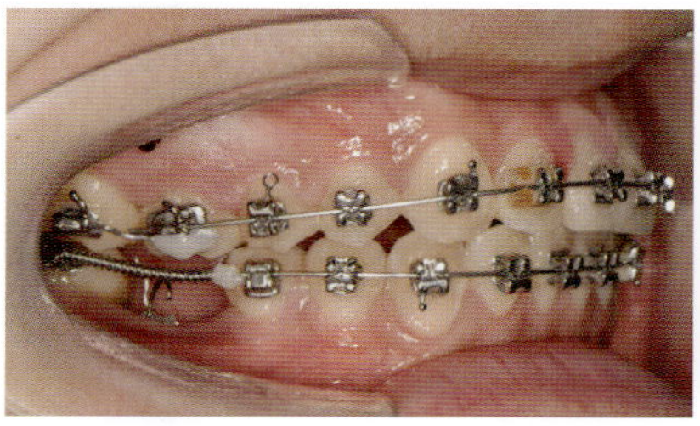
图9-1-4

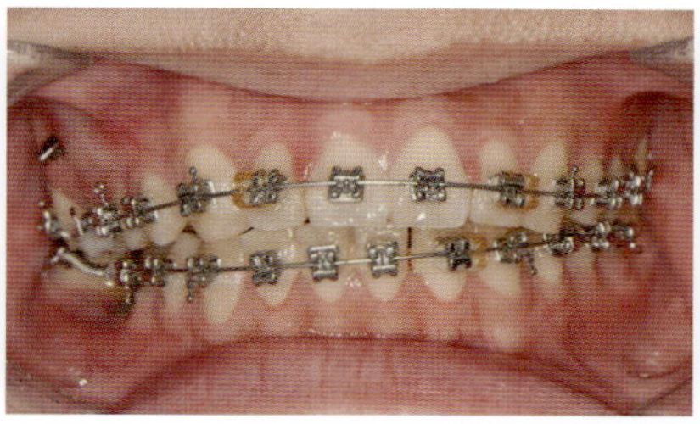
图9-1-5

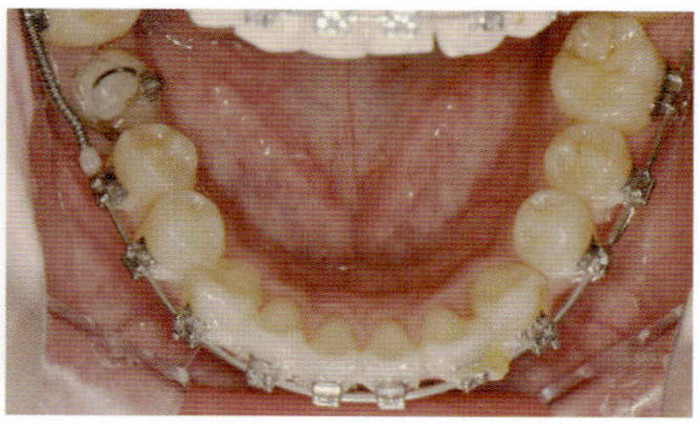
图9-1-6

- 矫治阶段-3（2023年6月16日）

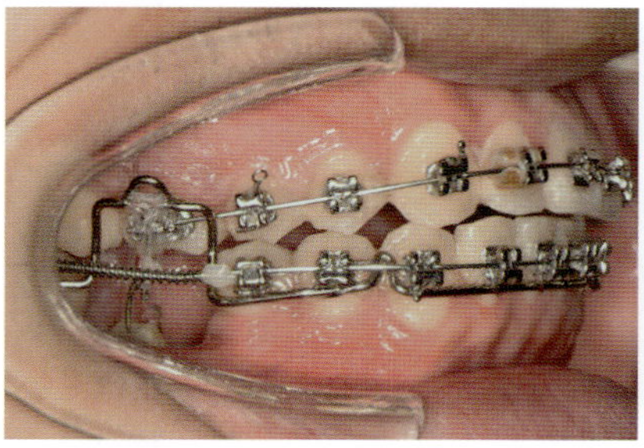
图9-1-7

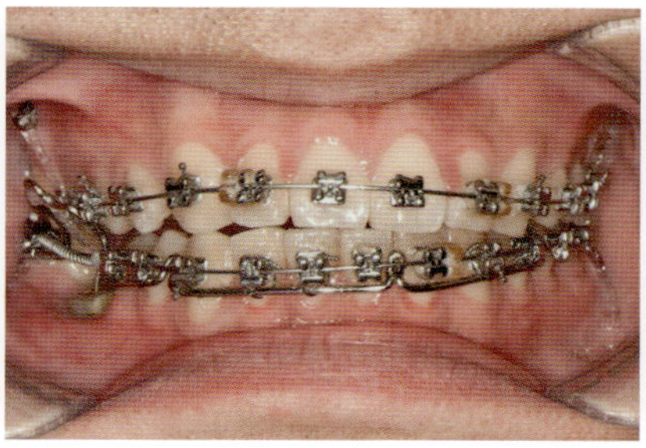
图9-1-8

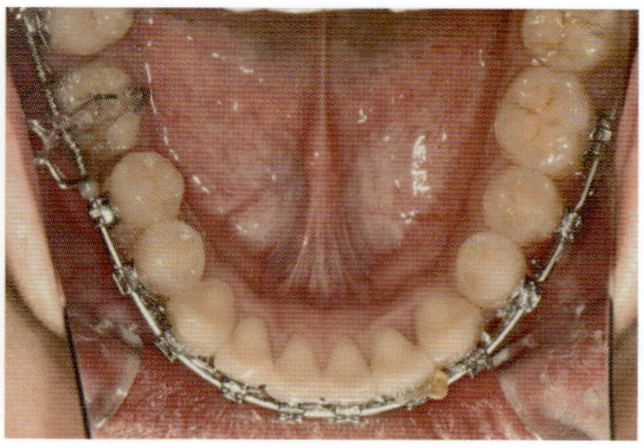
图9-1-9

- 矫治阶段-4（2023年6月30日）

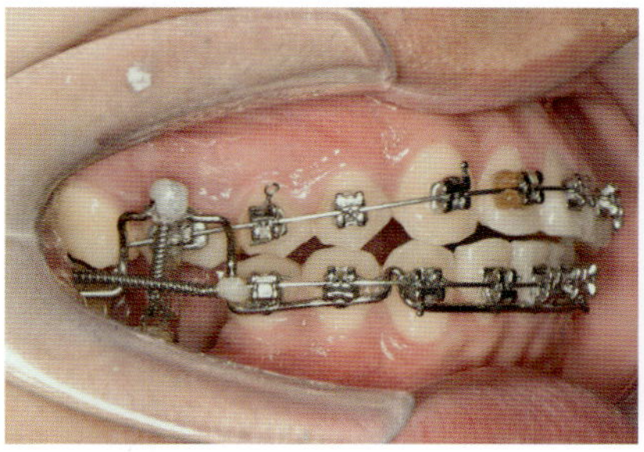
图9-1-10

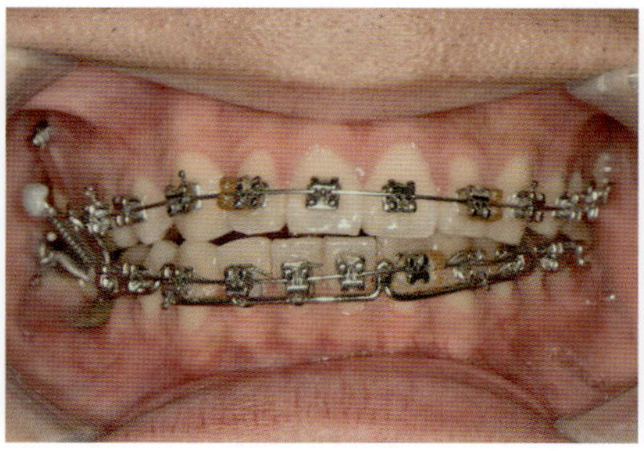
图9-1-11

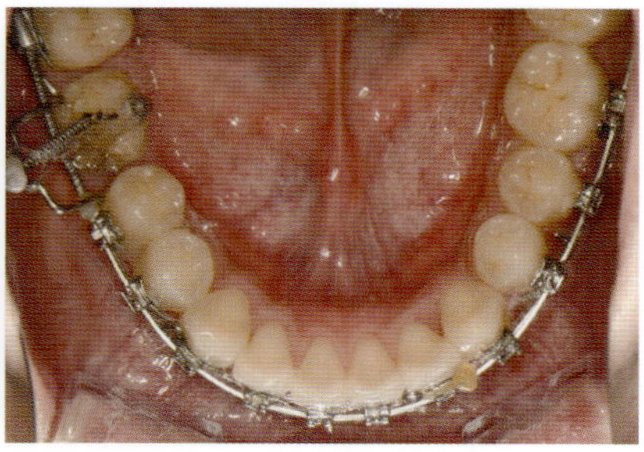
图9-1-12

- 矫治阶段-5（2023年11月21日）

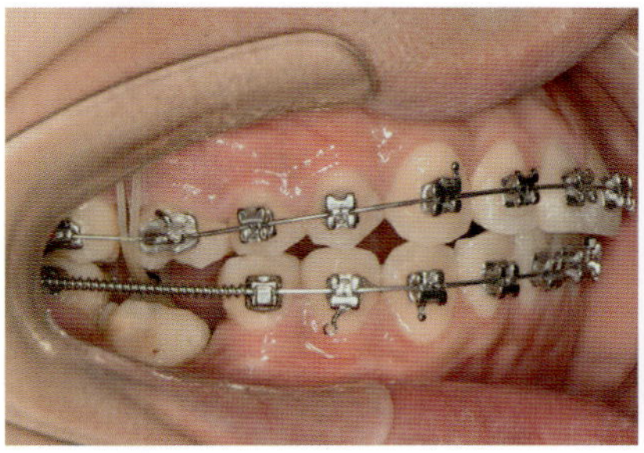
图9-1-13

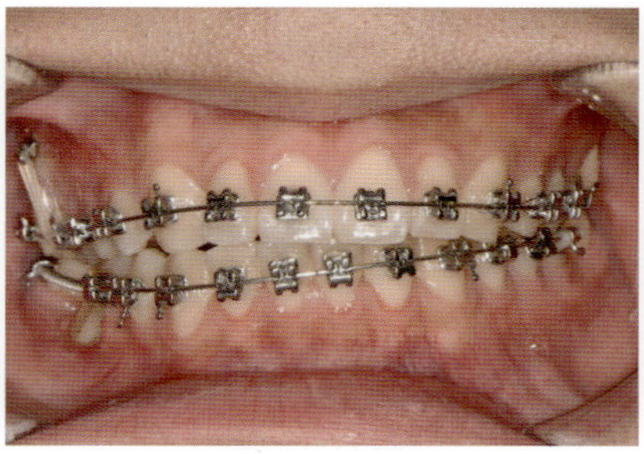
图9-1-14

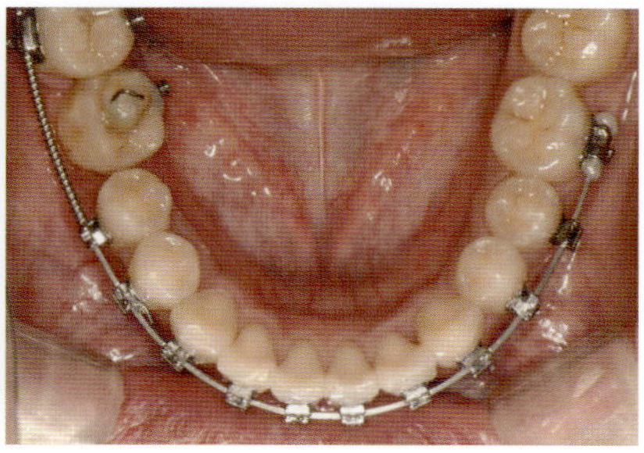
图9-1-15

– 矫治阶段–6（2024年2月24日）

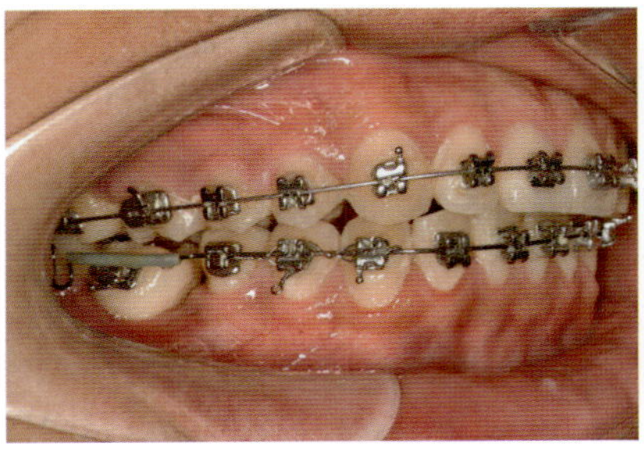
图9–1–16

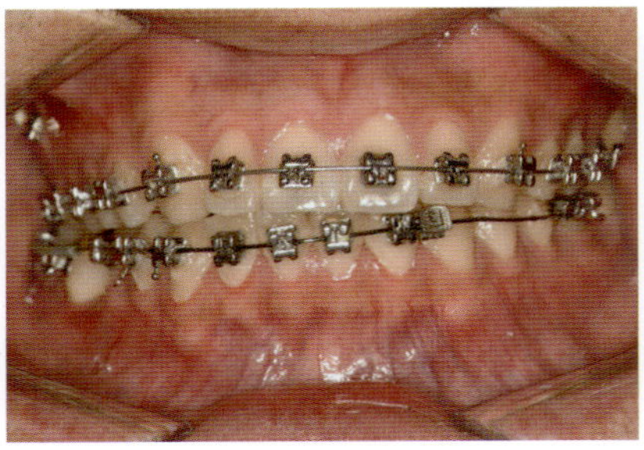
图9–1–17

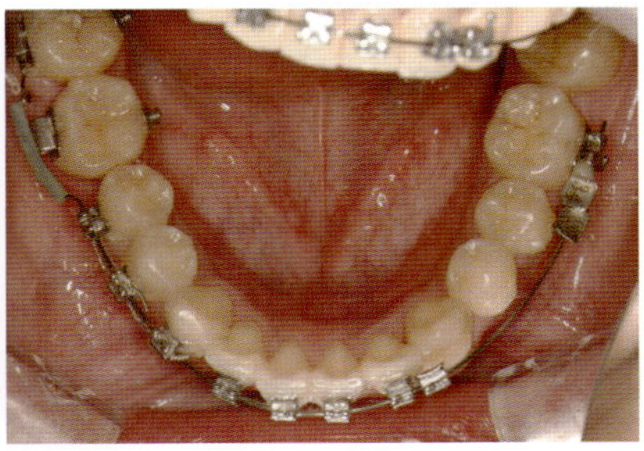
图9–1–18

矫治体会：该案例最终采用武氏高位撑杆型助萌牵引辅弓（图9–1–7～图9–1–12）破解了这一难题，武氏撑杆型助萌牵引辅弓以下颌牙列做整体支抗，用橡皮链/拉簧进行颌内牵引。牵引该埋伏阻生磨牙需具备：①稳定的支抗；②较重的启动牵引力；③持续作用。该助萌辅弓完全满足以上条件。2个月的时间46磨牙被牵引移动，口内检查见牙冠部有升高，矫治阶段X线片可见清晰的牙根移动痕迹（图9–1–20，图9–1–23），预示着该埋伏阻生磨牙牵引成功的可能。助萌牵引辅弓继续牵引牙冠至牙齿萌出部分后，46牙粘接颊面管与上颌颊侧、腭侧种植钉进行垂直交互牵引，进一步伸长磨牙并建立咬合（图9–1–13～图9–1–18，图9–1–21，图9–1–24，图9–1–25）。

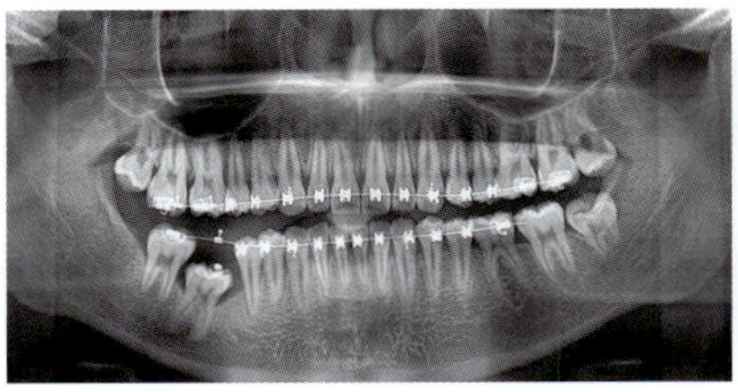
图9–1–19

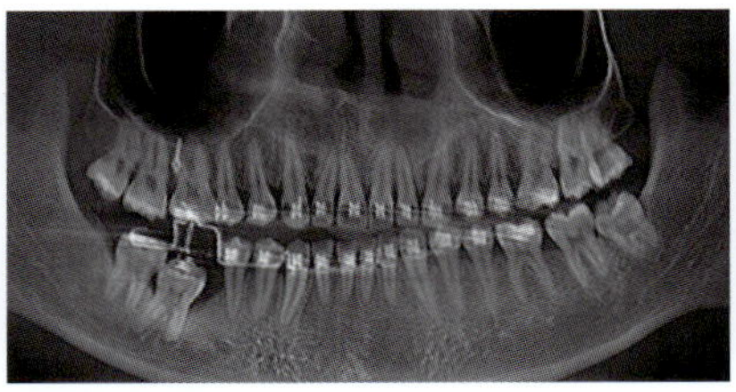
图9–1–20

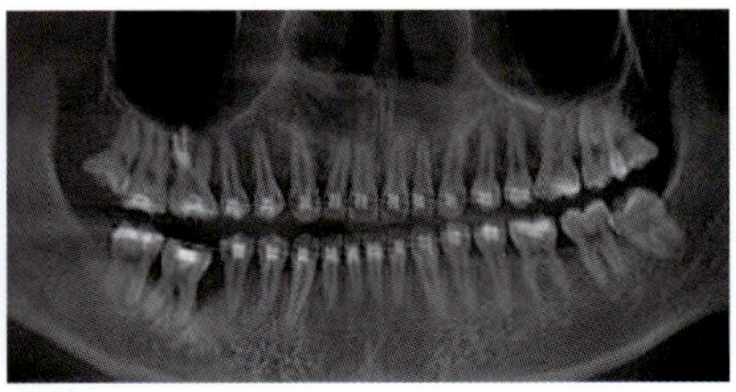
图9–1–21

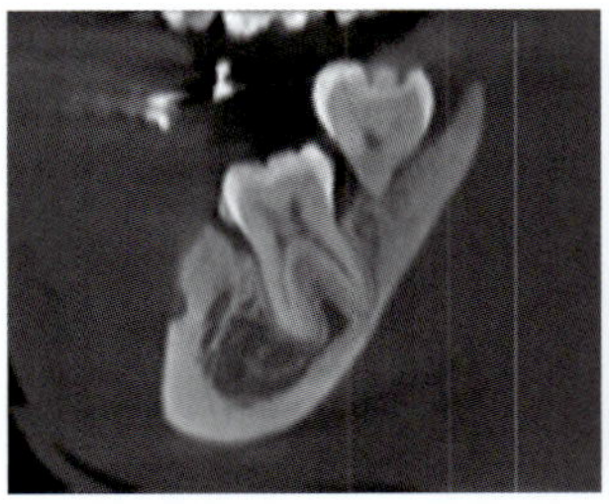
图9–1–22

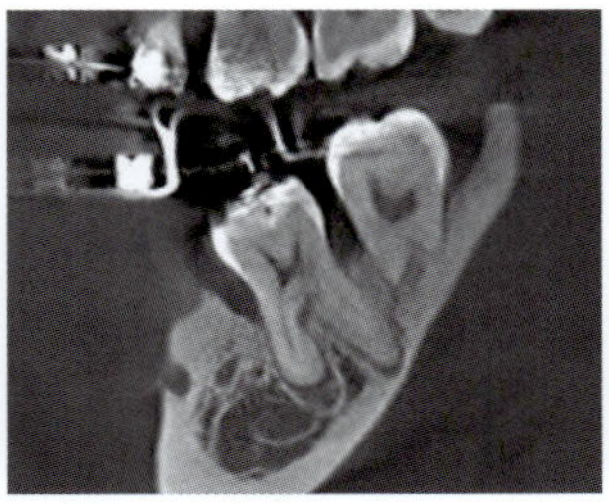
图9–1–23

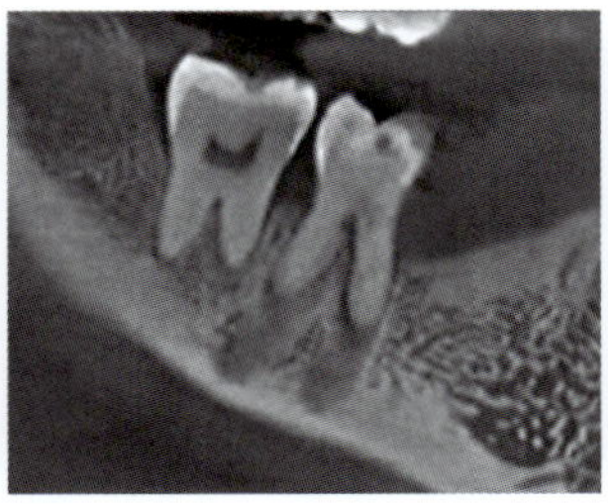
图9–1–24

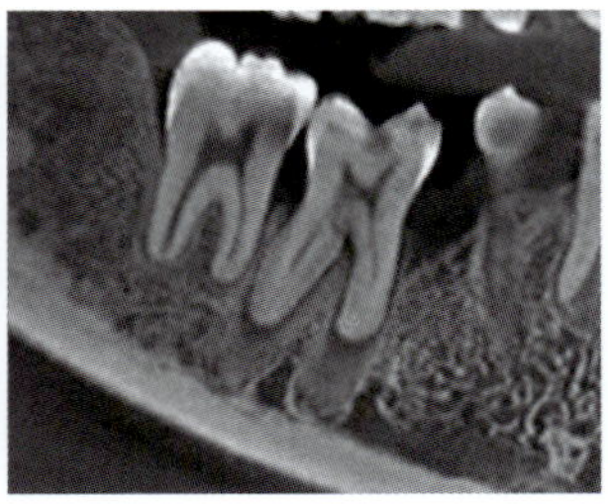
图9–1–25

二、下颌第二前磨牙埋伏阻生导萌牵引技巧

该患者34埋伏阻生，采用不锈钢方丝栅栏曲扩展间隙（图9-2-1，图9-2-2）。

下颌牙弓置放武氏助萌牵引辅弓，其作用：①维持扩展间隙；②与拉簧结合垂吊牵引埋伏阻生齿34（图9-2-3，图9-2-4）。

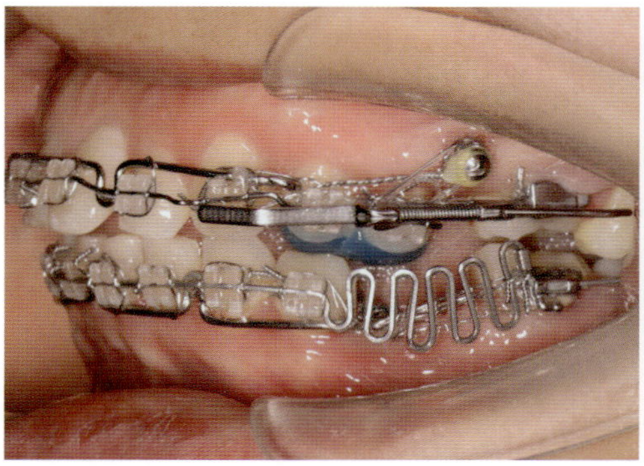
图9-2-1

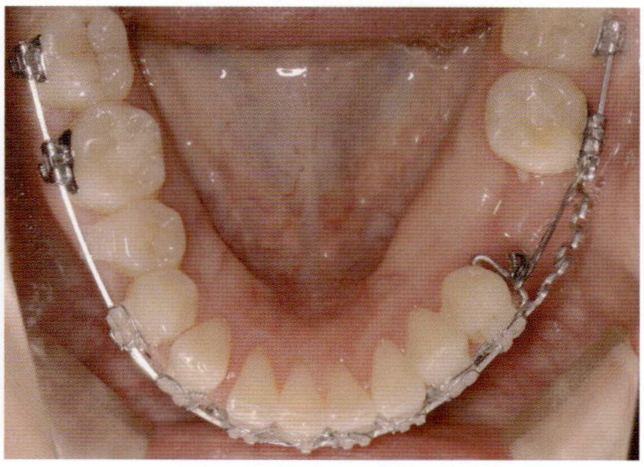
图9-2-2

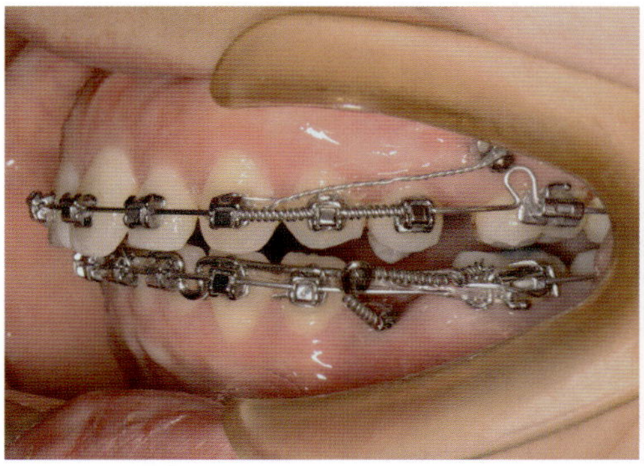
图9-2-3

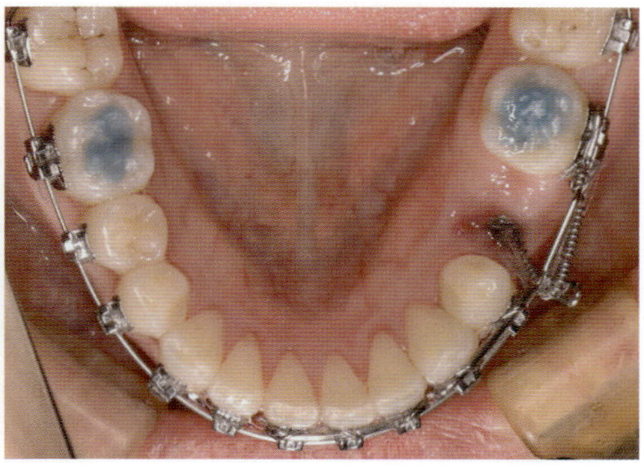
图9-2-4

正畸导萌牵引治疗顺利，34已经破龈露出一部分牙冠（图9-2-5，图9-2-6）。

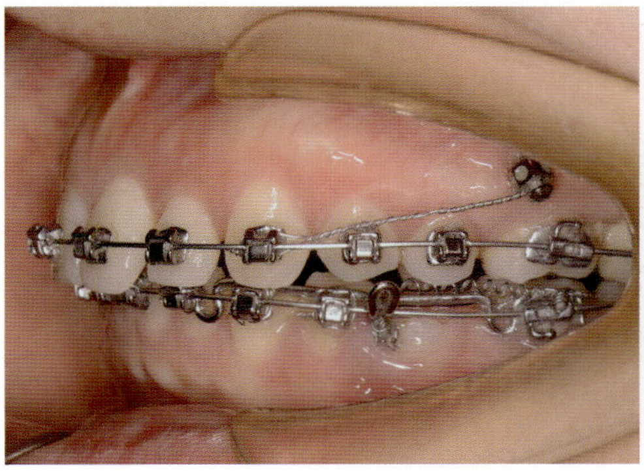
图9-2-5

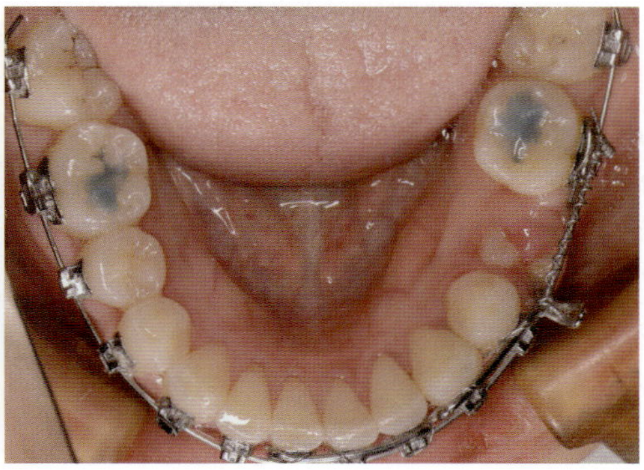
图9-2-6

用0.8mm不锈钢丝弯制的武氏助萌牵引辅弓实物如图9-2-7和图9-2-8所示。经正畸导萌治疗，该患者埋伏阻生齿34已经顺利牵引出来，排入正常牙列（图9-2-9，图9-2-10）。

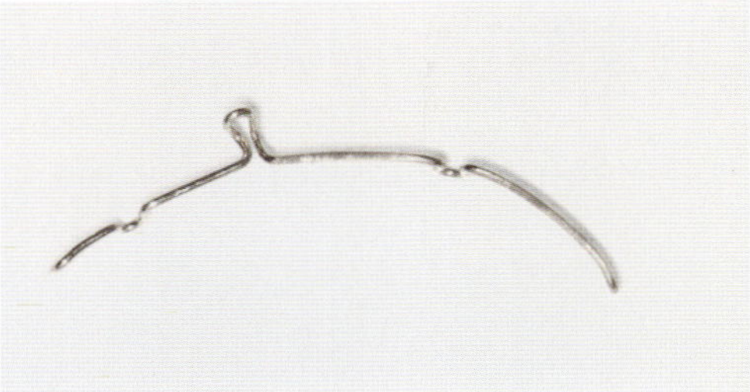

图9-2-7

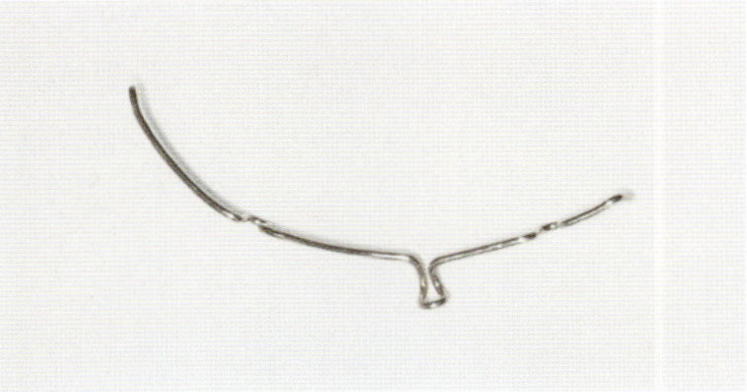

图9-2-8

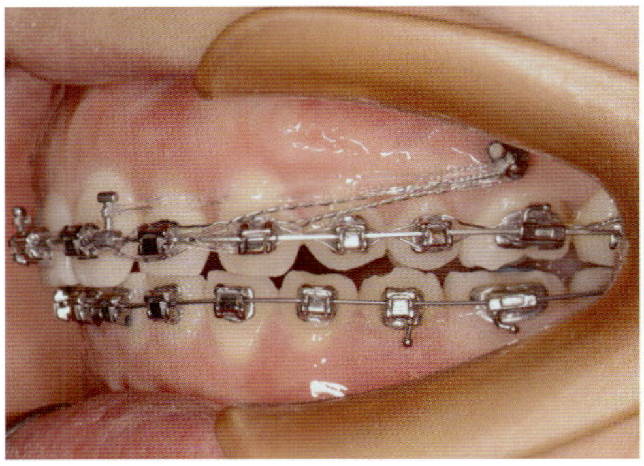

图9-2-9

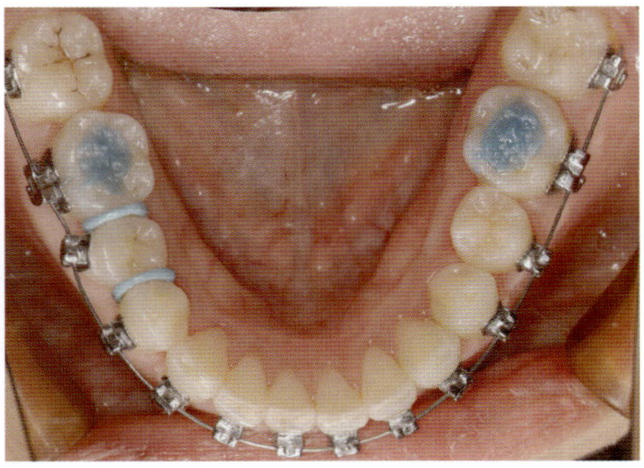

图9-2-10

临床矫治过程拍摄X线口腔全景片

X线口腔全景片记录了该患者使用方丝栅栏曲、武氏助萌牵引辅弓等方法正畸导萌经典矫治阶段的影像学资料（图9-2-11～图9-2-15）。

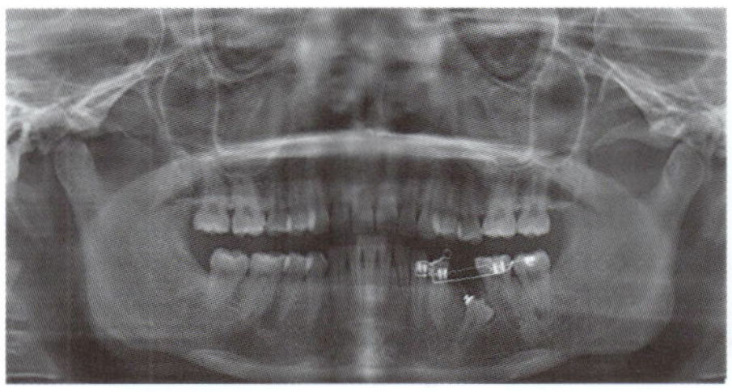

图9-2-11

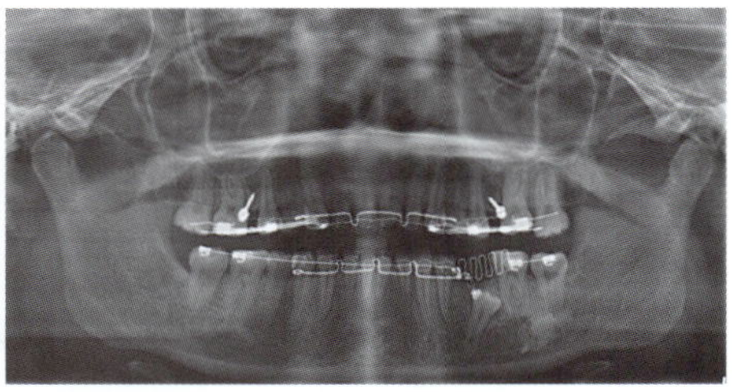

图9-2-12

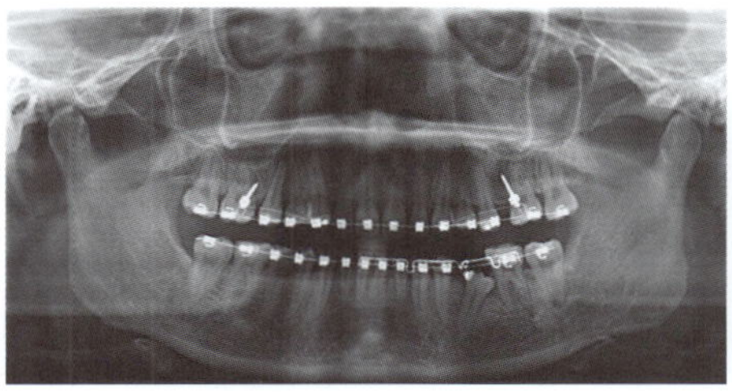

图9-2-13

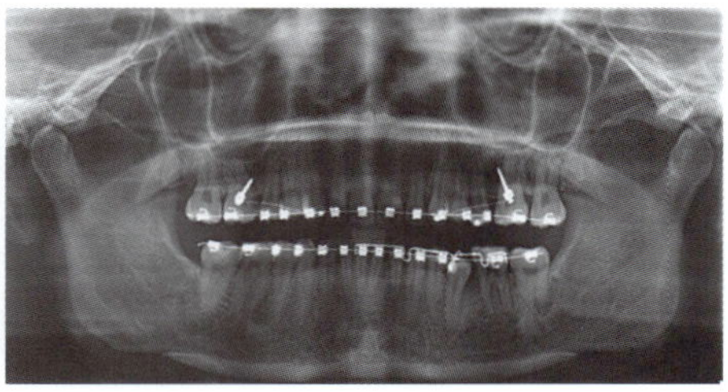

图9-2-14

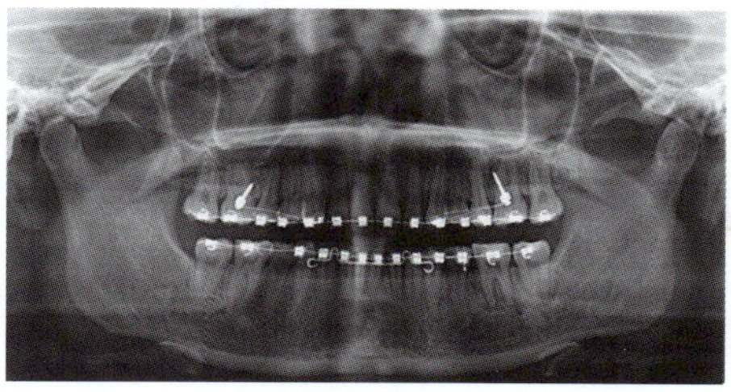

图9-2-15

矫治体会：该埋伏牙的牵引难度比较大，35的牙冠远中倾斜抵在36近中牙根根尖1/3处，我们采用0.018英寸×0.025英寸不锈钢方丝弯制栅栏曲推开间隙。解除阻力后，再采用0.8mm的技工钢丝弯制武氏牵引助萌辅弓，该辅弓远中U突固定在36颊面管近中，在34的远中又弯制了牵引钩。这样做的好处是：在拉簧的牵引下，既可以牵引出埋伏牙23，又可以将其直立；同时，牵引35的反作用力可以将36推向远中，使牵引埋伏牙更加顺利，不至于在牵引的过程中间隙丧失，影响埋伏牙的牵出。

三、将下颌低位埋伏阻生磨牙牵出排入正常牙列

患者女性，就诊年龄18岁，学生。直面型。

X线口腔全景片显示：该患者46低位埋伏阻生，靠近下颌骨下缘皮质骨，根略向远中弯曲，47严重近中倾斜，几乎与45靠拢。可见其远中存在第三磨牙胚高密度影像。如何处理右下颌磨牙问题，是摆在正畸医生面前的难题。该区域后牙段磨牙严重拥挤，牙量大于骨量，必须通过减数1颗磨牙，提供解除拥挤、排齐牙齿的空间（图9-3-1，图9-3-2）。

矫治设计：拔除48，利用其间隙远中移动47牙冠，扶正其牙轴（图9-3-3，图9-3-4）。扩展适宜46萌出通道，即萌出通道要大于埋伏阻生齿。

武老师建议第一磨牙的近远中径采用超高位粗丝牵引支架技术，垂钓牵引46朝殆向移动，导萌排入正常牙列。

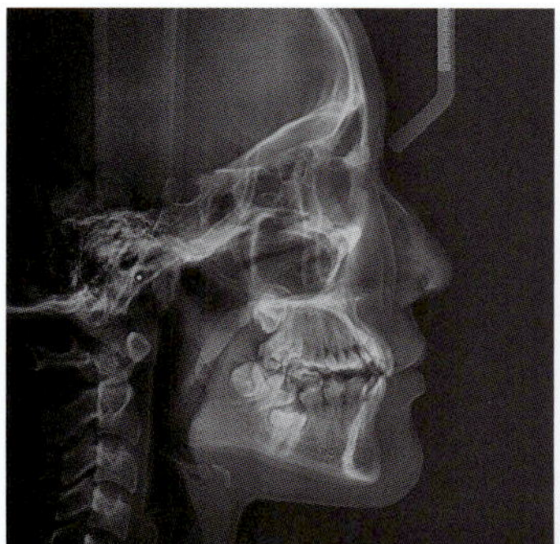

图9-3-1

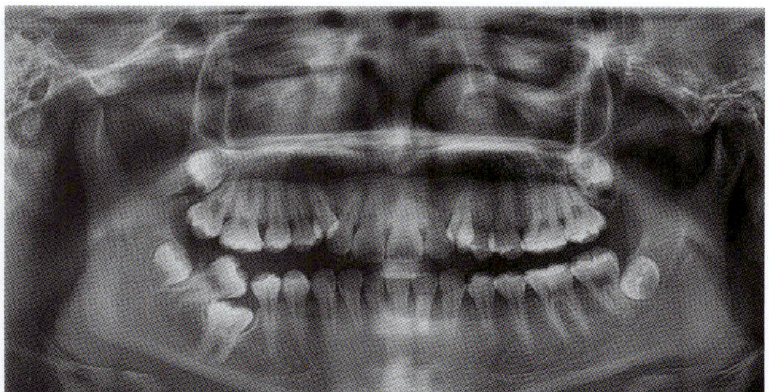

图9-3-2

我们使用直径1.0mm不锈钢丝弯制超高位牵引支架，挂橡皮链牵引46埋伏牙，逐渐更换橡皮链实施弹力牵引导萌，将46排入正常牙列（图9-3-5～图9-3-8）。超高位粗丝牵引支架实物与牙模演示（图9-3-9，图9-3-10）。

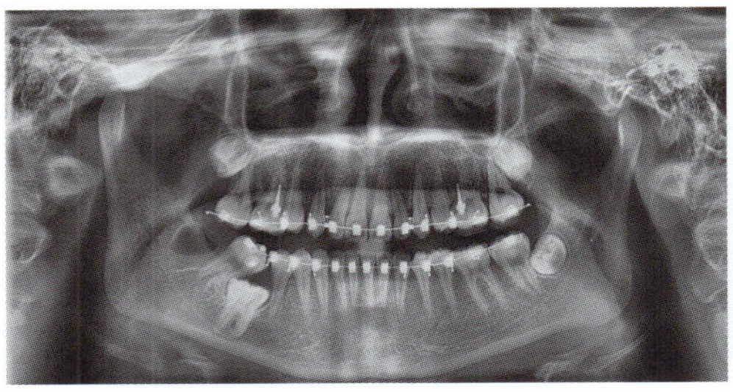
图9-3-3

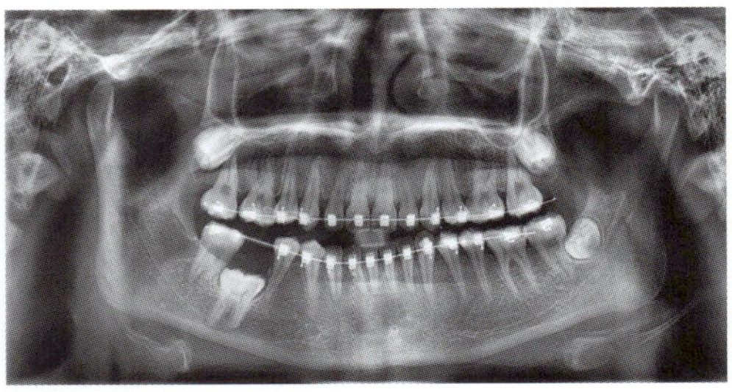
图9-3-4

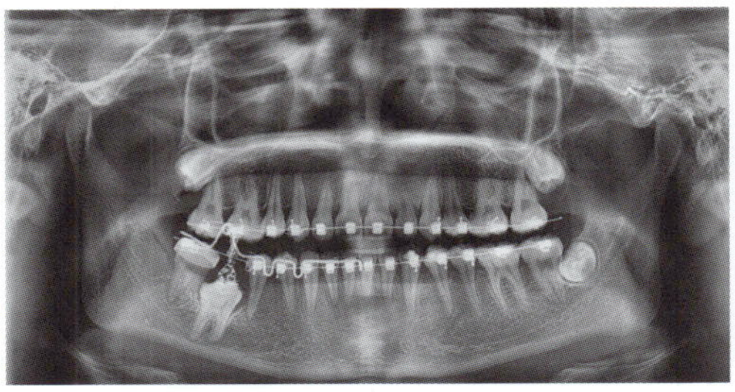
图9-3-5

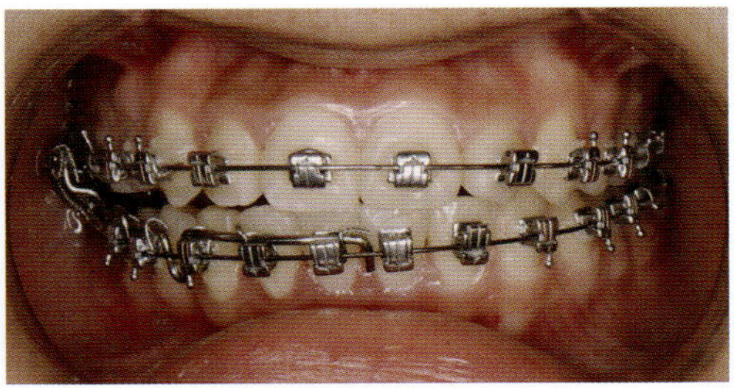
图9-3-6

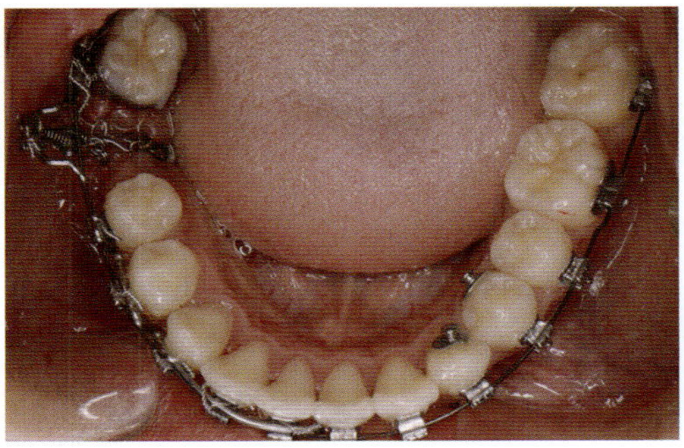
图9-3-7

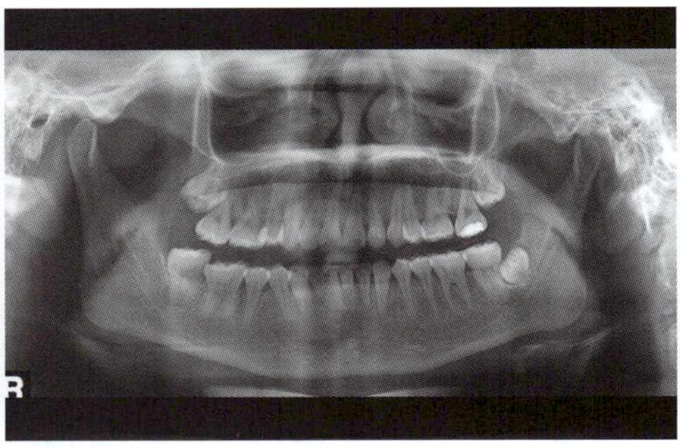

图9-3-8

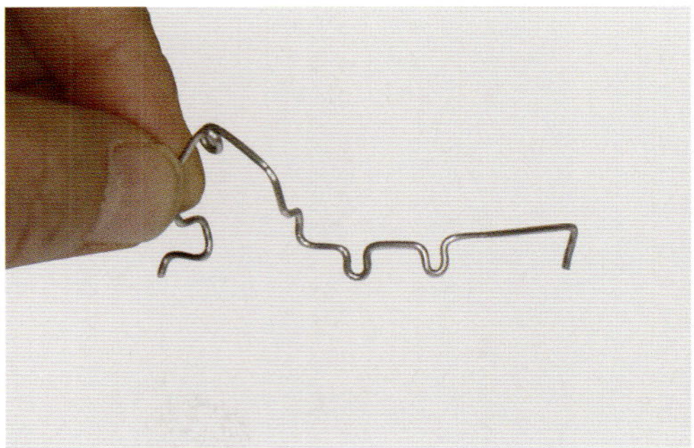
图9-3-9

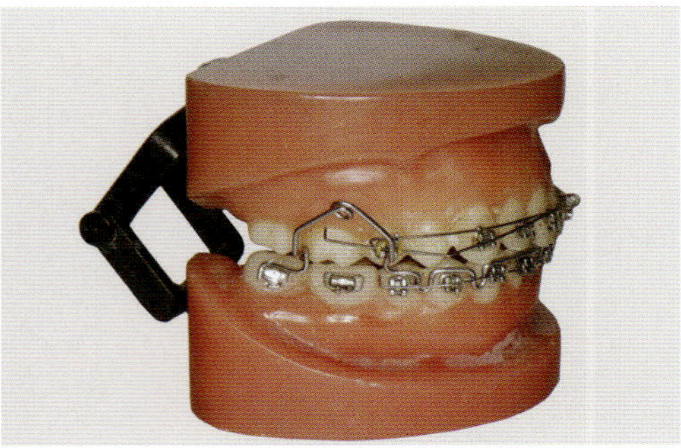
图9-3-10

成人下颌第一磨牙低位埋伏阻生的正畸导萌是个技术要求难度较高的正畸治疗。首先，要排除其有无骨性粘连。如果其与下颌骨下缘皮质骨融合，则不适合牵引导萌。其次，后牙段拥挤要通过减数磨牙提供必要的空间，即扩展的萌出通道要大于埋伏阻生磨牙牙冠的近远中径。实施科学合理的正畸导萌牵引力。

粗丝超高位牵引支架弯制要点

（1）采用直径1.0mm不锈钢丝弯制，固位支撑点要稳固，该患者使用47与41半个牙弓托槽结扎固定作为支撑点。

（2）挂弹力牵引的部位正对下颌阻生磨牙牙冠的中段，与萌出通道在一条垂线上。

（3）牵引支架的不锈钢丝位于对颌磨牙牙冠的颊侧，接近牙冠颈部或超越牙冠，不锈钢丝应避开咬合干扰。

特别掌握了高位牵引钩的制作与应用，在临床上解决了很多问题，也给患者解决了后顾之忧。我们遇到这样的埋伏牙应该考虑开通磨牙萌出的道路，显而易见高位牵引钩在正畸导萌临床上的应用获得了良好的治疗效果。

四、钓竿辅弓助萌牵引上颌阻生第三磨牙的技巧

患者女性，就诊年龄25岁，Ⅱ类错𬌗，上颌磨牙段拥挤，使用球托固定矫治器治疗（17、27减数拔除），18、28近中埋伏阻生，采用0.8mm不锈钢丝弯制钓竿助萌牵引，拍摄导萌矫治阶段X线口腔全景片（图9-4-1，图9-4-2）。

特写镜头显示18手术暴露牙面粘接舌侧扣，安放钓竿辅弓，挂橡皮链朝远中、朝𬌗方牵引（图9-4-3，图9-4-4）。

依据临床矫治进展，拍摄该患者18、28正畸导萌过程X线口腔全景片（图9-4-5～图9-4-7）。

该患者18、28粘接牵引附件，导萌排入正常牙列队伍上颌牙弓𬌗像照片（图9-4-8，图9-4-9）。

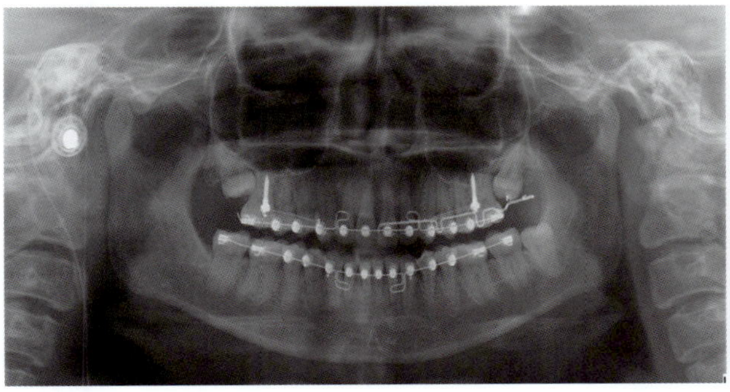

图9-4-1

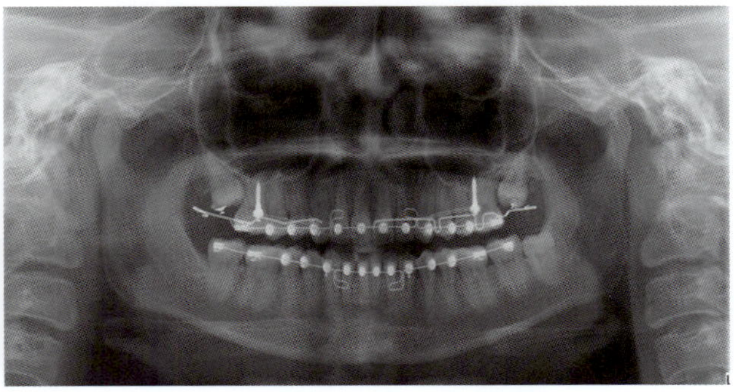

图9-4-2

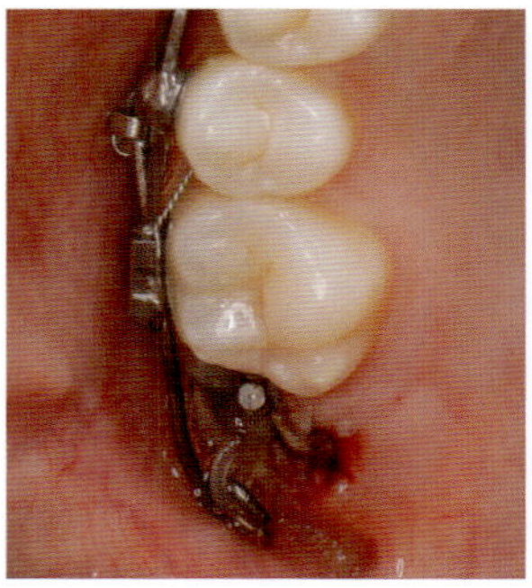

图9-4-3

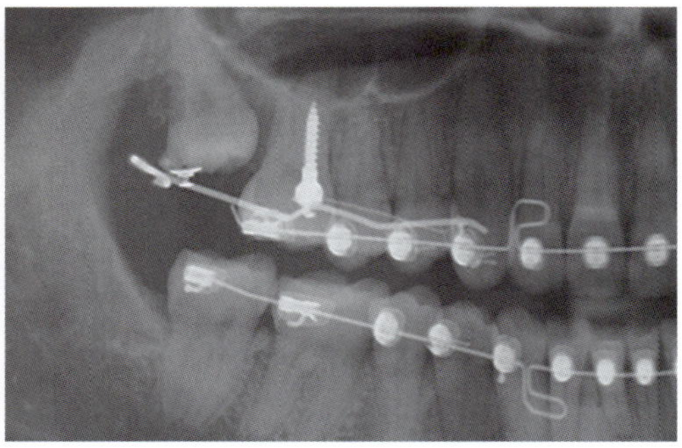

图9-4-4

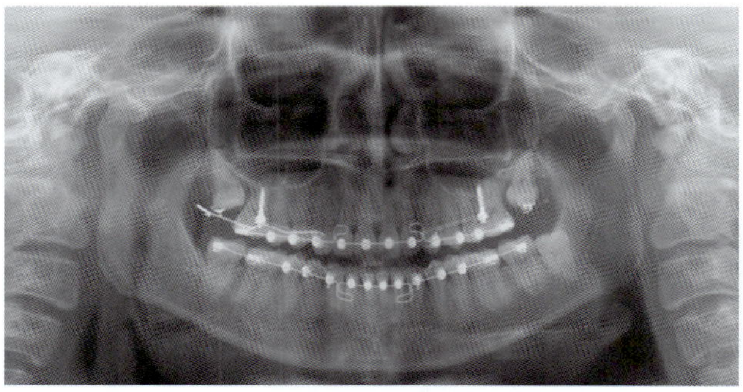

图9-4-5

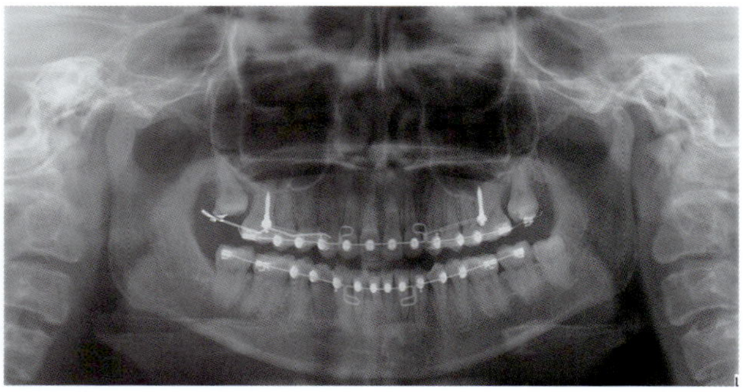

图9-4-6

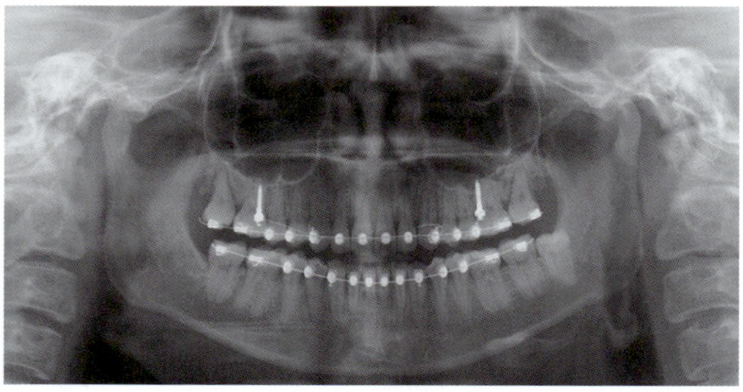

图9-4-7

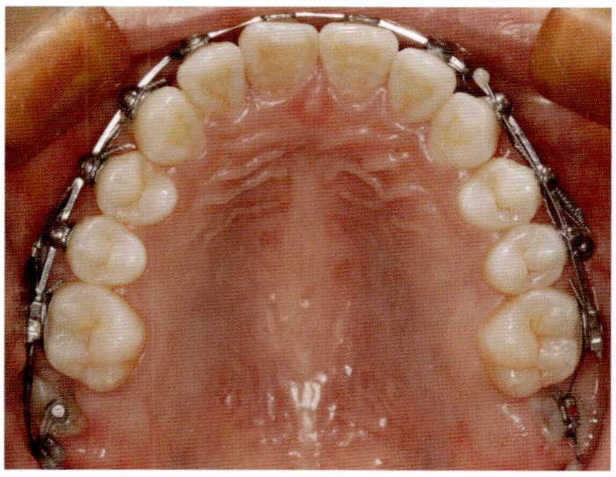

图9-4-8

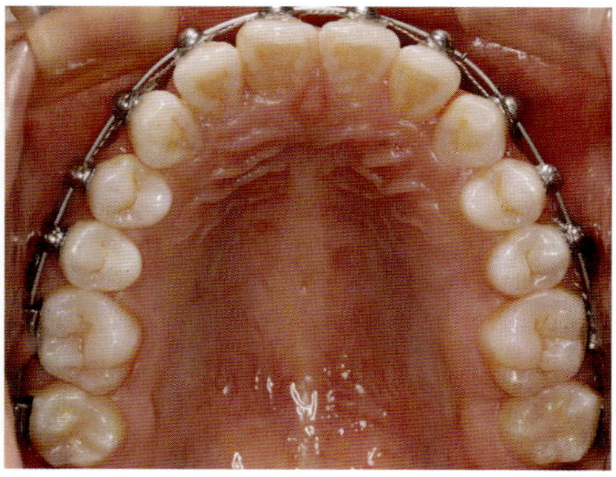

图9-4-9

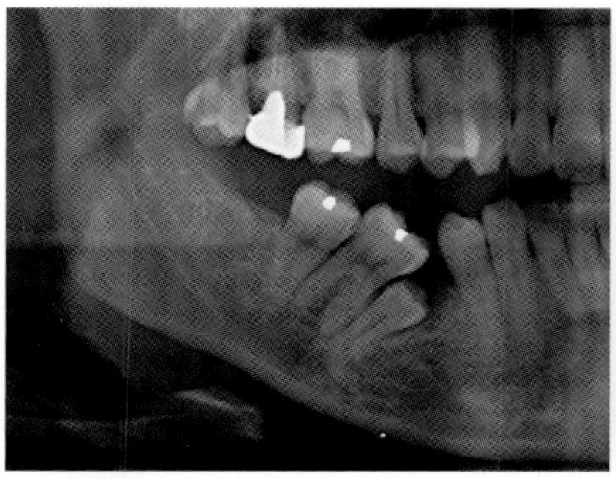

图9-5-13

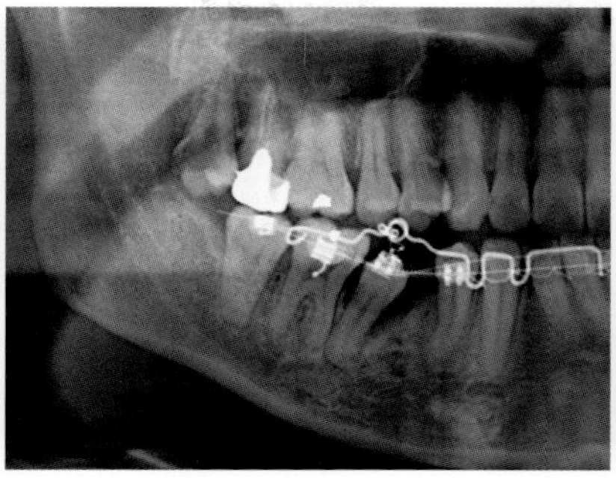

图9-5-14

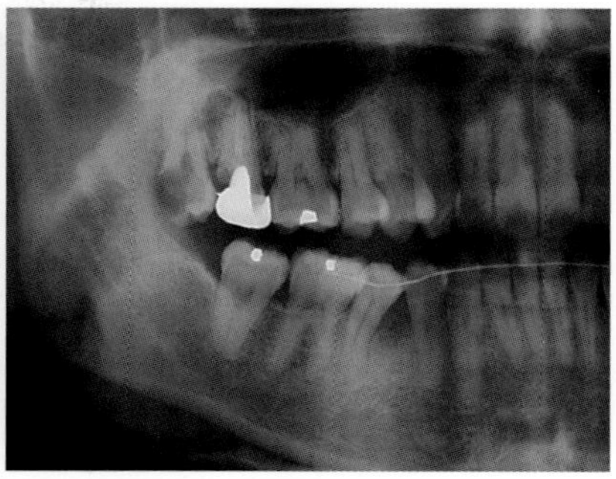

图9-5-15

矫治体会：这是一名成人女性患者采用粗丝跨颌牵引辅弓导萌阻生下颌前磨牙案例。该患者45低位埋伏阻生，且是一个弯根（根尖弯向近中），对于正畸牵引导萌阻力非常大。笔者起初设计使用舌侧基托板微型垂吊支架牵引，采用橡皮圈及拉簧牵引，作用微乎其微，效果欠佳。考虑到钢丝与埋伏牙之间的牵引作用力臂距离太短，不能发挥应有的作用。于是采用了非常规设计：使用0.9mm的不锈钢丝在45对应的上颌牙齿处弯制了一个跨颌高度的长距离牵引支架，为了避开咬合干扰，支架朝颊侧设置了一个折弯。挂上螺旋拉簧实施垂吊牵引，获得良好效果。

第10章

“梅花弓”实施上颌前牙控根移动矫治骨开窗

案例-1

该患者11、21根形外露，CBCT显示其唇侧骨板菲薄，接近骨开窗状况，上颌前牙装配“梅花弓”实施控根移动（图10-1～图10-3）。

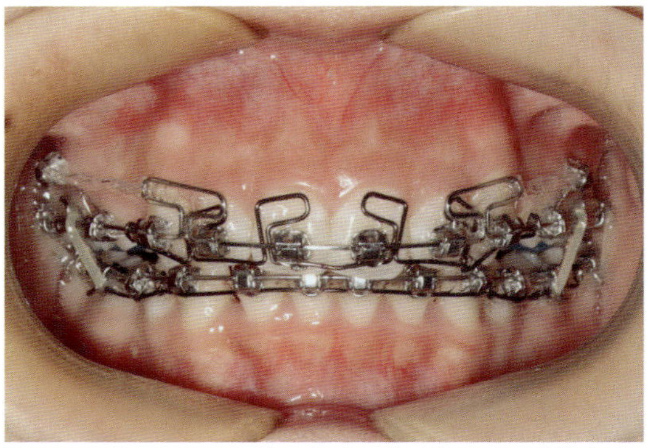

图10-1

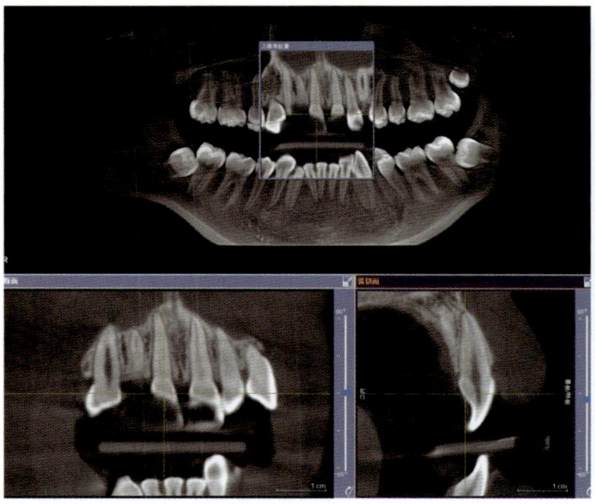

图10-2

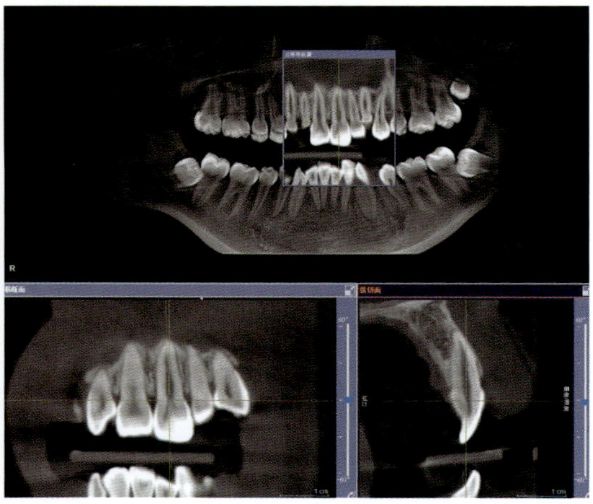

图10-3

经“梅花弓”控根移动阶段治疗，11、21牙根朝腭侧移动回归牙槽骨内（图10-4～图10-6）。

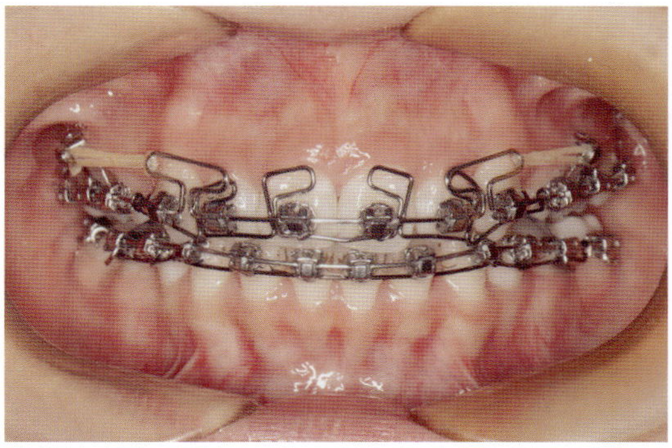
图10-4

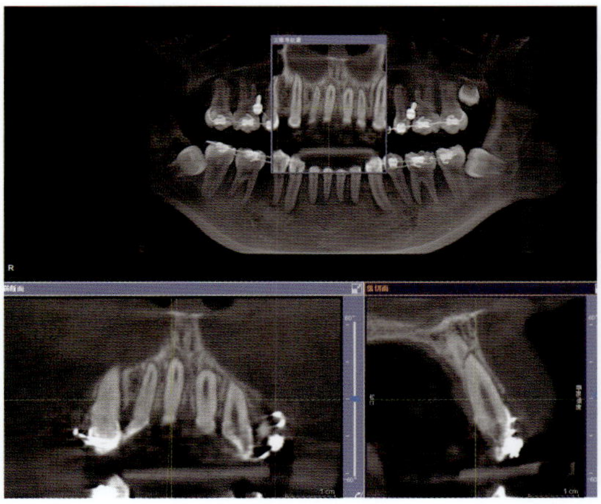
图10-5

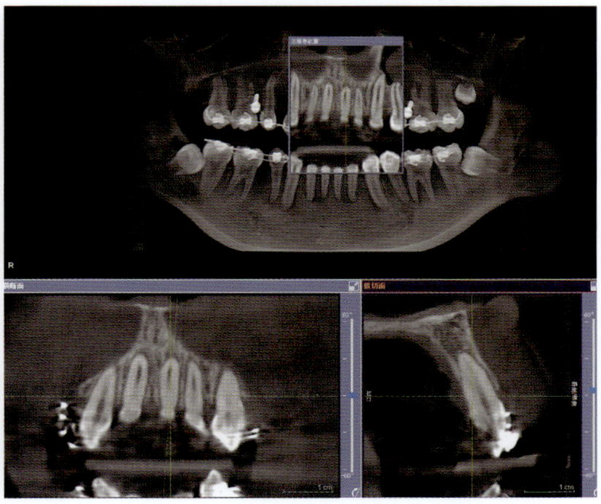
图10-6

案例-2

该患者11根形外露明显，X线片显示骨开窗（图10-7，图10-8）；经使用升级版“梅花弓”控根治疗，11牙根朝腭侧移动，回归牙槽骨内（图10-9，图10-10）。

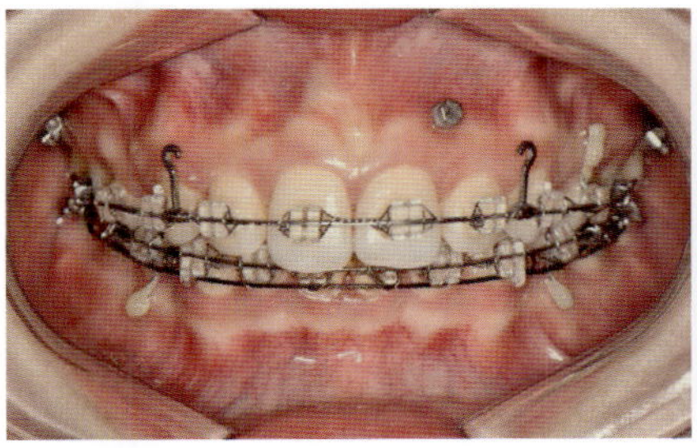
图10-7

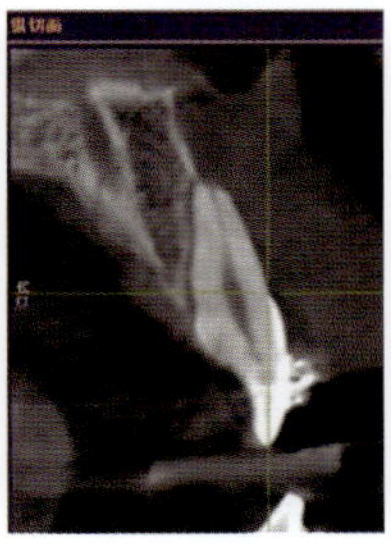
图10-8

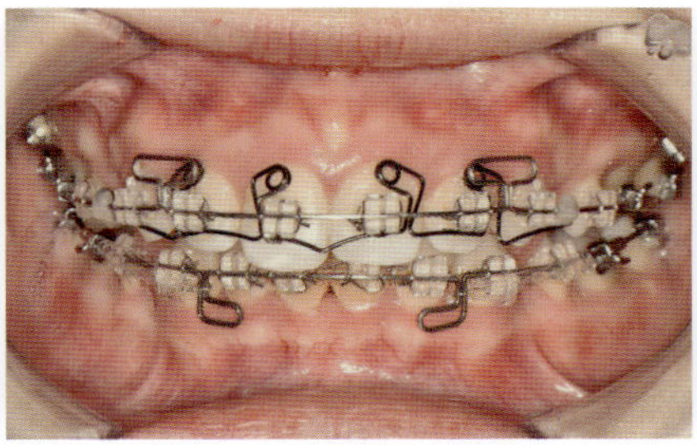
图10-9

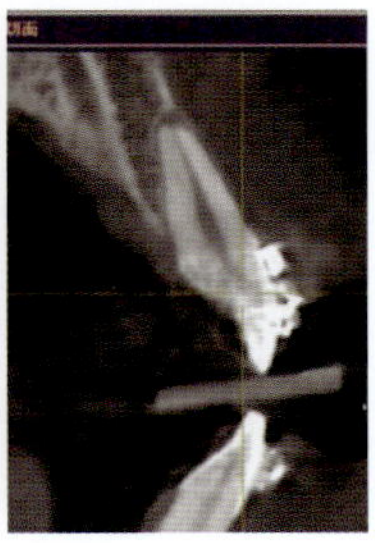
图10-10

第11章

推磨牙向后的特殊应用

一、儿童早期矫治推下颌磨牙向后

– 初诊（2022年9月17日）

儿童早期矫治实施推下颌磨牙向后治疗案例，该患者致病原因应该是第二乳磨牙早失，36、37近中倾斜移动，与34靠拢，36像座大山样压住35刚刚形成花蕊般的牙冠，35根本没有能力突破这种大山般的阻力萌出（图11–1–1～图11–1–3）。实施推磨牙向后势在必行，我们设计了个性化固定式舌弓作为支抗装置，采用第三代磨牙推进器矫治技术，推下颌第一磨牙、第二磨牙向远中移动（实质上大部分是将倾斜的第一磨牙、第二磨牙扶正过来），给35提供萌出的通道，获得良好的预期矫治效果（图11–1–4～图11–1–9）。

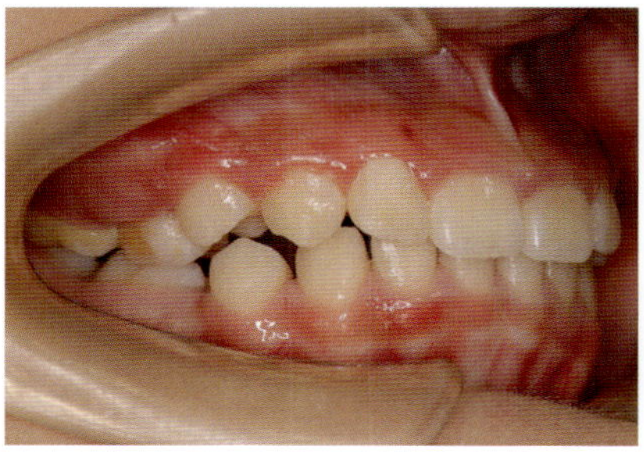
图11–1–1

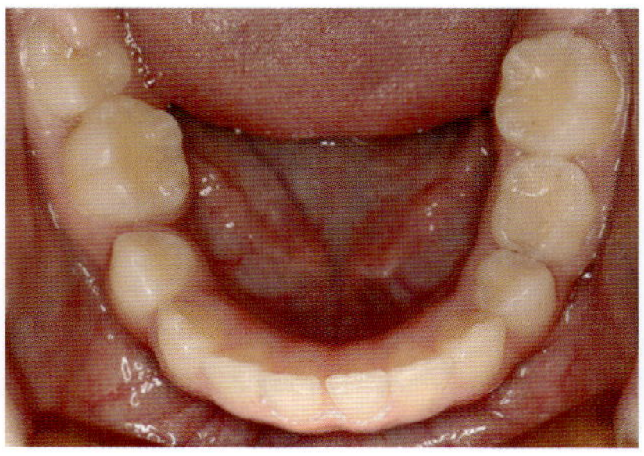
图11–1–2

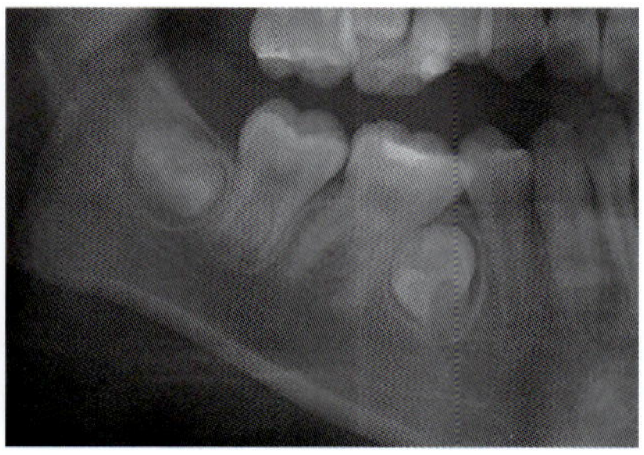
图11–1–3

– 矫治阶段–1（2022年9月24日）

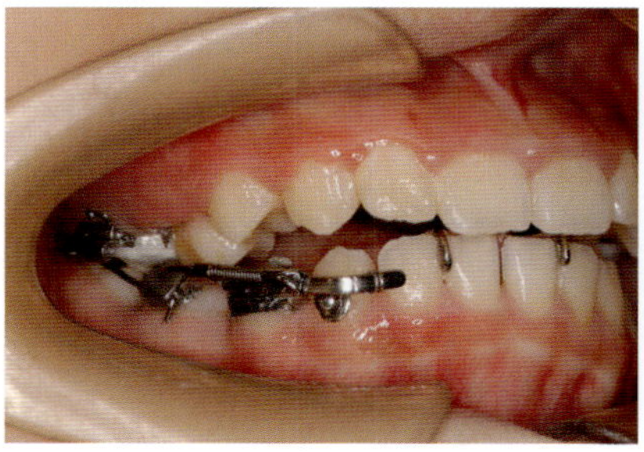
图11–1–4

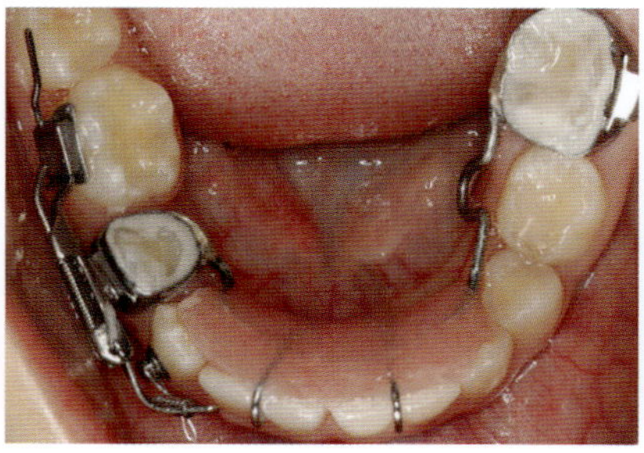
图11–1–5

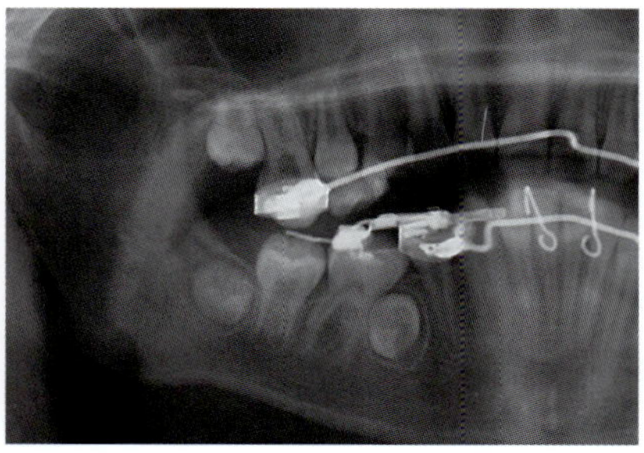
图11–1–6

– 矫治阶段–2（2023年9月30日）

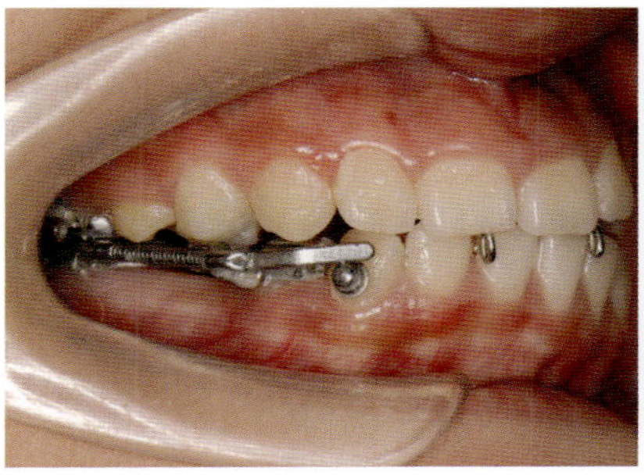
图11–1–7

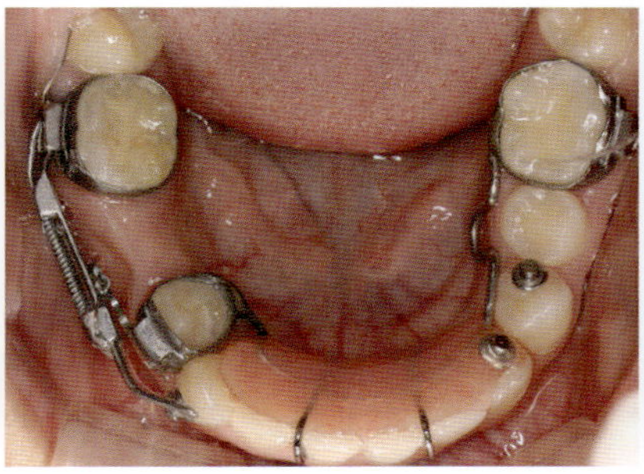
图11–1–8

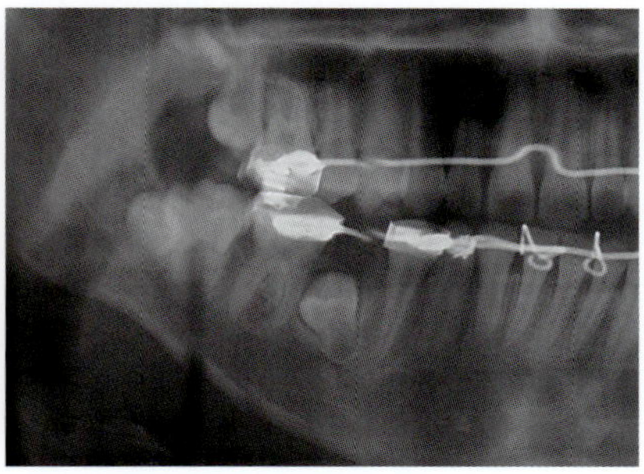
图11–1–9

之后，笔者采用方丝栅栏曲维持扩展间隙，待35牙冠萌出大部分后，粘接托槽，使用镍钛丝排齐牙列（图11–1–10～图11–1–15）。

– 矫治阶段–3（2024年4月13日）

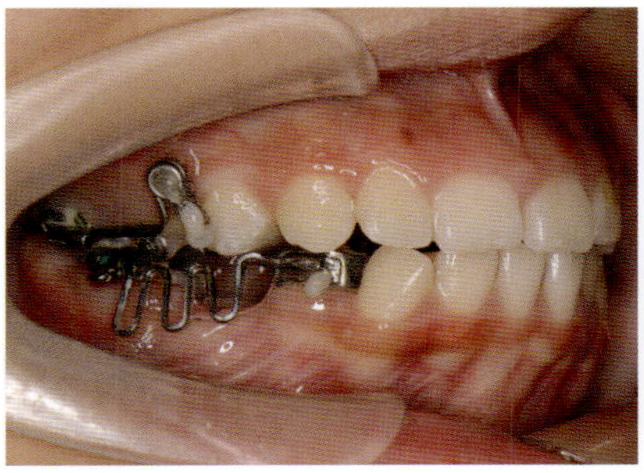
图11–1–10

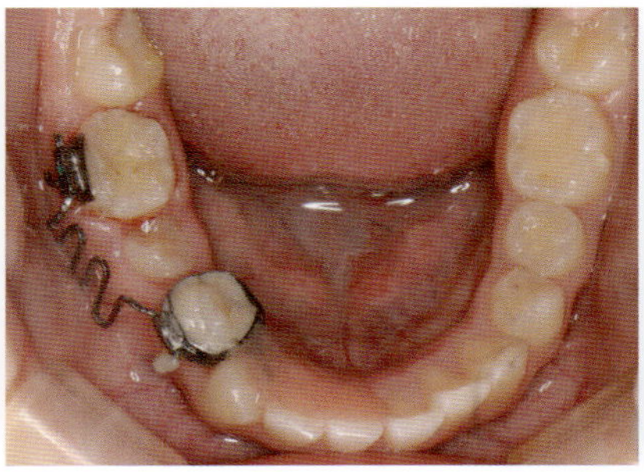
图11–1–11

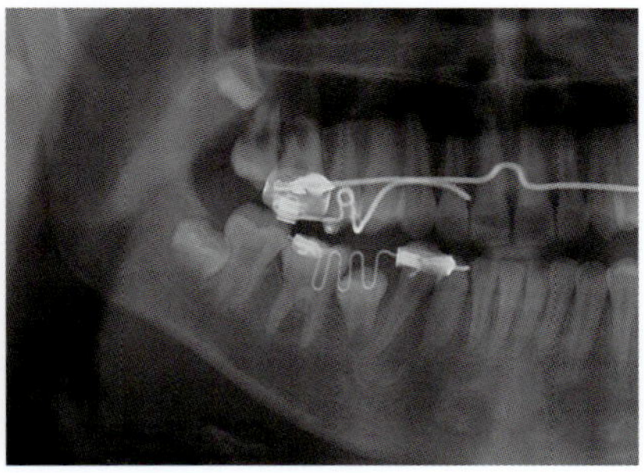
图11–1–12

– 矫治阶段–4（2024年6月22日）

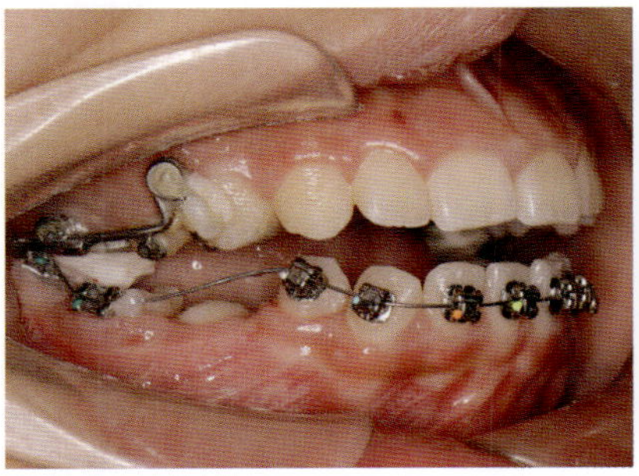
图11–1–13

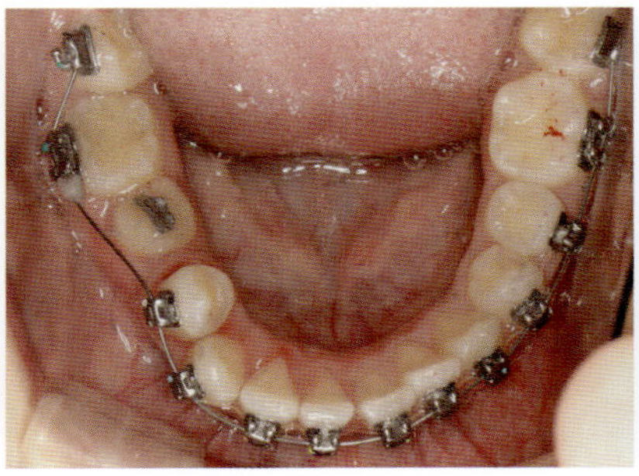
图11–1–14

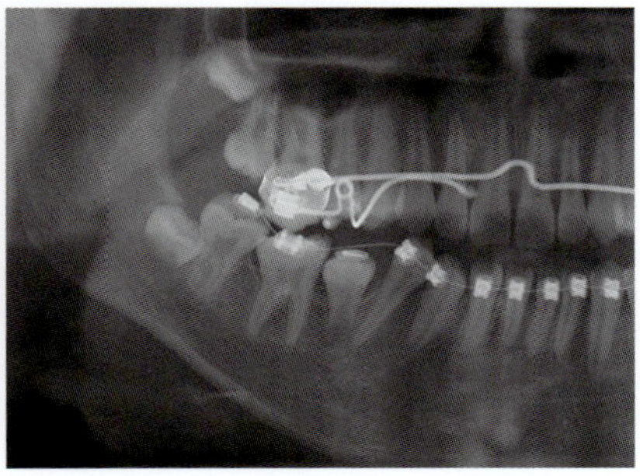
图11–1–15

二、巧用固定式舌弓推磨牙向后

这是一名儿童早期矫治患者，下颌45阻生，缺乏萌出间隙。笔者颊侧使用片段弓推簧扩展间隙，同时利用固定式舌弓，在其右侧钢丝上43近中设置了光固化树脂固位点，44舌面粘接舌侧扣，两者之间通过“穿针引线”技术挂橡皮链实施弹力牵引，实施双轨移动推磨牙向后扩展45间隙，获得良好矫治效果（图11–2–1～图11–2–6）。

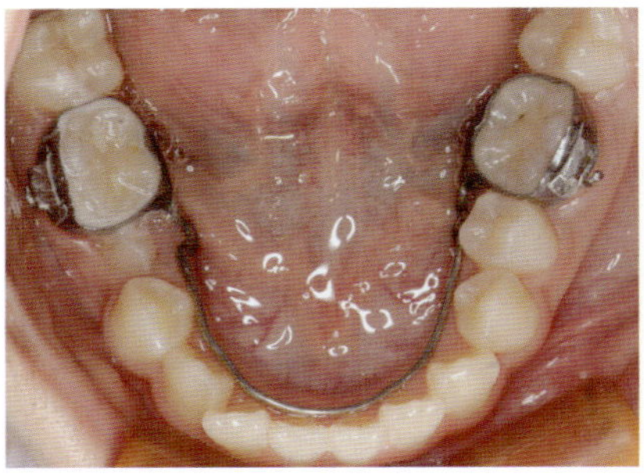
图11-2-1

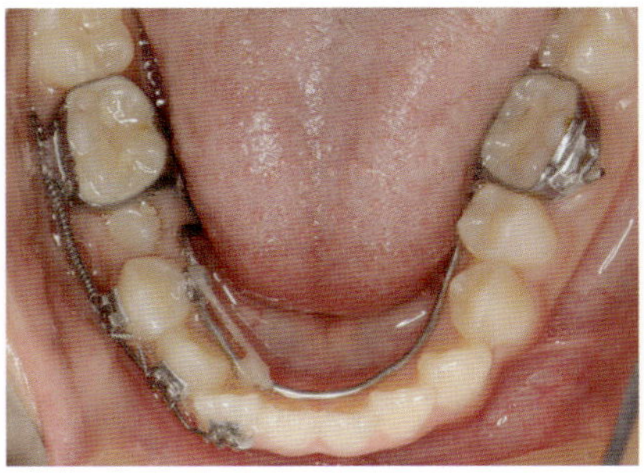
图11-2-2

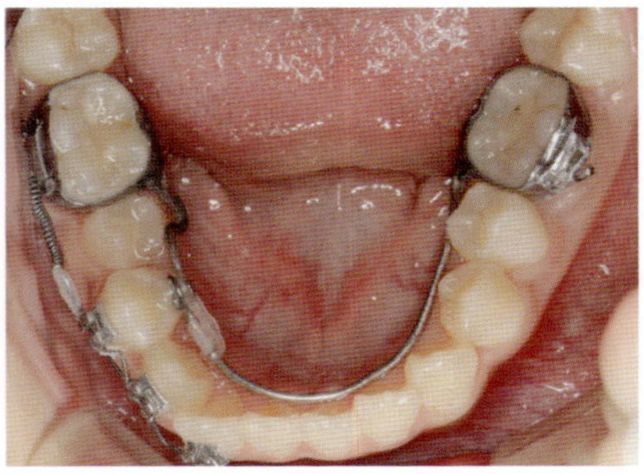
图11-2-3

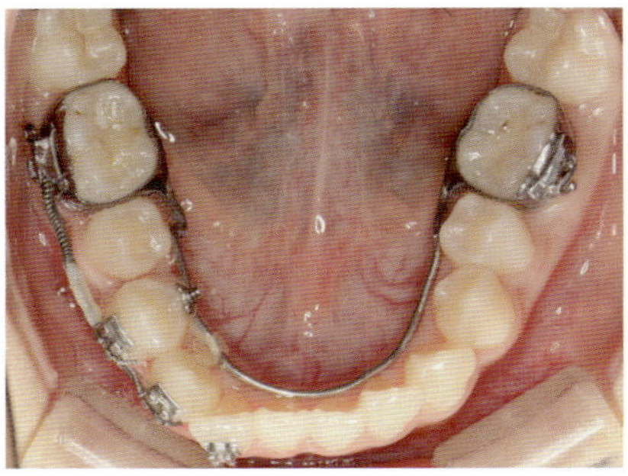
图11-2-4

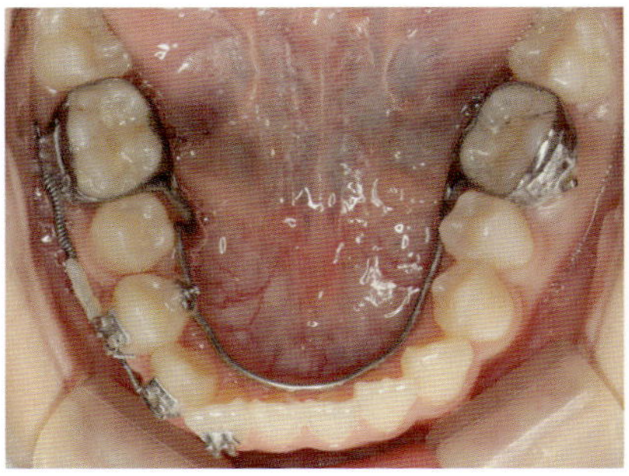
图11-2-5

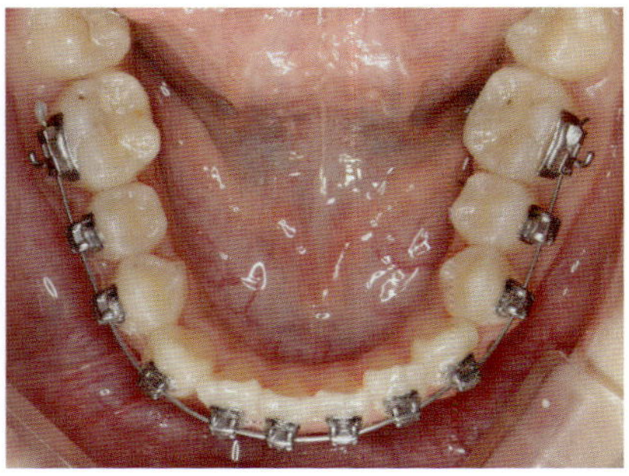
图11-2-6

三、上颌扭转前磨牙的回正技巧

案例-1

该患者牙列拥挤，15腭侧错位，颊尖远中扭转。采用不对称联合腭托支抗，装配磨牙推进器单侧推磨牙向后扩展间隙（图11-3-1 ~ 图11-3-3）。获得间隙后，15牙冠颊面及舌面粘接舌侧扣，分别在15与14颊侧、15与17舌侧挂橡皮链使用力偶技术矫治，15回正后排入正常牙列（图11-3-4 ~ 图11-3-6）。

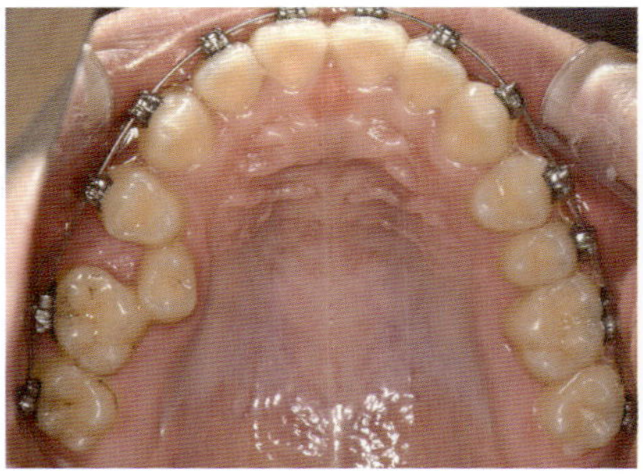
图11-3-1

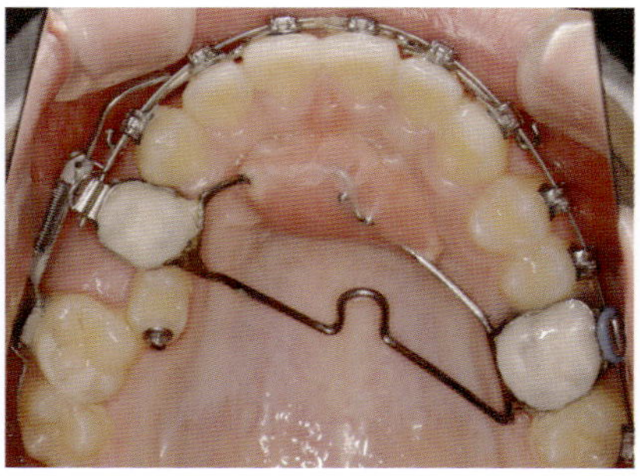
图11-3-2

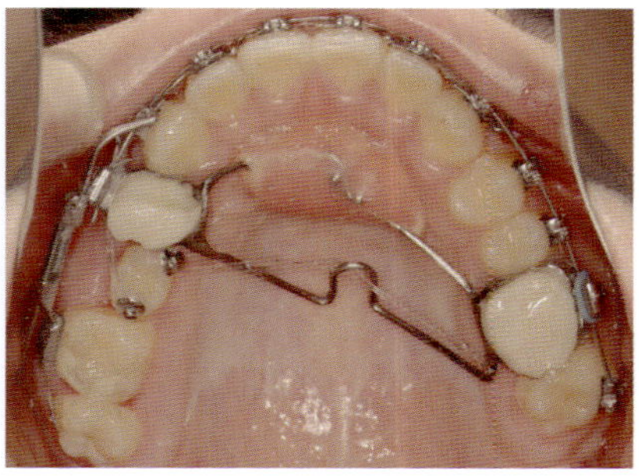
图11-3-3

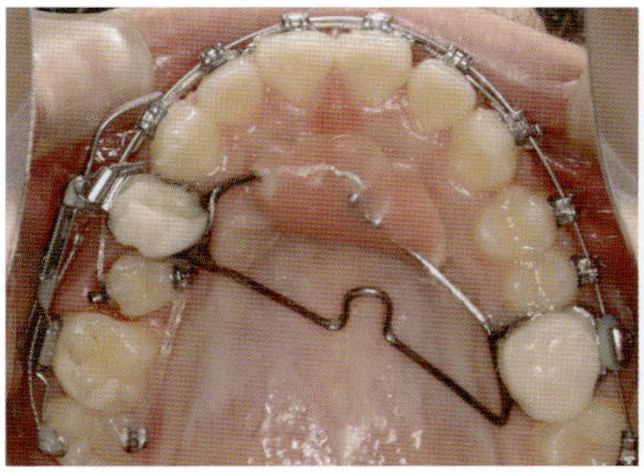

图11-3-4

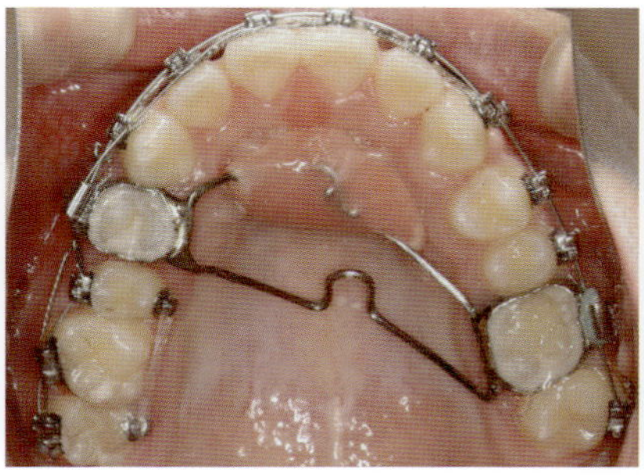

图11-3-5

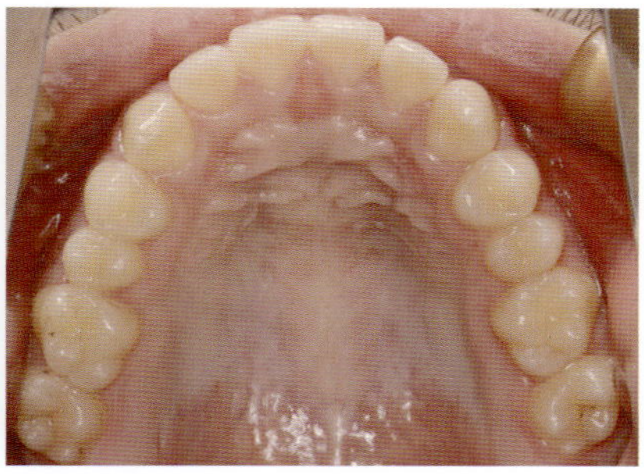

图11-3-6

案例-2

该患者上颌牙列拥挤，25牙弓外腭侧错位、24远中颊向扭转，22、23之间有2mm缝隙。为了将25排入牙列，设计磨牙推进器单侧推磨牙向后扩展间隙（图11-3-7～图11-3-11）。该案例没有设置支抗装置，而是巧妙利用磨牙推进器推后的反作用力将24朝近中推移，由于事先在24腭面、25颊面与腭面粘接了舌侧扣，24腭侧舌侧扣与25腭侧舌侧扣之间、25颊面舌侧扣与26颊面管之间使用结扎丝拴系在一起，在推24近中移动的过程中，同时矫正了24的扭转。推磨牙向后获得间隙后，采用力偶技术将25回正排入正常牙列（图11-3-12～图11-3-14）。

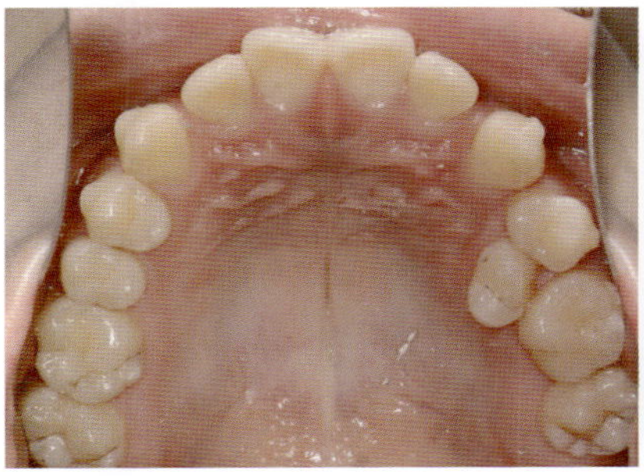

图11-3-7

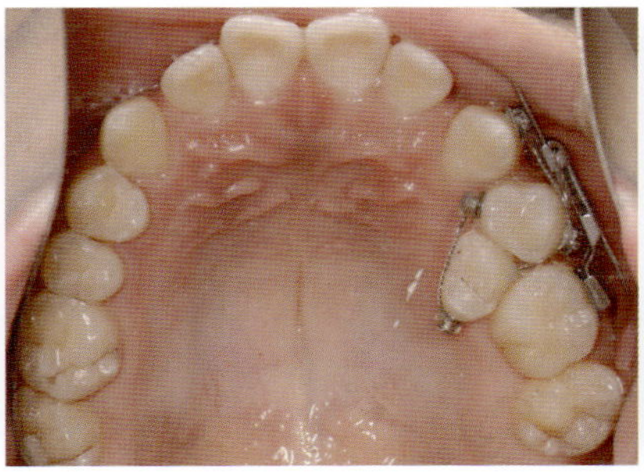

图11-3-8

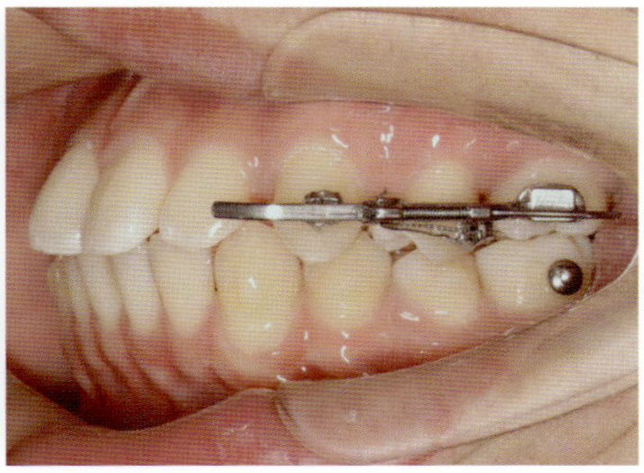

图11-3-9

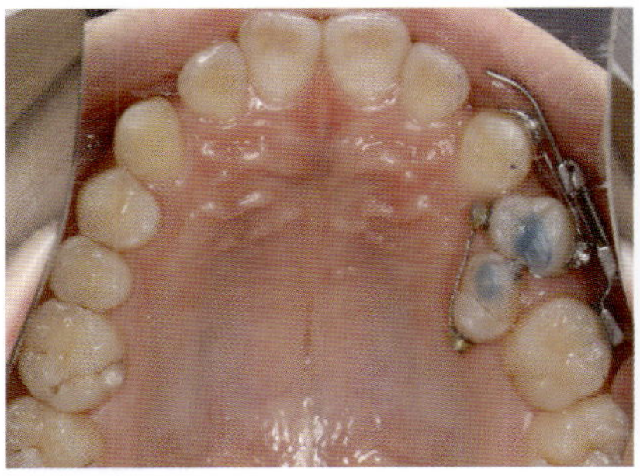

图11-3-10

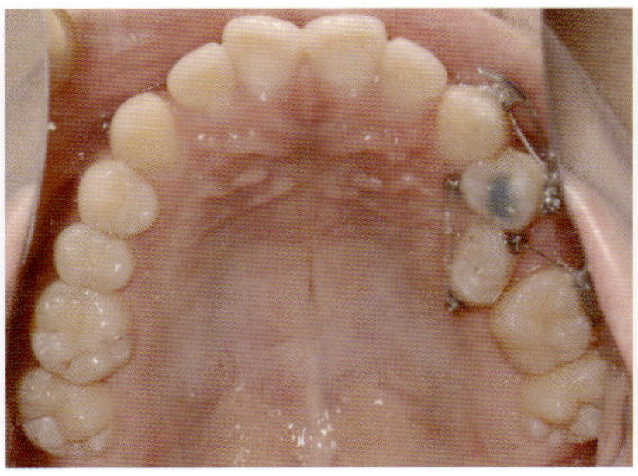

图11-3-11

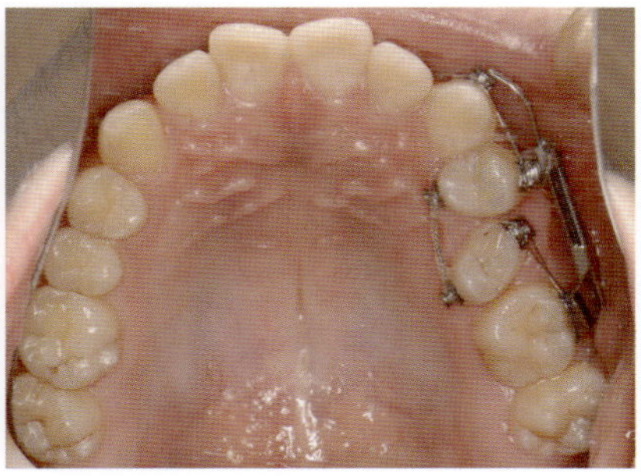

图11-3-12

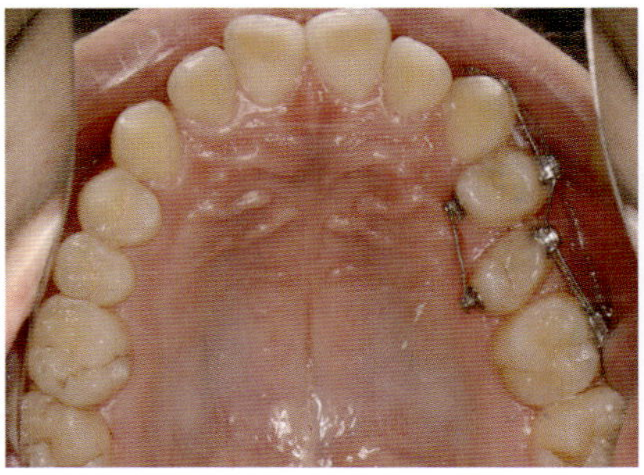
图11-3-13

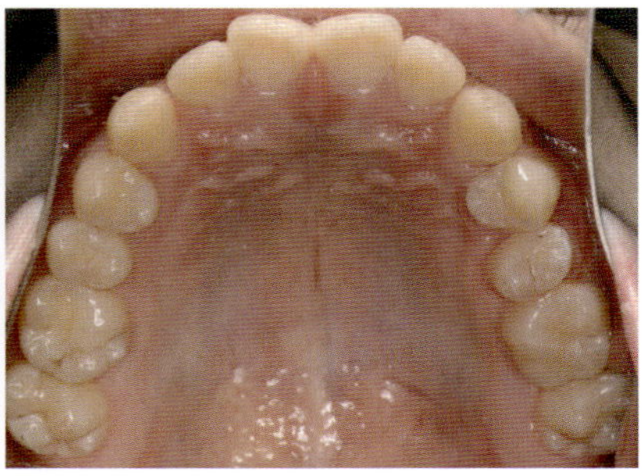
图11-3-14

矫治体会：扭转牙的回正需要有间隙和使用力偶，磨牙推进器能很好地开辟牙间间隙，为扭转牙回正创造了条件，利用磨牙推进器的反作用力形成力偶牵引矫正扭转牙。

四、改良推磨牙向后联合平导支抗装置

以下两个案例都是儿童早期矫治患者，接诊时65没有脱落。矫治设计不拔牙矫治，第一阶段实施推磨牙向后治疗扩展间隙，为第二阶段治疗提供内收前牙的空间。

问题是制作联合平导，25刚刚冒出牙尖，不可能作为联合平导的固位基牙，不得不选择24作为基牙，这样一来，与对侧基牙不在一个等级牙位上。实施推磨牙向后如何给推进器的弹簧加力，成为一个颇为重要的问题。

案例-1

设计单侧推磨牙向后，设计的是16-24作为联合平导的基牙。为了平衡前后向的落差，我们在24的远中设置了方框支架，其远中缘紧抵26的近中缘，利用钢丝支架方框上拴系结扎丝给磨牙推进器加力，较好地解决了这个问题（图11-4-1～图11-4-3）。

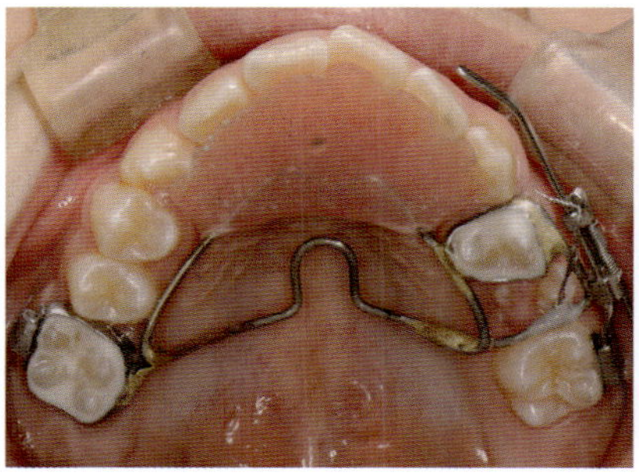
图11-4-1

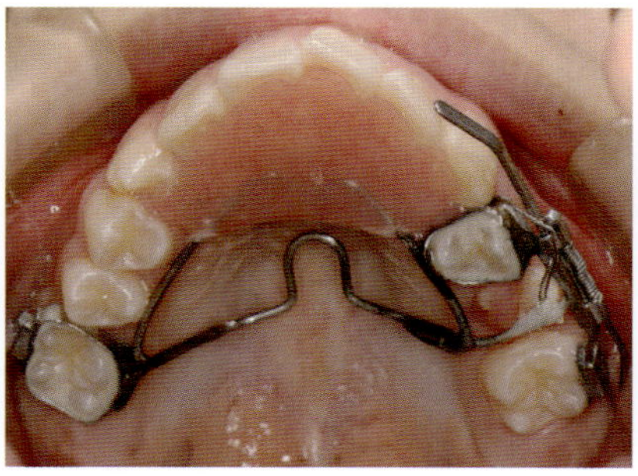
图11-4-2

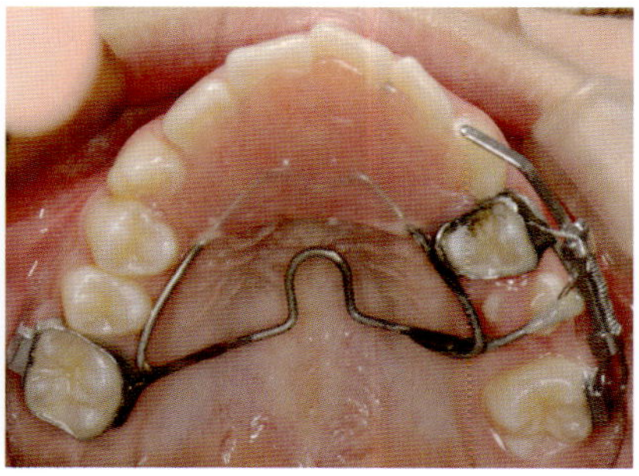
图11-4-3

案例-2

设计双侧推磨牙向后，15-24作为联合平导的基牙。为了平衡前后向的落差，我们在24的远中设置了方框支架，其远中缘钢丝紧抵26的近中缘，利用钢丝支架方框上拴系结扎丝给磨牙推进器加力，较好地解决了这个问题（图11-4-4～图11-4-6）。

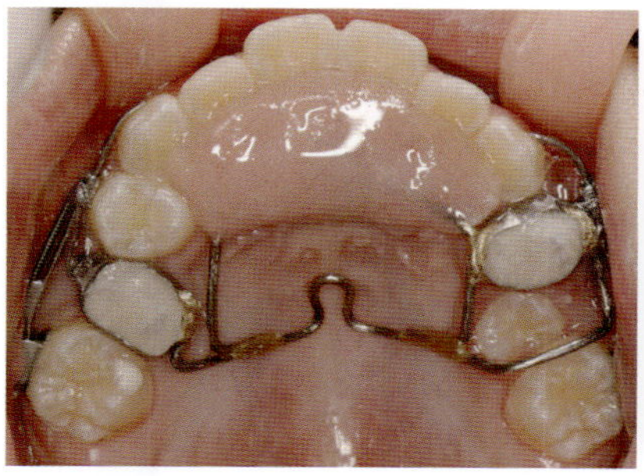
图11-4-4

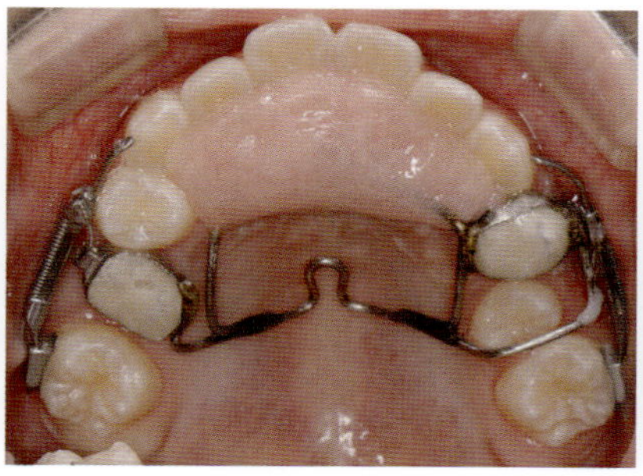
图11-4-5

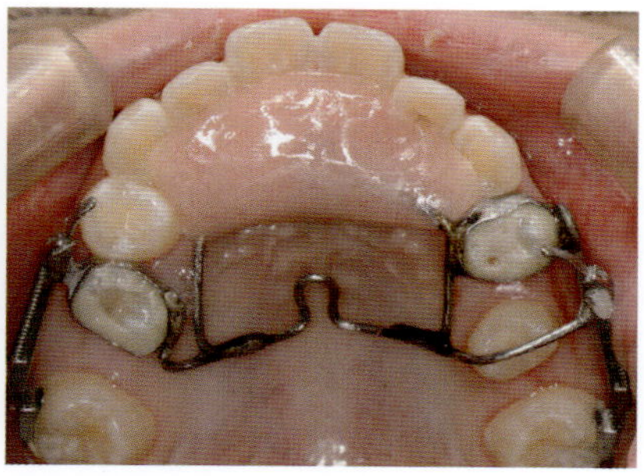
图11-4-6

第12章

保护性编织结扎丝的妙用

保护性编织结扎丝主要适用于镍钛丝排牙阶段的某些案例，如第一磨牙因晚期龋病被拔除或第二前磨牙萌出高度不足粘托槽，致使第一磨牙前弓丝空段距离较大，在咀嚼食物压力下，常使镍钛丝末端滑出颊面管，刺伤软组织，影响矫治效果（图12-1）。

保护性编织结扎丝能有效防止矫治弓丝滑脱、维持弓型的稳定，利于拥挤的牙列排齐、保障矫治质量。操作时注意应采用0.25mm的结扎丝，穿过磨牙颊面管，先用手交叉打几个结，其长度相当于磨牙颊面管近中缘与最后一个牙齿托槽间距1/3，然后将结扎丝一端穿过镍钛丝打几个结，使结扎丝与镍钛丝缠绕编织在一起，其末端与近中相邻2～3个牙齿托槽连续“8”字结扎（图12-2～图12-4）。

近年来，随着武氏正畸“蛤蟆弓”矫治技术的普及及广泛应用，保护性结扎丝在镍钛丝排齐牙列阶段，也派上了用场。

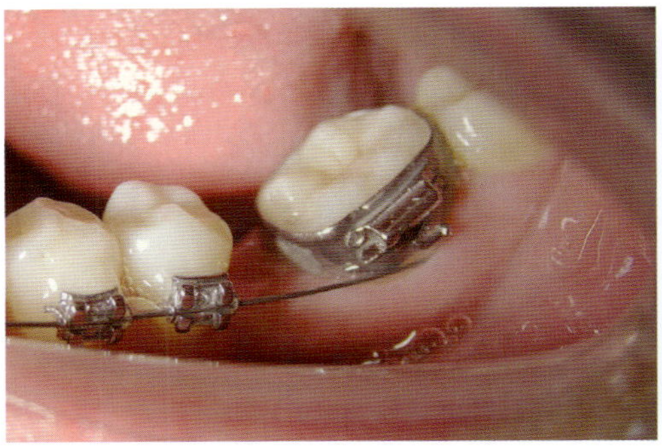
图12-1

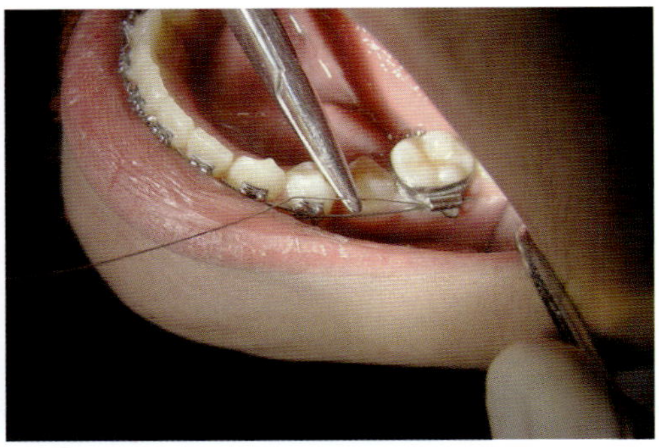
图12-2

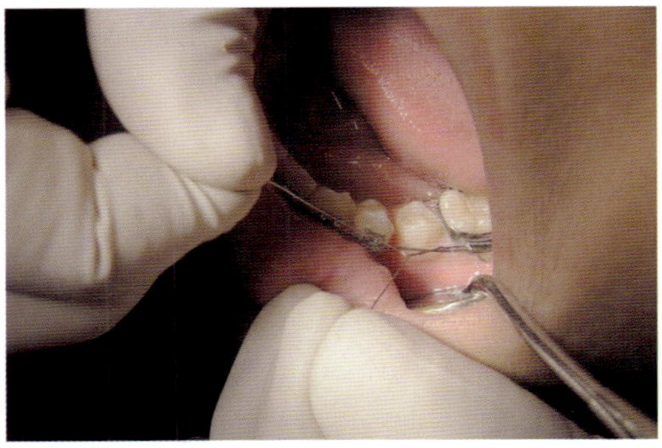
图12-3

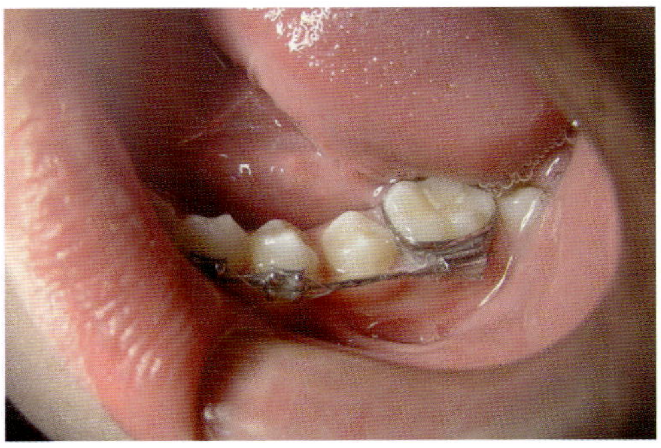
图12-4

一、保护性编织结扎丝技术与“蛤蟆弓”矫治技术结合应用矫治反殆

该患者初始弓丝使用0.014英寸镍钛丝排齐上颌牙列。

为了有效矫治反殆，正畸计划实施唇展上前牙，扩展上颌牙弓矢状向长度，正畸“蛤蟆弓”矫治辅弓常规是与稳定弓丝（通常使用澳丝）配套应用，该案例则在软丝（镍钛丝）上扎上了长腿“蛤蟆弓”矫治辅弓，但是镍钛丝做了特殊处理，采用了保护性编织结扎丝技术（图12-1-1～图12-1-4），即利用0.25mm结扎丝在两侧后牙区将镍钛丝编织在一起，形成一股绳索，加强了后牙段正畸弓丝的刚度，便于“蛤蟆弓”矫治辅弓结扎固位，背靠稳定弓丝发挥弹性矫治功能。

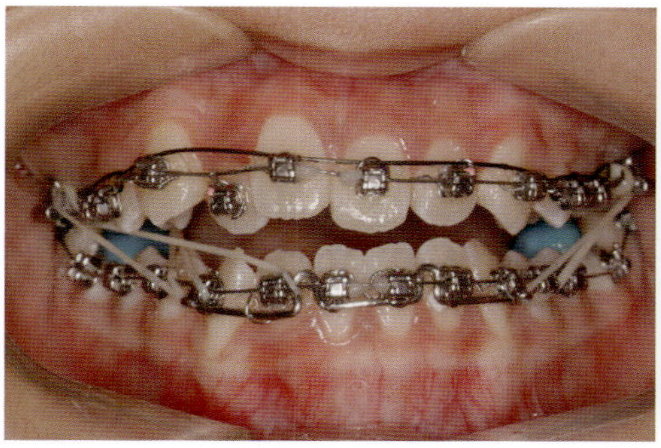
图12-1-1

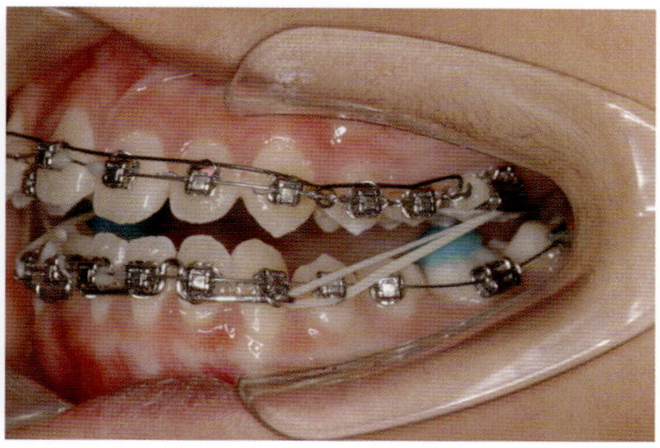
图12-1-2

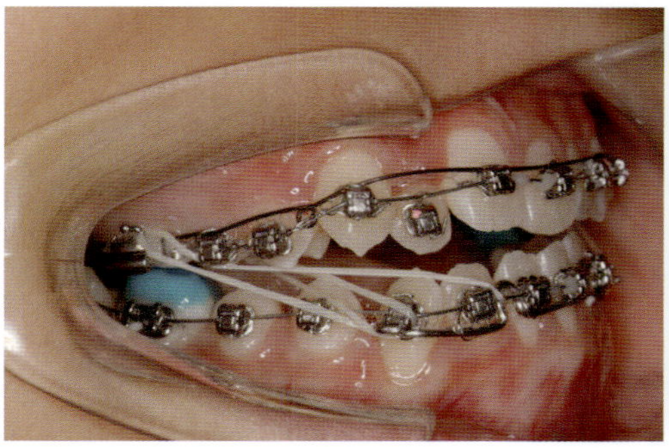
图12-1-3

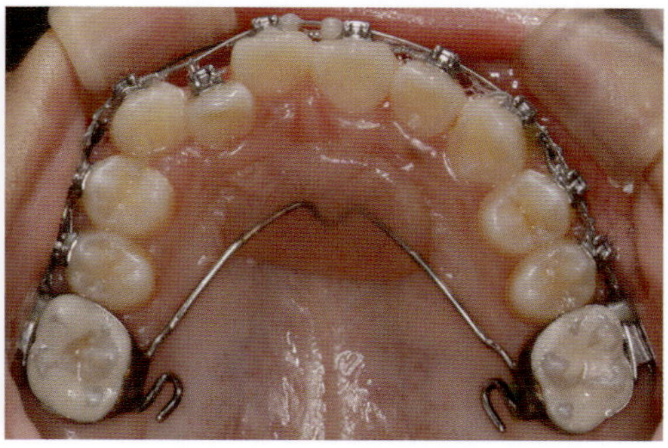
图12-1-4

二、保护性编织结扎丝与“蛤蟆弓”矫治技术结合应用矫治深覆殆

该患者就诊年龄25岁，是成人二手低角深覆殆案例。已经在外地矫治了1年零2个月，咬合打开非常困难。

我们接手时该患者下颌刚刚开始使用镍钛丝排齐牙列。

为了矫治该患者深覆殆，我们没有按常规处置。上颌使用了固定式平导（图12-2-5），下颌使用了“蛤蟆弓”矫治技术（图12-2-1～图12-2-4），该案例则在下颌镍钛丝上扎上了长腿“蛤蟆弓”矫治辅弓。显而易见，镍钛丝采用了保护性编织结扎丝技术（图12-2-6）。

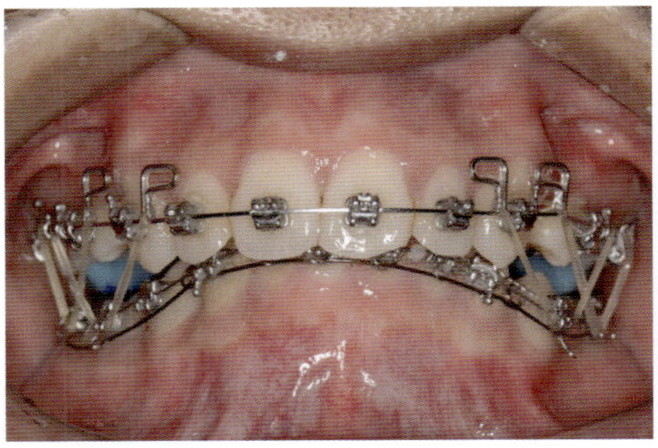

图12-2-1

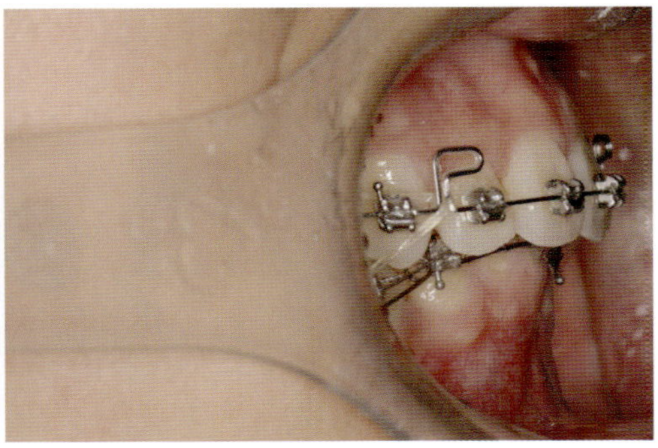

图12-2-2

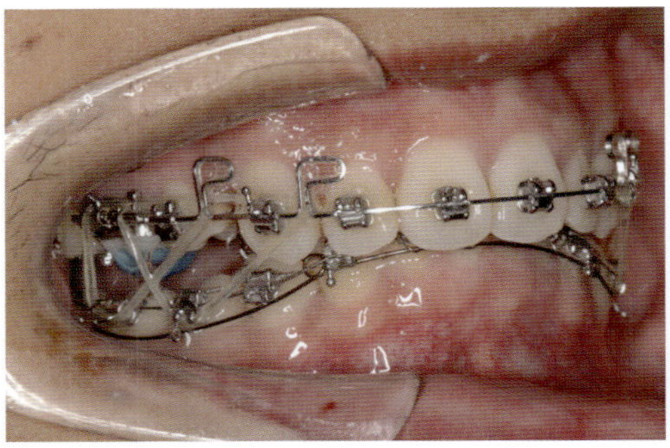

图12-2-3

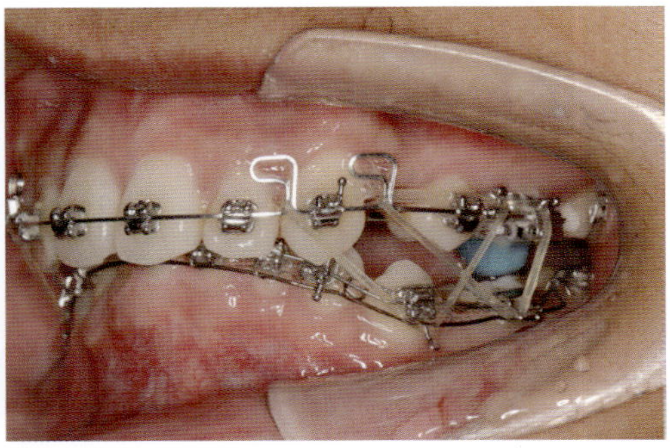

图12-2-4

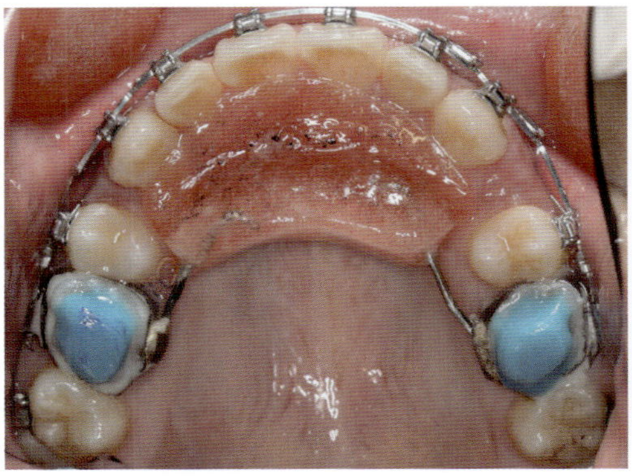

图12-2-5

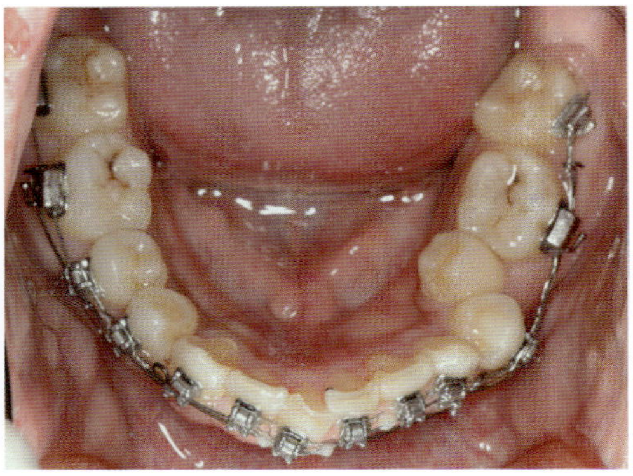

图12-2-6

第13章

“心跳簧”临床应用技巧

一、改良“心跳簧”竖直磨牙

该患者下颌47近中倾斜伴远中舌向旋转，使用改良“心跳簧”辅弓竖直47并矫正扭转（图13-1-1～图13-1-4）。获得种植体共同就位道，完成46牙位种植牙修复冠的牙列状况（图13-1-5，图13-1-6）。

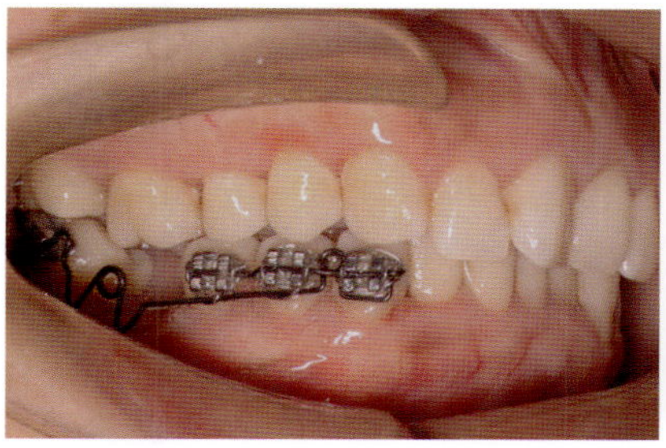

图13-1-1

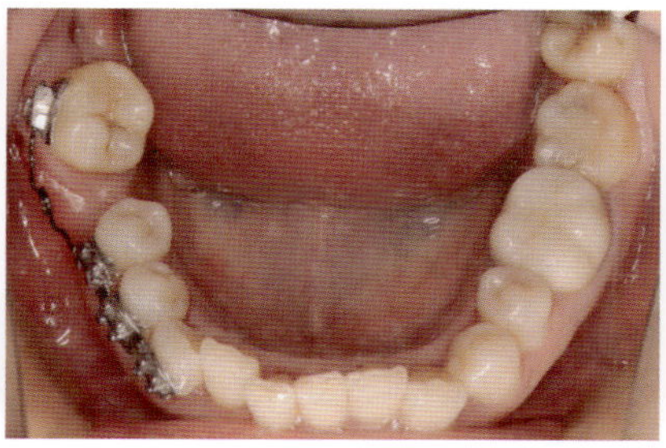

图13-1-2

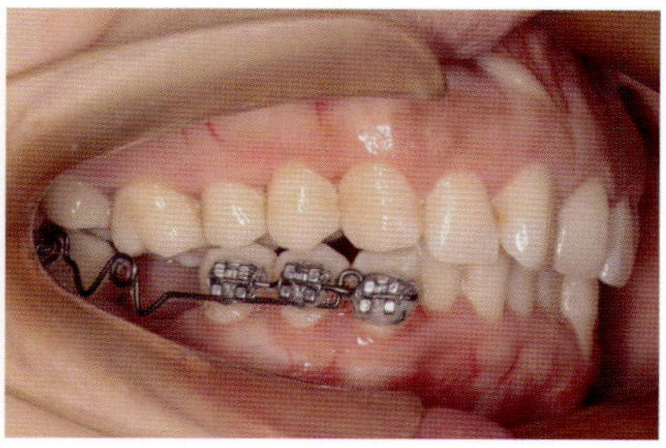

图13-1-3

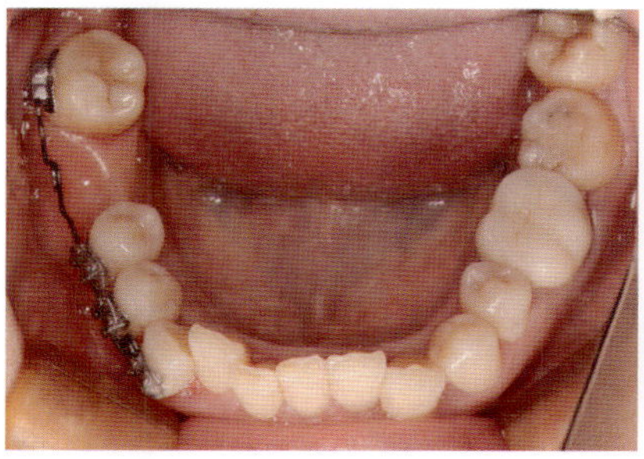

图13-1-4

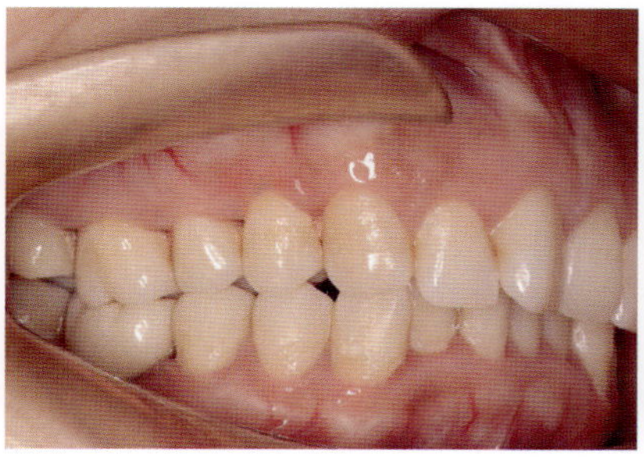

图13-1-5

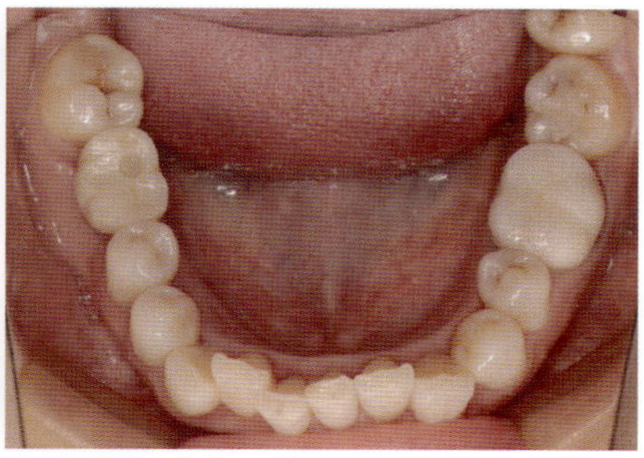

图13-1-6

X线口腔全景片记录该患者47矫治前、矫治后及种植牙装配后的牙列状况（图13-1-7～图13-1-9），改良心跳簧辅弓实物（图13-1-10）。

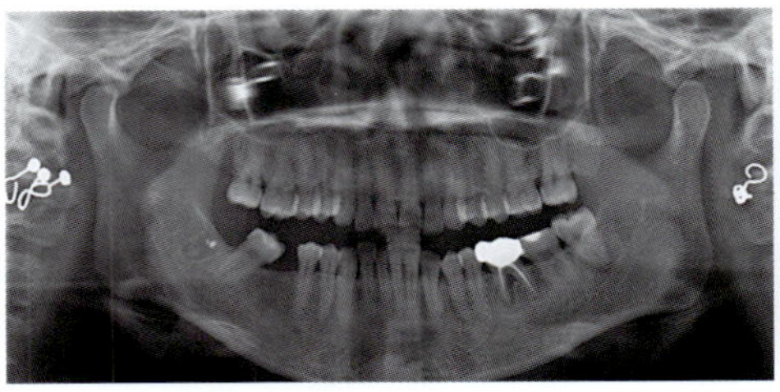
图13-1-7

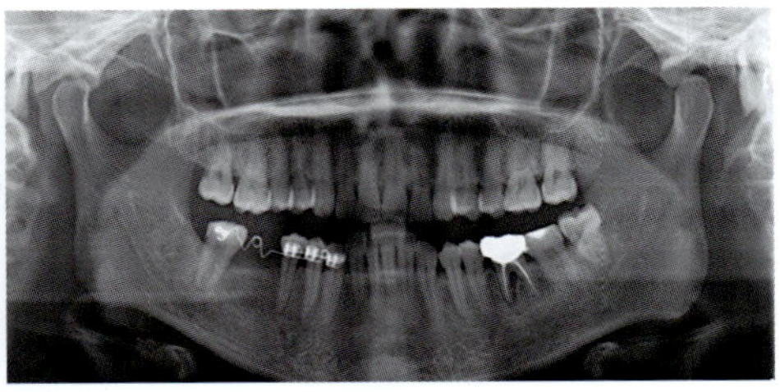
图13-1-8

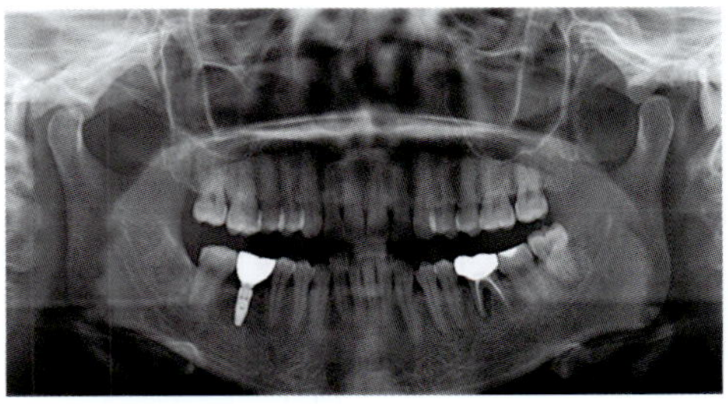
图13-1-9

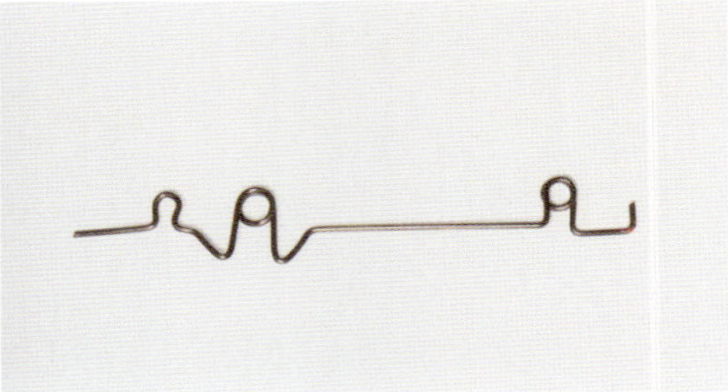
图13-1-10

矫治体会：该患者种植间隙不足，要求局部正畸治疗来竖直近中倾斜的下颌第二磨牙，拒绝复杂操作，拒绝强烈的不适感。我们根据患者牙列特点，个性化设计了改良“心跳簧”，该曲将停止曲、“心跳簧”“蝎子摆尾”的部分结构结合在一起，让磨牙竖直更加轻松、快捷。

二、“心跳簧”在下前牙拥挤中的妙用

患者女性，就诊年龄43岁，面下1/3过短，下颌前牙中度拥挤（图13-2-1），下颌牙列排齐无间隙，排齐牙列较困难，于是采用“心跳簧”扩展间隙排齐牙列（图13-2-2～图13-2-6）。“心跳簧”多用于矫治牙列拥挤案例，该装置激活后主要用于局部牙列扩弓、扩展微小间隙、排齐牙列，此装置结构特点为正畸澳丝弯制的弹性扩展辅弓，中间带圈垂直开大曲压缩后向两侧回弹，配合镍钛圆丝结合应用，充分发挥软丝与硬丝的特点，优势互补相互赋能，可以边扩展牙弓、边排齐牙列，获得良好的矫治效果。

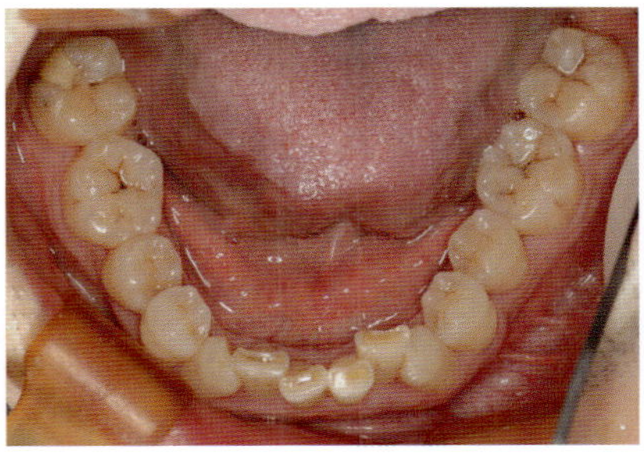
图13-2-1

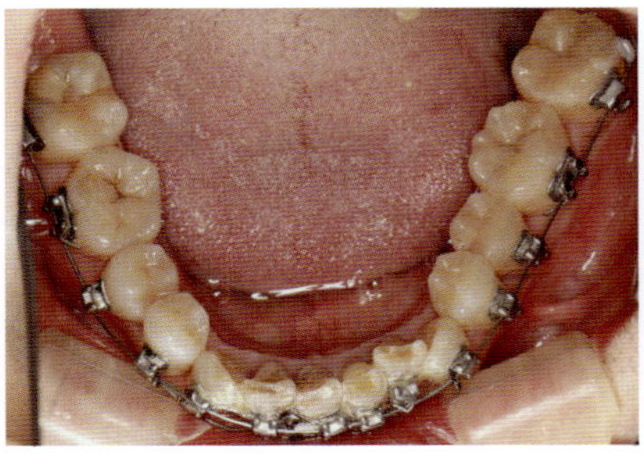
图13-2-2

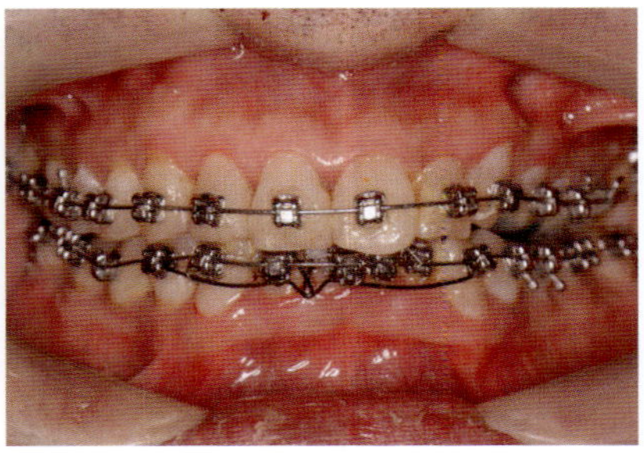
图13-2-3

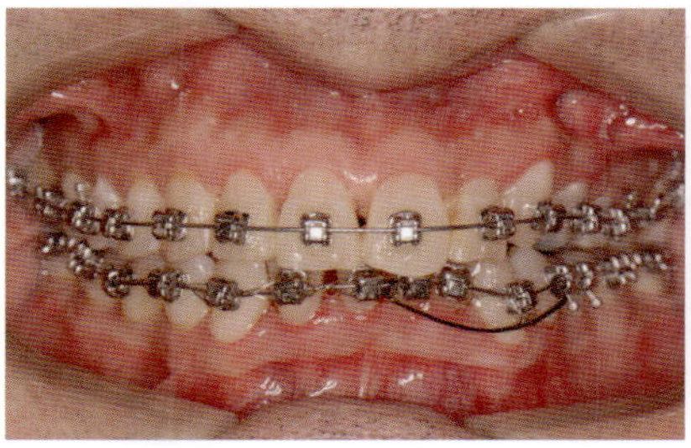
图13-2-4

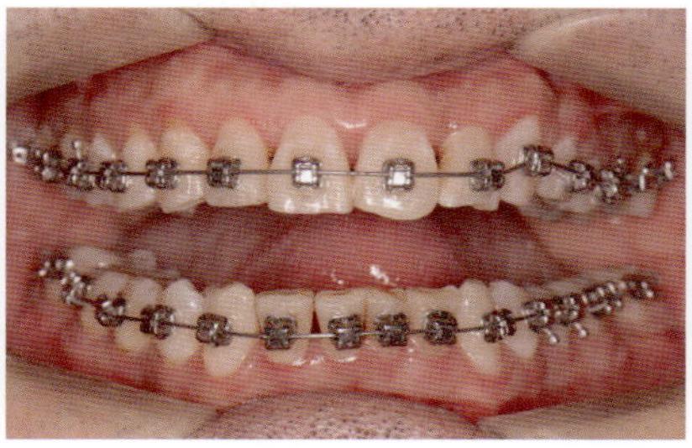
图13-2-5

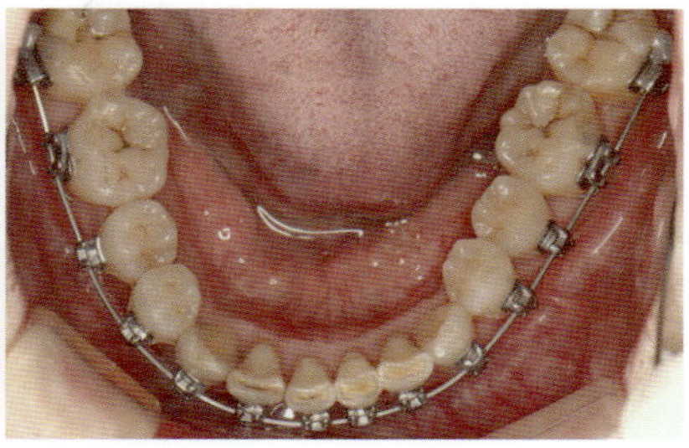
图13-2-6

三、倒置“心跳簧”扩展上颌牙弓间隙的临床应用

患者女性，就诊年龄23岁，上颌11唇向低位阻生、牙冠远中舌向扭转。

- 矫治阶段-1（2021年2月6日）

为其唇面粘接金属托槽，使用0.012英寸镍钛片段丝纳入11托槽，两侧游离端弓丝沿前牙段托槽龈侧翼沟结扎。镍钛推簧扩展11间隙，同时配置正畸辅弓“心跳簧”扩展13-23间隙。下颌使用扁担弓高位牵引辅弓与两侧颊棚钉之间挂镍钛拉簧，拉下颌牙列远中移动。同时，16与44扁担弓牵引钩，26带环舌侧牵引钩与43扁担弓牵引钩之间挂1/4英寸橡皮圈实施Ⅲ类颌间弹力牵引，此阶段治疗拍摄殆像照片如图13-3-1～图13-3-6所示。

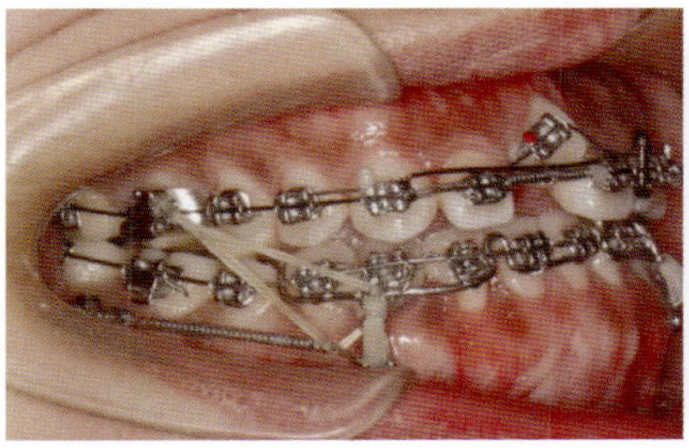
图13-3-1

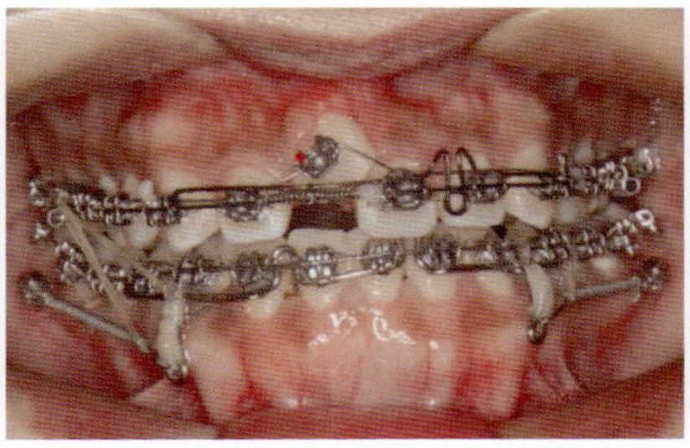
图13-3-2

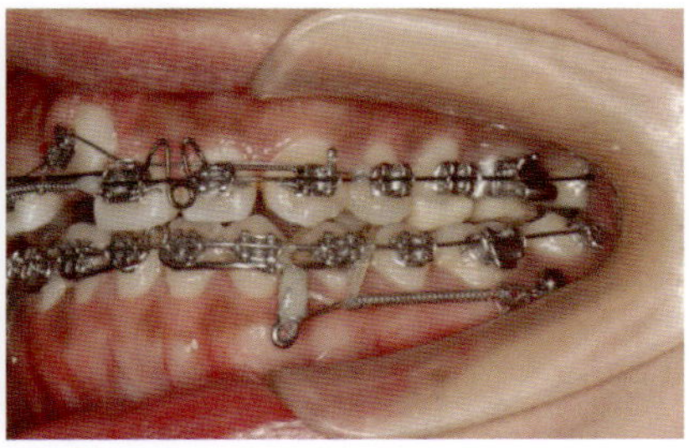
图13-3-3

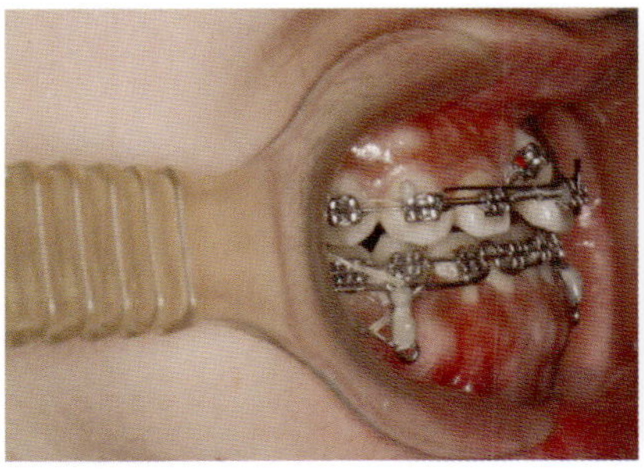
图13-3-4

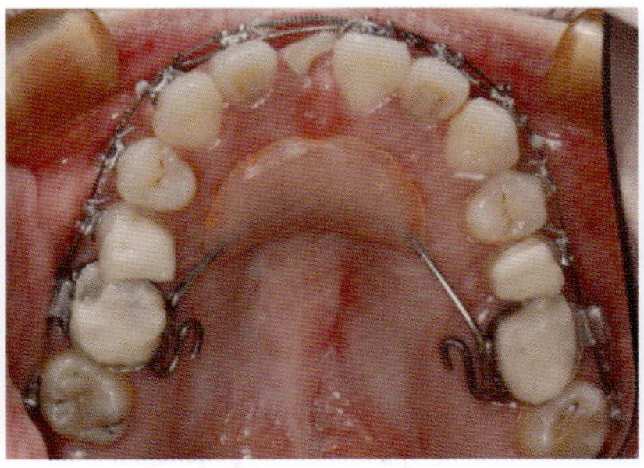
图13-3-5

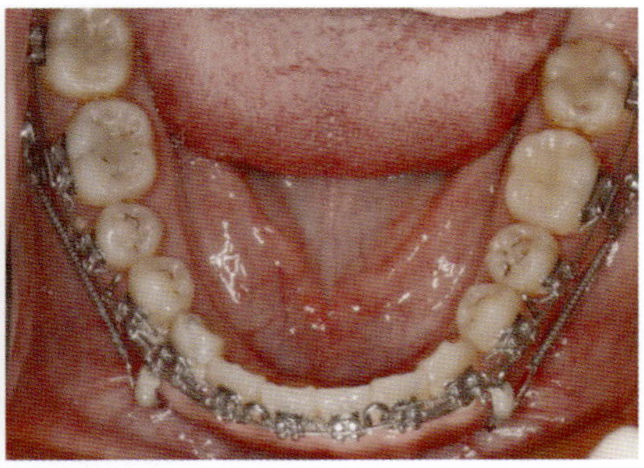
图13-3-6

- 矫治阶段-2（2021年3月13日）

经上处置，11较前扭正，并朝𬌗方移动，片段丝更换0.014英寸镍钛丝继续排齐牙列，11处推簧使用光固化树脂球加力。为了让11减少阻力干扰、顺利排入正常牙列，将“心跳簧”倒置放于13-23切端，拍摄𬌗像照片（图13-3-7～图13-3-12）。

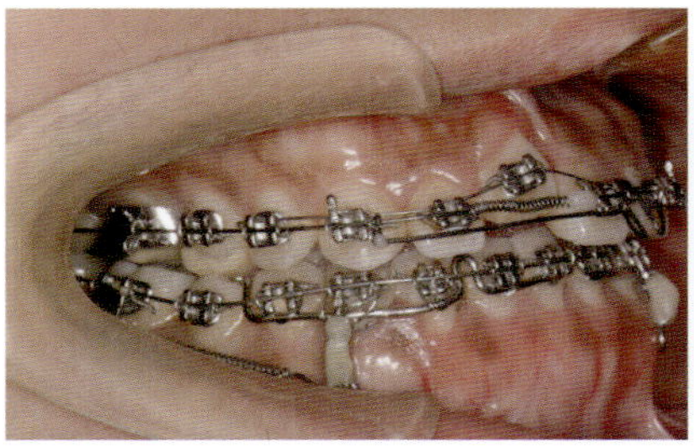
图13-3-7

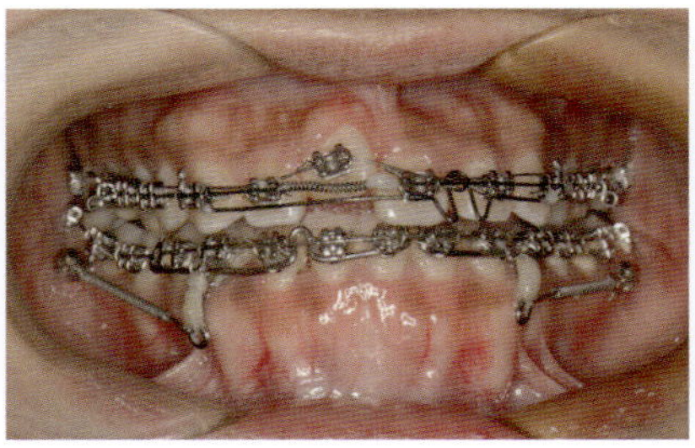
图13-3-8

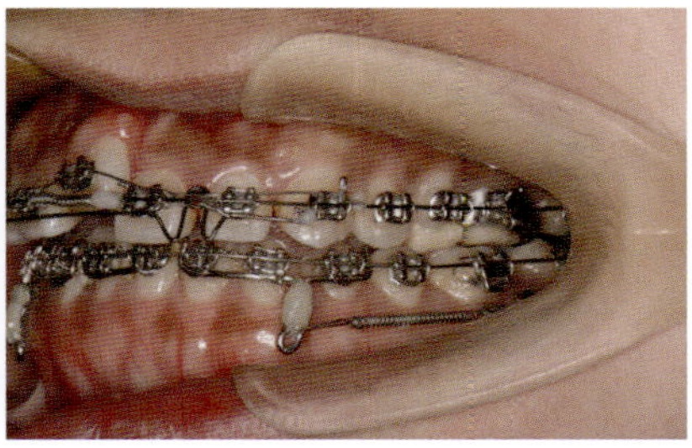
图13-3-9

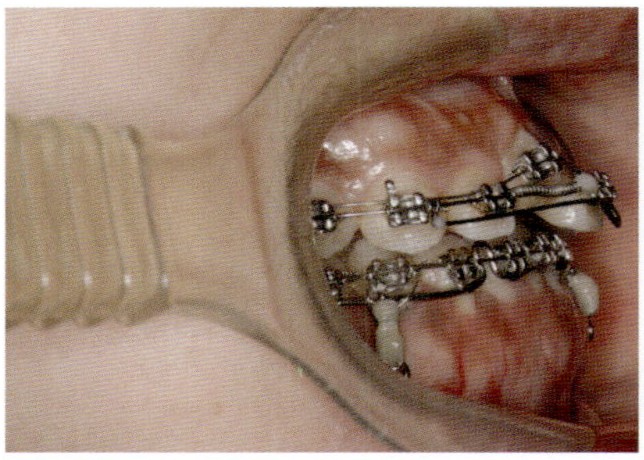
图13-3-10

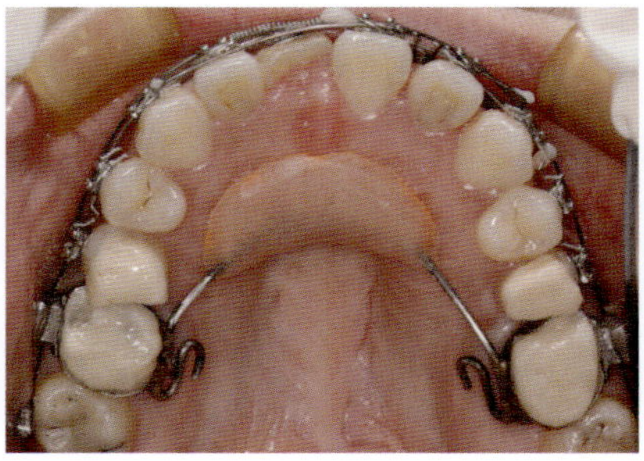
图13-3-11

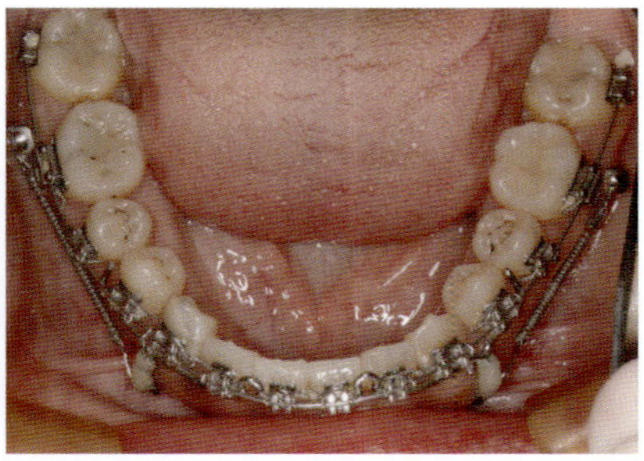
图13-3-12

X线口腔全景片显示，11牙轴直立即将排入正常牙列，可见上颌前牙段倒置安放正畸辅弓心跳簧影像（图13-3-13）。

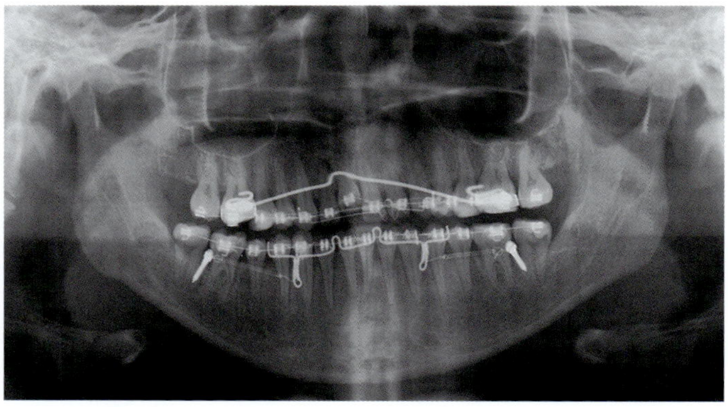
图13-3-13

第14章

上颌伸长磨牙压低技巧

一、上颌铸造支架压低伸长磨牙装置

患者女性，就诊年龄21岁，恒牙列，因左下第一磨牙缺失多年（图14-1-1～图14-1-3），未修复，左上第一磨牙伸长导致对颌无修复空间，患者要求矫正压低左上第一磨牙，我们取模制作了铸造固定式磨牙压低装置。矫治设计：以15、16、24、25作为支抗牙，上颌前牙区增加平导，辅助前牙打开咬合同时后牙解除锁结利于压低26，25远中焊接牵引钩，颊侧牵引钩位于26颊侧正中龈方龈缘下5～7mm，腭侧牵引钩位置位于26腭侧正中龈方龈缘下7～8mm，26殆面粘接舌侧扣便于橡皮链固位，防止滑脱。2023年10月15日患者就诊，装配压低磨牙装置使用短距橡皮链从26颊侧牵引钩到26殆面舌侧扣到26腭侧牵引钩（图14-1-4～图14-1-6），每3周更换1次橡皮链（提示：若其后有上颌第三磨牙，需拔除第三磨牙后实施压低）。

– 初诊（2023年10月15日）

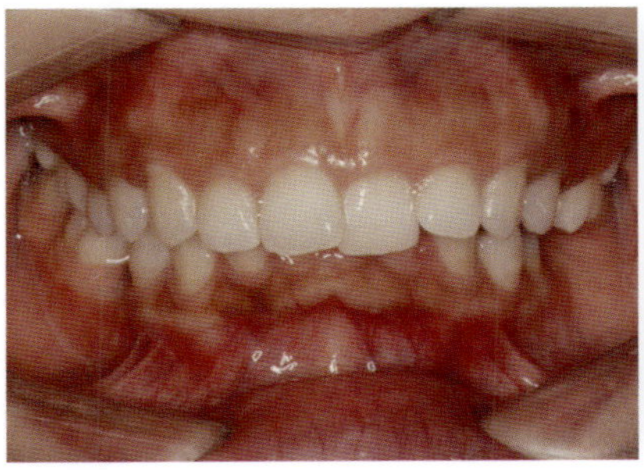
图14-1-1

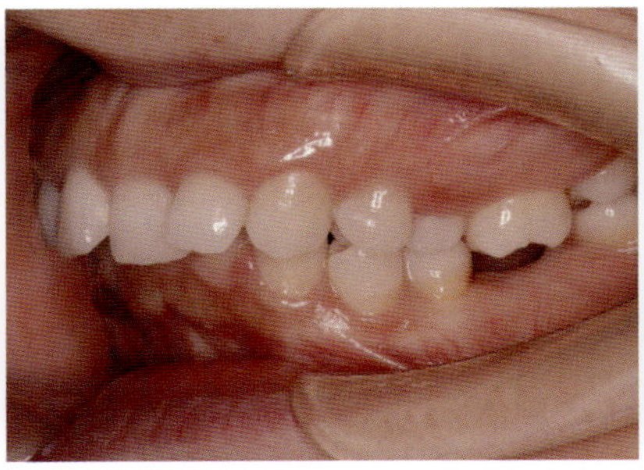
图14-1-2

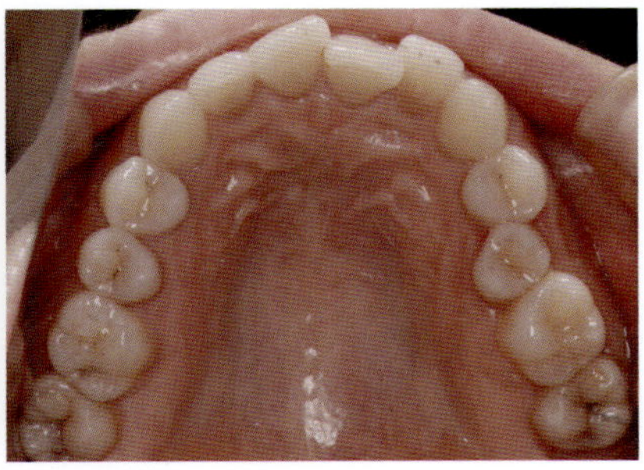
图14-1-3

– 矫治阶段-1（2023年10月15日）

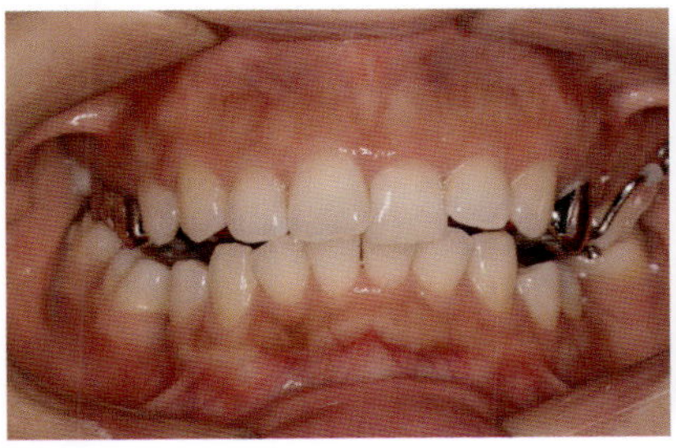
图14-1-4

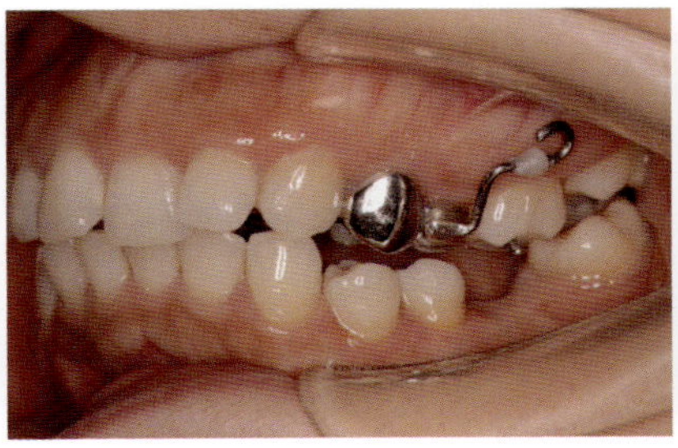
图14-1-5

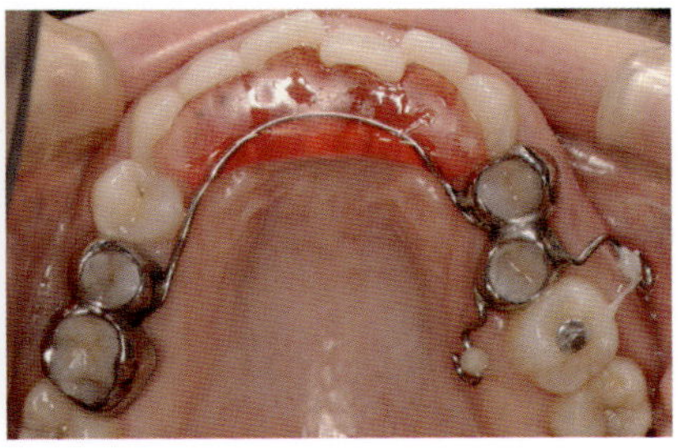
图14-1-6

– 矫治阶段–2（2024年2月25日）

复诊检查见26压低效果明显达到过矫正状况（图14–1–7～图14–1–9），矫治前与矫治阶段X线口腔全景片对比（图14–1–10，图14–1–11），下颌36缺失问题由种植科处理。上颌铸造支架压低伸长磨牙装置具有舒适度良好、压低效率高、未使用种植钉装置、无创伤等优点，推荐临床医生使用。

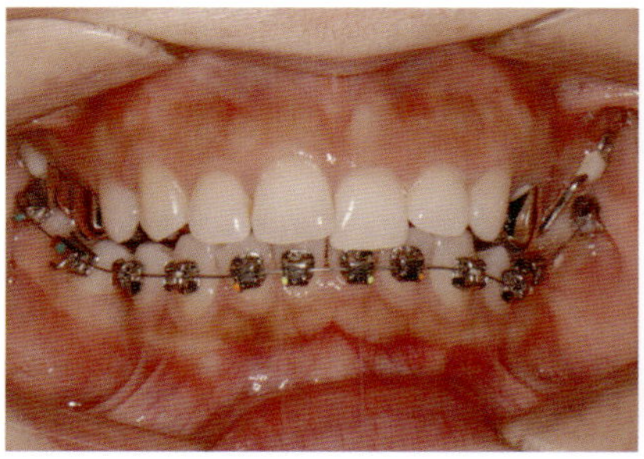
图14–1–7

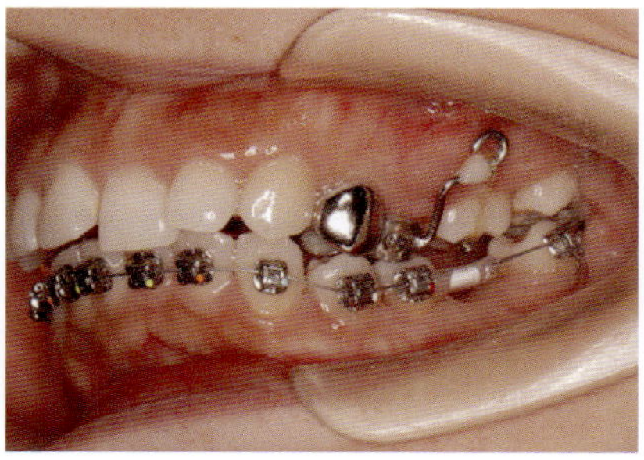
图14–1–8

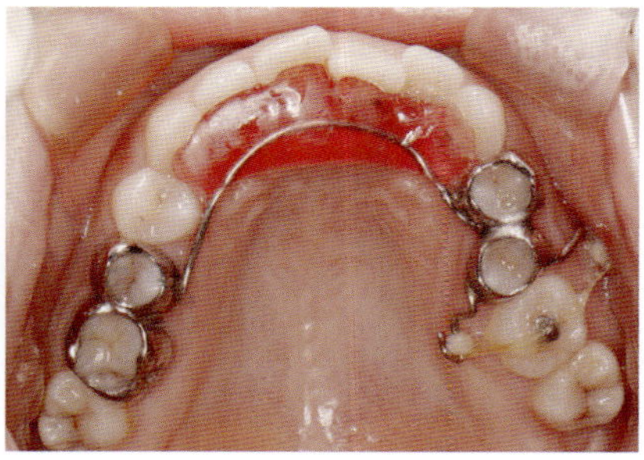
图14–1–9

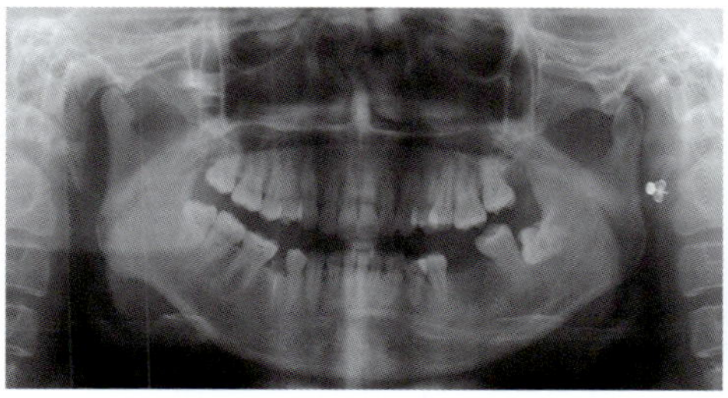
图14–1–10

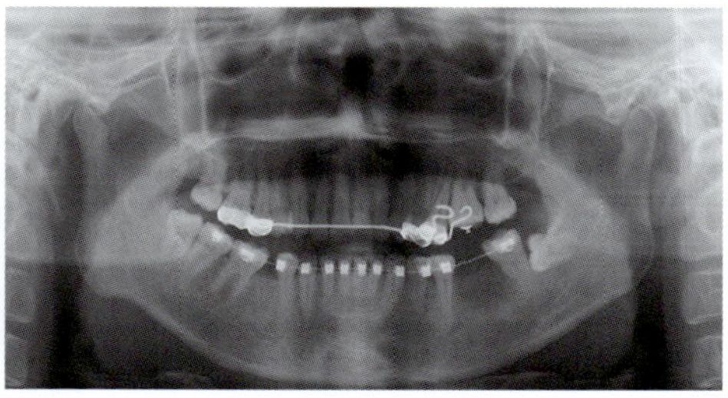
图14–1–11

二、种植钉与粗丝辅弓结合压低伸长上颌磨牙

该患者初诊拍摄殆像照片（图14–2–1～图14–2–3），X线口腔全景片（图14–2–10）见17、27伸长，采用的附牵引钩改良式TPA双侧压低17、27（图14–2–4），压低2个月后发现27压低效果良好，17压低效果欠佳，随即右侧16–17颊舌侧植入种植钉配合颊侧弯制粗丝辅弓更换橡皮链（图14–2–5～图14–2–7），2个月后17也顺利压低，见X线口腔全景片（图14–2–11，图14–2–12），患者按照修复计划植入种植牙（图14–2–8，图14–2–9及图14–2–13）。

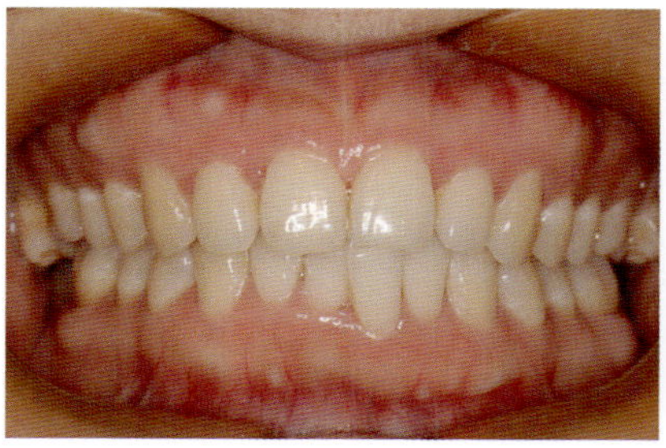
图14–2–1

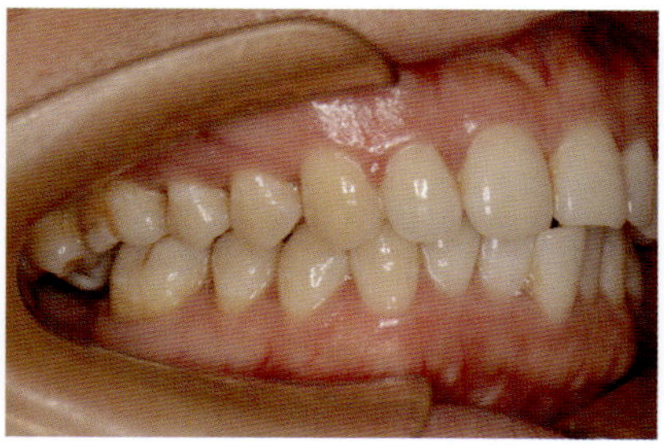
图14–2–2

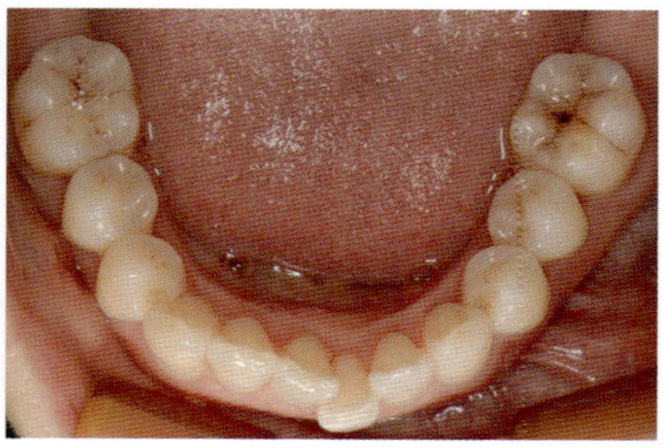
图14–2–3

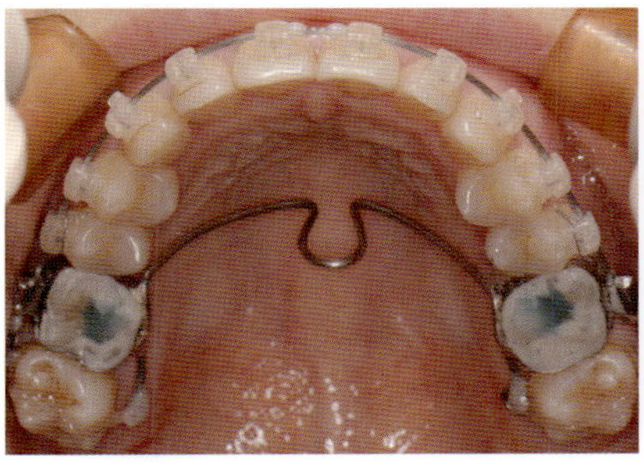
图14-2-4

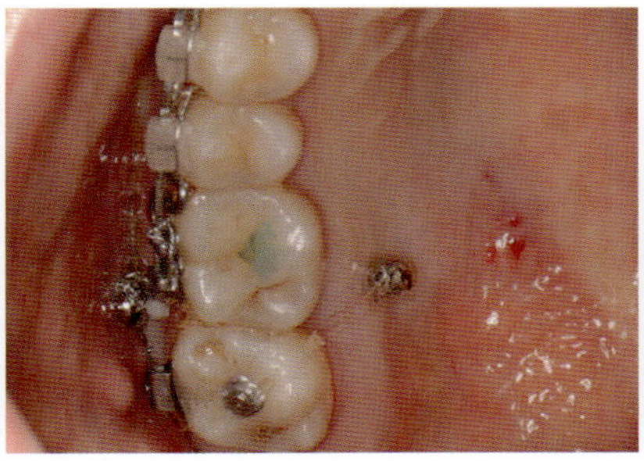
图14-2-5

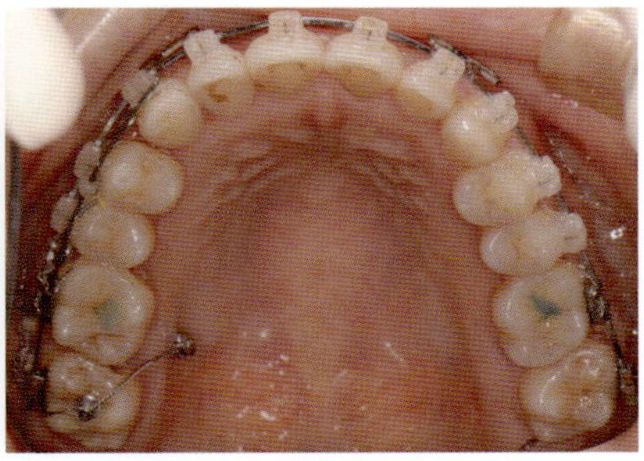
图14-2-6

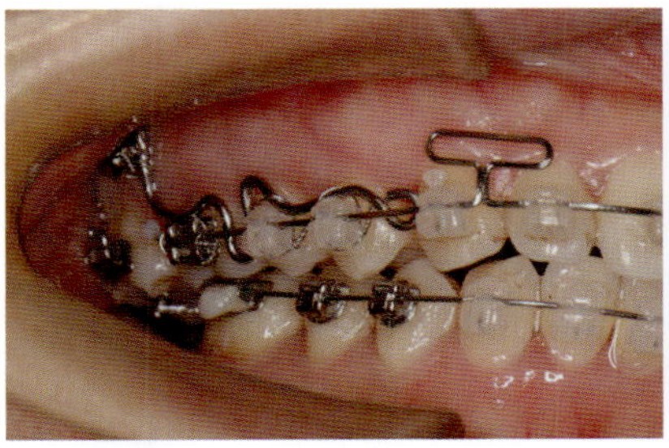
图14-2-7

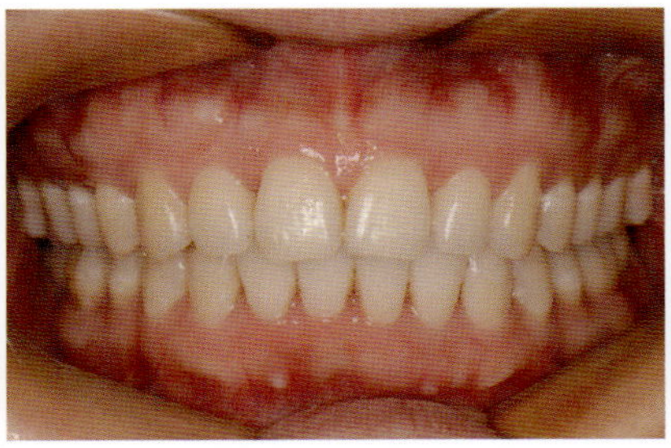
图14-2-8

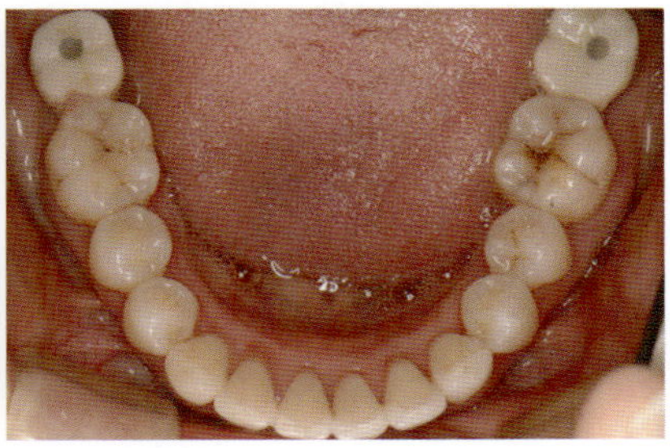
图14-2-9

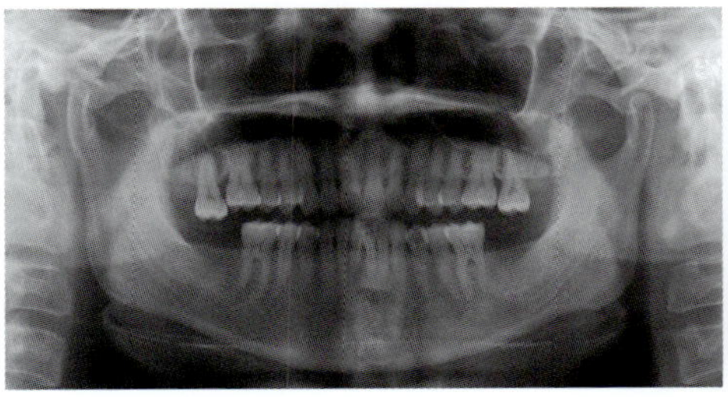
图14-2-10

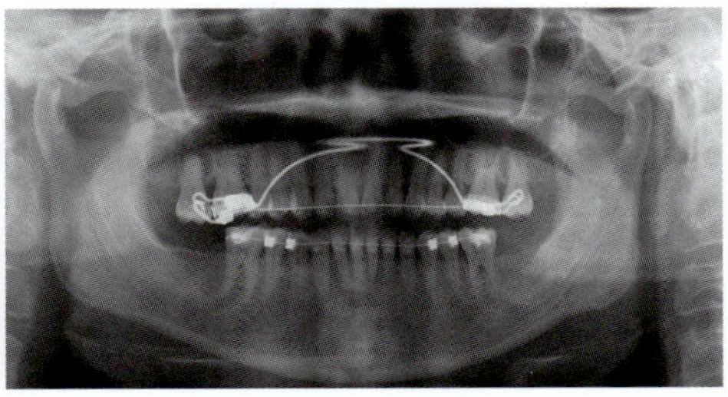
图14-2-11

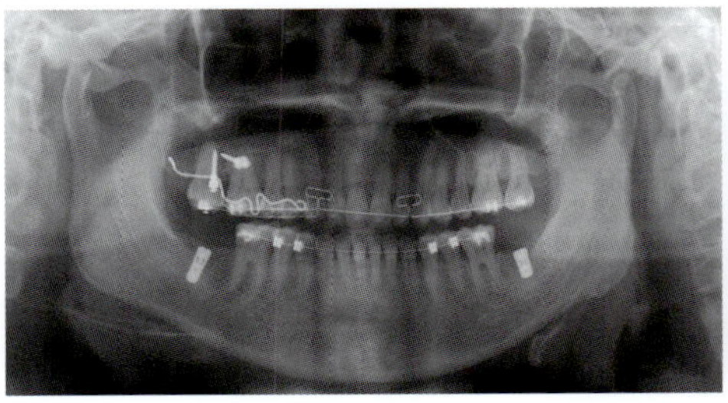
图14-2-12

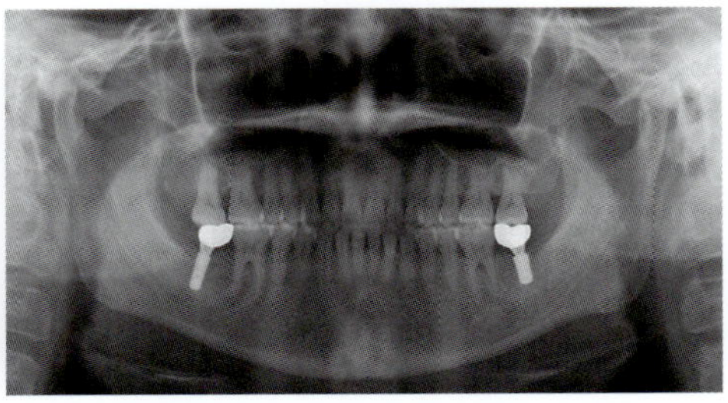
图14-2-13

三、固定式双臂磨牙压低矫治器临床应用

正畸临床常用压低伸长磨牙的方法有：

（1）殆垫：因异物感较强，影响患者正常咀嚼，临床使用有一定的适应证。

（2）种植支抗：因压低磨牙常需植入位置靠后，植入难度较大，患者异物感强，且需颊舌侧各植入1颗，同时存在种植钉折断、松动脱落等风险，增加患者的畏惧心理。

（3）无托槽隐形矫治器：对于修复前局部正畸的患者花费较高等。

因此，介绍一种简单、高效、安全、无创的矫治器来压低伸长磨牙的方法。

该矫治器常用于末端磨牙的压低，以压低上颌第二磨牙为例，具体设计如下：需压低侧的上颌前磨牙及第一磨牙焊接带环，从第一磨牙颊舌侧远中焊接直径为1.0mm的不锈钢丝牵引钩，牵引钩离开黏膜约1mm，向远中延伸至第二磨牙，龈向延伸至膜龈联合处，临床应用时第二磨牙粘接舌侧扣，舌侧扣牵引钩可根据需要设计加力方式，带坏上焊接托槽可同期行正畸治疗，从而节省治疗时间，4~6周复诊1次。

附：上颌牙弓单侧固定式双臂磨牙压低矫治器实物（图14-3-1~图14-3-3）。

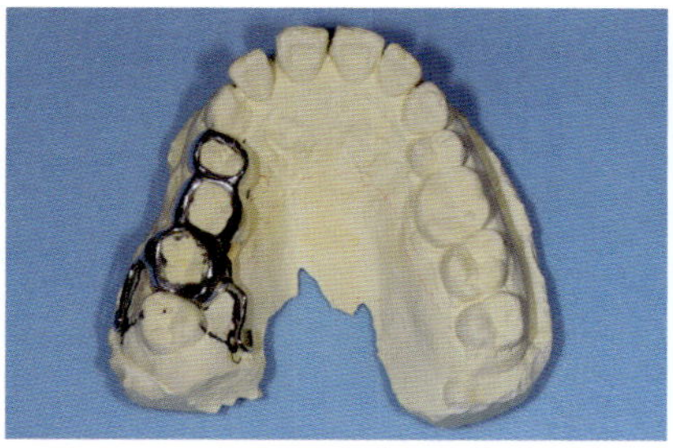
图14-3-1

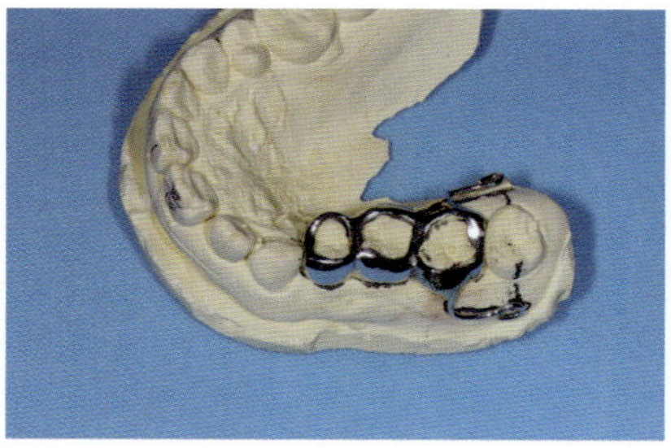
图14-3-2

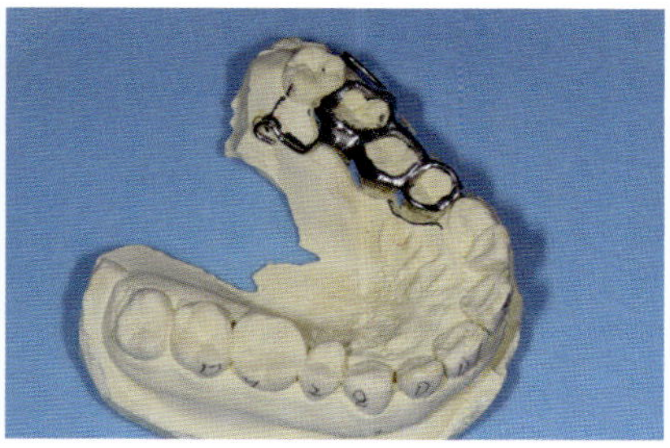
图14-3-3

案例-1

该患者就诊𬌗像照片显示上颌牙弓17伸长（图14-3-4~图14-3-6）。

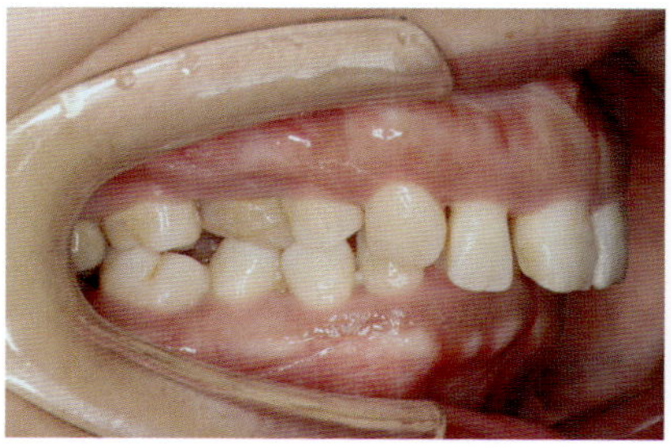
图14-3-4

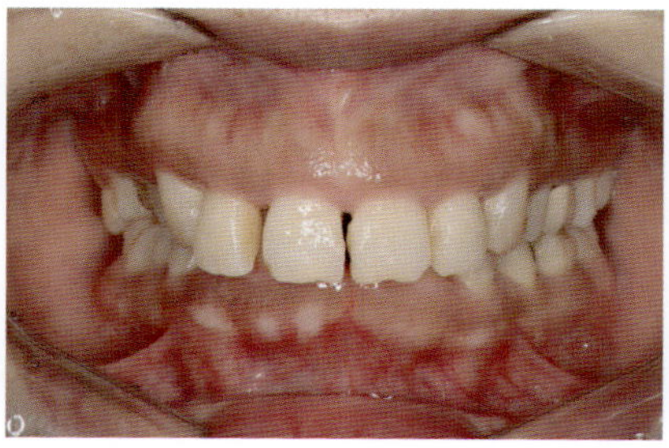
图14-3-5

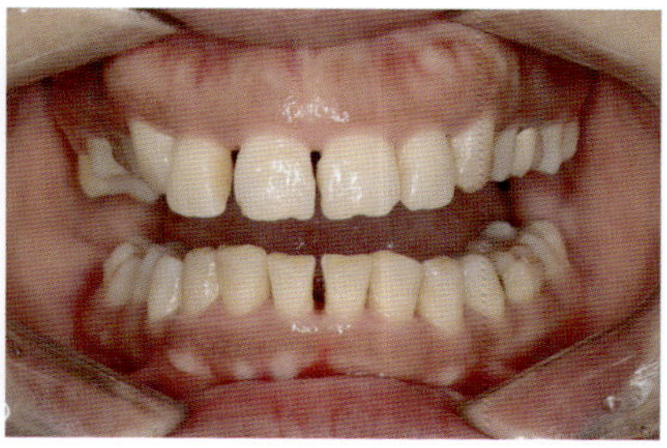
图14-3-6

– 初戴（2021年8月7日）

上颌牙弓14、15、16粘接装配单侧固定式双臂磨牙压低矫治器，17牙冠颊面及舌面粘接了舌侧扣，固定式双臂与17舌侧扣之间分别挂橡皮链压低伸长磨牙。16、26配套使用了粘接式𬌗垫，下颌牙弓粘接了直丝弓金属托槽固定矫治器（图14-3-7~图14-3-9）。

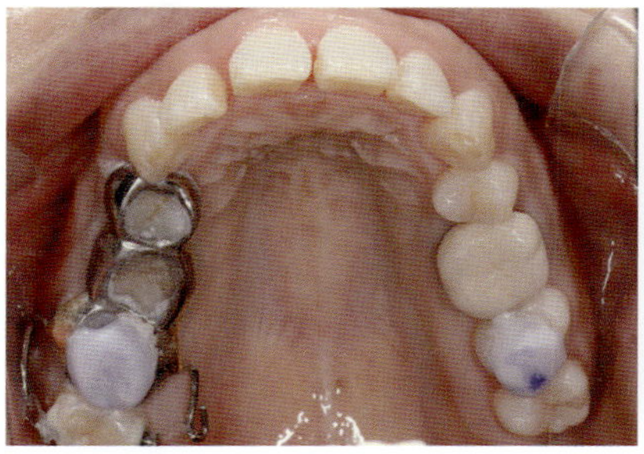
图14-3-7

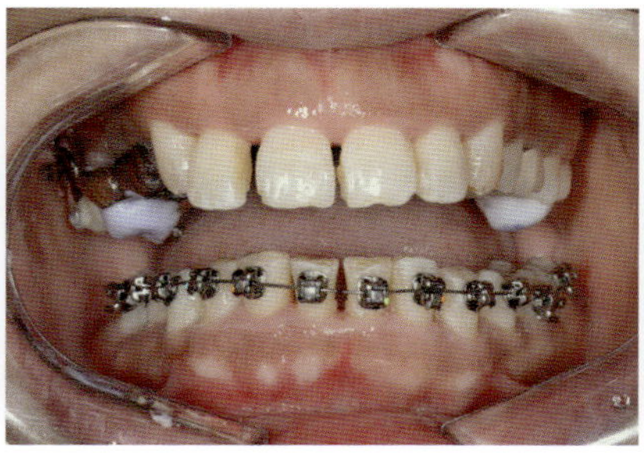
图14-3-8

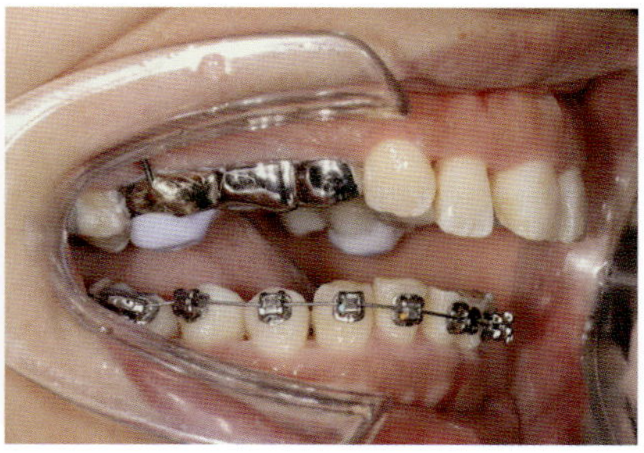
图14-3-9

– 复诊（2021年10月9日）

经上处置，复诊检查见患者17伸长牙冠已经明显压低，打磨去掉16、26殆垫（图14-3-10～图14-3-12）。

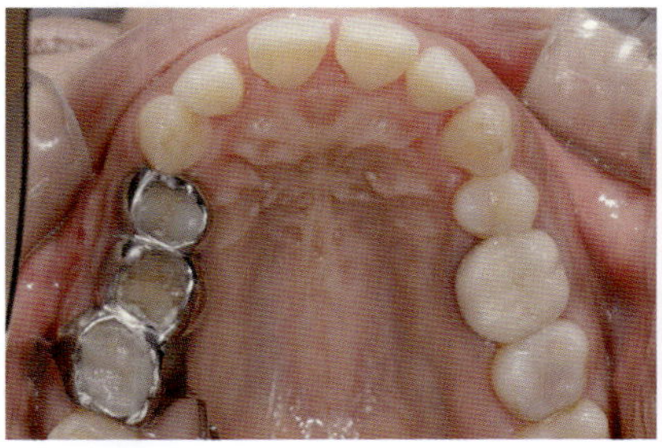
图14-3-10

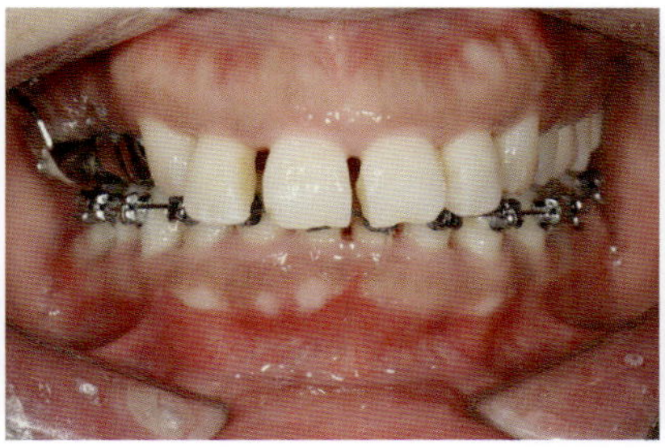
图14-3-11

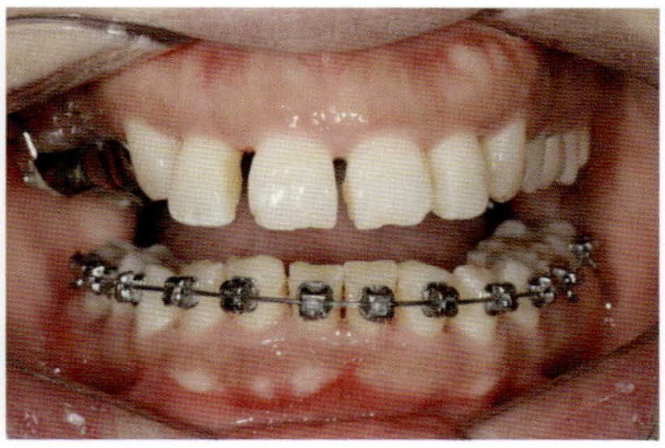
图14-3-12

– 复诊（2021年11月17日）

复诊检查见伸长17采用固定式双臂磨牙压低矫治器治疗3个多月，获得良好压低效果，达到预期目标（图14-3-13～图14-3-15）。

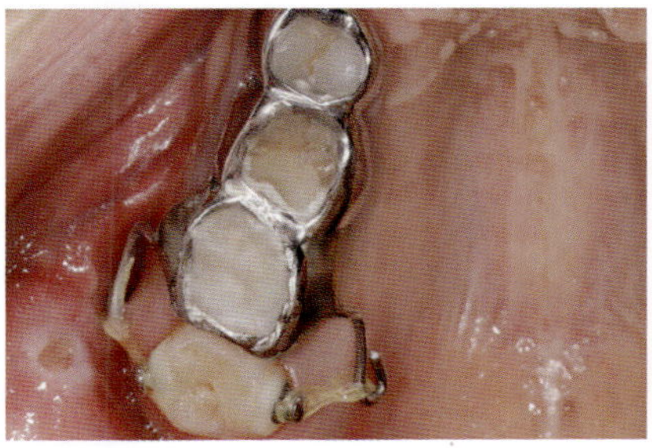
图14-3-13

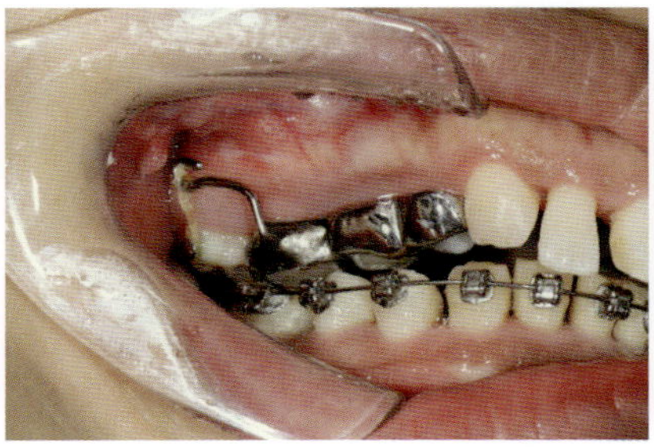
图14-3-14

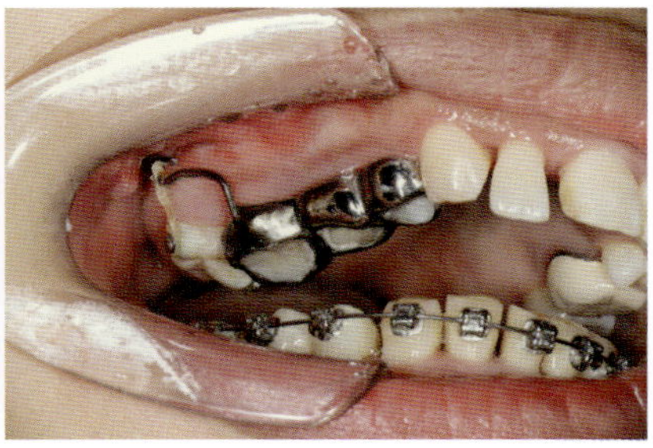
图14-3-15

– 拆除（2021年11月18日）

拆除固定式双臂磨牙压低矫治器，粘接上半口直丝弓金属托槽排齐牙列（图14-3-16～图14-3-18）。

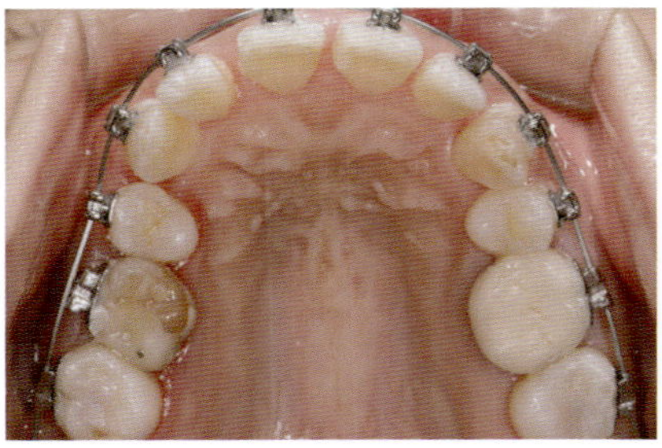
图14-3-16

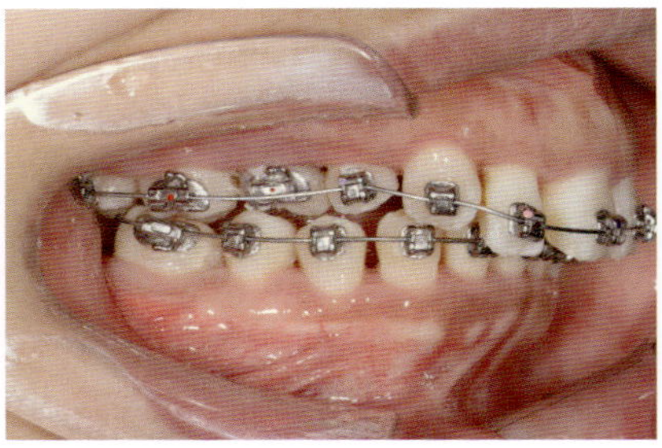
图14-3-17

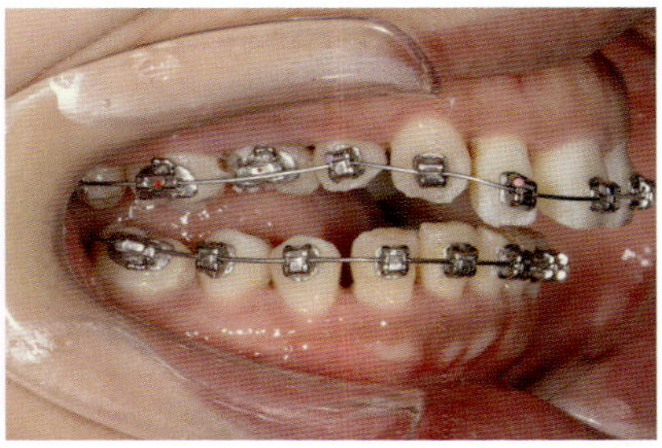
图14-3-18

案例-2

上颌牙弓双侧固定式双臂磨牙压低矫治器实物，注意在铸造基牙带环颊侧设计制作了正畸托槽附件（图14-3-19～图14-3-21）。

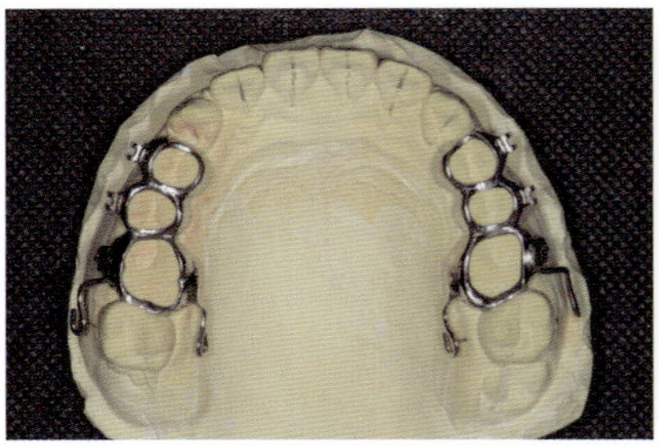
图14-3-19

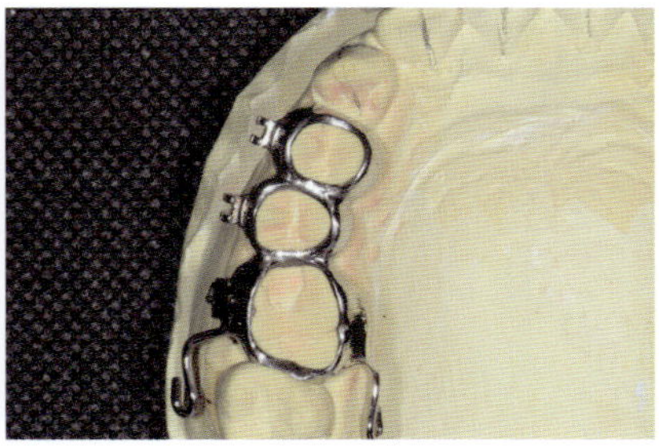
图14-3-20

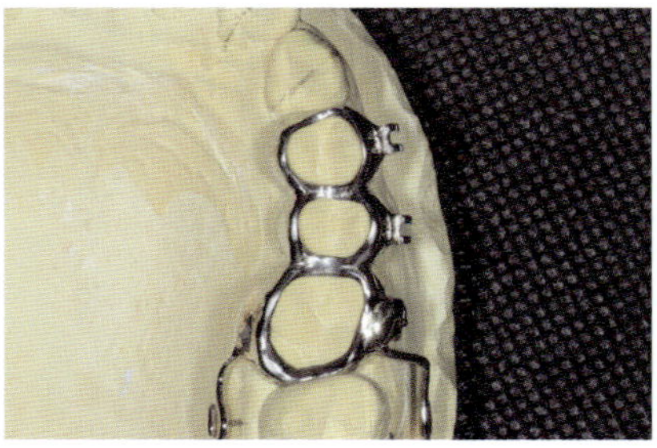
图14-3-21

该患者因上颌17、27伸长（无对颌磨牙），修复科要求压低伸长磨牙就诊，初诊拍摄𬌗像照片（图14-3-22～图14-3-24）。

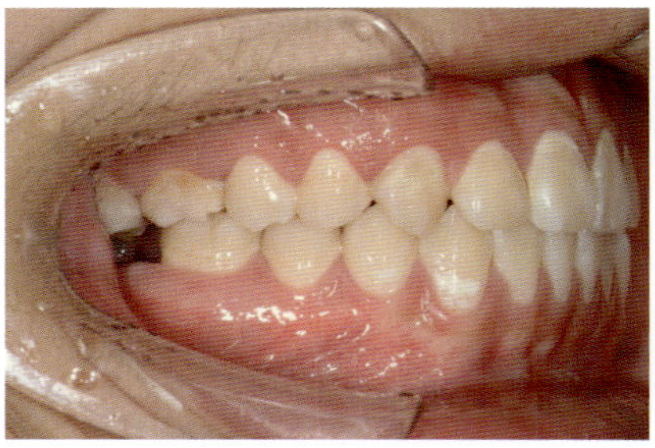
图14-3-22

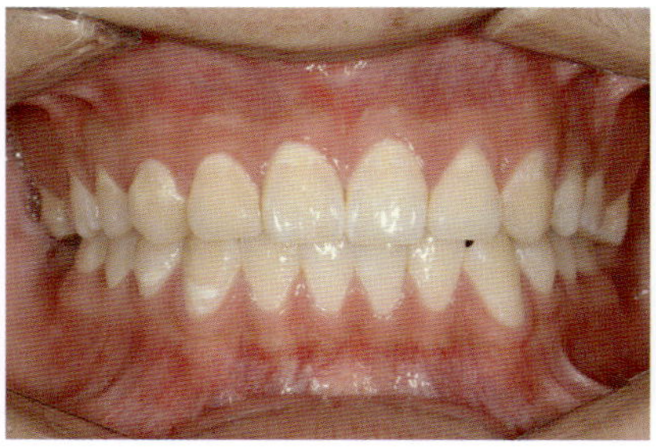
图14-3-23

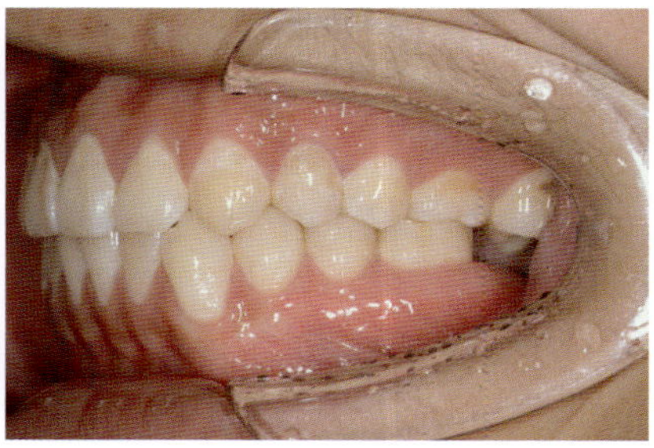
图14-3-24

- 初戴（2021年12月1日）

装配上颌牙弓双侧固定式双臂磨牙压低矫治器，上颌前牙13-23粘接金属自锁托槽，与固定式双臂磨牙压低矫治器上设置的基牙托槽连接成一个完整的上半口固定矫治器，使用镍钛丝排齐牙列；17、27牙冠颊面及舌面粘接舌侧扣，两侧固定式双臂与17、27舌侧扣之间分别挂橡皮链压低伸长磨牙（图14-3-25～图14-3-27）。

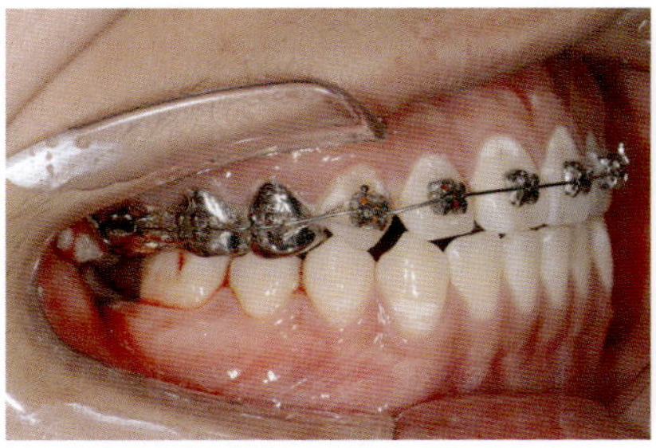

图14-3-25

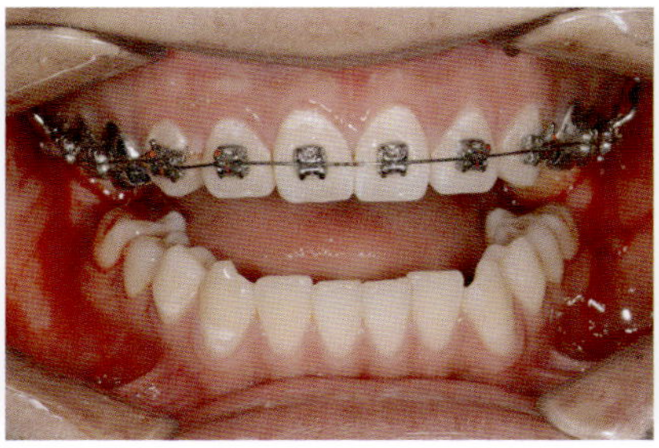

图14-3-26

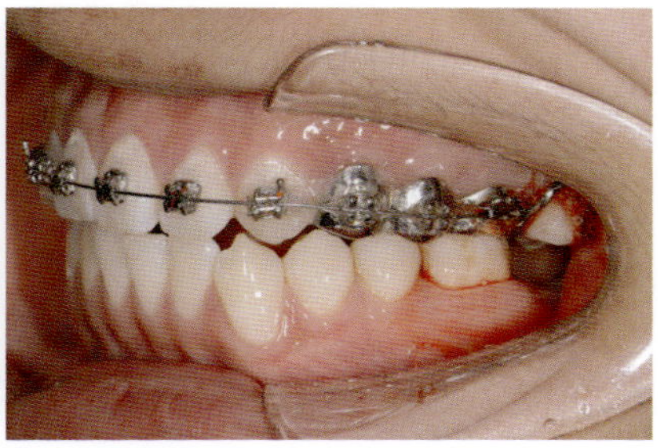

图14-3-27

– **复诊**（2022年4月13日）

复诊检查见17、27较前压低，继续更换橡皮链压低磨牙；下半口粘接金属自锁托槽，使用镍钛丝排齐牙列（图14-3-28～图14-3-30）。

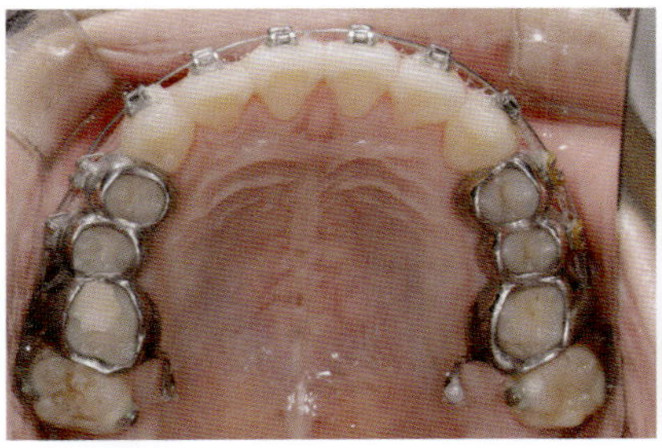

图14-3-28

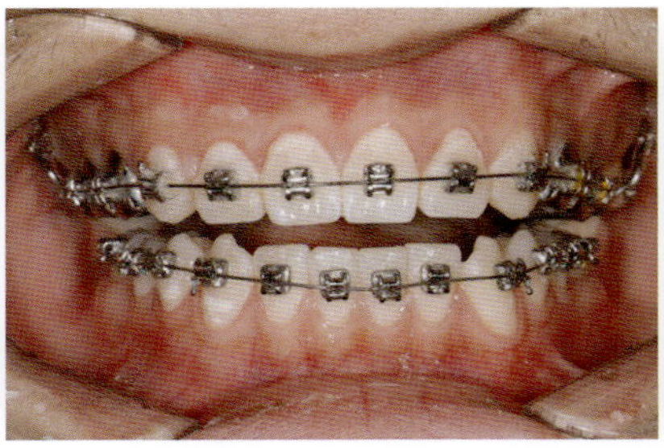

图14-3-29

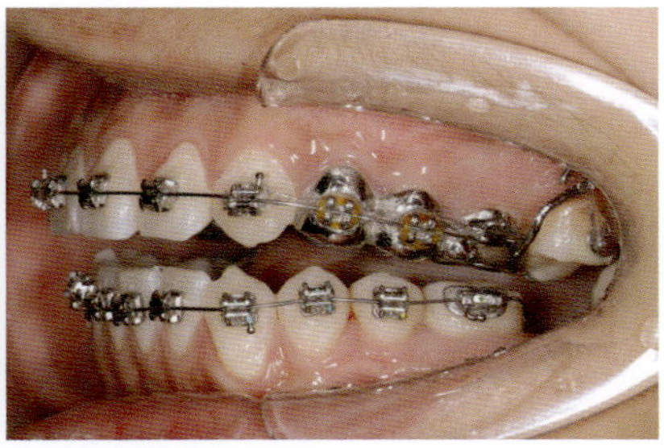

图14-3-30

– **复诊**（2022年9月6日）

复诊检查见患者上颌压低伸长的17、27采用固定式双臂磨牙压低矫治器治疗9个月，获得良好的压低效果，达到预期目标（图14-3-31～图14-3-33）。

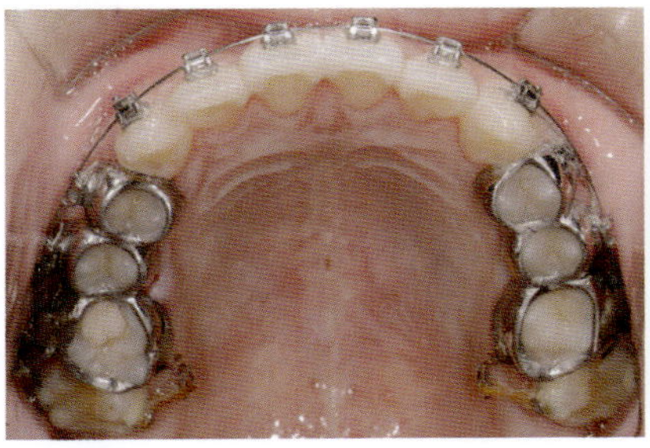

图14-3-31

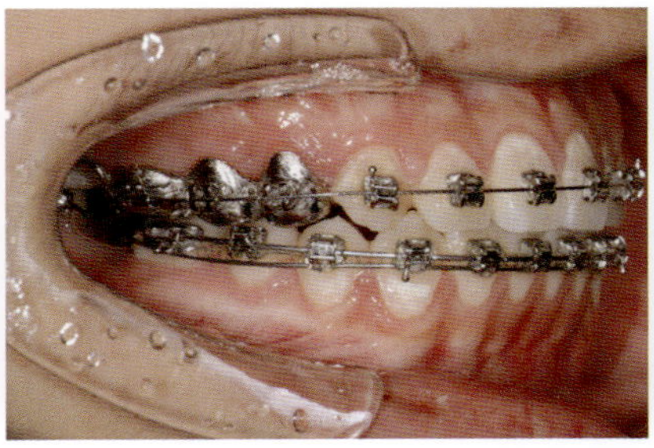

图14-3-32

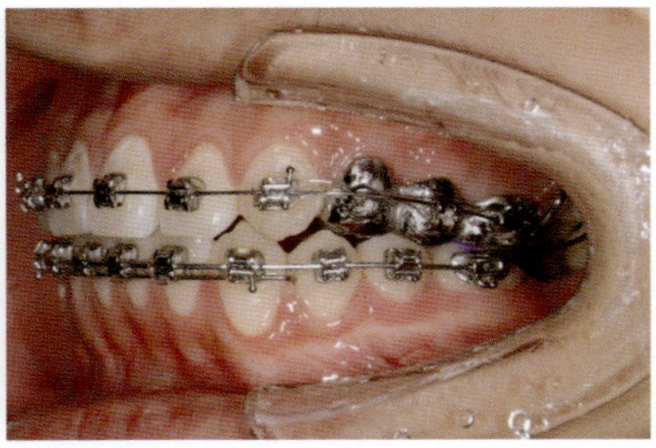

图14-3-33

第15章

武氏助萌牵引辅弓矫治技巧

一、武氏助萌牵引辅弓在上颌阻生尖牙及下颌阻生前磨牙中的应用

案例-1

该患者13颌骨内埋伏阻生，矫治设计减数3颗4和1颗5。实施手术翻瓣暴露13牙面粘接牵引附件，采用武氏助萌牵引辅弓导萌治疗，拍摄殆像照片及X线口腔全景片（图15-1-1～图15-1-3）。图15-1-4显示13埋伏牙经导萌牵引排入正常牙列状况。

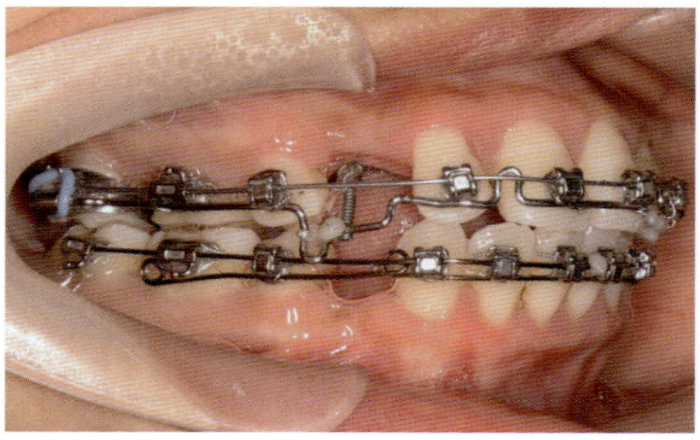
图15-1-1

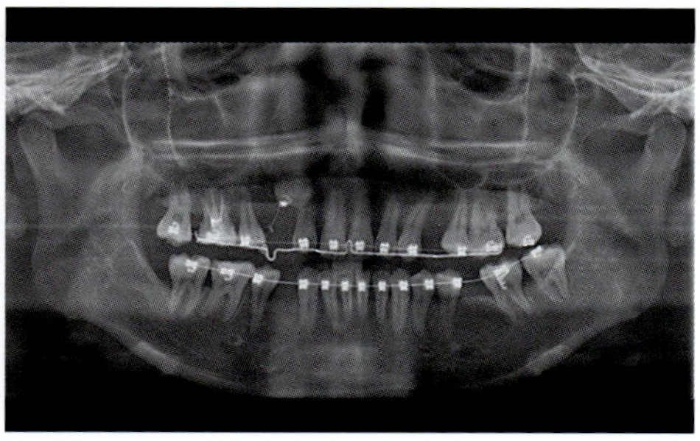
图15-1-2

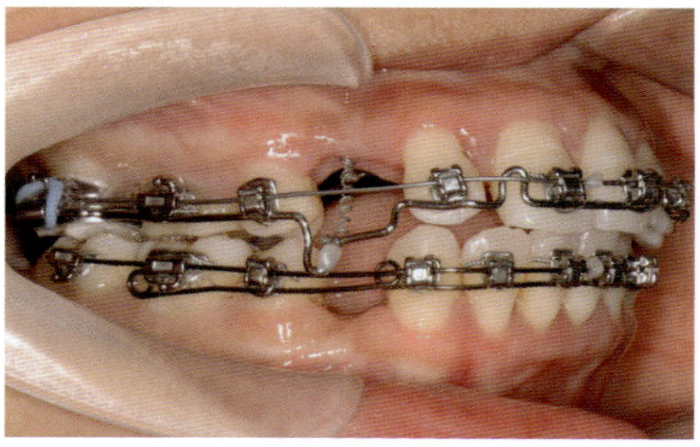
图15-1-3

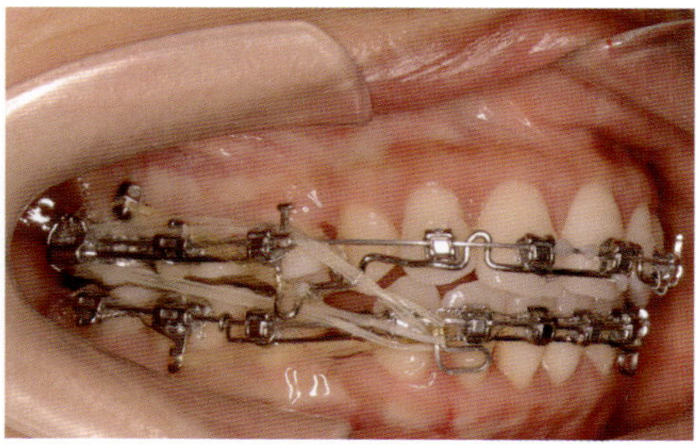
图15-1-4

案例-2

该患者13低位唇向阻生，应用武氏助萌牵引辅弓殆向弹力牵引排入正常牙列（图15-1-5，图15-1-6），图15-1-7是武氏助萌牵引辅弓实物。

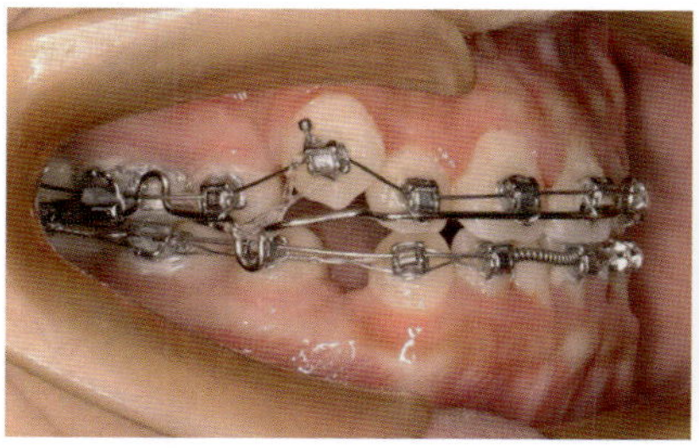
图15-1-5

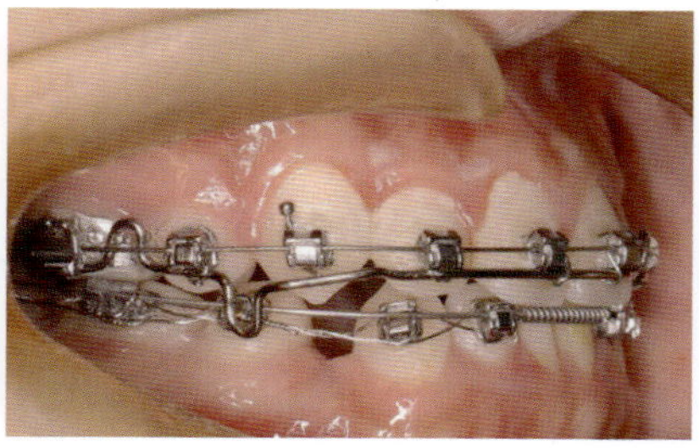
图15-1-6

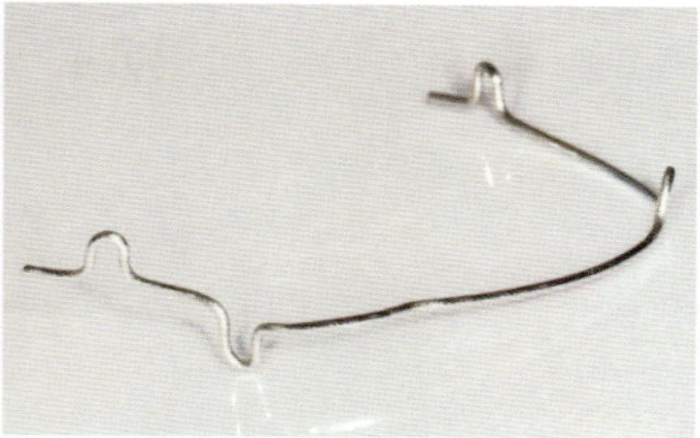
图15-1-7

案例-3

该患者35埋伏阻生，翻瓣粘接牵引附件，设计武氏助萌牵引辅弓导萌治疗（图15-1-8，图15-1-9），矫治阶段见35已经牵引露出牙尖（图15-1-10，图15-1-11）；附：武氏助萌牵引辅弓实物（图15-1-12，图15-1-13）。

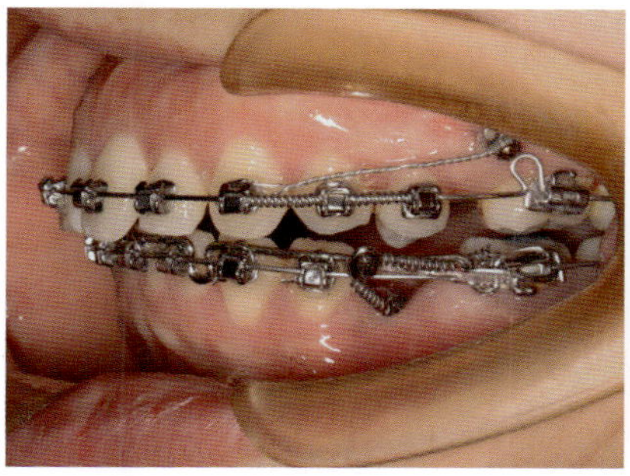
图15-1-8

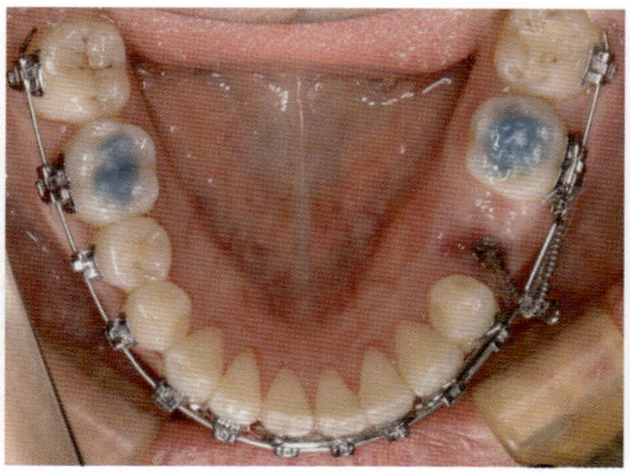
图15-1-9

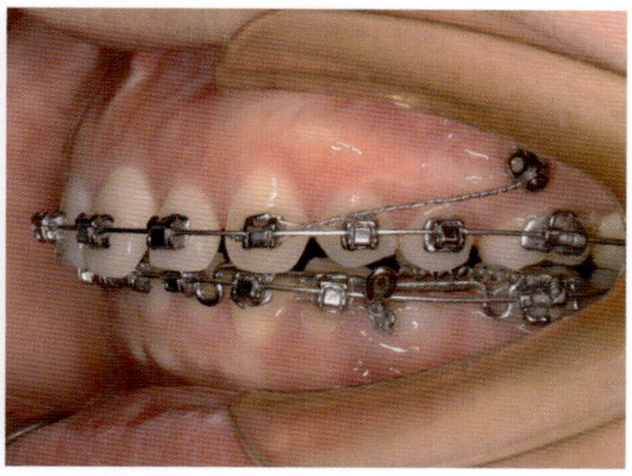
图15-1-10

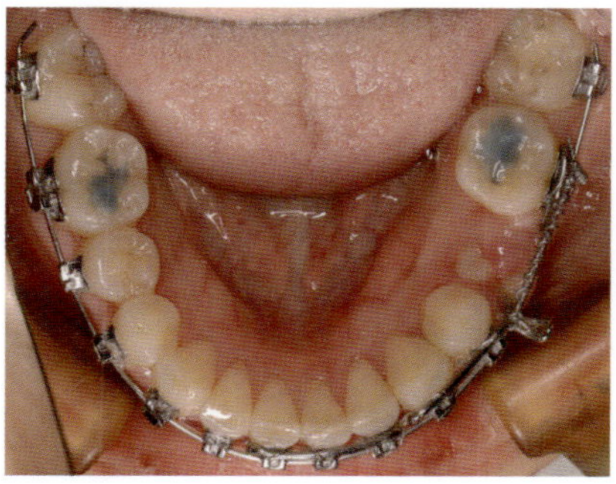
图15-1-11

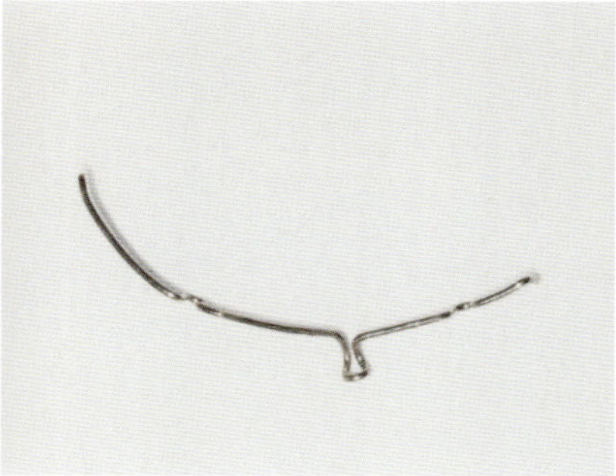
图15-1-12

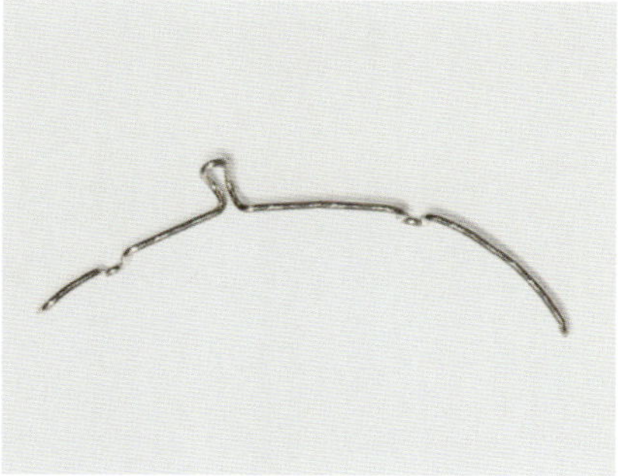
图15-1-13

该患者下颌埋伏阻生齿35经正畸导萌治疗排入正常牙列状况（图15-1-14，图15-1-15）。

拍摄X线口腔全景片记录该患者35牵引导萌治疗过程（图15-1-16~图15-1-19）。

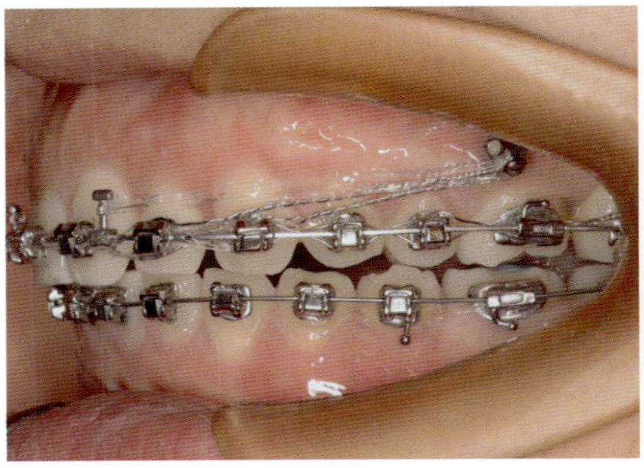

图15-1-14

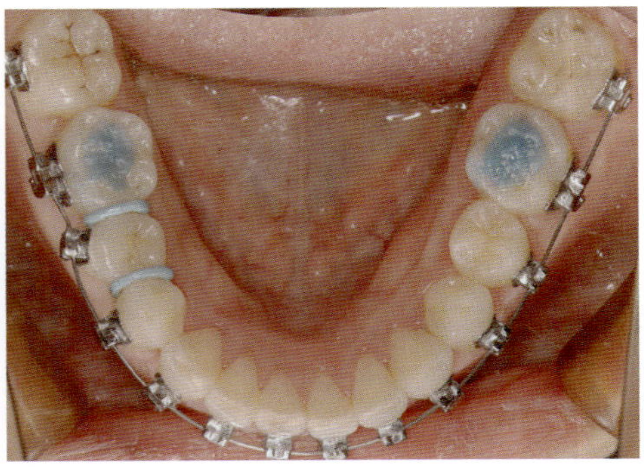

图15-1-15

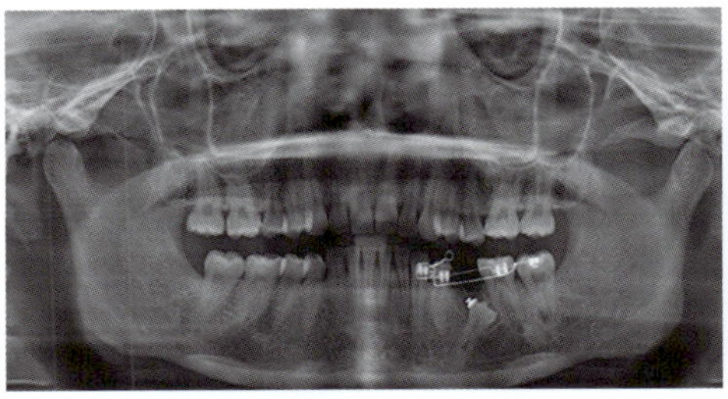

图15-1-16

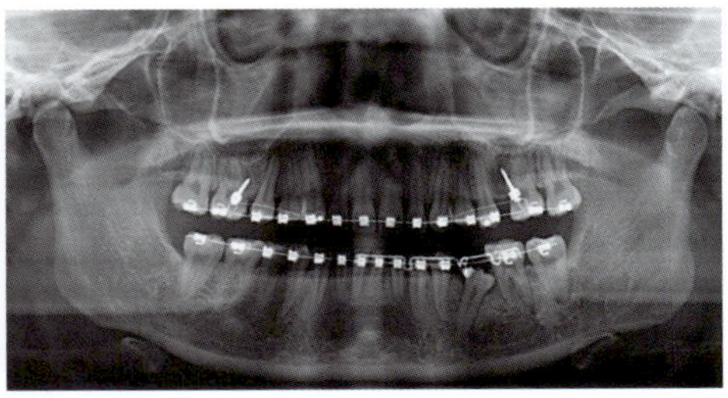

图15-1-17

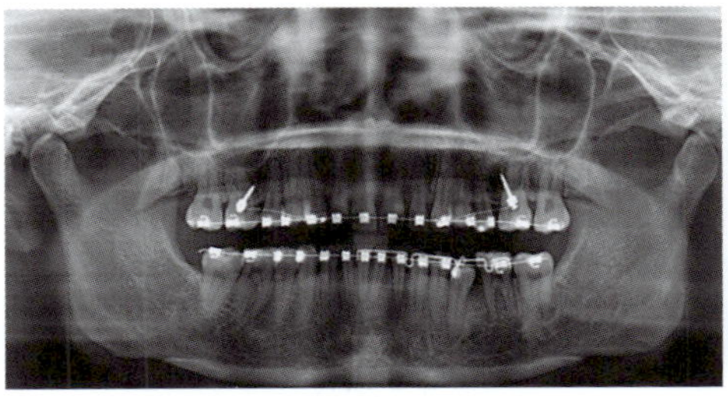

图15-1-18

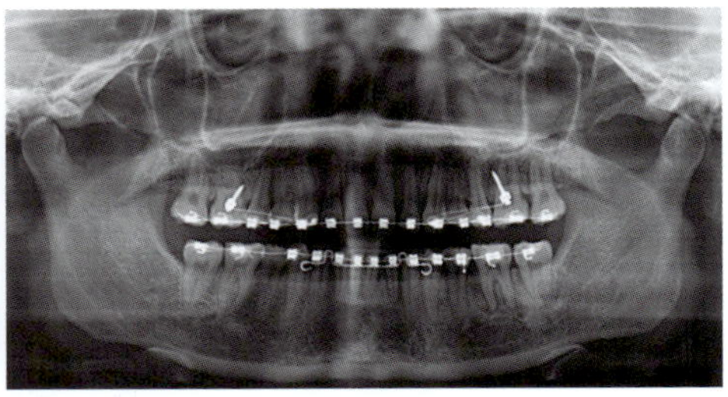

图15-1-19

矫治体会：武氏助萌牵引辅弓采用0.8mm不锈钢丝弯制而成，可灵活多变，增强支抗，牵引埋伏牙、低位牙得心应手，但要注意避免U突牵引装置与下颌接触。

二、阻生尖牙粗丝助萌牵引辅弓

患者男性，就诊年龄13岁，上颌两侧尖牙唇向低位阻生，并与侧切牙重叠1/4～1/3。上下颌牙列拥挤。

– 初诊

患者初诊拍摄殆像照片，13、23唇向低位阻生（图15-2-1～图15-2-3）。

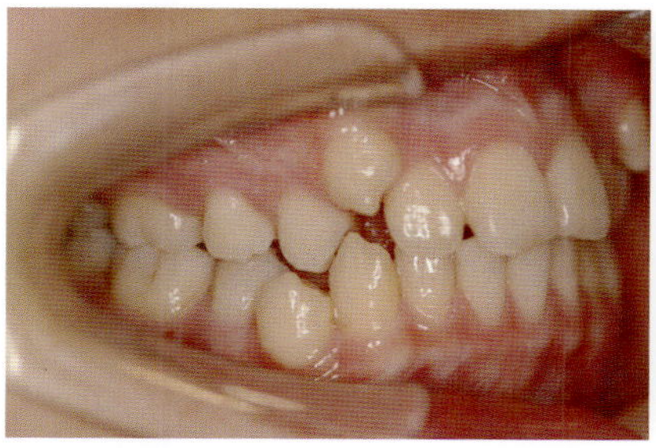
图15-2-1

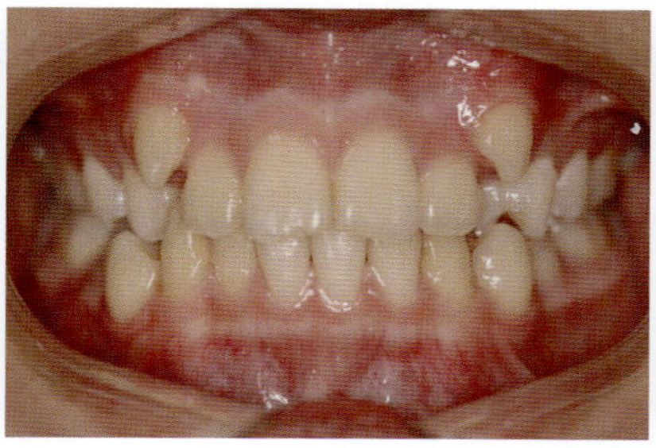
图15-2-2

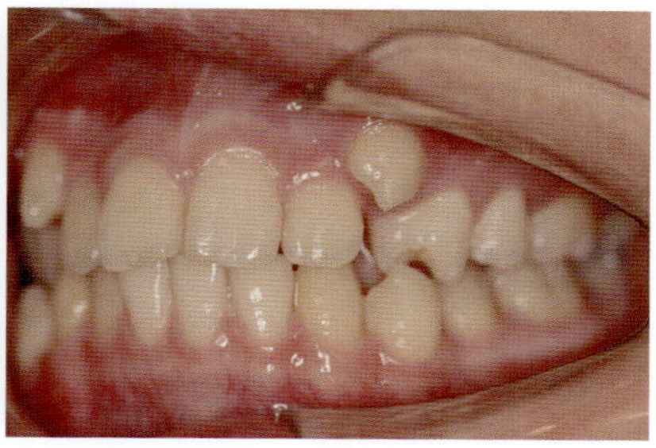
图15-2-3

- 矫治阶段-1

上颌牙弓拔除了14、24，使用武氏助萌牵引辅弓，挂橡皮链拉13、23朝远中、殆向移动（图15-2-4～图15-2-6）。

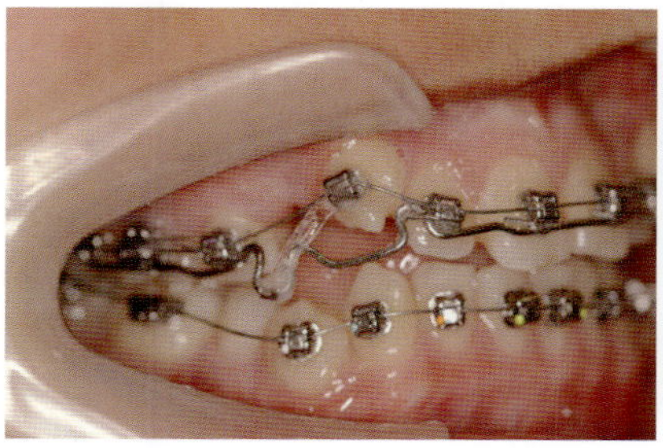
图15-2-4

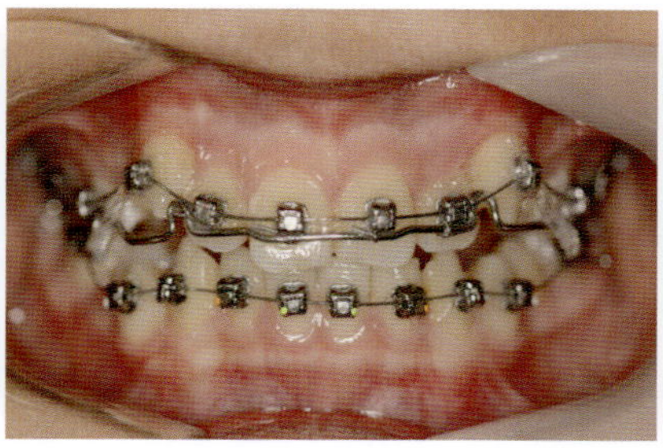
图15-2-5

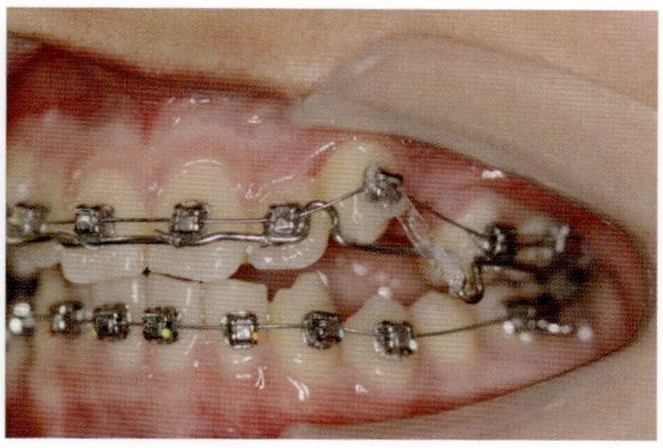
图15-2-6

- 矫治阶段-2

经上处置13、23明显朝远中、朝殆方移动，继续更换橡皮圈牵引，按矫治计划拔除下颌35、45（图15-2-7～图15-2-9）。

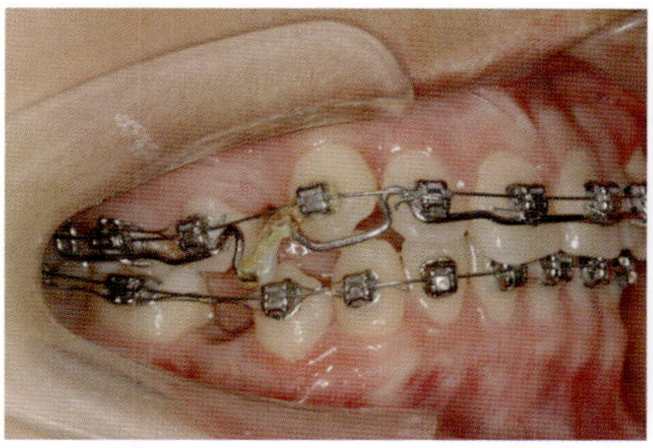
图15-2-7

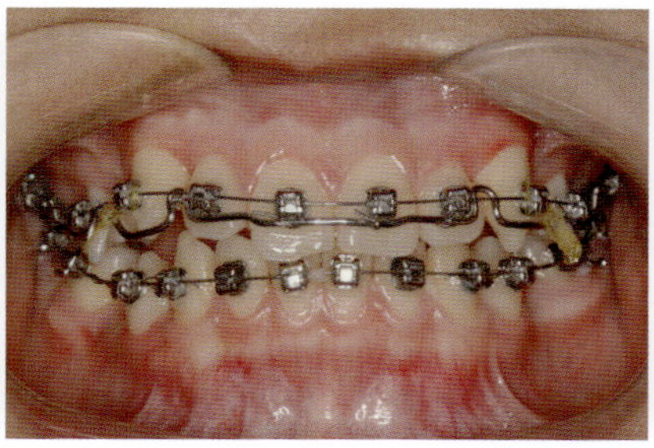
图15-2-8

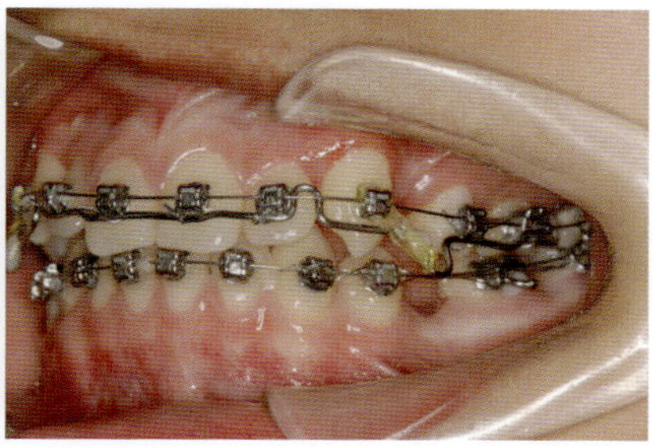
图15-2-9

- 矫治阶段-3

上颌13、23经弹力牵引已经排入正常牙列，拆除武氏助萌牵引辅弓，更换0.016英寸镍钛丝继续排牙（图15-2-10～图15-2-12）。

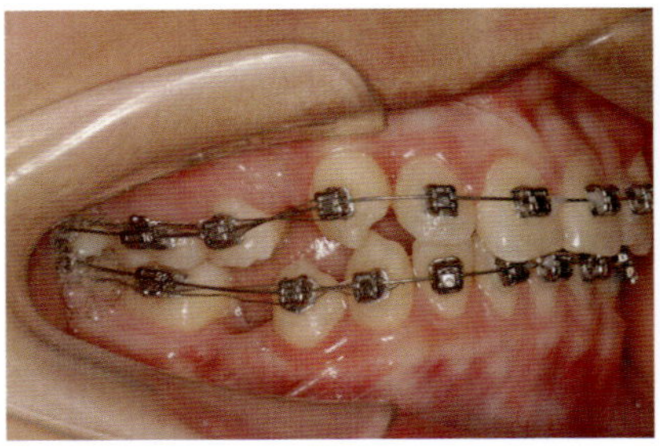
图15-2-10

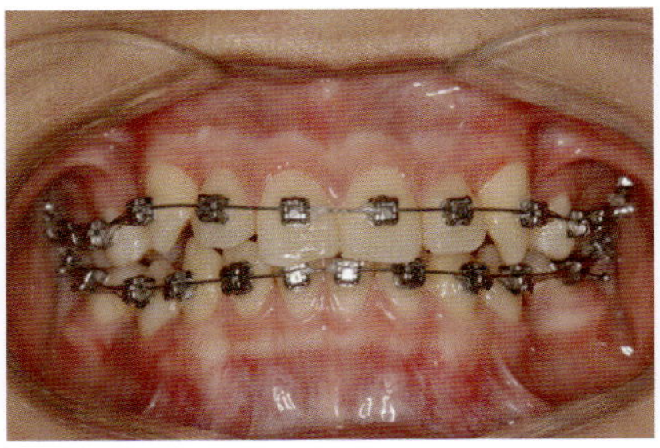
图15-2-11

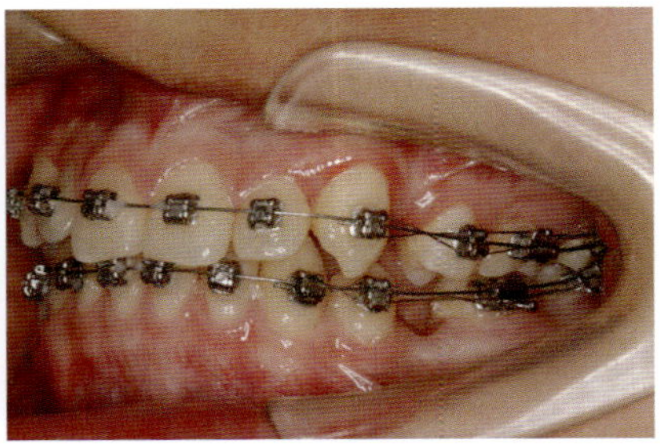
图15-2-12

该患者使用的武氏助萌牵引辅弓实物（图15-2-13，图15-2-14）。

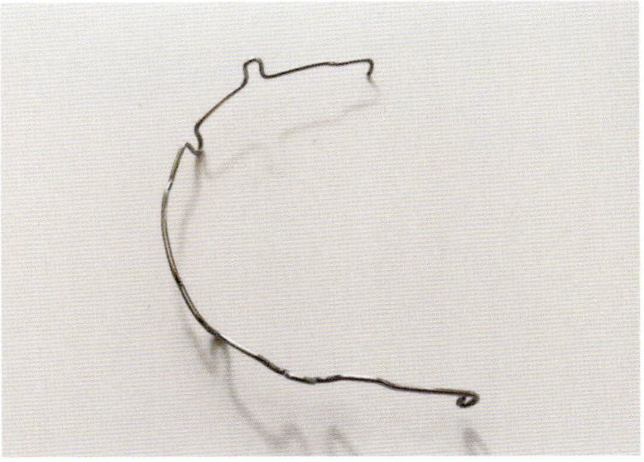
图15-2-13

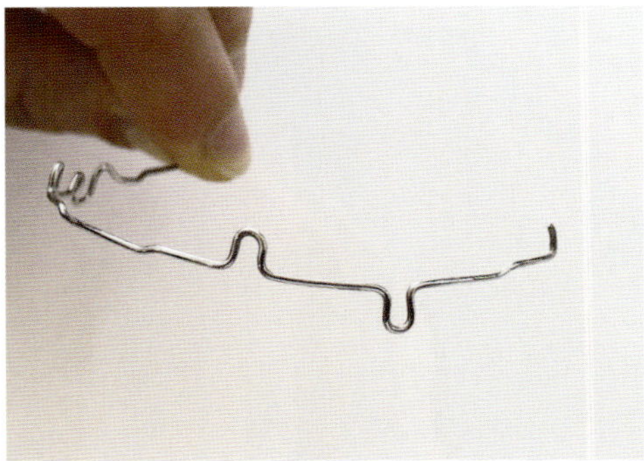
图15-2-14

矫治体会：该案例上颌减数14、24进行矫治。在使用镍钛丝排齐牙列阶段，使用0.8mm不锈钢丝制作了一个粗丝助萌牵引辅弓；在矫治阻生上颌尖牙的过程中，顺势而为。通过粗丝助萌牵引辅弓挂弹力牵引，使阻生尖牙朝远中、殆向移动。粗丝助萌牵引辅弓增加尖牙两侧牙齿的支抗，预防其在牵引过程中出现不必要的副移动；又可更好地控制弹力牵引的方向，增加弹力牵引的距离，使弹力牵引力更柔和、更持久，达到了一举多得的矫治效果。

在该患者按预约时间1周后来院拔除35、45的时候，上颌两侧阻生尖牙位置已有明显的改善；1个月后复诊时上颌尖牙已达到比较理想的位置。短短不到40天，如此良好的矫治效果，让身边的进修医生都为之震撼。

第16章

带环助力臂竖直磨牙临床应用技巧

患者女性，就诊年龄22岁，恒牙列，26缺失，27近中倾斜，矫治设计27、28近移代替26、27。对于这样的严重近中倾斜的磨牙，我们使用了带环助力臂辅助竖直27（图16-1~图16-3），在X线口腔全景片中可以明显看到27牙根也向近中移动（图16-9，图16-10），并且同时配置了高位扁担弓（图16-4~图16-6），使得力线更加接近于阻抗中心来更好地控制27的牙根。“小蜜蜂”支架的使用也是如虎添翼（图16-7，图16-8），防止橡皮链压迫牙龈。对于这样严重近中倾斜磨牙的控根移动是非常困难的，但是使用了我们的带环助力臂就很快解决了这样的难题，该装置制作简单、效率高，是正畸医生的良好“武器”。

– 矫治阶段-1（2023年9月24日）

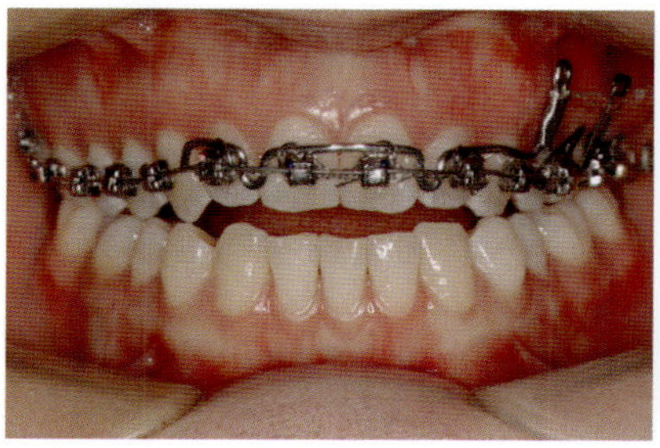
图16-1

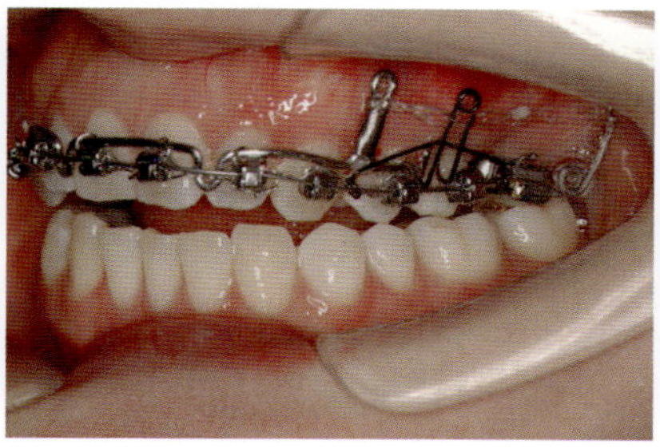
图16-2

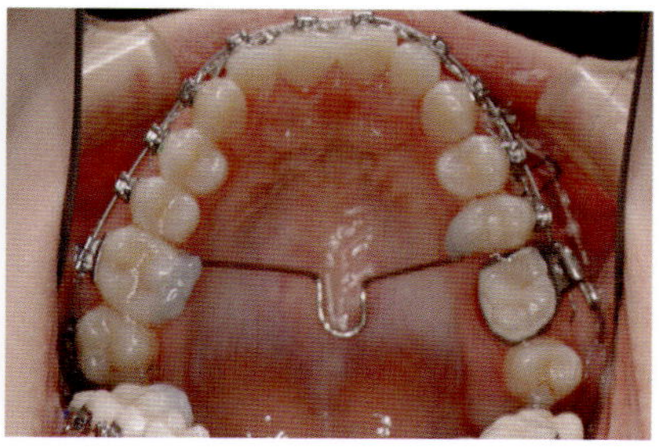
图16-3

– 矫治阶段-2（2023年12月30日）

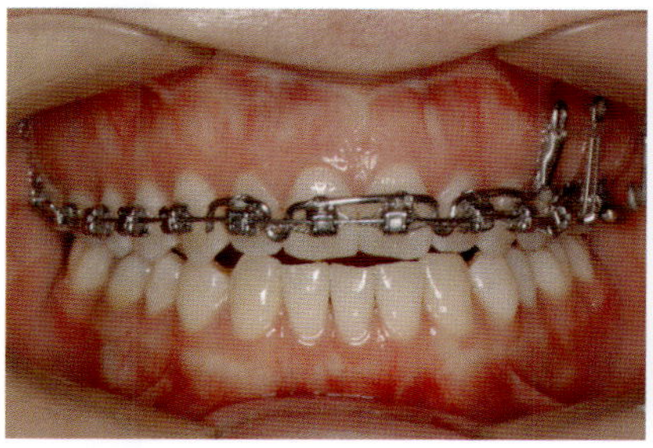
图16-4

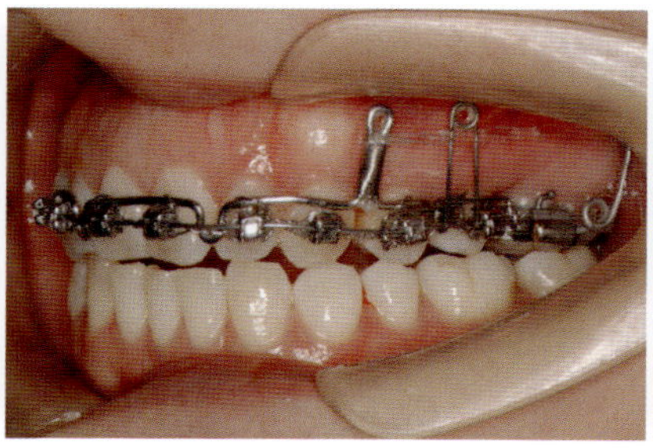
图16-5

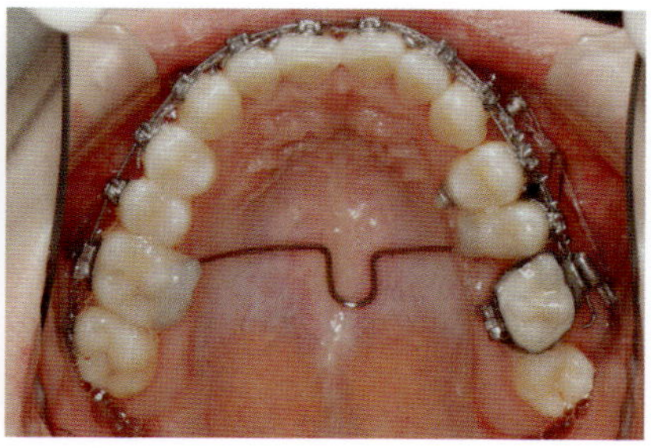
图16-6

– 特写镜头照片

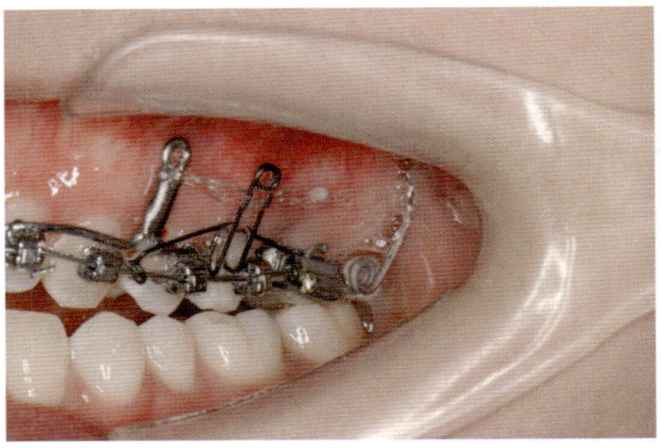

图16-7

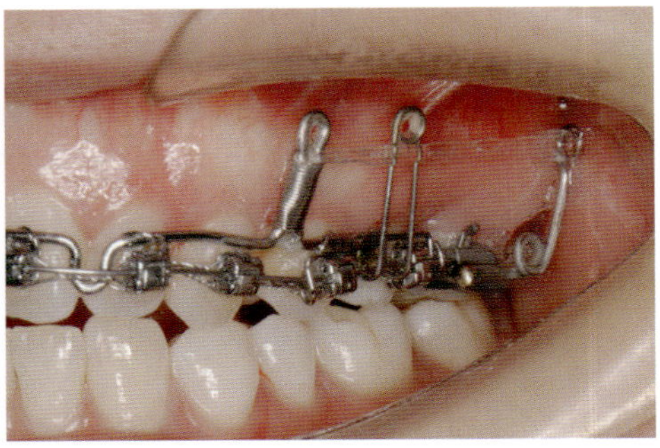

图16-8

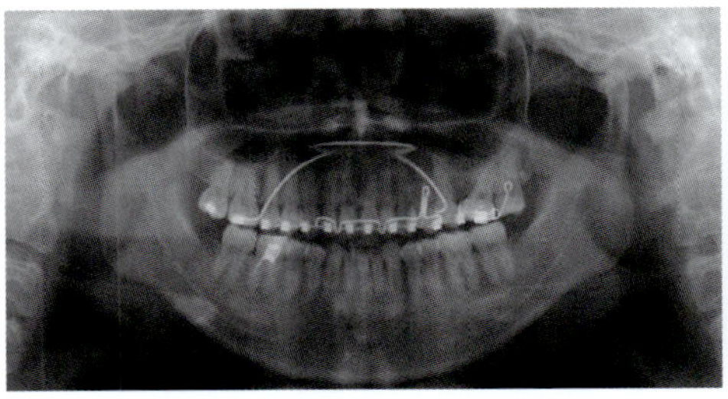

图16-9

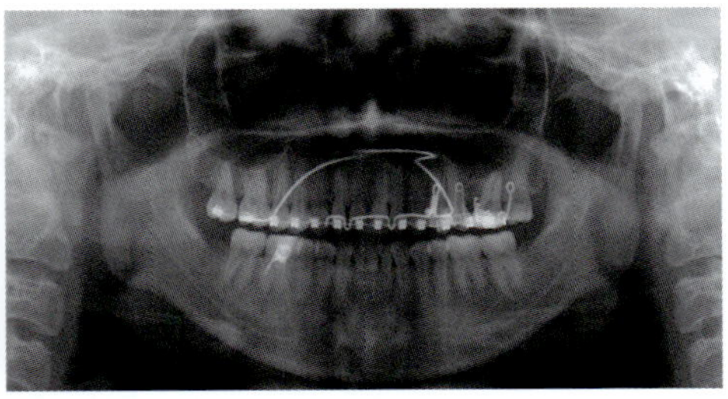

图16-10

第17章

改良Nance托支架巧治儿童切牙错位问题

一、改良Nance托支架矫治上颌低位阻生切牙

患者就诊年龄8岁，替牙阶段，11、21垂直向落差较大，21唇侧低位（图17-1-1），极易遭受外伤。笔者设计了个性化附牵引钩Nance托支架，通过挂橡皮链牵引唇侧低位阻生齿21朝㕦方、朝腭侧移动，让其回到正常位置（图17-1-2，图17-1-3），避免了在排齐牙列过程中引起的副移动，后期采用11、21粘接托槽，片段弓技术排齐牙列，完成早期矫治（图17-1-4～图17-1-6）。此方法对儿童早期矫治患者的治疗可快速、安全，且不往复移动牙齿。

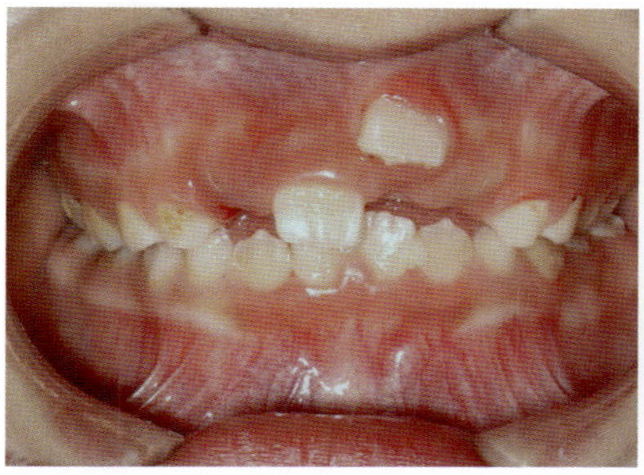
图17-1-1

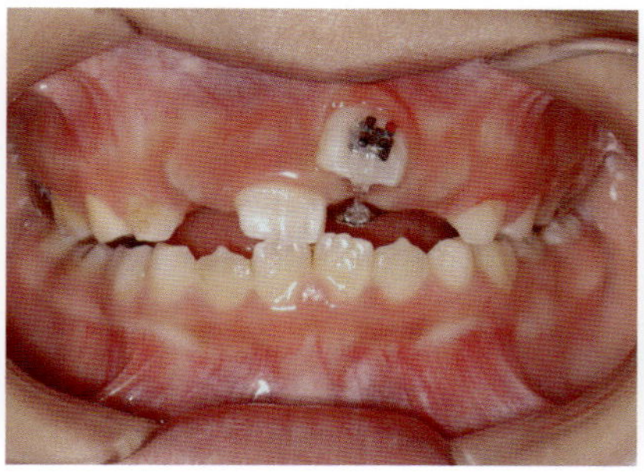
图17-1-2

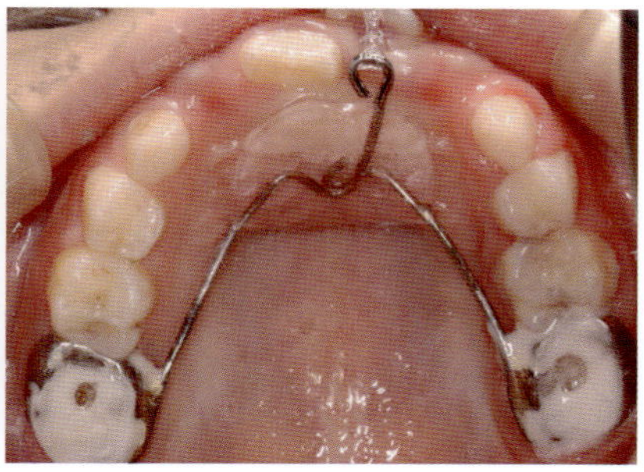
图17-1-3

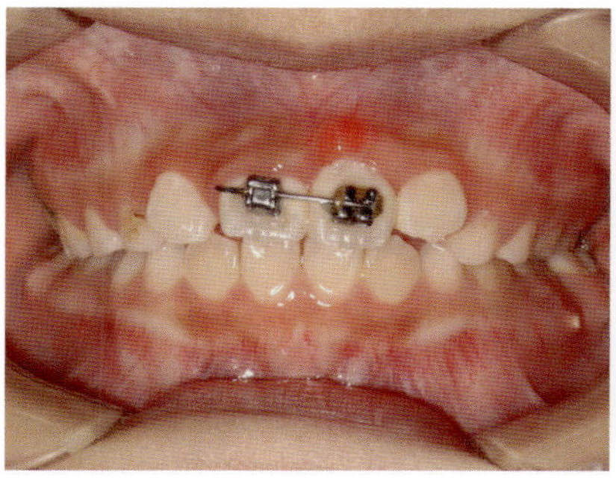
图17-1-4

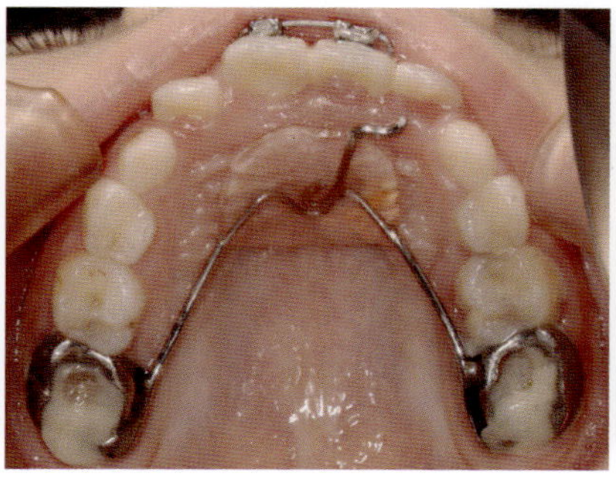
图17-1-5

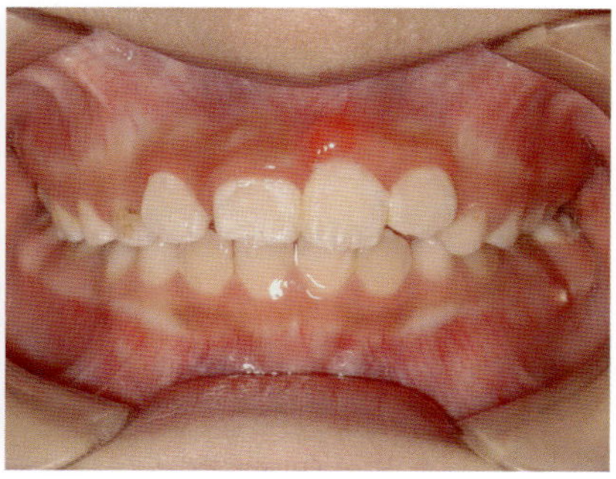
图17-1-6

二、改良Nance托支架矫治上颌扭转中切牙

患者男性，就诊年龄7岁。替牙早期中切牙反㕦且近中腭向扭转（图17-2-1）。21两侧的乳牙均

未替换，不便于粘接托槽；矫治设计拔除即将脱落的51、62。笔者设计了一个改良Nance托支架（图17-2-9）矫治扭转牙（图17-2-2，图17-2-3）。唇侧改良Nance托支架不锈钢丝紧贴21的远中牙面，作为支点抵消矫治21扭转的反作用力。上颌55、65殆面制作粘接式树脂殆垫，打开前牙反殆锁结，使近中腭向扭转的21能顺利唇向移动；21腭侧近中粘接舌侧扣，舌侧扣挂橡皮链至改良Nance托支架的U形曲进行弹力牵引（图17-2-4～图17-2-6）。

第一次复诊与第二次复诊照片对比，21扭转有了非常明显的改善（图17-2-7，图17-2-8）。第二次复诊时，21与31反殆解除，已达浅覆殆、浅覆盖状态。

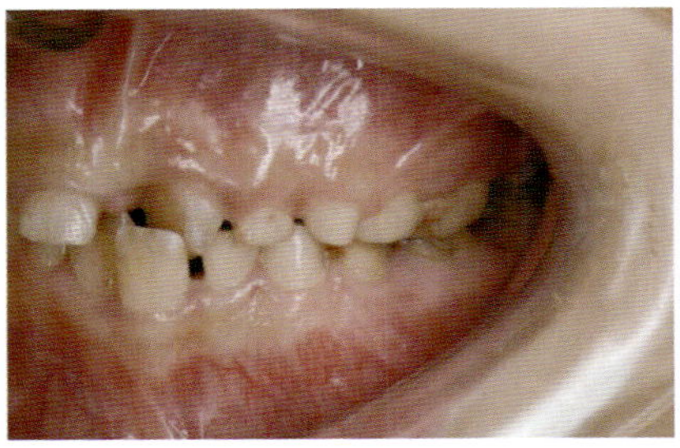
图17-2-1

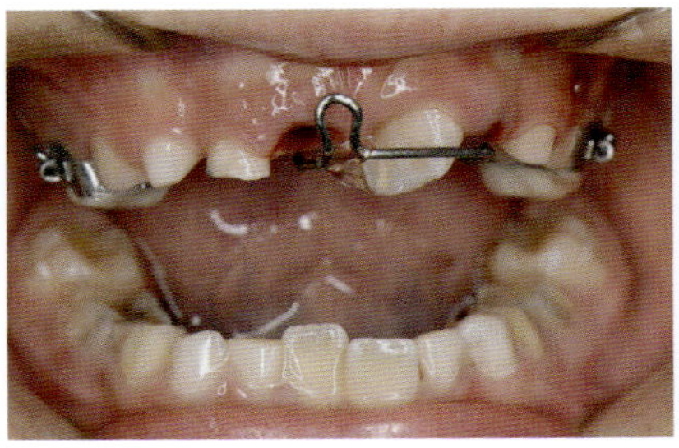
图17-2-2

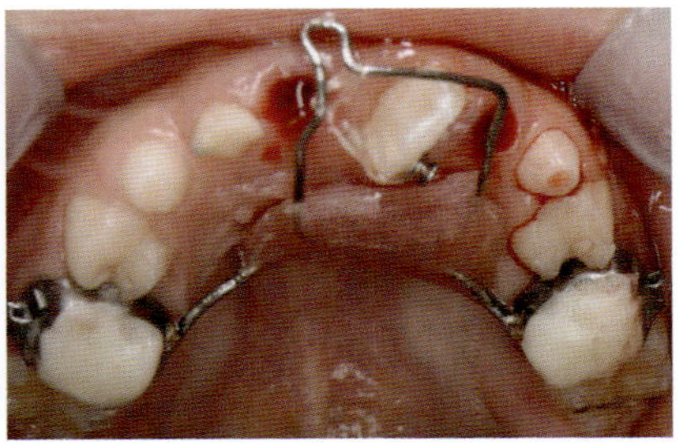
图17-2-3

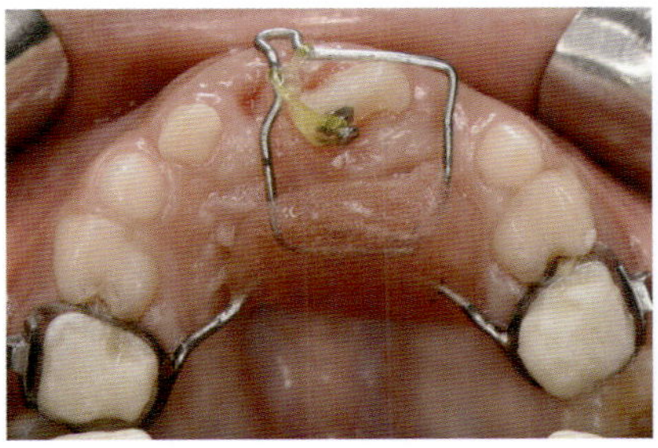
图17-2-4

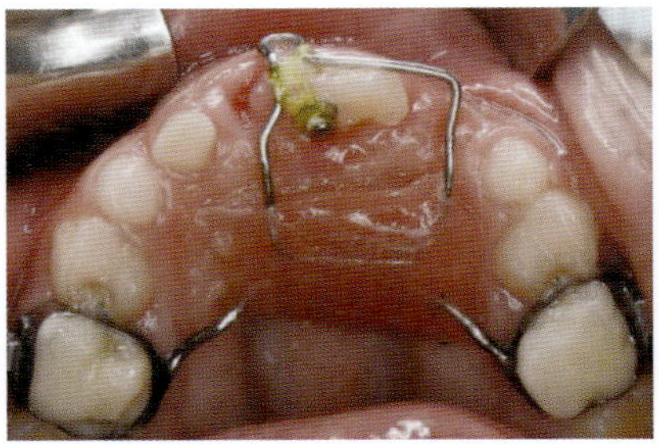
图17-2-5

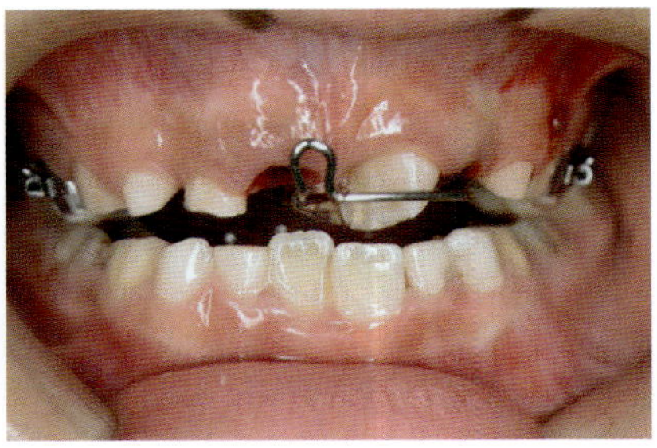
图17-2-6

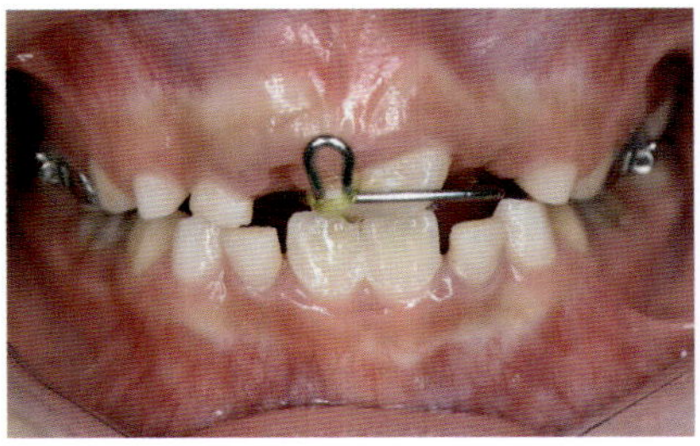
图17-2-7

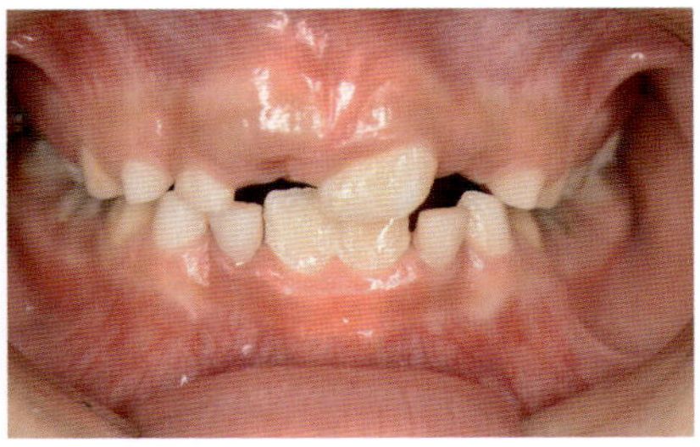
图17-2-8

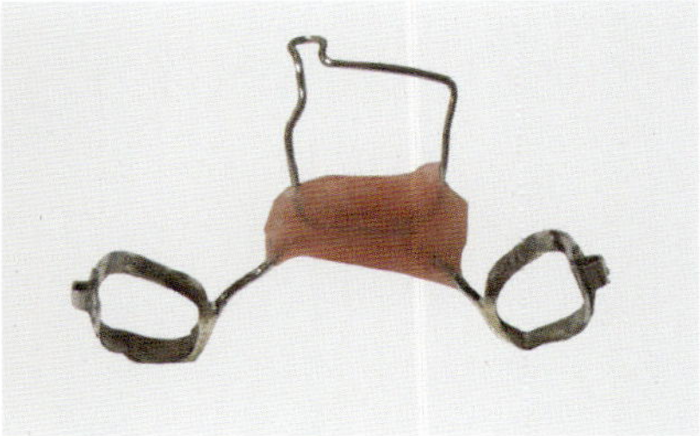
图17-2-9

矫治体会：替牙期中切牙扭转情况比较常见，传统的方法使用带有殆垫的活动矫治器；利用矫治器上带有的双曲舌簧施力矫治前牙扭转，需要患者配合，依从性要求较高；而且活动矫治器力量不易控制。使用改良Nance托支架矫治扭转牙是一种创新设计，有稳定的支抗，通过橡皮链的弹力牵引，能快速、有效地矫正扭转牙，并且牵引支架可以阻挡牙齿过矫正。

第18章

巧用粗丝压低辅弓矫治伸长尖牙

案例-1

患者男性，就诊年龄22岁，骨性Ⅲ类，一期矫治采用武氏反𬌗Ⅲ型矫治器（上颌口内装配4钩Nance托，下颌粘接力推装置）治疗，实施复合Ⅲ类牵引。在牵引过程中，发现下颌尖牙伸长（图18-1～图18-3），我们采用0.8mm的不锈钢丝弯制粗丝尖牙压低辅弓（图18-12），此装置在尖牙牙颈部的U形曲上挂短矩橡皮链至33-43托槽（图18-4～图18-6），仅仅3周的时间就获得显著的效果（图18-7～图18-9），这时伸长的尖牙牙槽骨还没有稳定，此装置与托槽结扎，成为整体支抗，让粗壮的尖牙很快回到牙槽骨中，见X线口腔全景片（图18-10，图18-11），该压低辅弓在临床中是正畸医生解决尖牙伸长的利器。

– 矫治阶段-1（2023年6月9日）

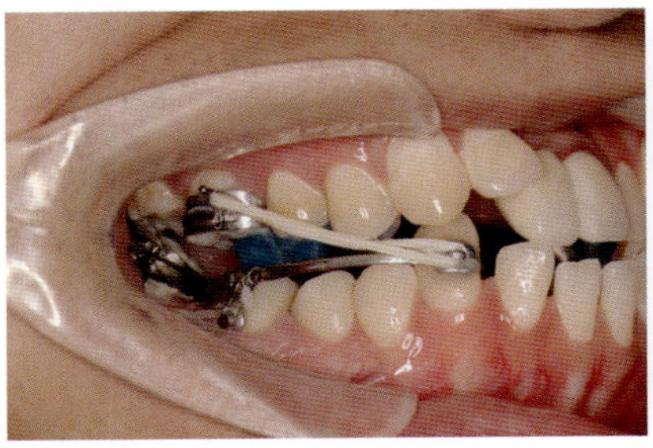

图18-1

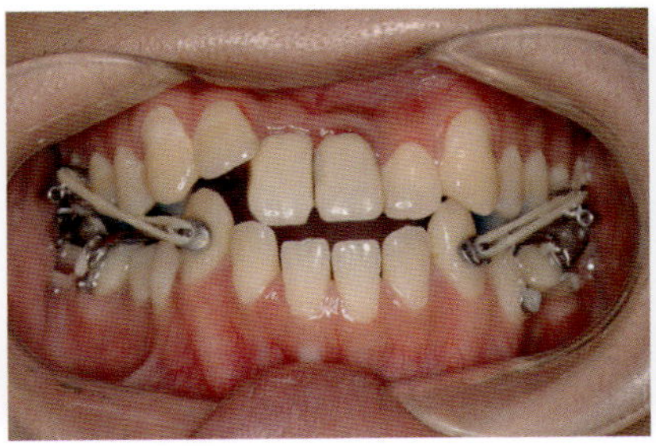

图18-2

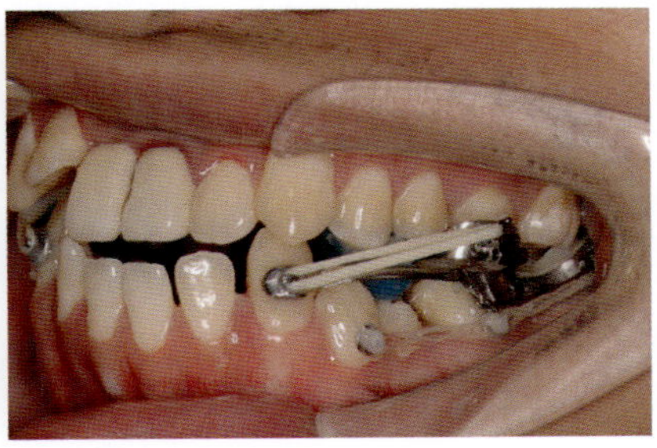

图18-3

– 矫治阶段-2（2023年6月20日）

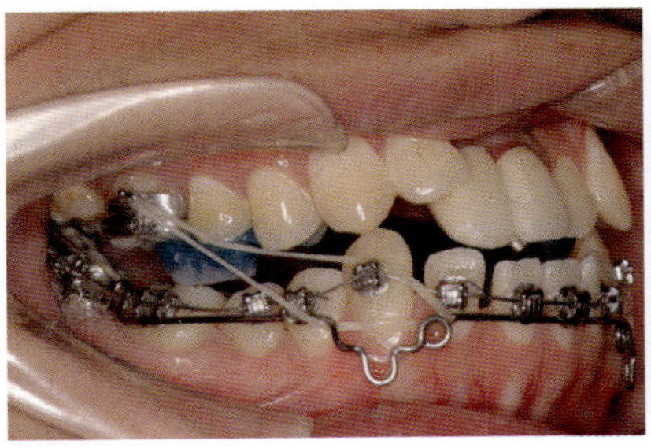

图18-4

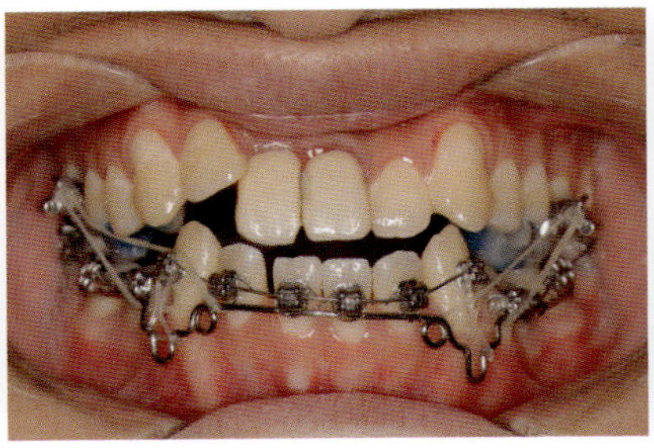

图18-5

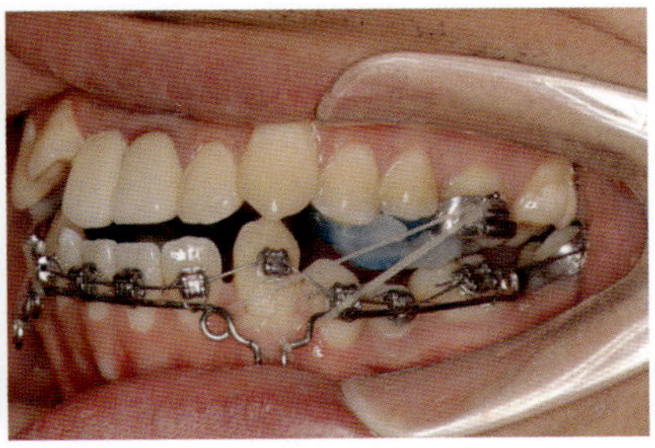

图18-6

- 矫治阶段-3（2023年7月8日）

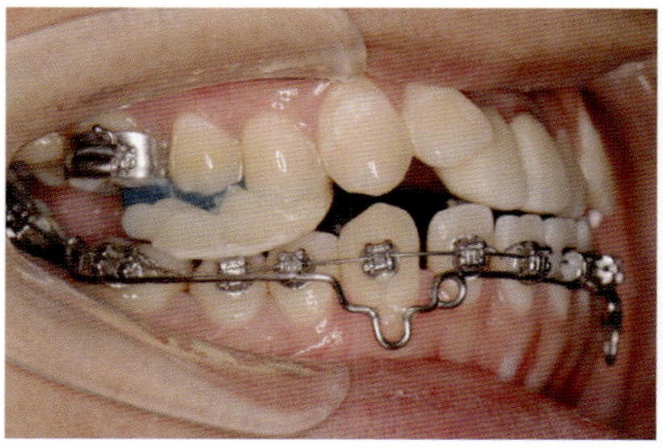
图18-7

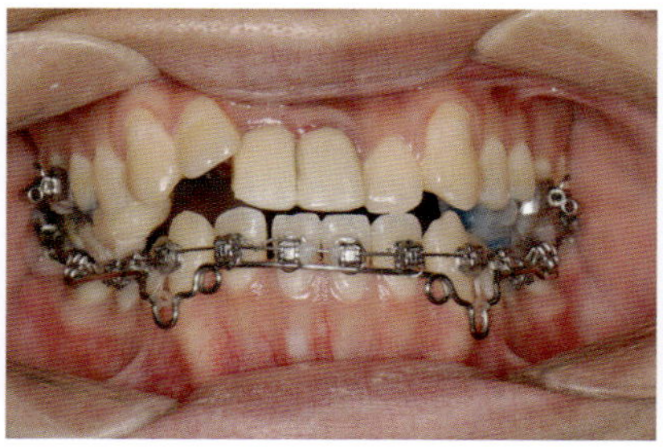
图18-8

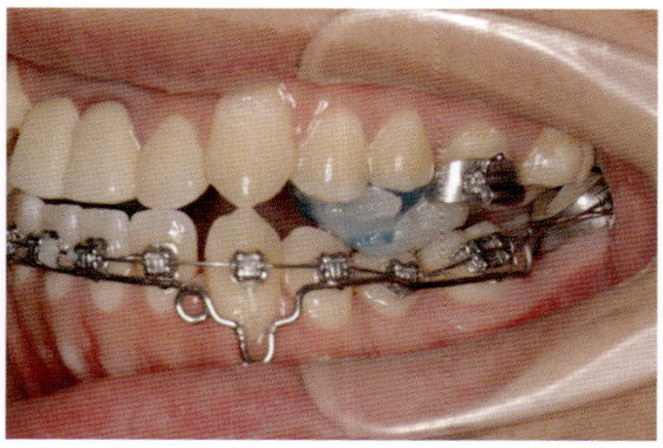
图18-9

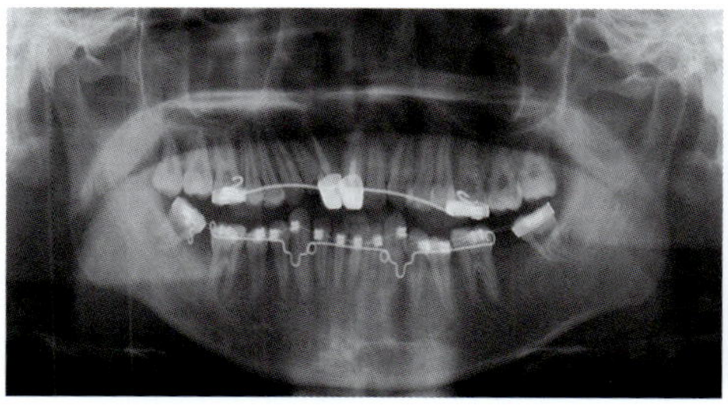
图18-10

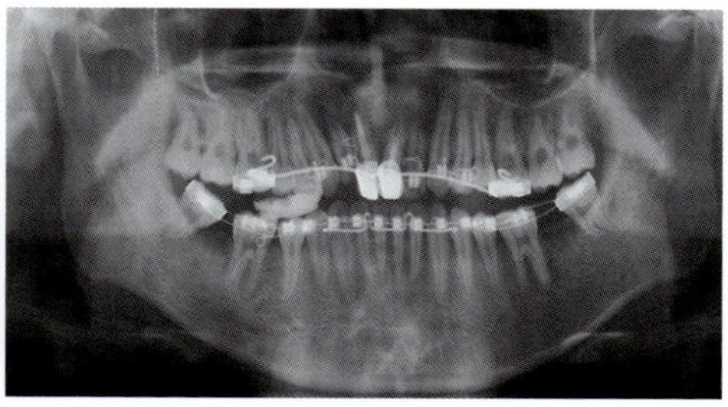
图18-11

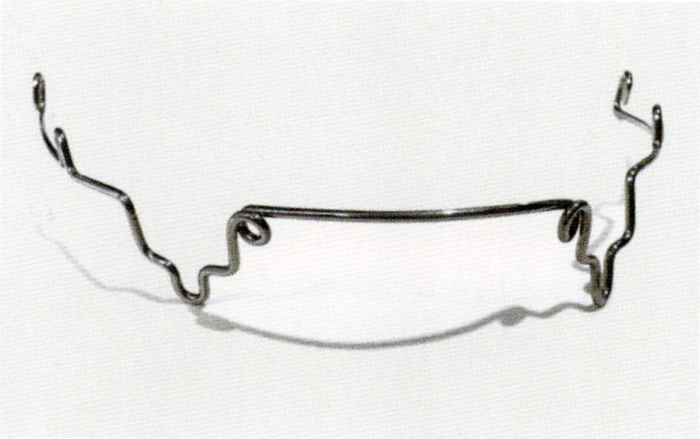
图18-12

案例-2

患者女性，就诊年龄11岁，骨性Ⅲ类错𬌗，一期矫治采用力推复合Ⅲ类牵引，不良副移动使下颌尖牙伸长（图18-13～图18-15），我们采用0.8mm的不锈钢丝弯制尖牙压低辅弓，考虑患者的舒适度，特意弯制简易版的尖牙压低辅弓，此装置在尖牙牙颈部呈方U形，我们在方U形曲“穿针引线”挂短矩橡皮链至33-43托槽，然后在方U形曲的左右两侧用流体树脂包裹，光固化即可，这样橡皮链就不会左右移动，整个尖牙压低过程仅1个月的时间，就看到明显的效果（图18-16～图18-18），神奇的尖牙压低辅弓很快让伸长的尖牙回到牙槽骨中，该辅弓装置在正畸临床中是非常实用、高效的装置。

当反𬌗解除，尖牙压低后排齐牙列，埋伏的23推簧推开间隙，牵引助萌，下颌弯制扁担弓与上颌前牙挂橡皮圈实施倒三角颌间牵引，建立了良好的覆𬌗、覆盖关系（图18-19～图18-21）。

– 矫治阶段-1（2023年6月9日）

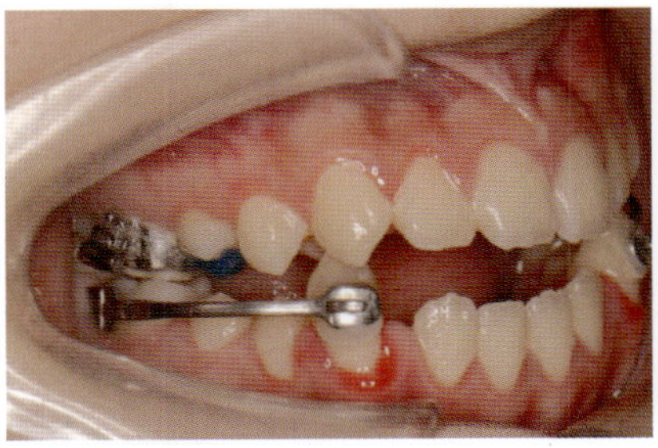
图18-13

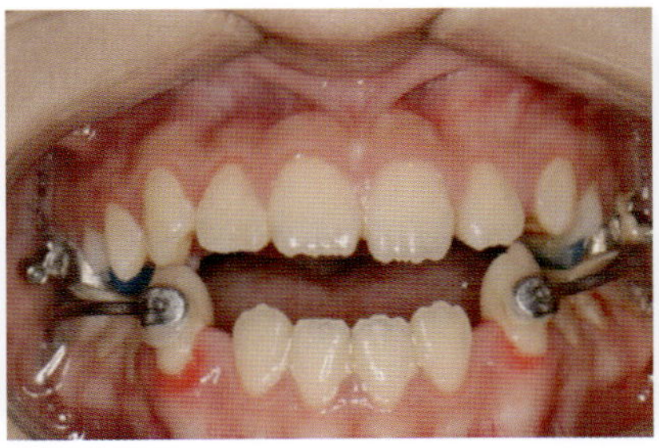
图18-14

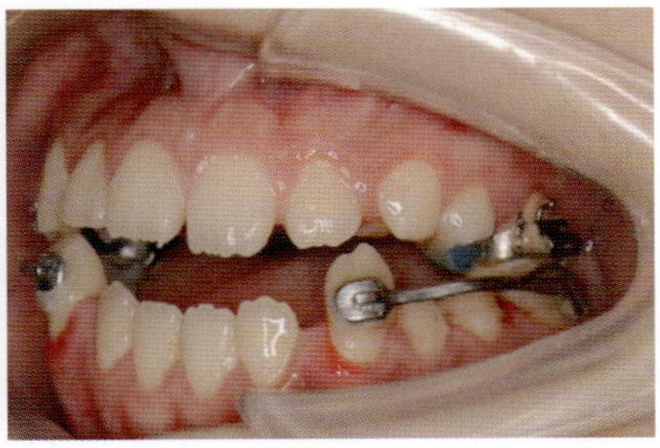
图18-15

– 矫治阶段-2（2023年8月15日）

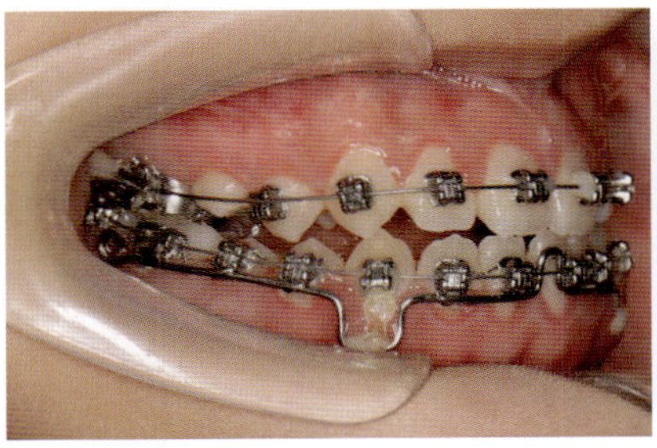
图18-16

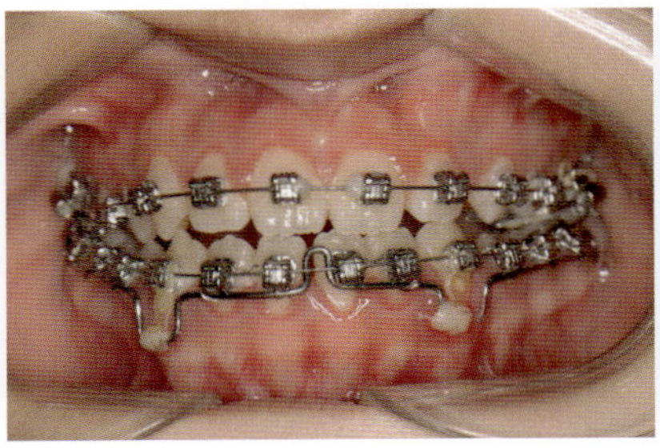
图18-17

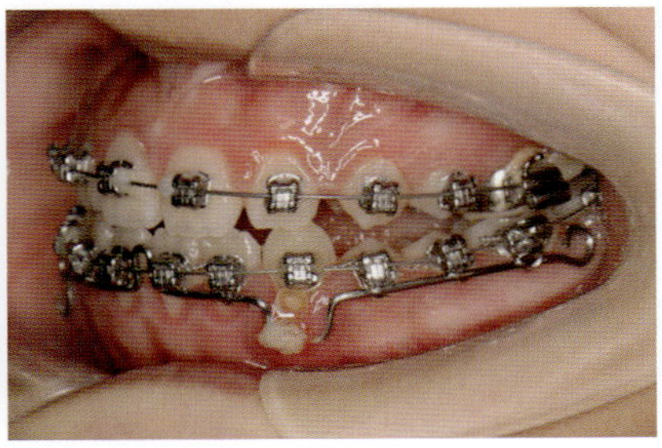
图18-18

– 矫治阶段-3（2023年10月1日）

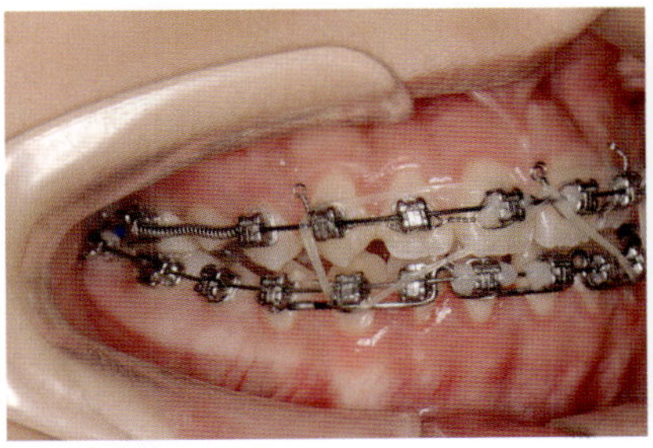
图18-19

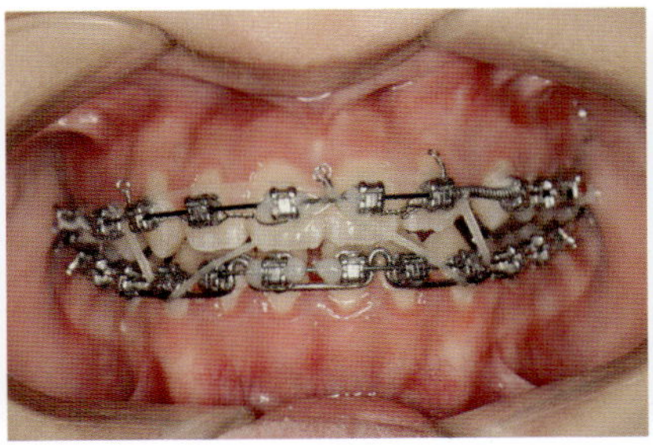
图18-20

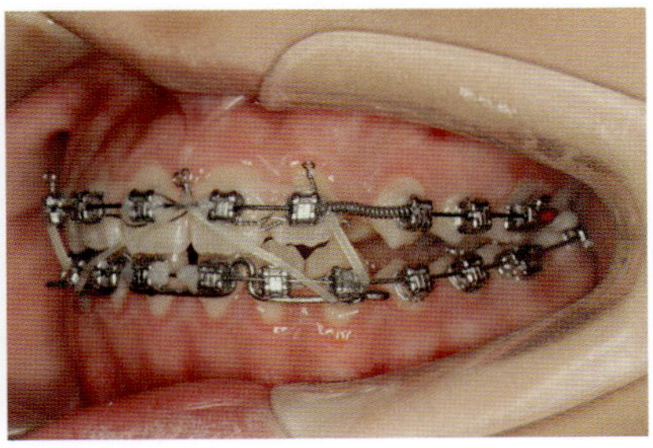
图18-21

案例-3

患者女性，就诊年龄18岁，骨性Ⅲ类。

– 矫治阶段-1（2024年6月8日）

在使用联动拉杆装置的矫治后期，该患者出现下颌两侧尖牙伸长的不良副移动（图18-22～图18-24）。下颌牙弓粘接托槽及磨牙颊面管，0.014英寸镍钛丝纳入托槽排齐牙列，同时使用粗丝压低尖牙辅弓挂橡皮链压低伸长的尖牙（图18-25～图18-27）。

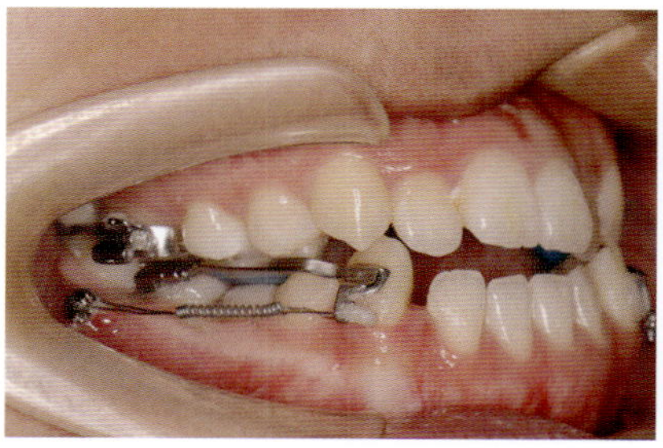
图18-22

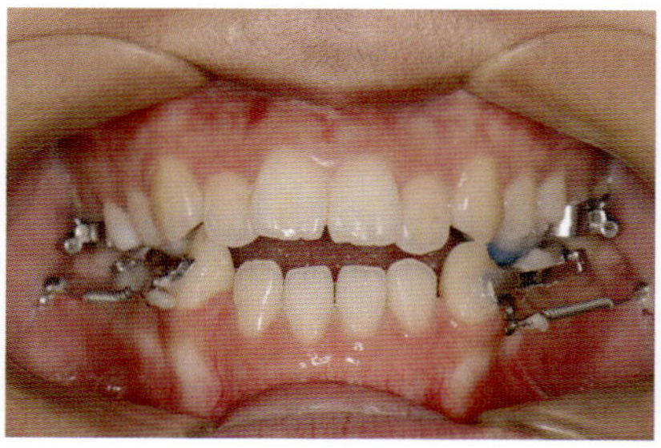
图18-23

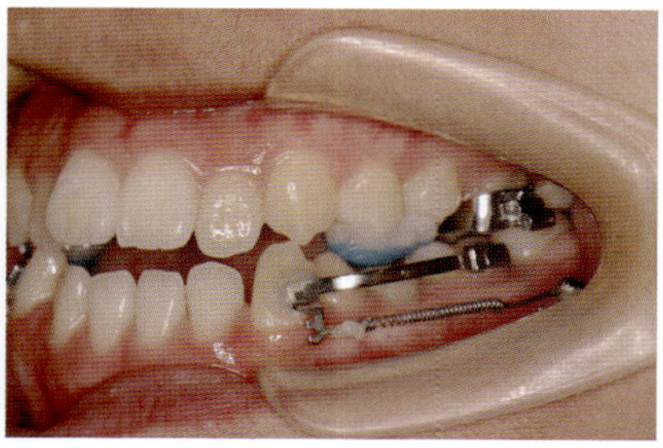
图18-24

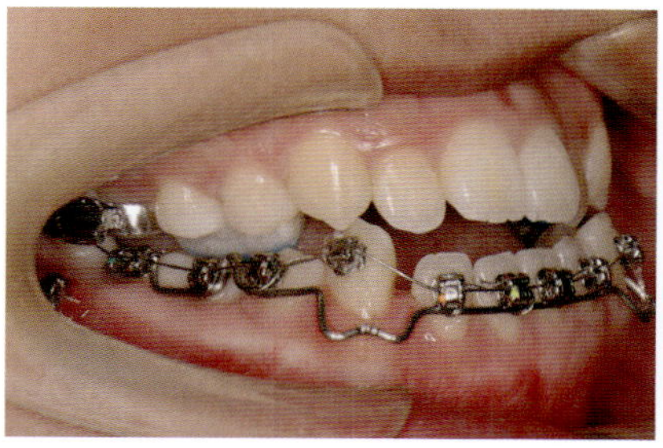
图18-25

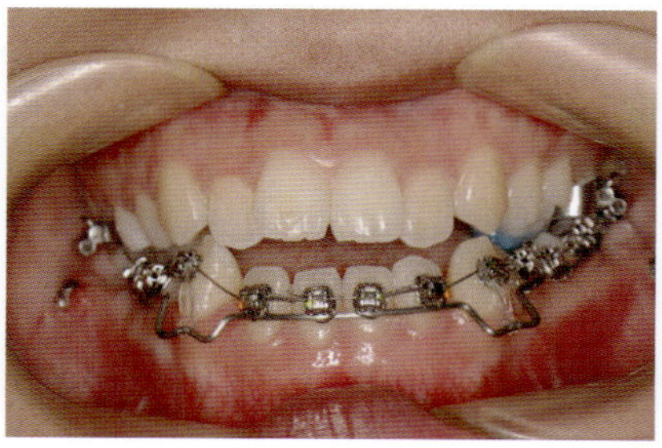
图18-26

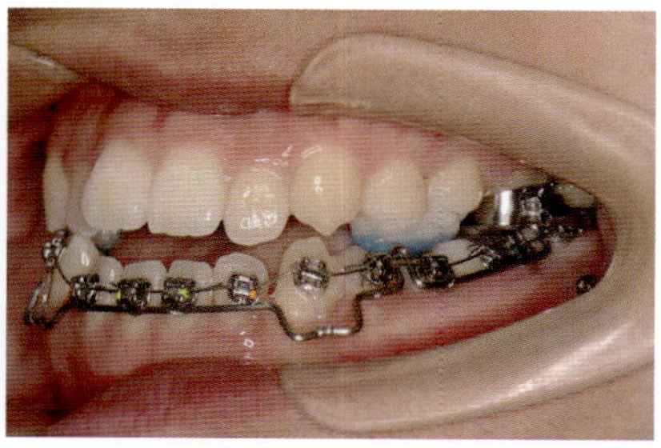
图18-27

- 矫治阶段-2（2024年6月30日）

下颌尖牙伸长的部分经过上述处理基本回归牙槽骨内，获得良好的阶段矫治效果，见殆像照片（图18-28～图18-30）及X线口腔全景片对比图（图18-31，图18-32）。

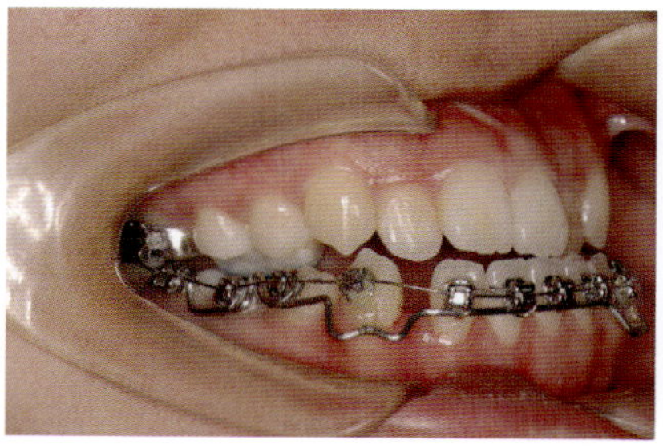
图18-28

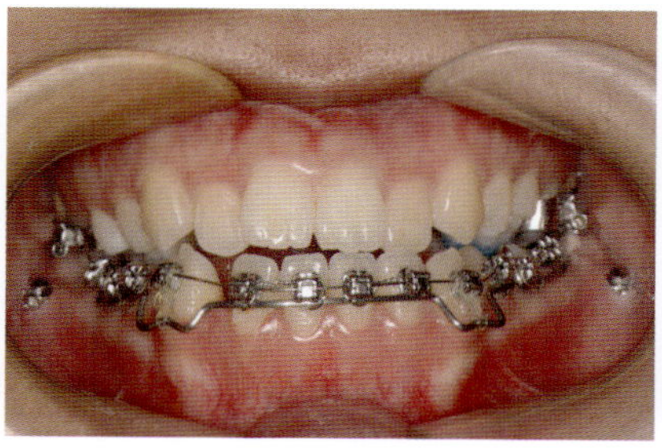
图18-29

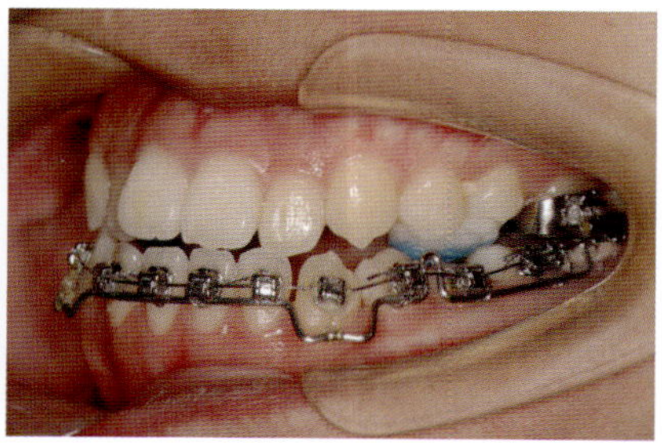
图18-30

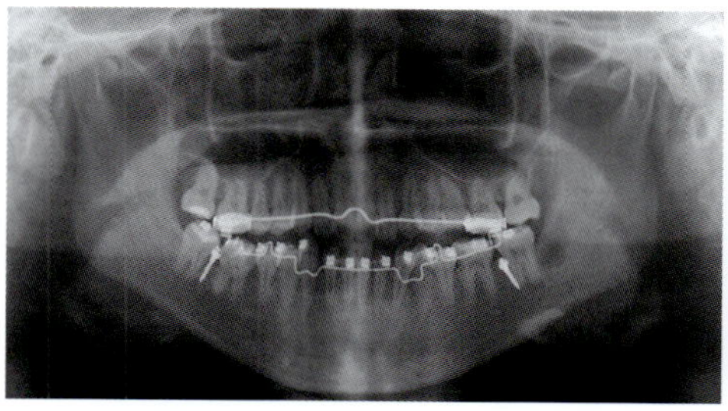
图18-31

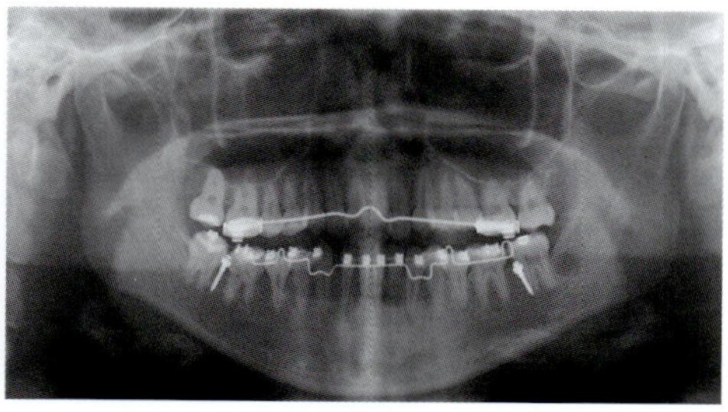
图18-32

– 矫治过程–3（2024年7月26日）

此阶段处置，该患者下颌前牙段使用了0.8mm不锈钢丝弯制的扁担弓。挂1/4英寸的橡皮圈实施Ⅲ类颌间弹力牵引（图18–33～图18–35）。

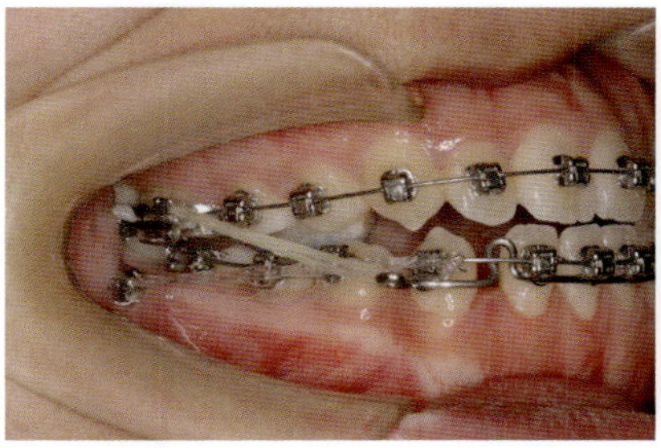
图18–33

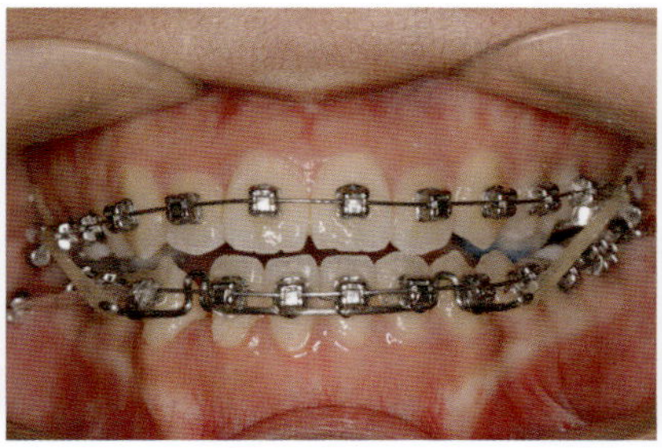
图18–34

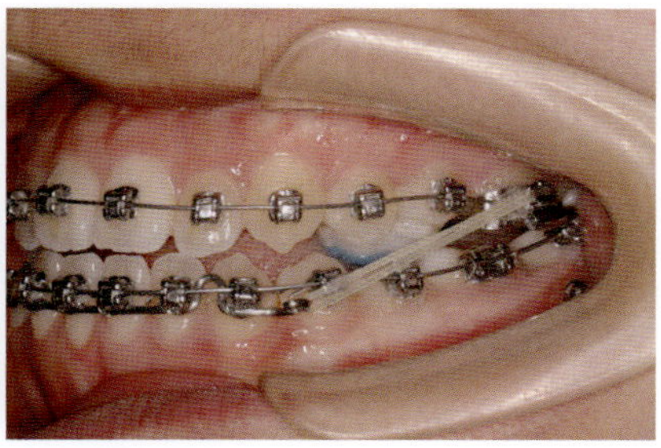
图18–35

矫治体会：该案例一期矫治联动拉杆矫治器治疗，实施复合Ⅲ类牵引，在牵引过程中，向后、向上的力使下颌尖牙伸长，我们采用0.8mm不锈钢丝弯制改良简易尖牙压低辅弓，在尖牙处挂上短矩橡皮链进行压低，仅3周的时间就让尖牙回到牙槽骨中，下颌辅弓尖牙处的异型U形曲“穿针引线”至33–43托槽，异型U形曲设置了凹槽不会使橡皮链窜动，也不需要用流体树脂包裹，这样的辅弓装置既巧妙又实用，是正畸临床中解决问题的好帮手。

第19章

武氏弓组合拳实施前牙控根移动

- 初诊（2022年6月27日）

患者初诊拍摄殆像照片（图19-1～图19-3）。

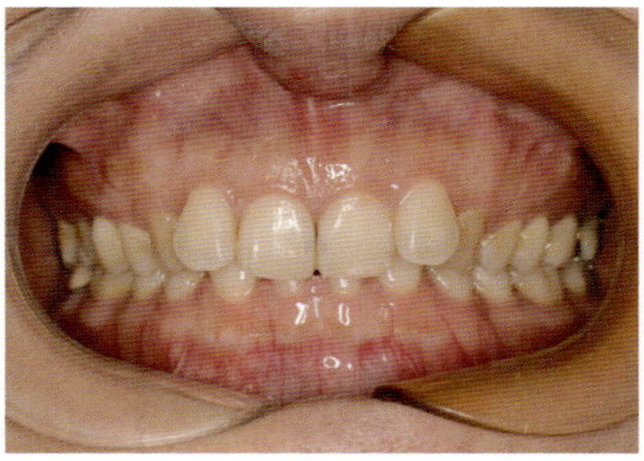
图19-1

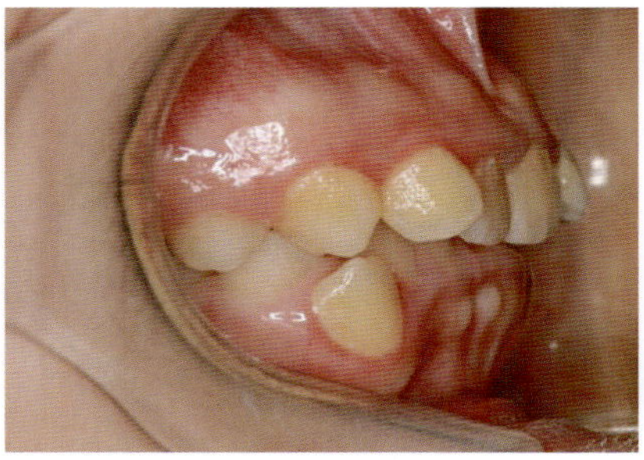
图19-2

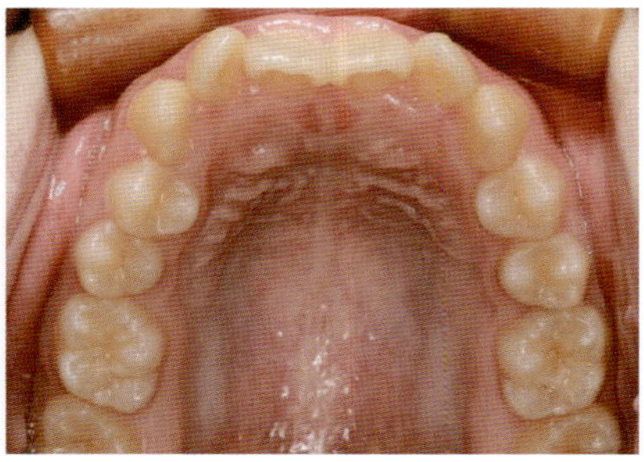
图19-3

- 矫治阶段-1（2022年7月4日）

上颌口内装配了改良固定式平导，在11、21对应平导胶托远中边缘嵴上设置了2个小圈，11、21舌面靠近牙颈部粘接附孔舌侧扣，用结扎丝将小圈与舌侧扣结扎拴系在一起。上半口粘接金属自锁托槽，其中11、21金属自锁托槽靠近切缘粘接。与口内对应的附孔舌侧扣形成高低错落台阶，使用0.012英寸镍钛丝纳入托槽排牙，实施控冠唇向移动（图19-4～图19-6）。

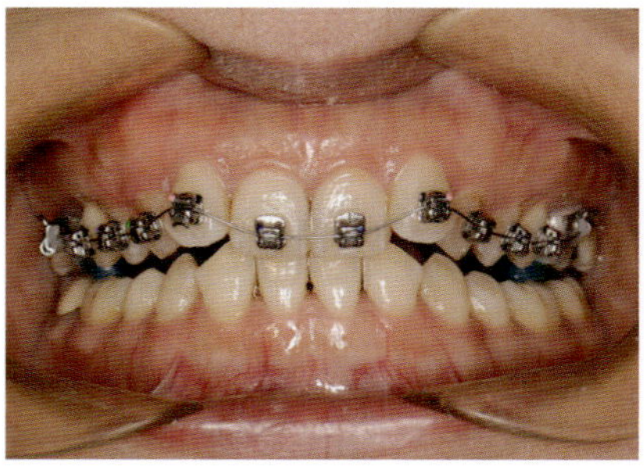
图19-4

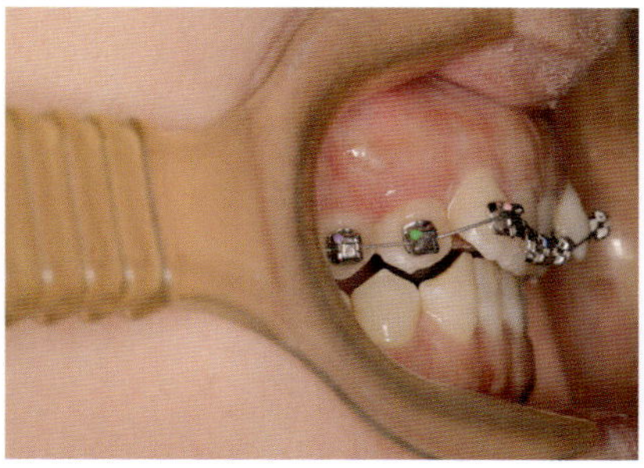
图19-5

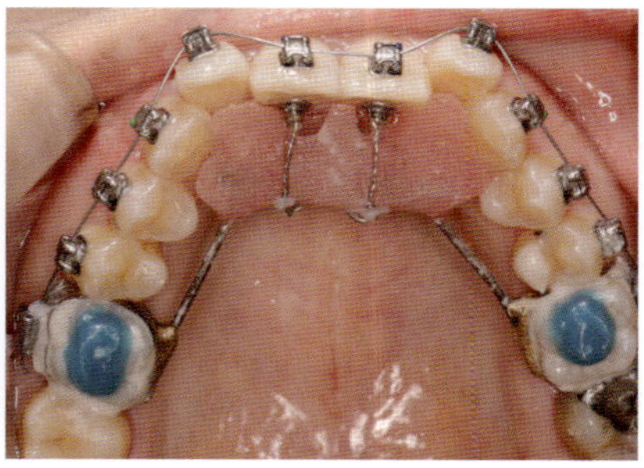
图19-6

– 矫治阶段–2（2022年8月27日）

患者感觉口内平导过大不能适应，重新制作附牵引圈Nance托装配口内，继续用结扎丝将小圈与舌侧扣结扎拴系在一起。

上颌牙弓装配了武氏弓唇展前牙，下颌牙弓粘接了金属自锁托槽，使用0.014英寸镍钛丝排齐牙列（图19–7 ~ 图19–9）。

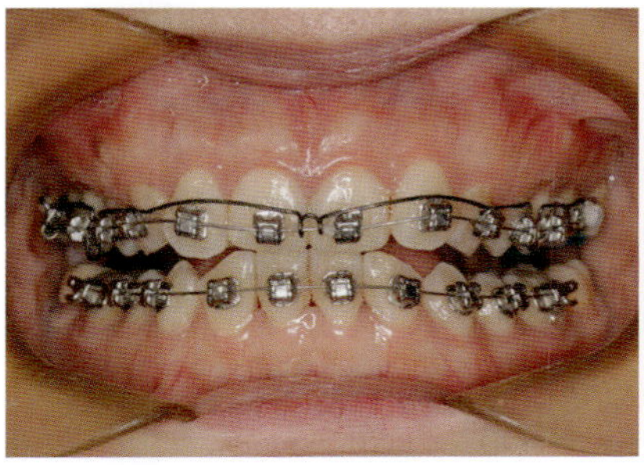

图19–7

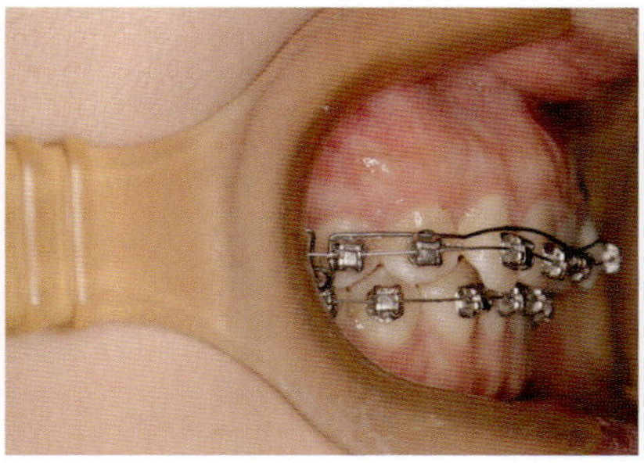

图19–8

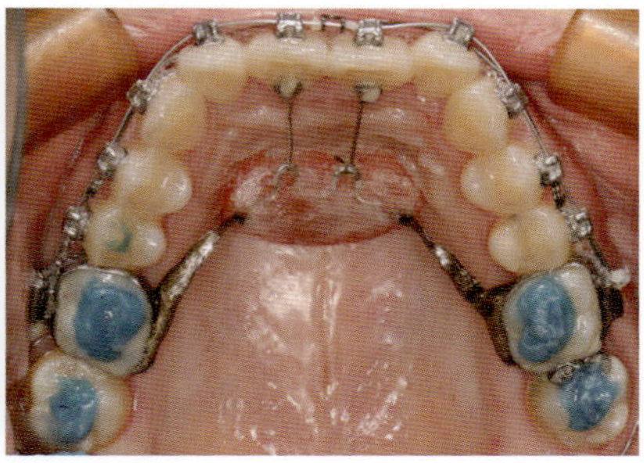

图19–9

– 矫治阶段–3（2022年10月30日）

经上述一套组合拳处置，11、21唇展与11、22排列在一个协调的牙弓弧形内，此阶段下颌装配了“蛤蟆弓”矫治辅弓，有利于打开咬合，矫治深覆殆（图19–10 ~ 图19–12）。

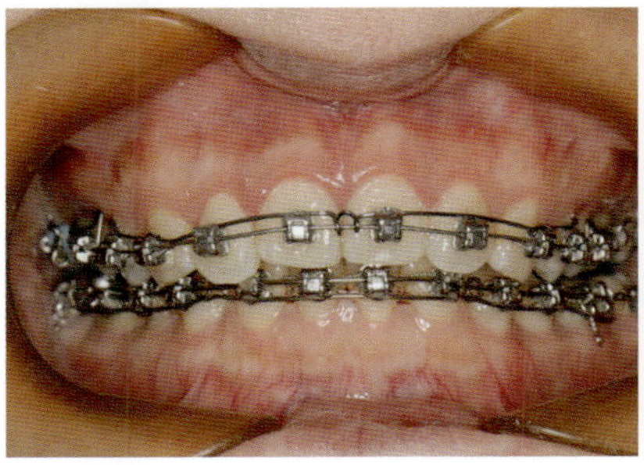

图19–10

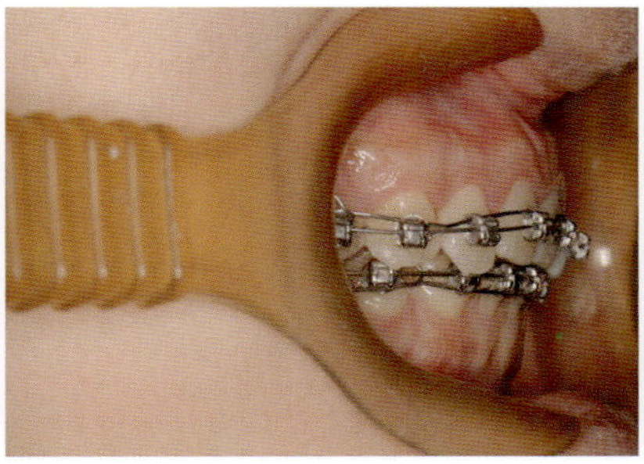

图19–11

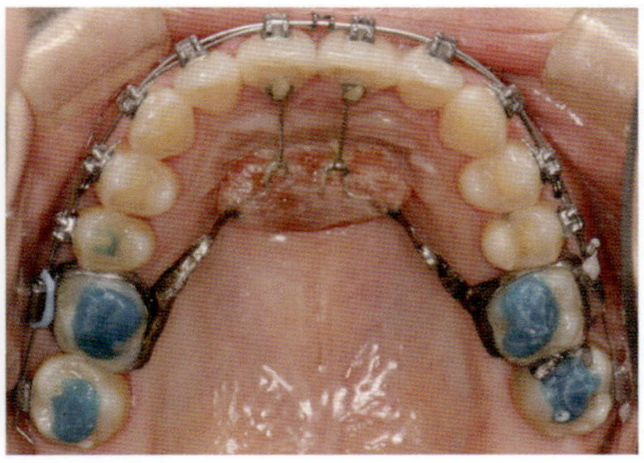

图19–12

– 矫治阶段–4（2023年1月30日）

该患者此阶段上颌11、21使用了改良“梅花弓”控根辅弓，实施根舌向控根移动（图19–13，图19–14），图19–15显示上颌牙弓呈现良好的牙弓形态，口内已经拆除Nance托装置。

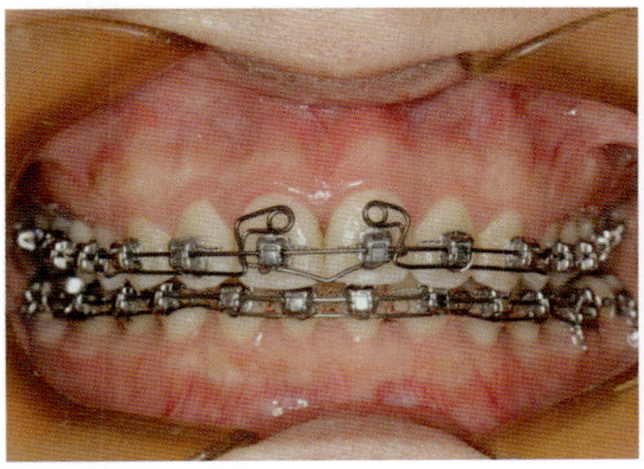

图19–13

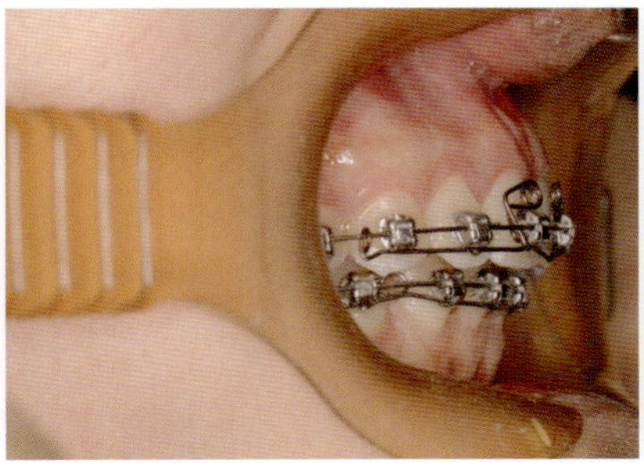

图19–14

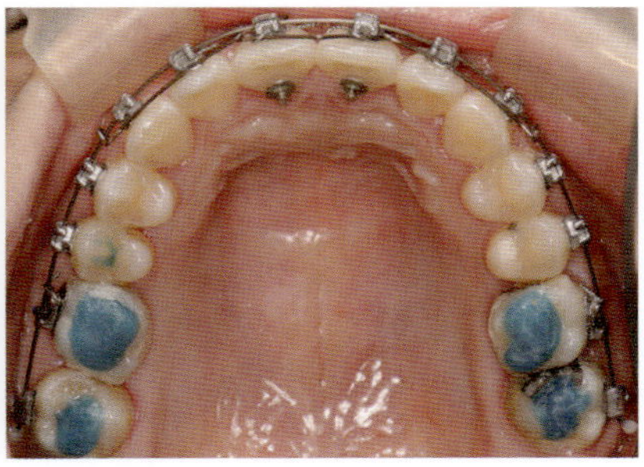

图19–15

矫治体会：患者成年女性，为典型的安氏Ⅱ类2分类错㚢，11、21舌倾，12、22唇倾。如何恢复11、21正常的轴倾度，减少不必要的往返移动，这可以让舌倾的中切牙该移动的部分移动，不该移动的部分不移动，考验正畸医生的担当与智慧。

为了做到这一点，我们设计了一套“组合拳”，上颌装配了改良Nance托，在11、21对应胶托远中边缘嵴上用0.7mm不锈钢丝设置了2个牵引小圈，包埋在塑料胶托中。定制了穿丝舌侧扣粘接在11、21舌面靠近牙颈部，使用0.25mm结扎丝穿过舌侧扣的小眼，交叉缠绕打结将11、21分别与对应的胶托小圈结扎在一起。

11、21自锁托槽靠切端粘连，与口内对应附孔舌侧扣形成高低落差。

同时，在唇侧装配了具有唇展上颌前牙功能的武氏弓，加大了11、21牙冠唇展。由于预置舌侧扣牵引丝的限制，牙根相对固定不动。这套正畸“组合拳”通过临床矫治阶段应用，获得良好的11、21控冠唇向移动，恢复正常的轴倾度，为矫治安氏Ⅱ类2分类错㚢畸形探索了一条新路径。

第20章

分牙橡皮圈在排齐拥挤牙列中的妙用

– 矫治阶段–1

该患者35、45阻生，其萌出道稍稍欠空间，排齐牙列中遇到困难。于是笔者在35、45牙冠近远中采用分牙橡皮圈扩展间隙（图20–1 ~ 图20–3）。

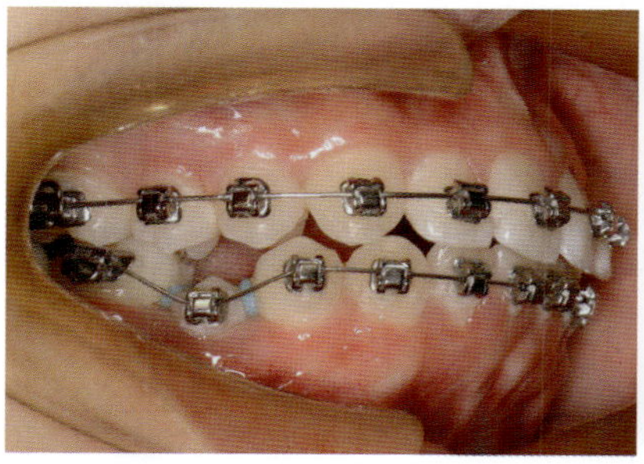
图20–1

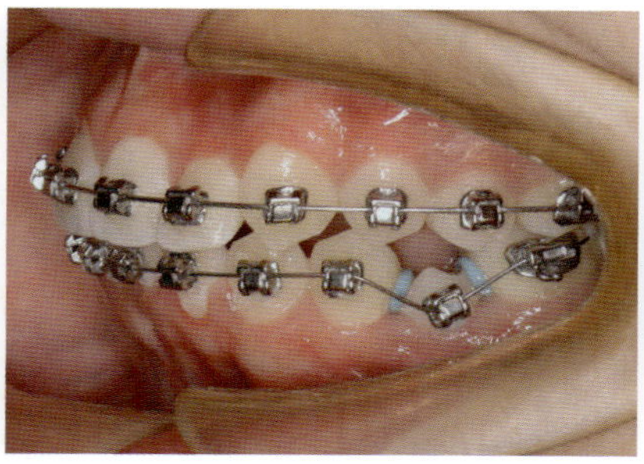
图20–2

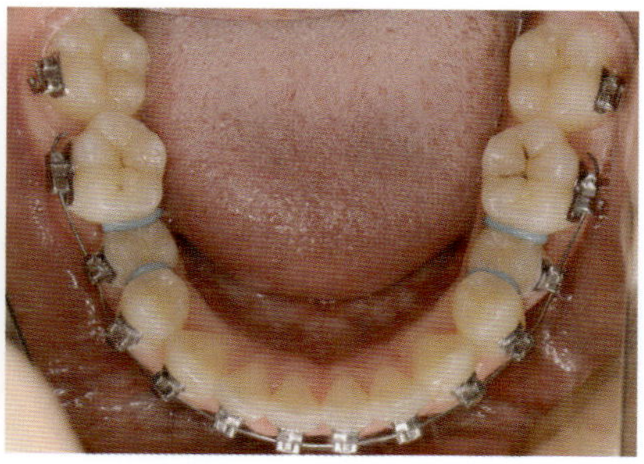
图20–3

– 矫治阶段–2

35、45经分牙橡皮圈分牙后立即获得宝贵的空间，迅速朝𬌗向萌出排入正常牙列（图20–4 ~ 图20–6）。

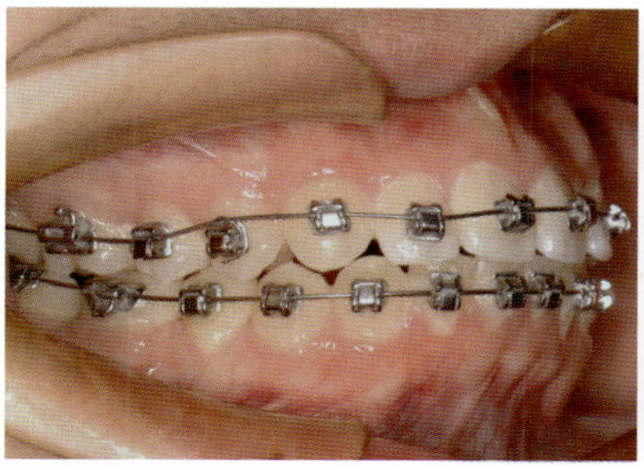
图20–4

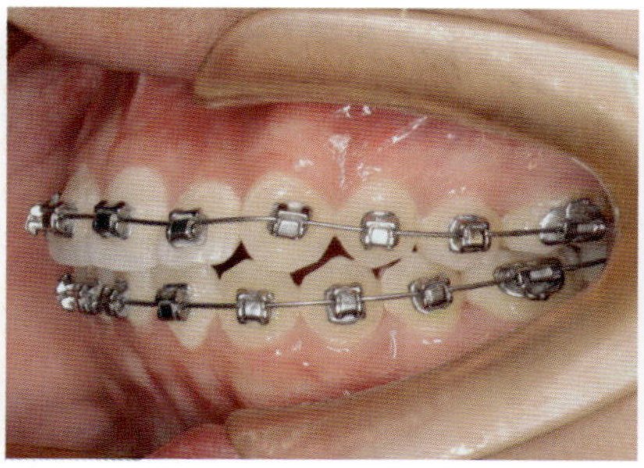
图20–5

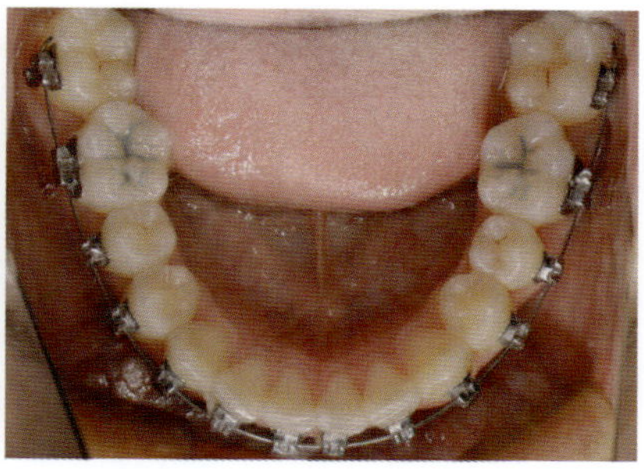
图20–6

矫治前后拍摄X线口腔全景片（图20-7，图20-8）。

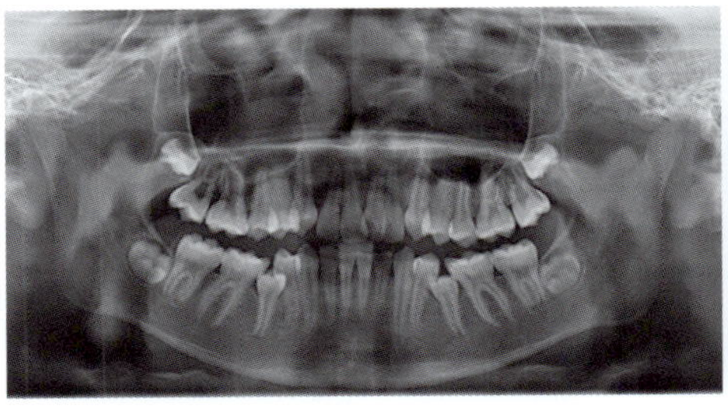

图20-7

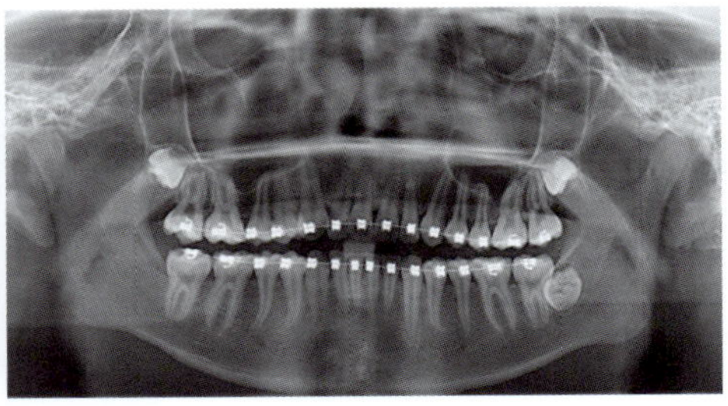

图20-8

矫治体会：不要小瞧了分牙橡皮圈，合理利用分牙橡皮圈收缩回弹可以使邻牙间产生微小空间，获得宝贵的排牙间隙，正是利用这一特点，我们可以使用分牙圈将低位阻生拥挤的牙齿顺利排齐，并且其力量轻柔、操作简单、无须弯制、效果高效，值得利用。

第21章

武氏正畸导萌钓竿矫治埋伏阻生齿

一、磨牙推进器联合武氏正畸导萌钓竿矫治阻生尖牙

患者女性，就诊年龄12岁，因右侧尖牙迟迟没有萌出，外院把滞留乳牙拔除后半年恒牙还没萌出（图21-1-1），要求采用拔牙矫正。患者家属拒绝拔牙，经介绍到我院寻求治疗。我们采用武氏专利产品磨牙推进器把前移的磨牙推至正常位置（图21-1-2，图21-1-3），扩展13间隙后采用武氏正畸导萌钓竿技术牵引13萌出，经过4个月时间牵引，13萌出并回归正常位置（图21-1-4～图21-1-6）。

磨牙推进器可以高效地把近中移动的磨牙平移到正常位置，武氏正畸导萌钓竿技术自带牵引力量，可以对阻生尖牙持续发力，不需要患者挂橡皮胶圈或者更换橡皮链，让不愿意萌出的尖牙回归正常位置。

拍摄该患者X线口腔全景片，记录埋伏阻生齿13矫治前、装配武氏正畸导萌钓竿导萌后及13排入正常牙列影像（图21-1-7～图21-1-9）。

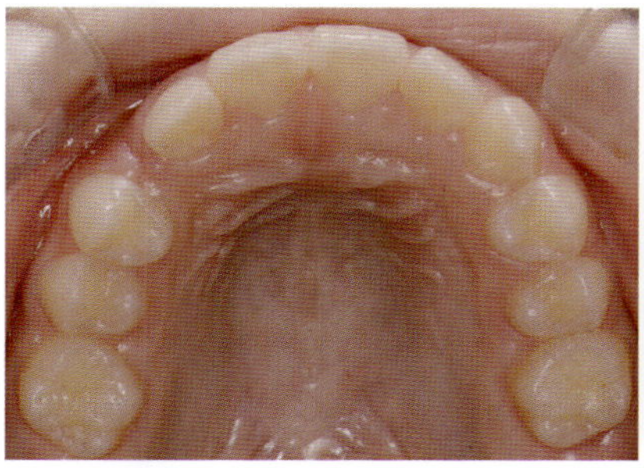

图21-1-1

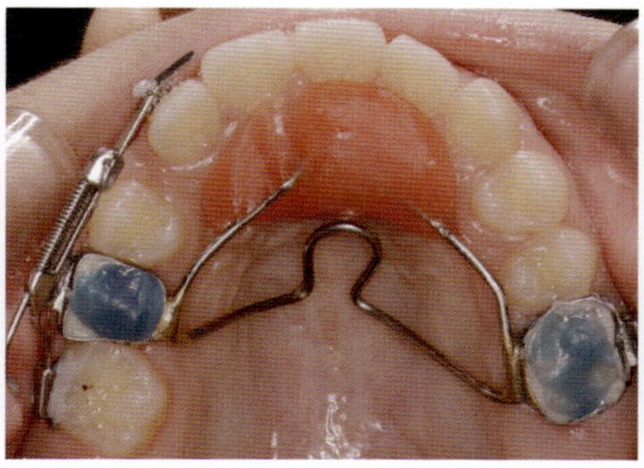

图21-1-2

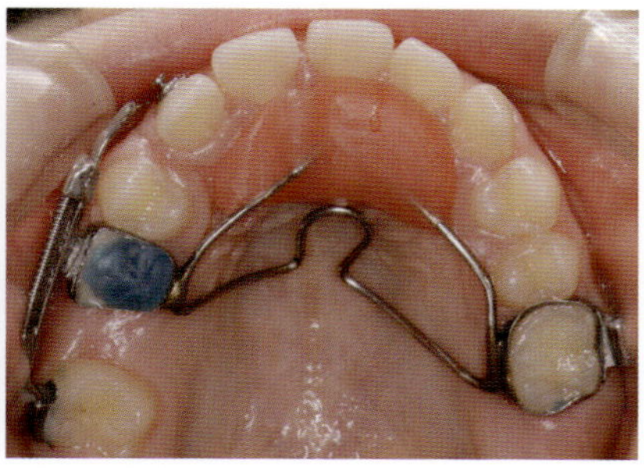

图21-1-3

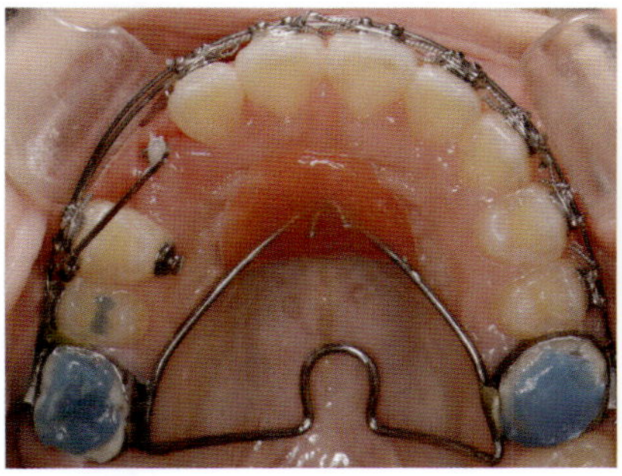

图21-1-4

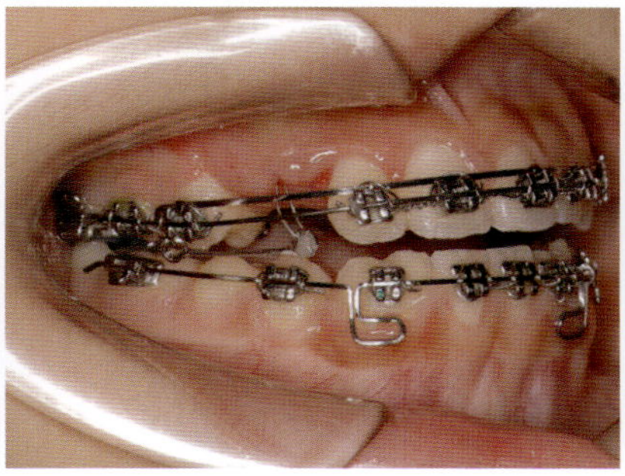

图21-1-5

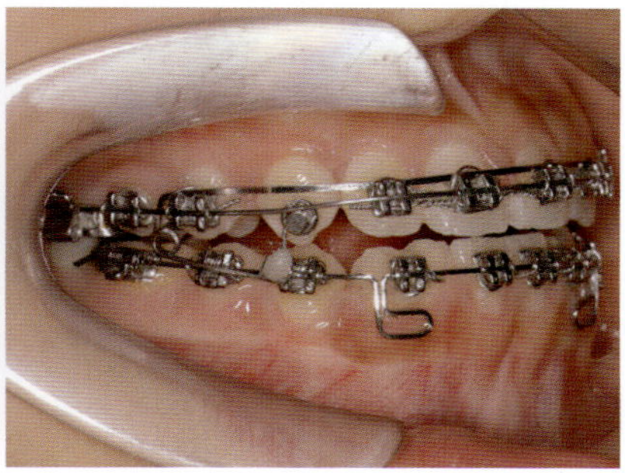

图21-1-6

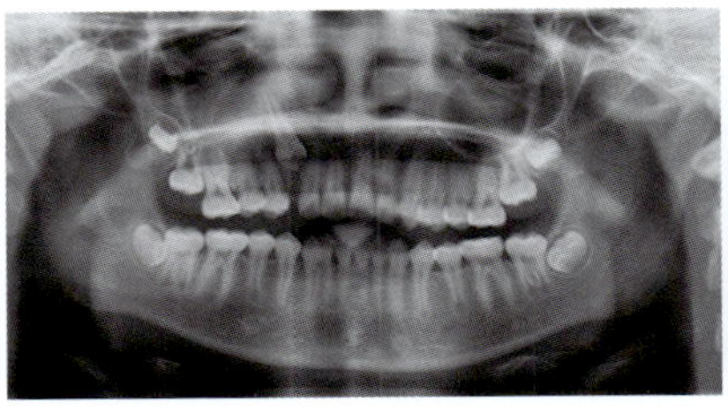
图21-1-7

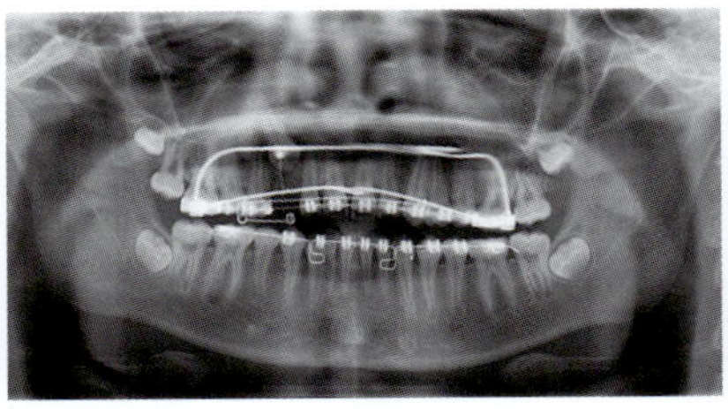
图21-1-8

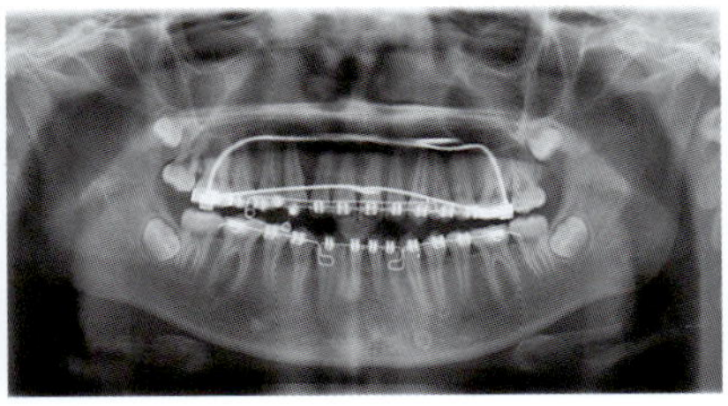
图21-1-9

二、武氏正畸导萌钓竿导萌矫治下颌埋伏阻生前磨牙

患者女性，就诊年龄18岁，口内检查见上颌中度拥挤；11、12与对颌牙构成反𬌗关系；11、13间1mm间隙，12在11、13腭侧异位萌出；11、12、21、22龋坏近髓；45颌骨内埋伏阻生；36、46大面积龋坏，无法保留，上颌中线右偏2mm。

– 初诊（2022年8月27日）

该患者初诊拍摄𬌗像照片及X线口腔全景片，显示45颌骨内埋伏阻生（图21-2-1～图21-2-3）。

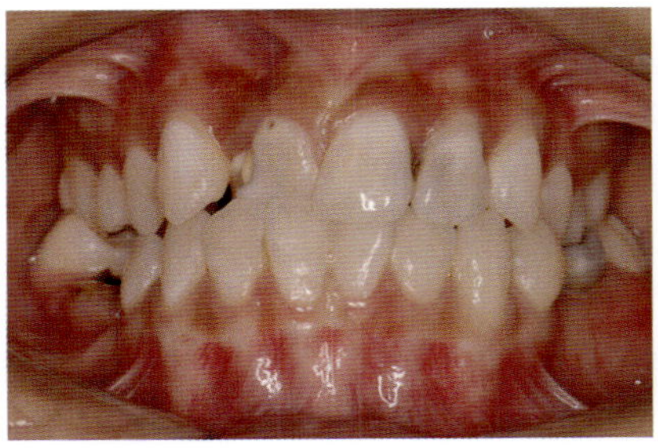
图21-2-1

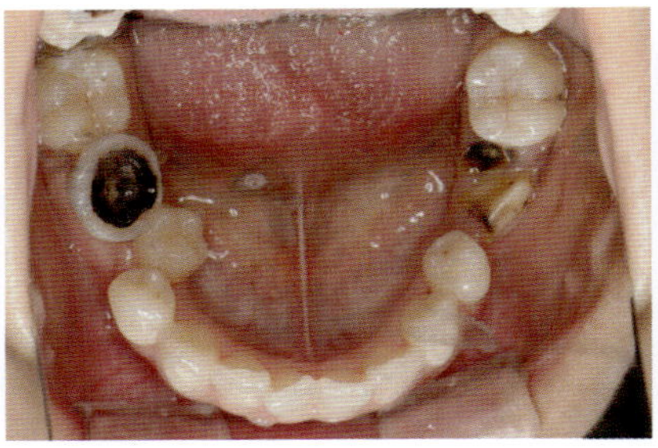
图21-2-2

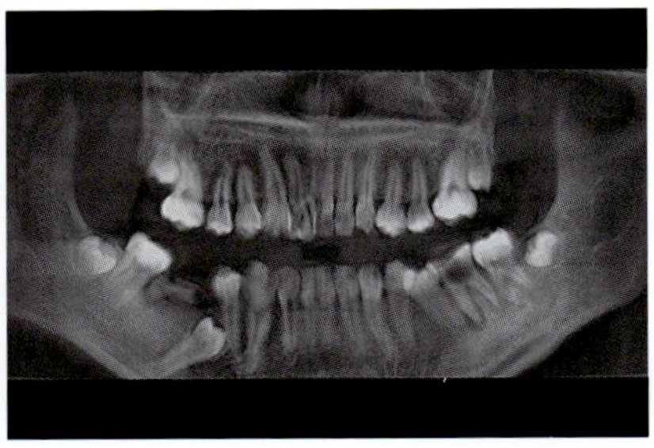
图21-2-3

– 矫治阶段-1（2023年7月16日）

装配武氏正畸导萌钓竿实施导萌牵引埋伏阻生齿45𬌗像照片及X线口腔全景片（图21-2-4～图21-2-6）。

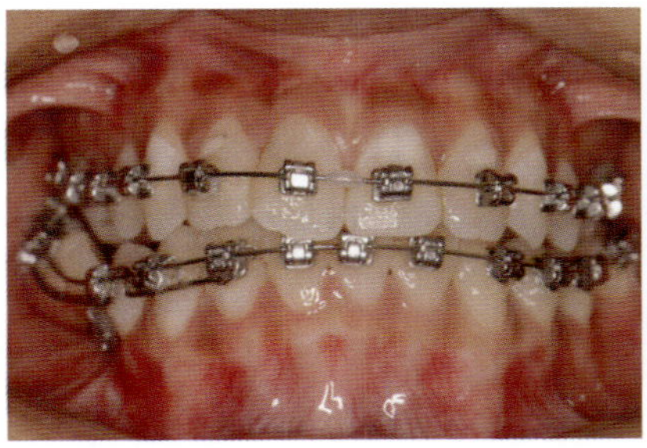
图21-2-4

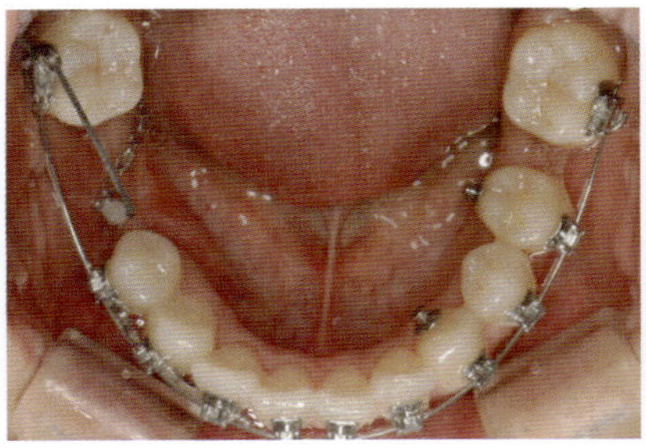
图21-2-5

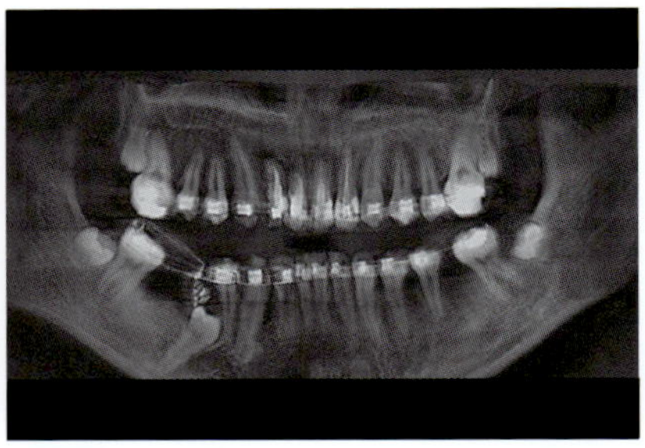
图21-2-6

- 矫治阶段-2（2023年11月26日）

拍摄该矫治阶段X线口腔全景片（图21-2-7）。附：武氏正畸导萌钓竿辅弓实物（图21-2-8）。

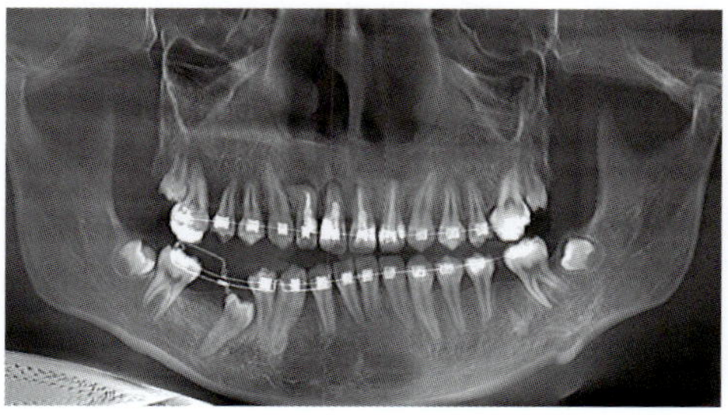

图21-2-7

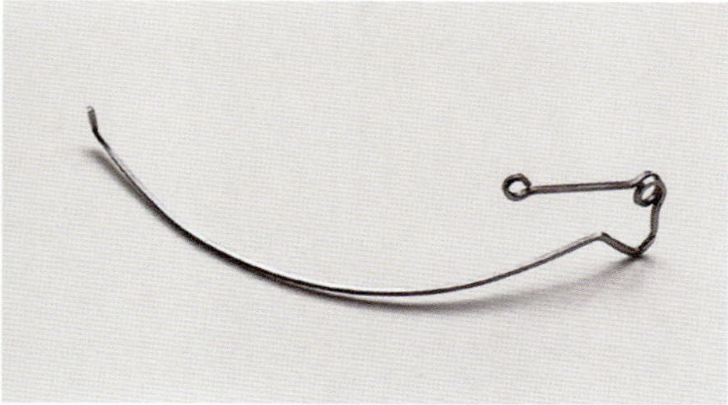

图21-2-8

- 矫治阶段-3（2024年2月17日）

武氏正畸导萌钓竿导萌牵引45矫治进展殆像照片及X线口腔全景片（图21-2-9～图21-2-12）。

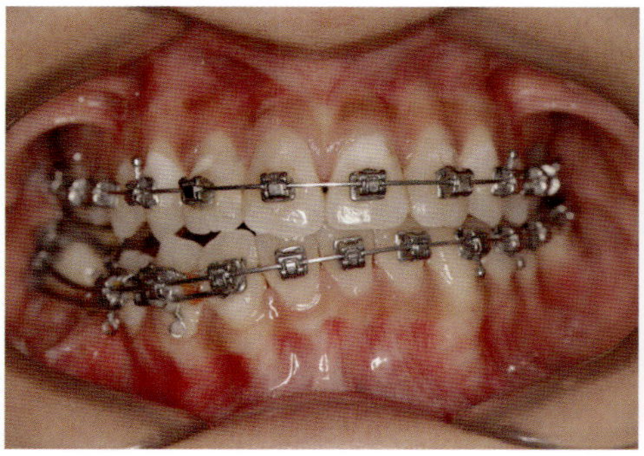

图21-2-9

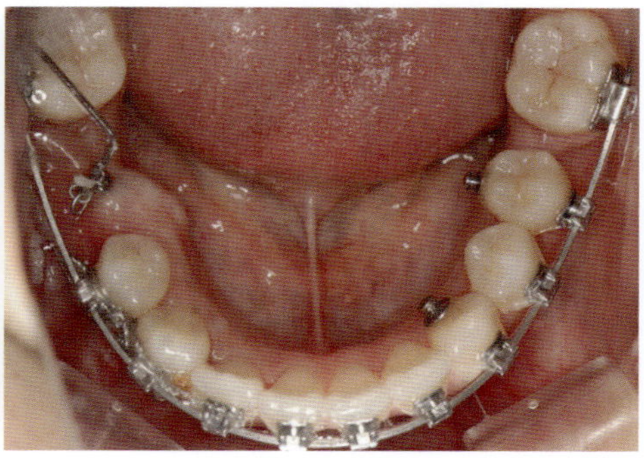

图21-2-10

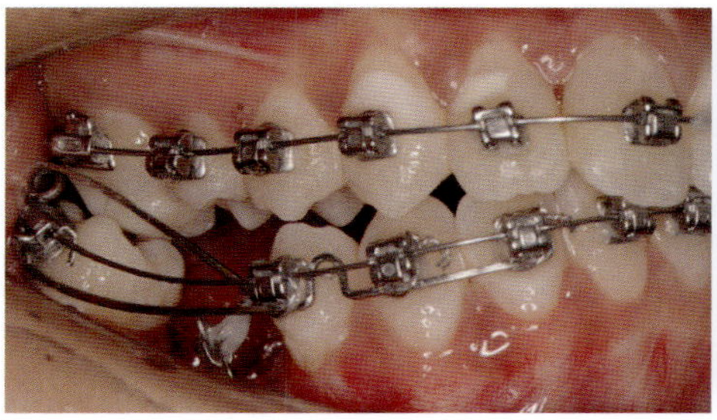

图21-2-11

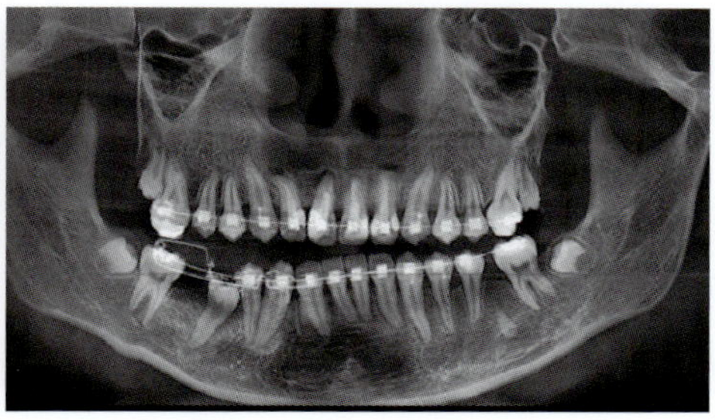

图21-2-12

- 矫治阶段-4（2024年3月9日）

经上述处置，下颌埋伏阻生齿45已经导萌成功，其颊面粘接金属托槽，纳入固定矫治器排齐牙列（图21-2-13～图21-2-15）。

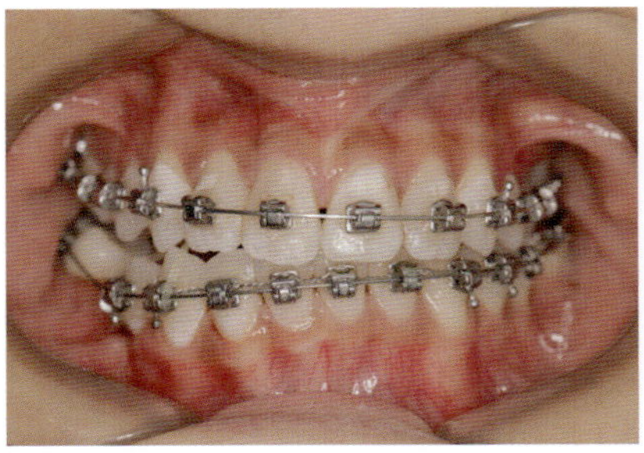
图21-2-13

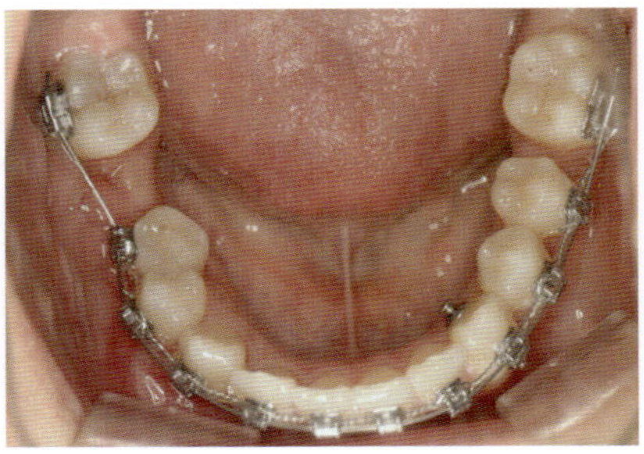
图21-2-14

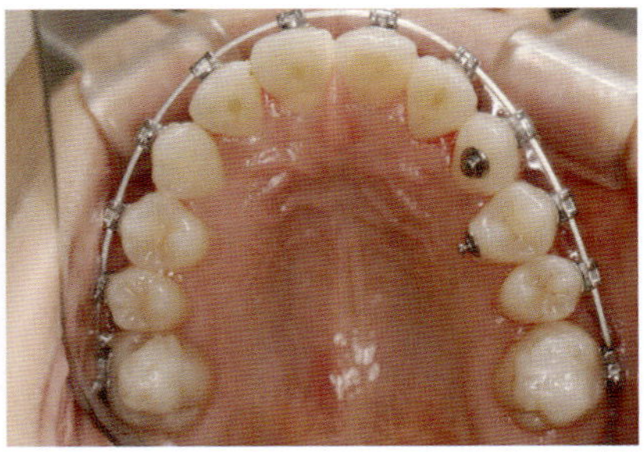
图21-2-15

– 矫治阶段-5（2024年4月3日）

该患者矫治阶段更换稳定弓丝，拍摄继续排齐牙列的𬌗像照片（图21-2-16，图21-2-17）。

附一张2025年1月11日拍摄的X线口腔全景片如图21-2-18所示，显示该患者45导萌排入牙列后的状况很稳定。

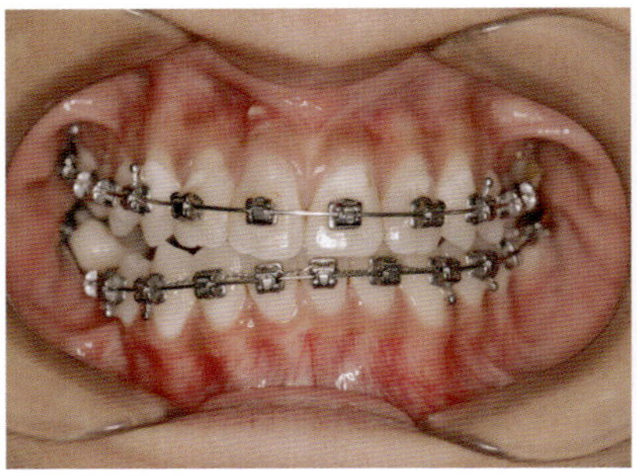
图21-2-16

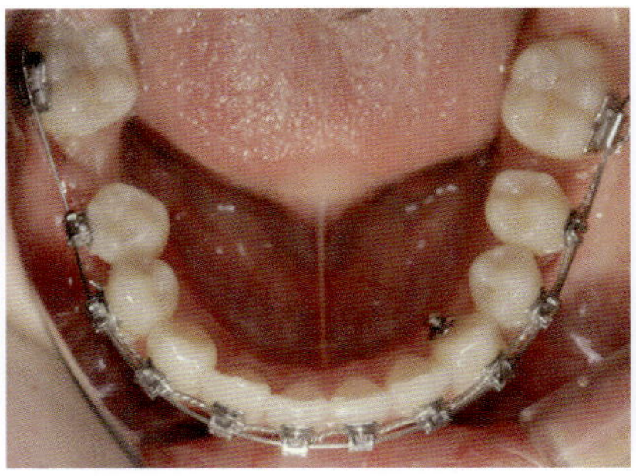
图21-2-17

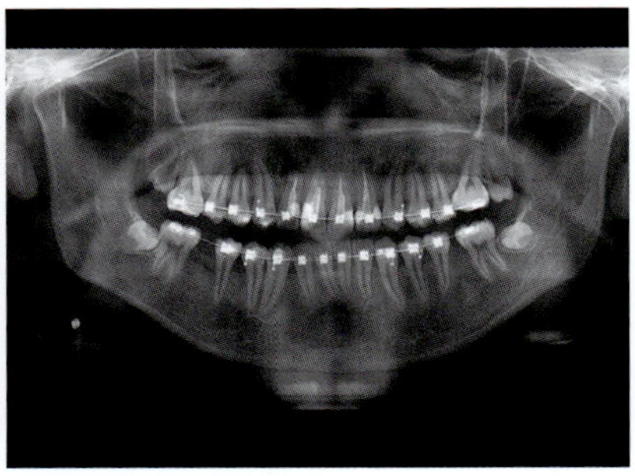
图21-2-18

矫治体会：该案例下颌牙列排齐整平更换成稳定弓丝后，埋伏的下颌阻生45做开窗手术，粘接舌侧扣牵引链，使用武氏正畸导萌钓竿导萌，其近中端及U突起固位作用，远中端圈簧起牵引作用，每次复诊时只需将钓竿挂钩移至舌侧扣牵引链的下一个圈簧即可。其装置小巧轻便，在口内舒适易于清洁。待埋伏阻生的45𬌗面牵引至44牙颈部位置时，再次做开窗手术，暴露45，牙面粘接托槽，采用片段弓技术排入正常牙列。待45排入正常牙列后，下颌主弓丝更换为0.018英寸镍钛丝，继续排齐整平下颌牙列。

我们从上述图中可以看到，45埋伏阻生齿已牵引至正常位置，但其唇侧近中扭转约100°，下一步计划排齐扭转的45，近中平移37、47，代替36、46行使咀嚼功能。患者看到那么深的埋伏牙被牵引出来后特别有信心，表示会积极配合下一阶段的治疗。

三、武氏正畸导萌钓竿导萌上颌横卧阻生尖牙正畸

患者男性，就诊年龄16岁，因牙齿不齐前来就诊，要求矫治。我们拍片发现13、23水平阻生，12、22根尖处被13、23压迫，部分吸收。

- 矫治阶段-1（2022年7月3日）

患者初装武氏正畸导萌钓竿辅弓拍摄殆像照片及X线口腔全景片（图21-3-1～图21-3-4），武氏正畸导萌钓竿辅弓实物（图21-3-5）。

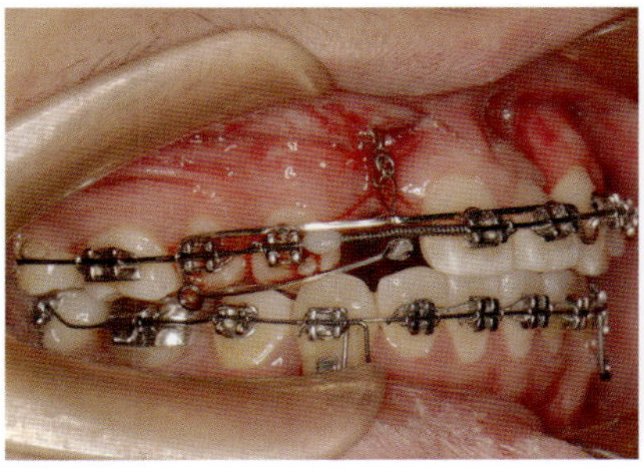
图21-3-1

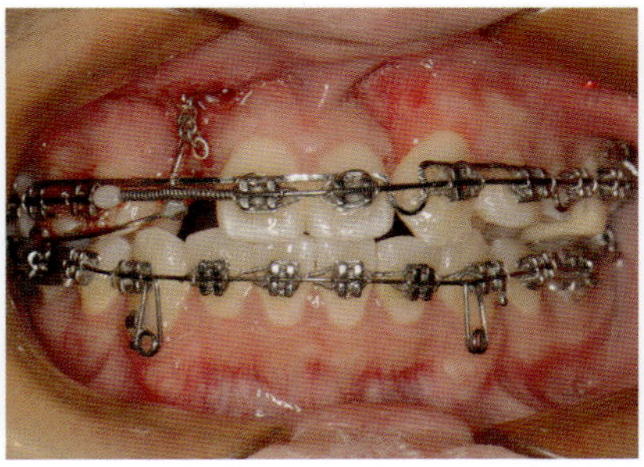
图21-3-2

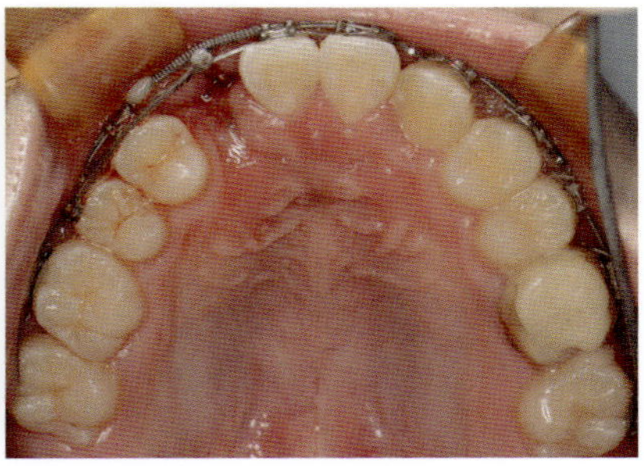
图21-3-3

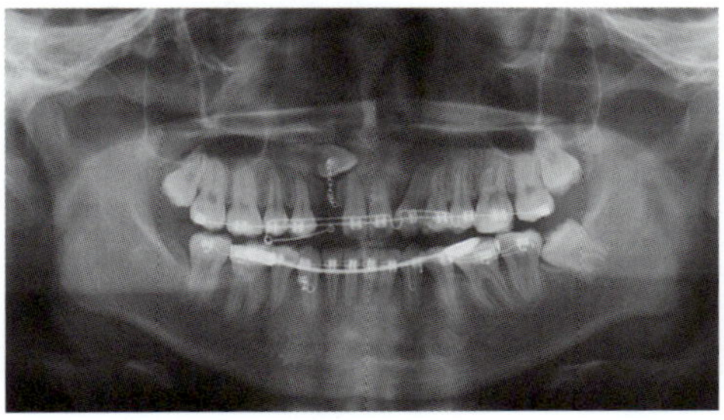
图21-3-4

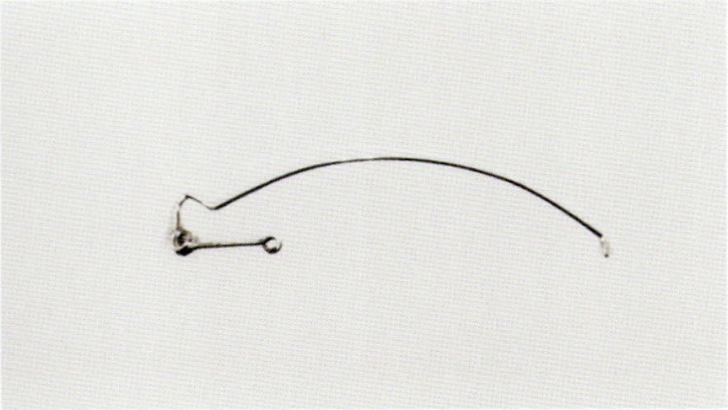
图21-3-5

- 矫治阶段-2（2022年9月3日）

拍摄该患者武氏正畸导萌钓竿导萌矫治进展及X线口腔全景片（图21-3-6～图21-3-8）。

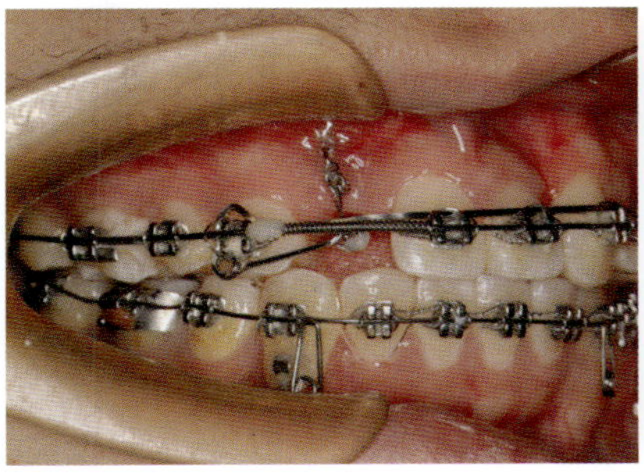
图21-3-6

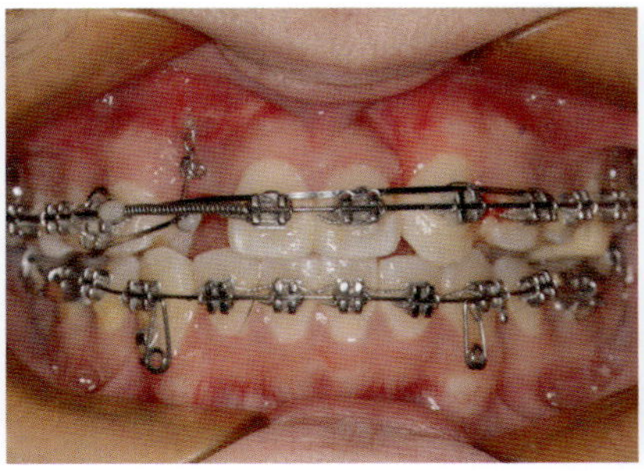
图21-3-7

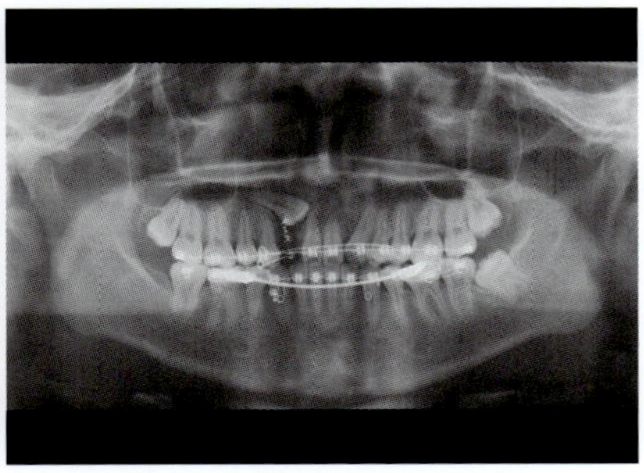
图21-3-8

– 矫治阶段–3（2022年11月12日）

经上述处置，上颌13埋伏阻生齿已经导萌牵引出来，拍摄矫治进展殆像照片及X线口腔全景片（图21–3–9～图21–3–11）。

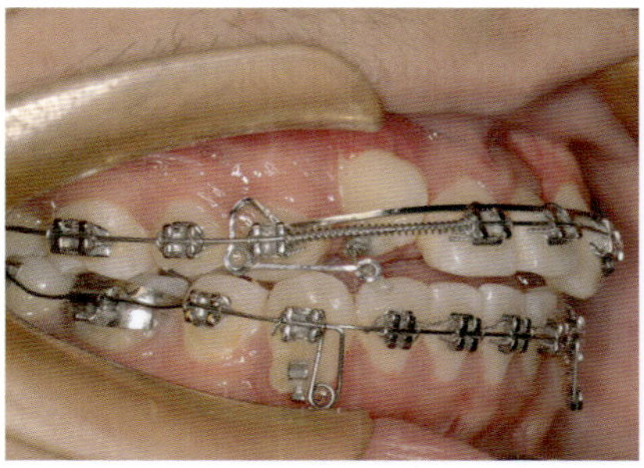
图21–3–9

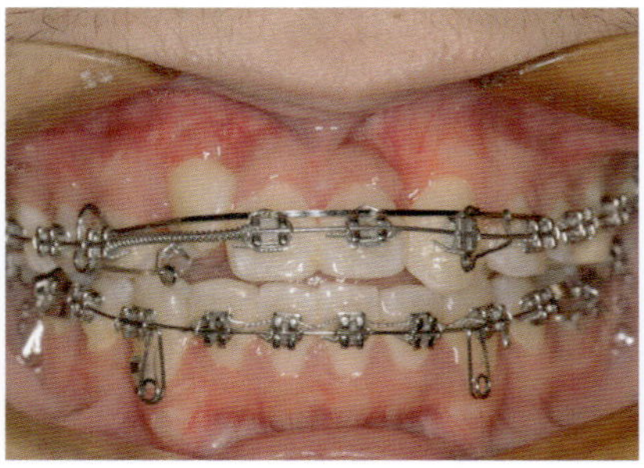
图21–3–10

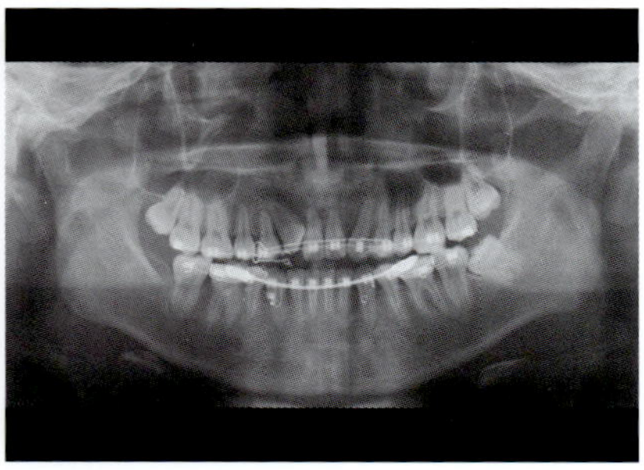
图21–3–11

– 矫治阶段–4（2022年11月27日）

正畸主弓丝推簧加树脂球扩展13间隙，13唇面粘接金属托槽，配置0.014英寸镍钛丝片段辅弓朝殆向移动排齐牙列，拍摄此矫治阶段殆像照片及X线口腔全景片（图21–3–12～图21–3–14）。

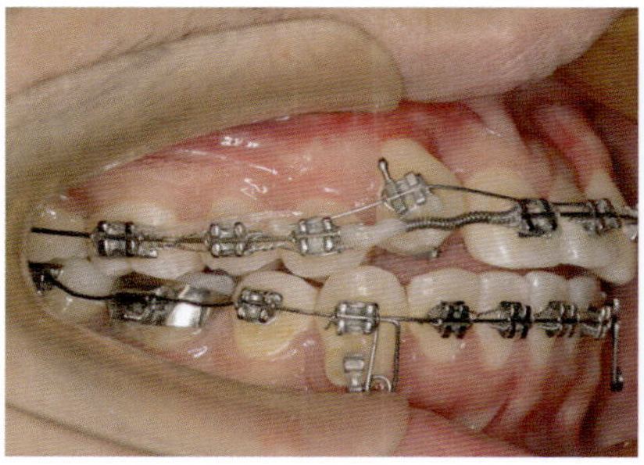
图21–3–12

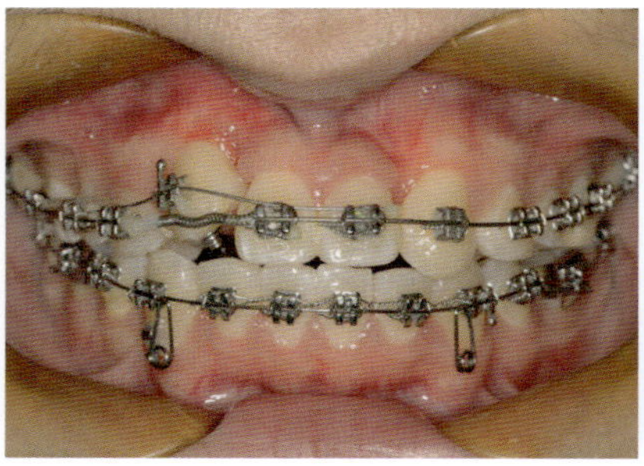
图21–3–13

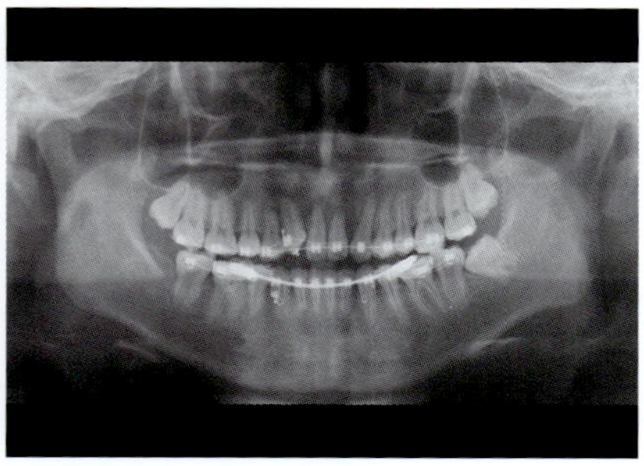
图21–3–14

– 矫治阶段–5（2024年6月23日）

该患者13已经导萌牵引到位，上颌牙弓使用方丝T形曲、下颌牙弓使用方丝靴形曲排齐牙列，挂1/4英寸橡皮圈实施Ⅲ类颌间弹力牵引（图21–3–15～图21–3–17）。

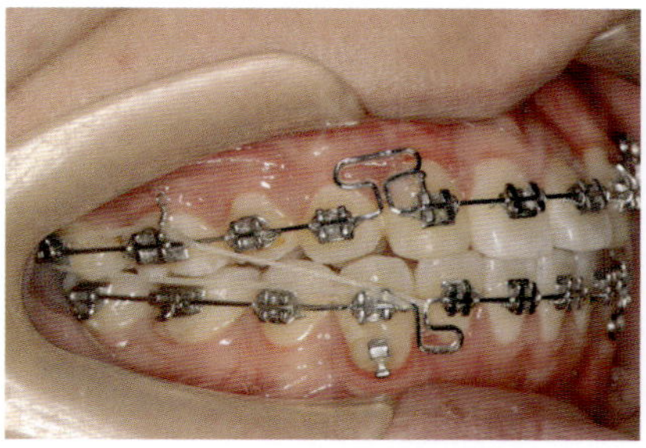
图21–3–15

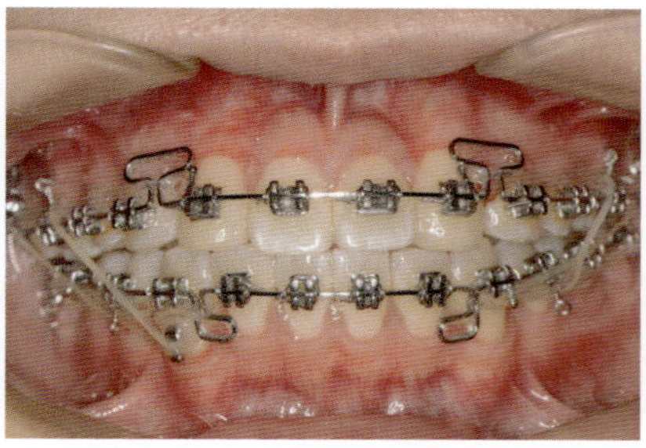
图21–3–16

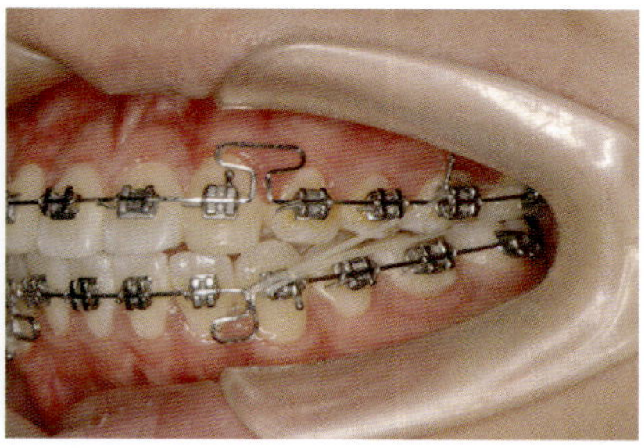
图21–3–17

矫治体会：与患者及其家长沟通后选择拔除12、22，牵引13，23后代替12、22。矫治过程中先尝试牵引23，牵引成功后也增加了患者及其家长的信心。继续牵引13，13牵引过程中我们改良了牵引装置，13进行开窗后粘接牵引链，使用了0.018英寸×0.025英寸不锈钢方丝弯制了武氏正畸导萌钓竿，此装置稳定性好，对抗臂弓丝段宽面靠牙面侧，经悬吊结扎后可更加稳定，牵引加力段有圈簧设置，释放力量柔且持续。加力过程中将牵引链缩短，钓竿辅弓与牵引链结扎固定即可，加力简便。此案例历时4个月可明显看到13已完全萌出。牵引过程比较顺利，装置简单、舒适，患者及家长对矫正效果非常满意。后期对13、23的牙齿形态和14、24腭尖进行了部分修改以更好地代替12、22及适应咬合。

此装置对于颌骨内阻生齿牵引非常有帮助，可根据临床情况进行改良，适应性广泛，推荐临床医生使用。

四、武氏正畸导萌钓竿牵引埋伏阻生尖牙矫治

患者男性，就诊年龄16岁，因牙列不齐、深覆殆、上颌尖牙未萌出、53滞留，来院要求正畸治疗。X线片检查见13、23颌骨内埋伏阻生，13与14易位且靠近15的根尖。经与患者家长沟通后决定13、14相互交换位置。我们拔除53滞留乳牙，打开咬合，扩展14、23牙间隙（创造阻生齿萌出通道）、排齐整平牙列后，采用武氏专利产品导萌钓竿技术牵引23萌出。经过半年时间牵引，23萌出并回归正常位置后，我们利用同样方式牵引出13埋伏异位阻生齿，克服了重重困难，经过8个月时间牵引，13导萌牵引至14位置。

武氏导萌钓竿技术自带牵引力，可以对阻生尖牙持续发力，不需要患者挂橡皮圈或者更换橡皮链，让不愿意萌出的尖牙回归正常位置。

拍摄该患者X线口腔全景片。记录埋伏阻生齿13、23矫治前，装配武氏正畸导萌钓竿导萌及13、23排入正常牙列后的影像。X线口腔全景片检查见13发育不良、异位埋伏阻生，23发育完整，见第三磨牙牙胚，其牙根发育基本正常。

该患者初诊临床检查拍摄殆像照片（图21-4-1～图21-4-5），X线片影像显示13、23骨内埋伏阻生（图21-4-6～图21-4-8）。

– 初诊（2020年5月6日）

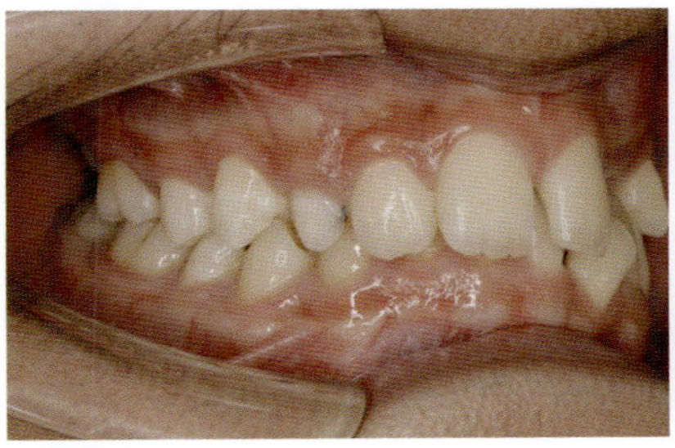
图21-4-1

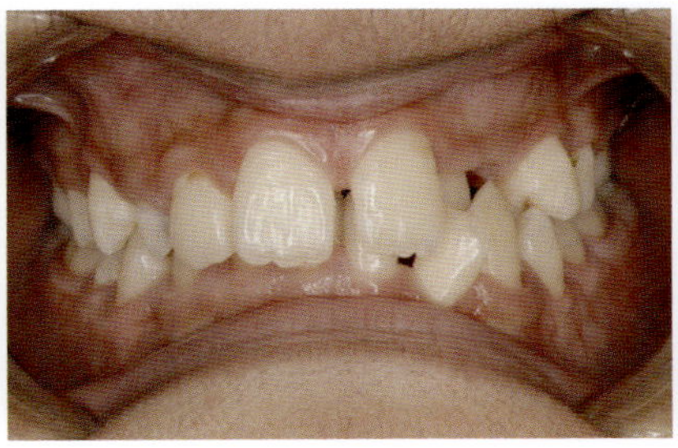
图21-4-2

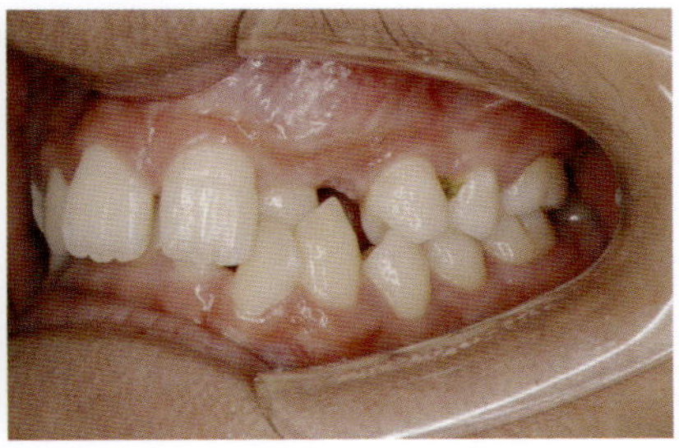
图21-4-3

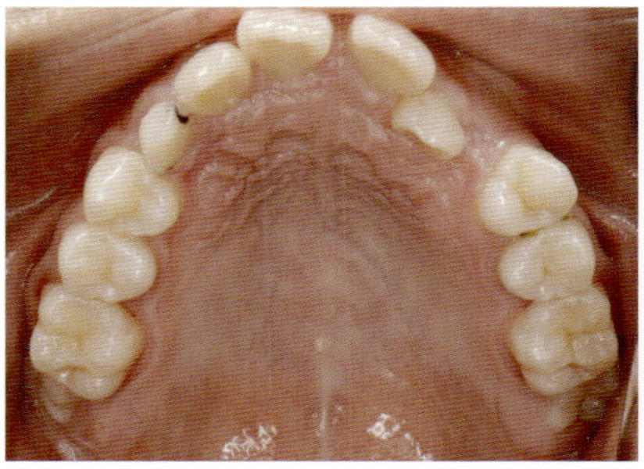
图21-4-4

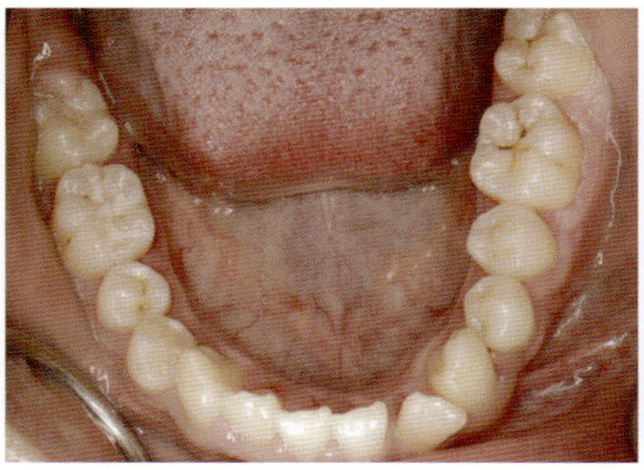
图21-4-5

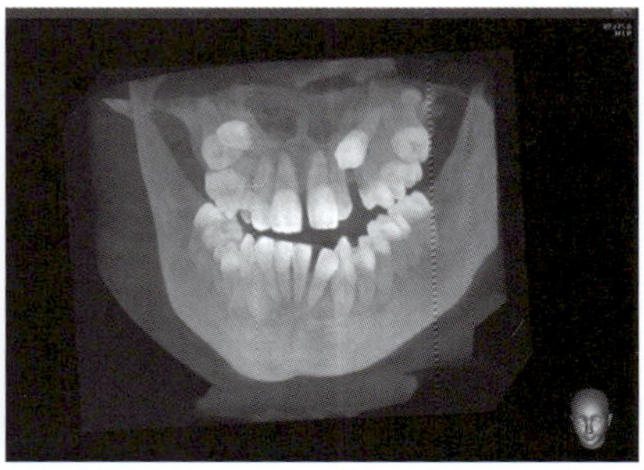
图21-4-6

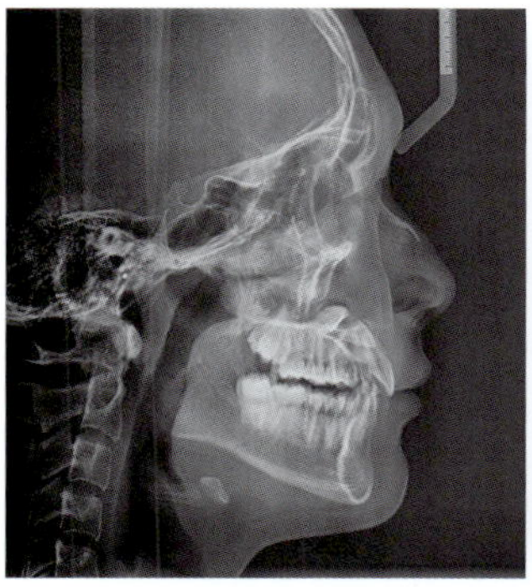
图21-4-7

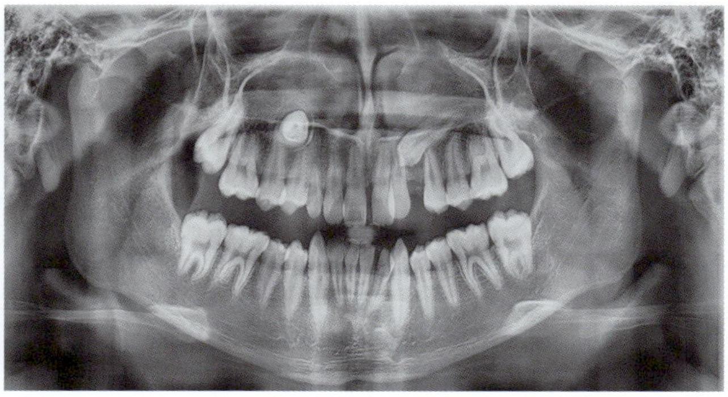
图21-4-8

- 矫治阶段-1（2020年9月20日）

粘接全口托槽，拔除53，13、23手术翻瓣暴露牙面，粘接牵引附件，并在上颌用0.018英寸×0.025英寸不锈钢方丝制作武氏正畸导萌钓杆辅弓，朝殆方垂钓牵引23。13、23上推簧扩展间隙。拍摄X线口腔全景片（图21-4-9）。

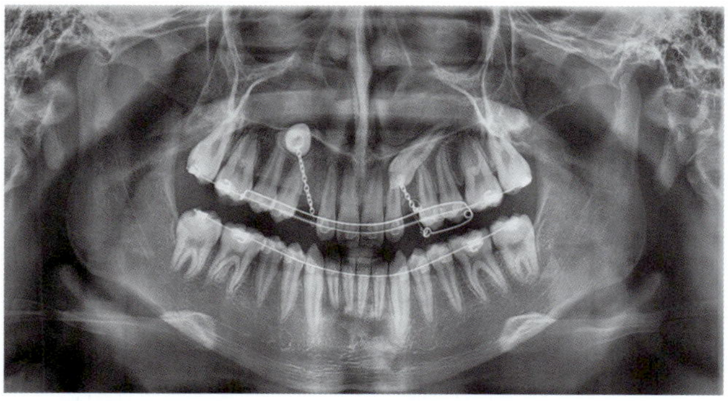
图21-4-9

- 矫治阶段-2（2021年1月9日）

去除13附件，推簧维持间隙，12-22连扎，23可见牙冠部分露出，上下颌牙列纳入0.017英寸×0.025英寸不锈钢方丝，拍摄患者殆像照片（图21-4-10～图21-4-14）。

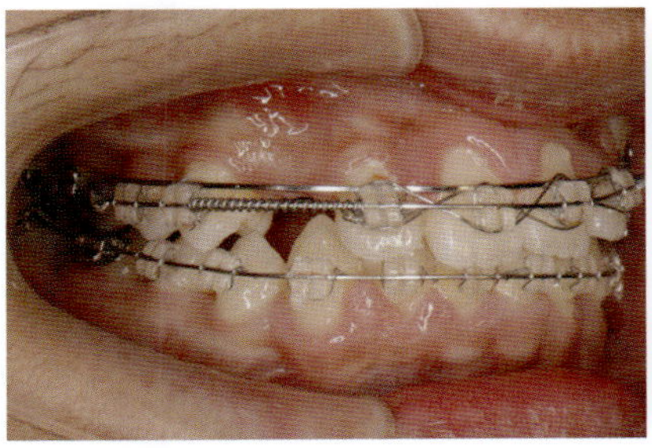
图21-4-10

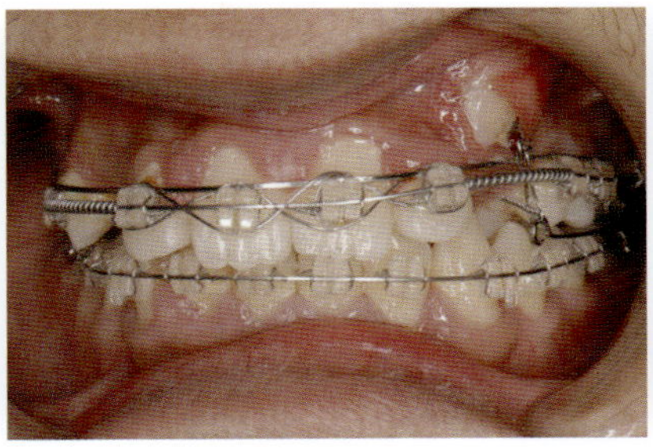
图21-4-11

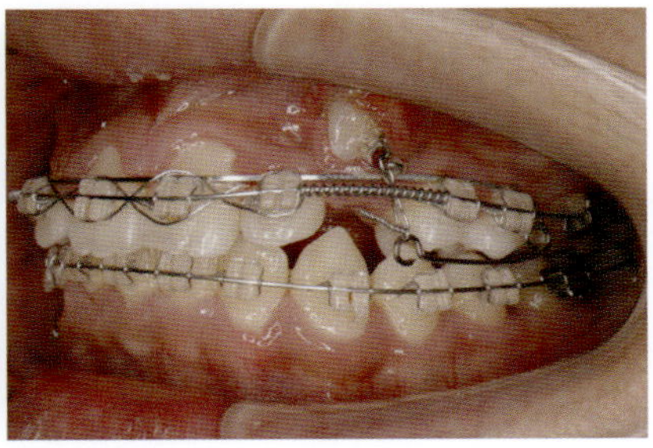
图21-4-12

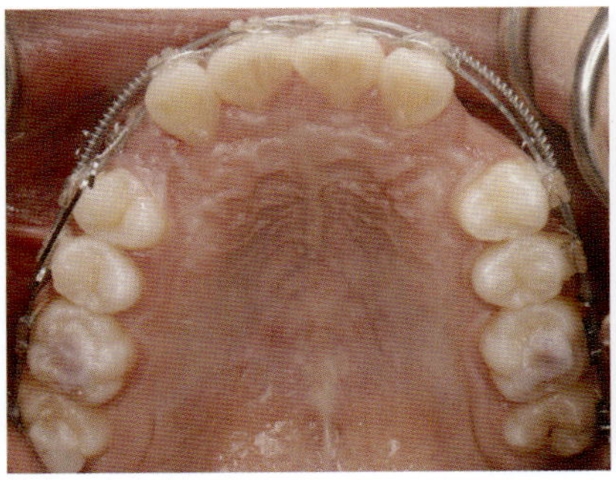
图21-4-13

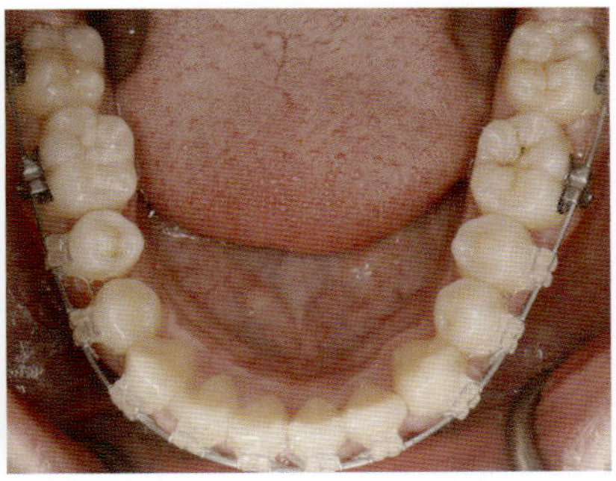
图21-4-14

– 矫治阶段-3（2021年4月16日）

去除原有附件，23粘接托槽，上颌用直径1.0mm不锈钢丝弯制助萌牵引辅弓继续牵引埋伏牙23。拍摄X线口腔全景片（图21-4-15）。

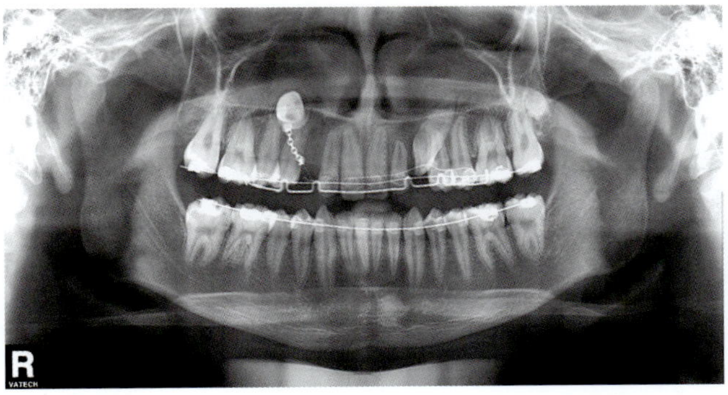

图21-4-15

– 矫治阶段-4（2021年10月31日）

拆除上颌武氏正畸导萌钓竿辅弓，换成1.0mm不锈钢丝弯制扁担弓牵引13。拍摄患者殆像照片及X线口腔全景片（图21-4-16～图21-4-21）。

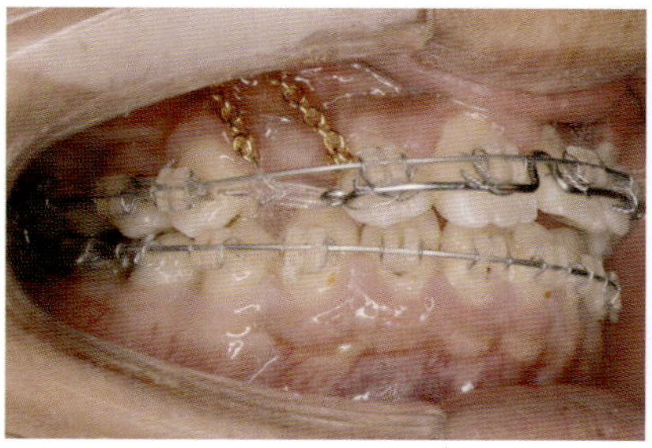
图21-4-16

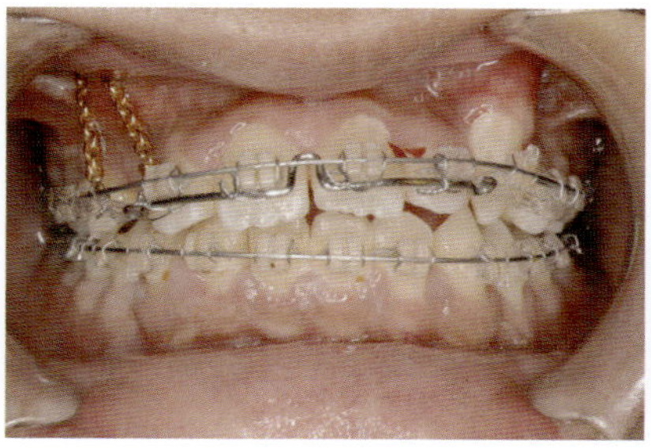
图21-4-17

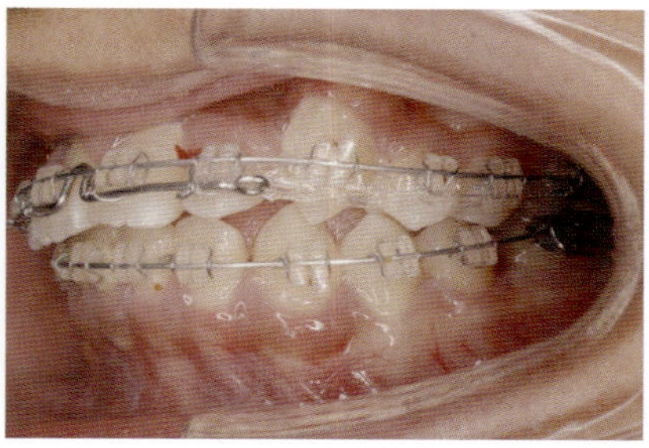
图21-4-18

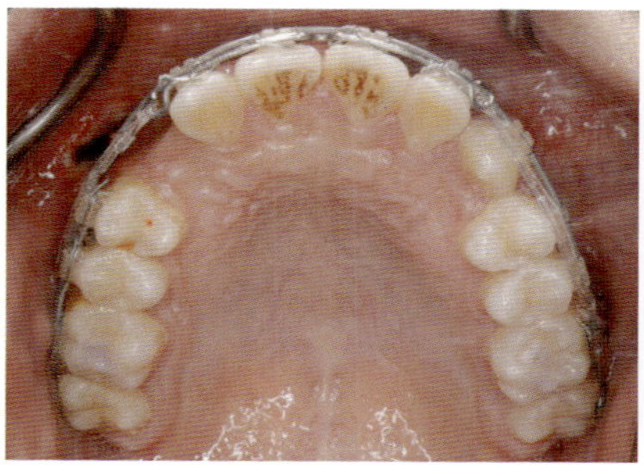
图21-4-19

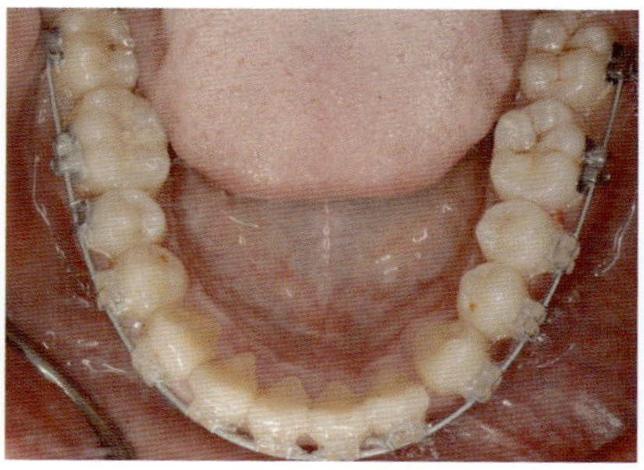
图21-4-20

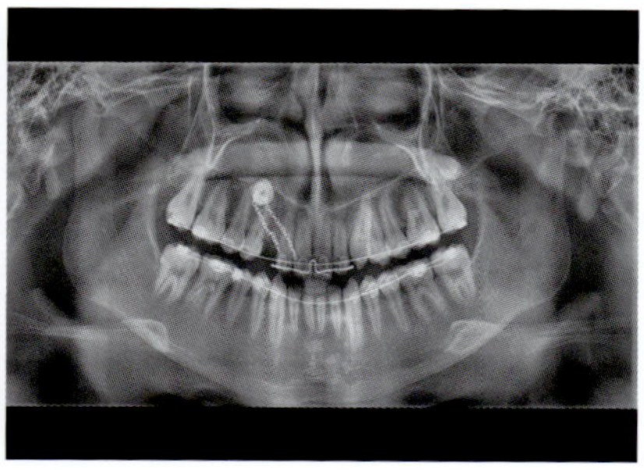
图21-4-21

- 矫治阶段-5（2022年11月11日）

上下颌牙列排齐整平，13经导萌牵引排入牙列（与14易位排列），去除舌侧扣，上下颌更换0.017英寸×0.025英寸不锈钢方丝，调整咬合关系及中线关系。拍摄殆像照片（图21-4-22～图21-4-26）。

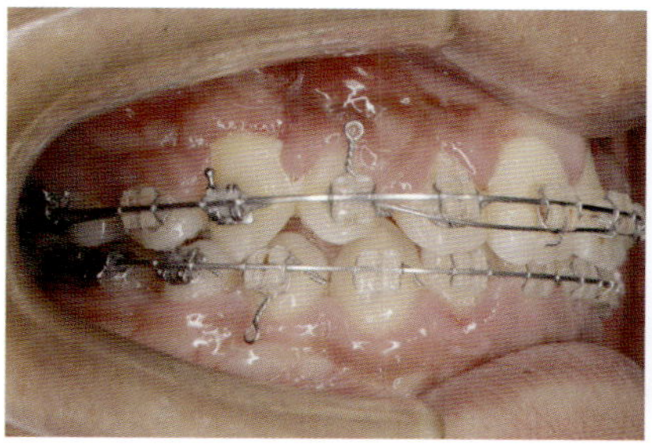
图21-4-22

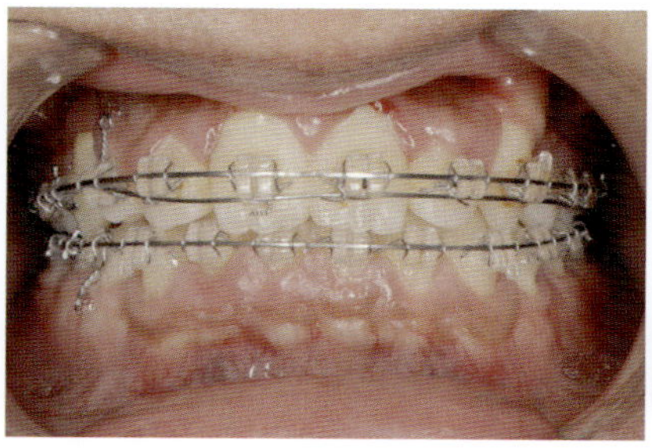
图21-4-23

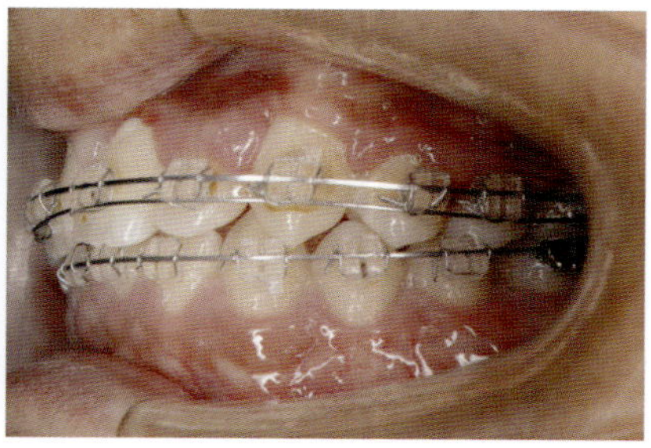
图21-4-24

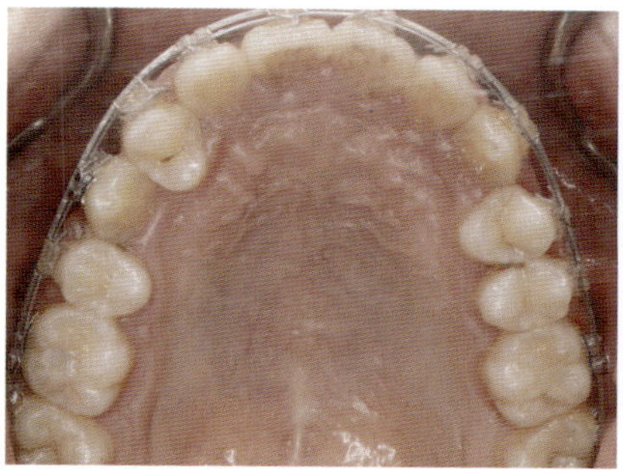
图21-4-25

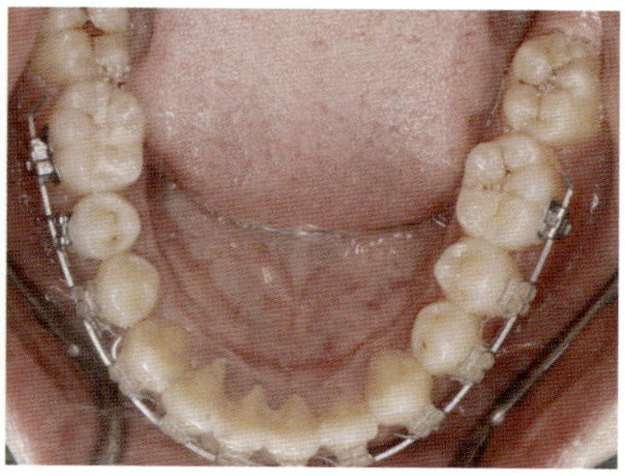
图21-4-26

– 矫正阶段–6（2023年1月24日）

患者于2023年1月24日结束正畸治疗，拆除全口托槽，疗程2年零8个月。拍摄殆像照片及X线口腔全景片（图21–4–27 ~ 图21–4–33）。

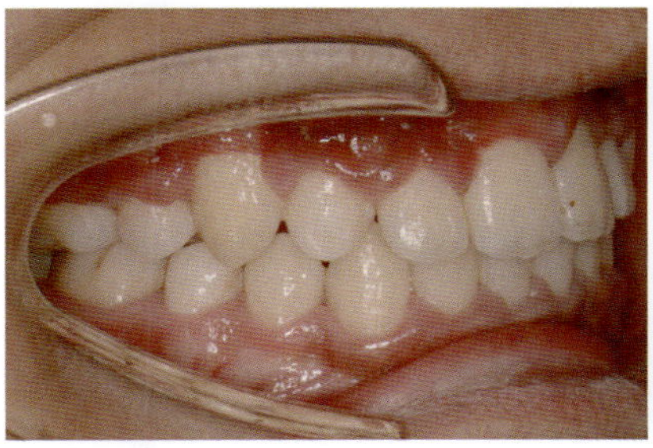
图21–4–27

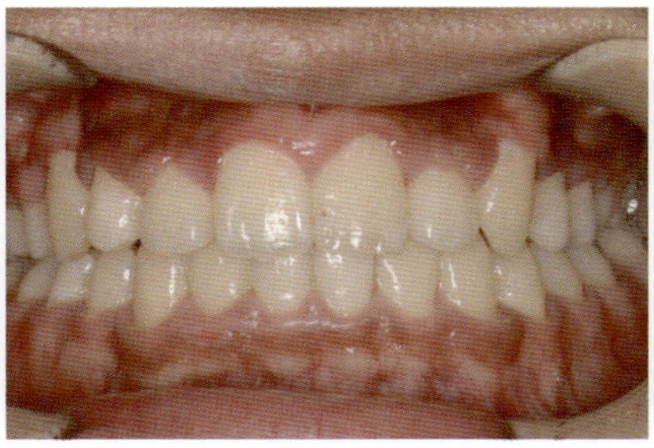
图21–4–28

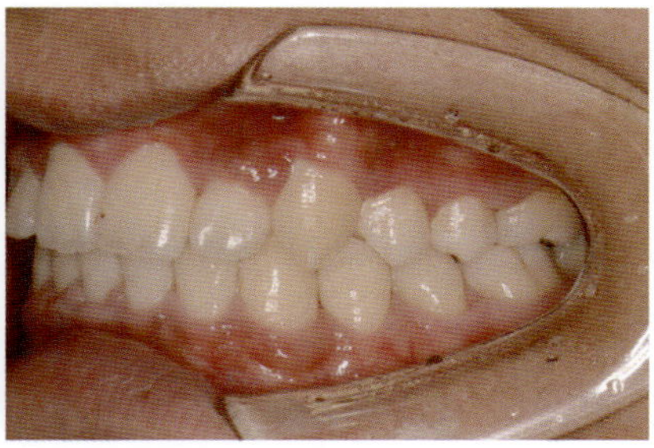
图21–4–29

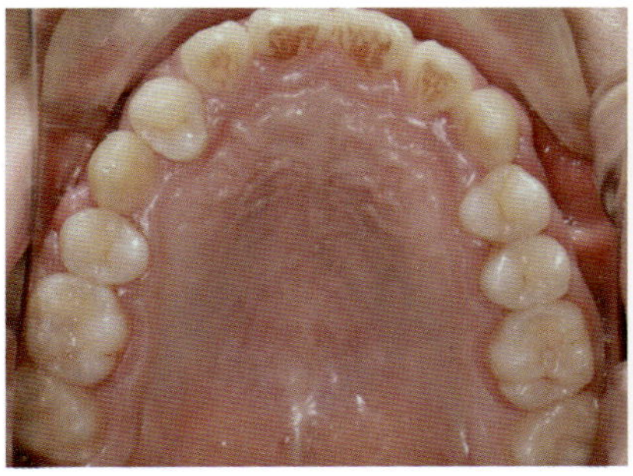
图21–4–30

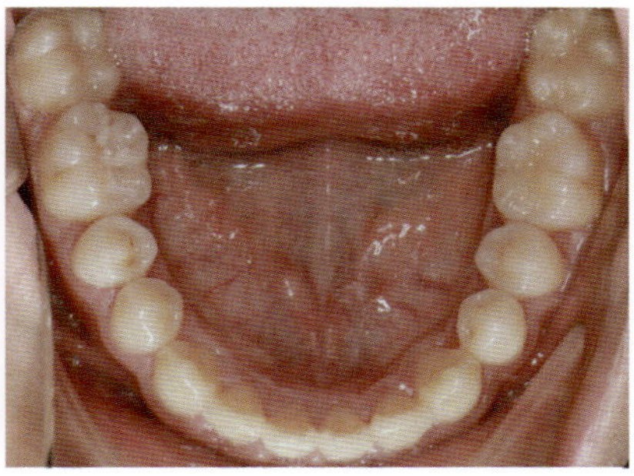
图21–4–31

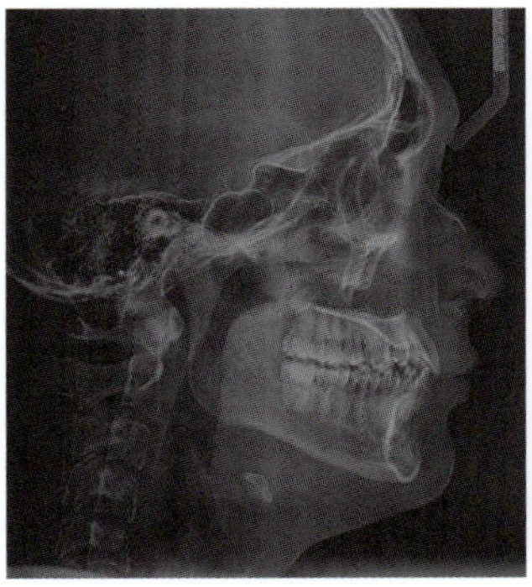
图21–4–32

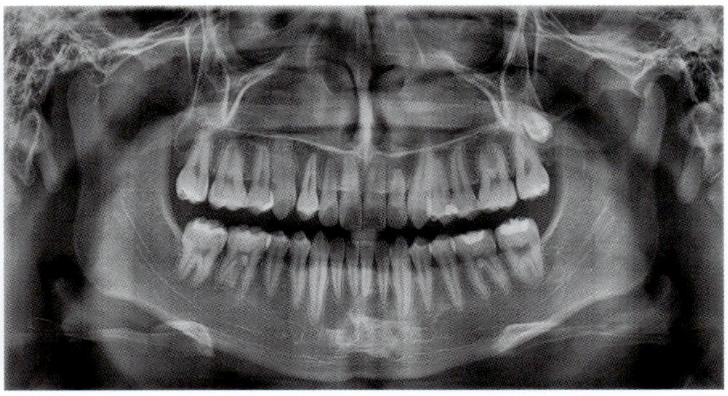
图21–4–33

武氏钓竿牵引辅弓实物照片（图21–4–34 ~ 图21–4–36）。

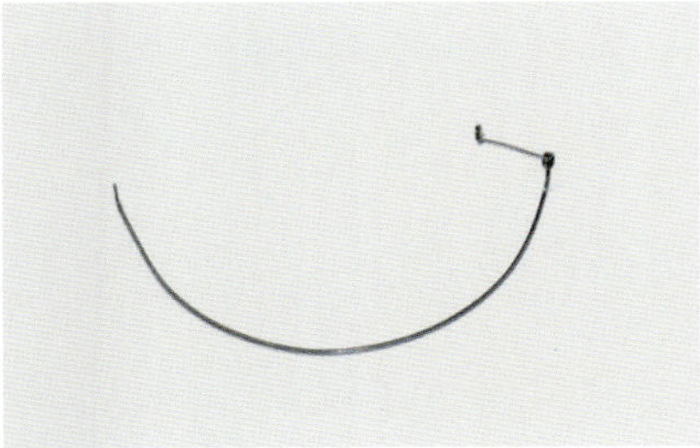
图21–4–34

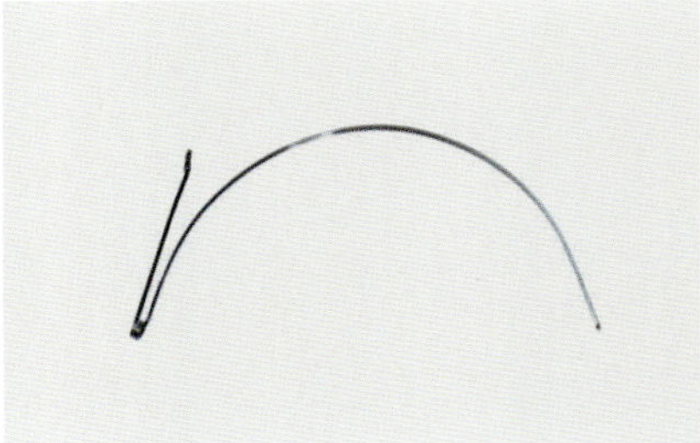
图21–4–35

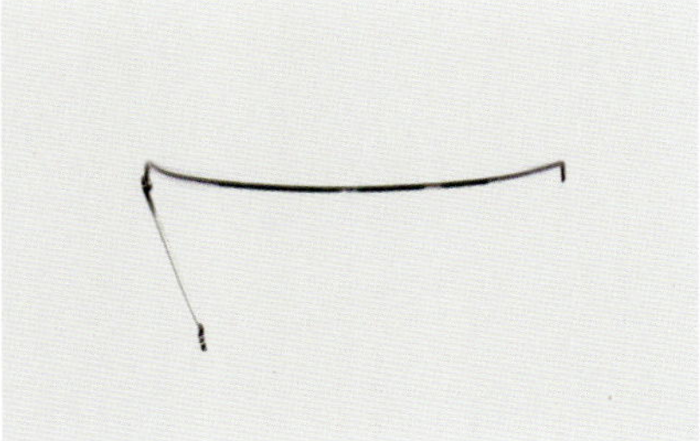
图21–4–36

矫治体会：该案例患者直面型，骨性Ⅰ类、均角，安氏Ⅱ类1分类错殆，重度深覆殆及颌骨内13、23埋伏阻生。X线口腔全景片检查见13与14易位，且靠近15根尖。CBCT检查可判断13、23牙根方向与邻接关系，确定其冠、根的发育是否正常，分析萌出道阻力。X线片见13阻生，牙根的位置在14、15的根方腭侧、冠朝颊侧，靠近15，常规设计实施扩展萌出道、正畸导萌牵引排入13位置十分困难，会导致相邻牙根碰撞与吸收。狭窄的骨板在交叉移动牙齿的进程中会导致骨开窗及骨开裂。于是决定利用14代替13的牙位，埋伏牙13就利用武氏钓竿牵引、正畸导萌排入牙列。23采用武氏钓竿正畸导萌排入牙列顺利。该患者的13、23埋伏阻生齿通过扩展间隙、手术翻瓣包埋粘接附件、使用武氏正畸钓竿等一套“组合拳”获得成功，改善了患者的牙齿功能、面型及牙齿美观性，在临床应用中反响较好，让患者及其家长都感到非常满意。

专家点评：该患者23颌骨内埋伏阻生，采用武氏正畸导萌钓竿导萌牵引，顺势而为排入正常牙列，获得良好的矫治效果。笔者将上颌埋伏阻生齿13导萌牵引至14位置，是不得已而为之，考虑到13牙根与14牙根碰撞交集，没有充足的骨量，且骨板薄，控根移动阻力大，易造成骨开窗、骨开裂情况发生，故而采用阻生齿牵引过程阻力小、易位导萌容易成功的临床操作。但矫治后期或结束后应该从美学及功能方面考虑，将14舌尖打磨修改成尖牙外形，13易位在14的牙位，则应做牙体制备，设计14牙冠形态全冠修复，与对颌牙建立尖窝相交的咬合关系。

第22章

磨牙平移双拐技术临床应用

案例-1

该患者下颌前牙段拥挤，37、47缺失，33-36、43-46装配了武氏联动拉杆，为了尽早关闭37、47拔牙间隙，设计了双拐加双轨磨牙平行移动技术（图22-1～图22-4）。

X线口腔全景片显示37、47拔除间隙、植入种植钉、装配武氏联动拉杆及双拐装置影像（图22-5，图22-6）。

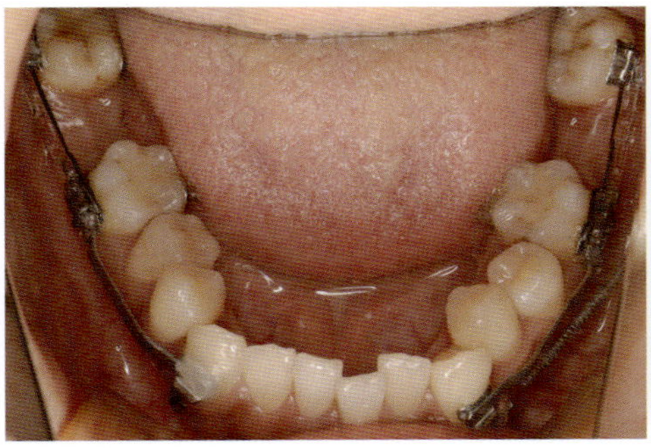

图22-1

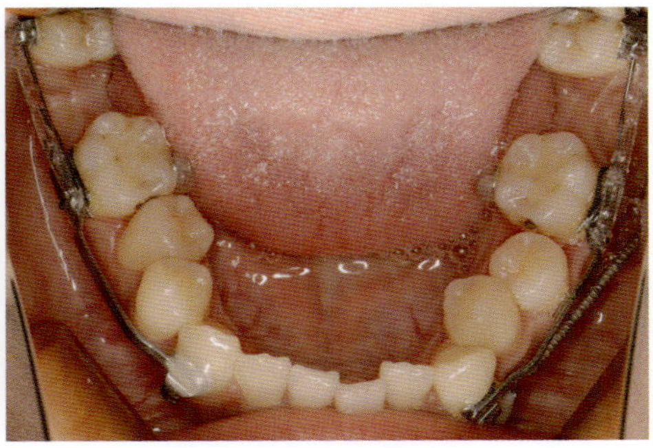

图22-2

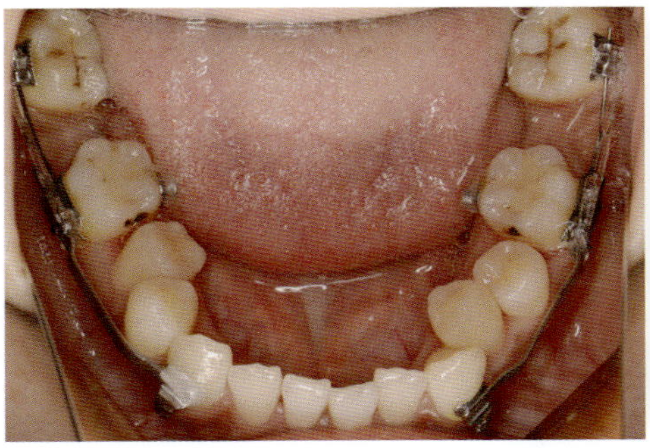

图22-3

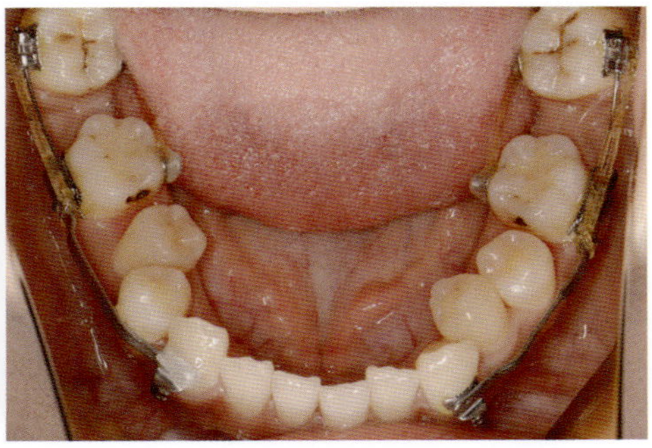

图22-4

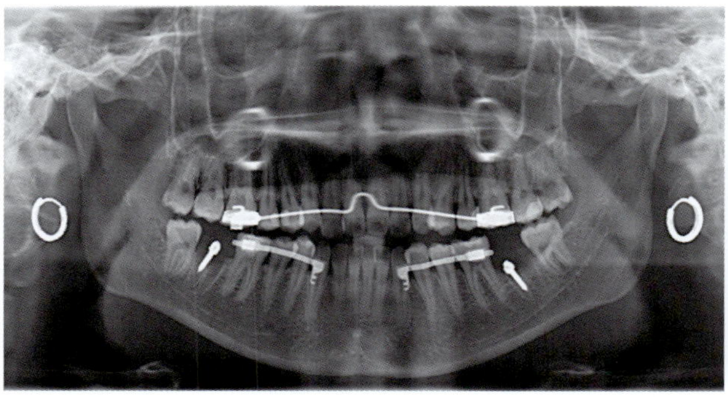

图22-5

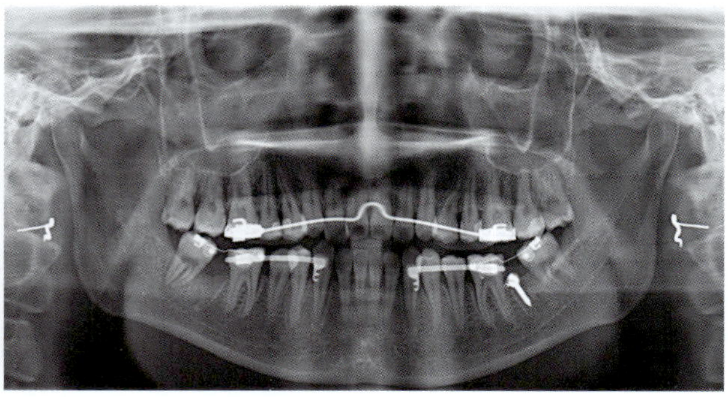

图22-6

矫治体会：双拐采用0.018英寸澳丝弯制，建立36-38、46-48前后向移动的连接轨道，可以跳过排齐阶段，双拐+双轨移动，可以直接移动我们想要移动的牙齿，更加安全、高效。

案例-2

患者男性，就诊年龄22岁，Ⅲ类骨性反殆，不愿接受正颌手术，采用武氏反殆矫治器Ⅲ型治疗。非常规减数37、47；上颌口内装配4钩Nance托，下颌33-36、43-46粘接力推装置（图22-7～图22-10）。36-38、46-48分别使用0.018英寸澳丝连接构成双拐，在其颊侧、舌侧挂橡皮链实施双轨移动（图22-11），图22-12是双拐实施双轨移动磨牙的矫治阶段殆像照片。

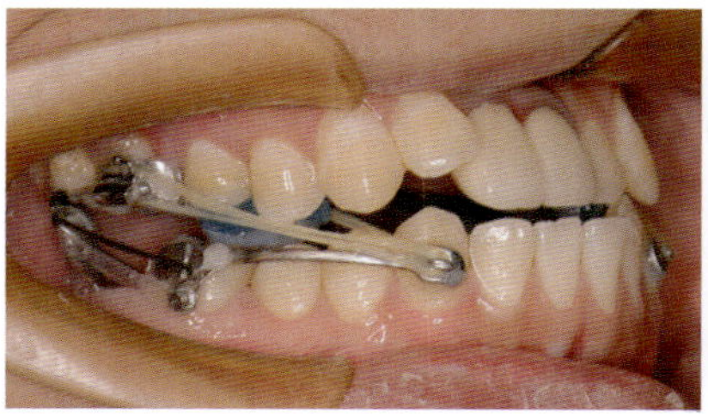

图22-7

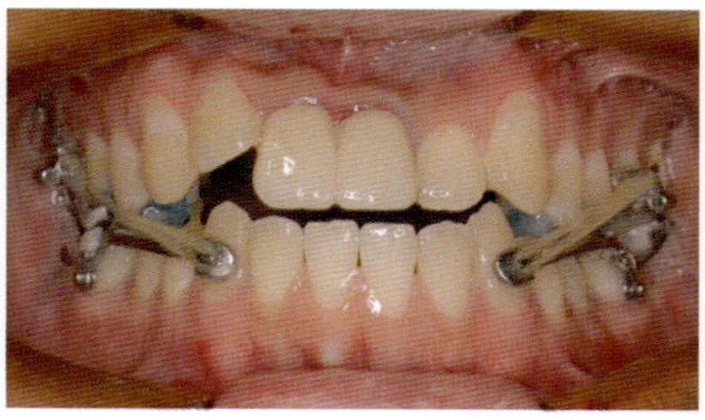

图22-8

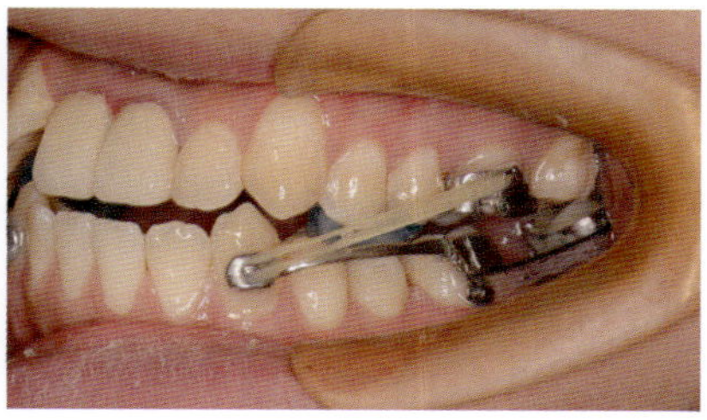

图22-9

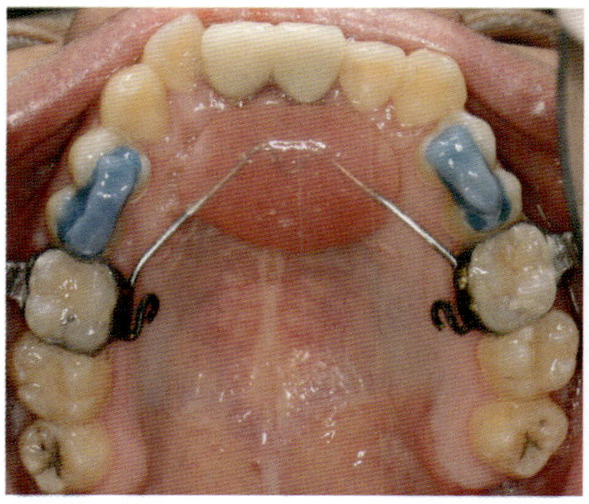

图22-10

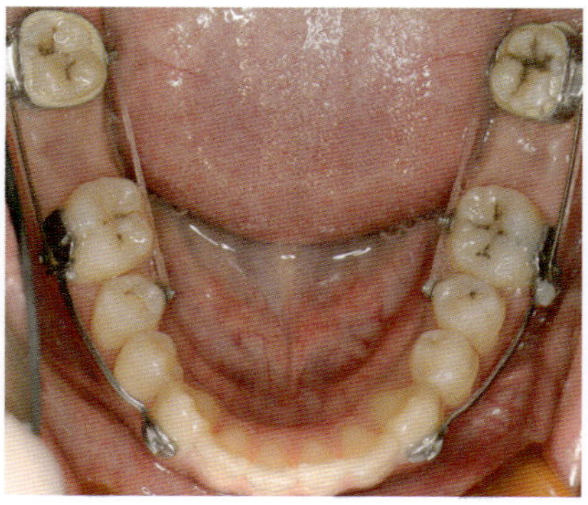

图22-11

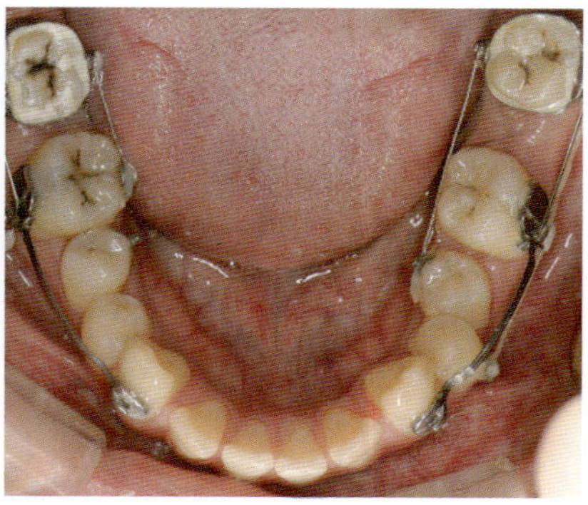

图22-12

拍摄X线口腔全景片，显示装配力推及双拐影像（图22-13）。

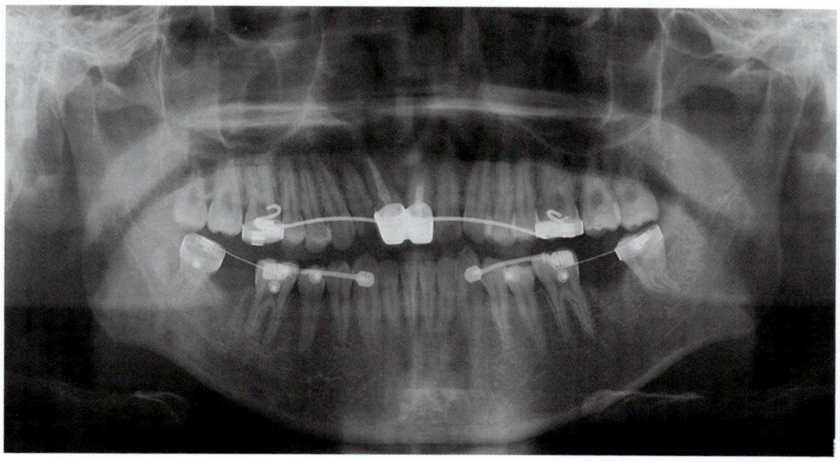

图22-13

矫治体会：该案例一期矫治采用力推远中移动牙齿，下颌37龋坏，47行根管治疗，我们选择拔除患牙，让38、48代替37、47，在下颌牙弓没有排齐的情况下，我们采用双拐技术配合双环锁扣结扎技术和双轨移动，让38、48近中移动时磨牙牙冠不倾斜，这样大大地缩短了矫治疗程。双拐采用0.018英寸澳丝弯制，是简单实用的小装置，在正畸临床中解决大问题。

第23章

“蝎子摆尾”磨牙竖直簧扶正第三磨牙

案例–1

患者男性，就诊年龄27岁，46缺失多年，拒绝种植修复，要求正畸扶正48并近移磨牙，调整咬合。初诊拍摄口内殆像照片及X线口腔全景片（图23–1～图23–3）。

装配固定矫治器及48安装正畸附件“蝎子摆尾”磨牙竖直簧，轻力竖直倾斜磨牙（图23–4～图23–6）。

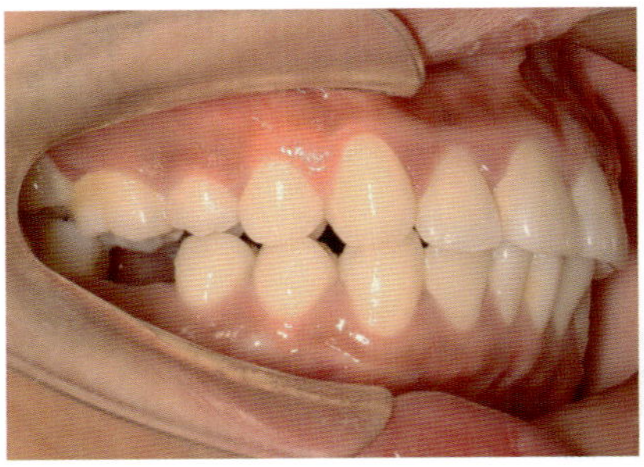
图23–1

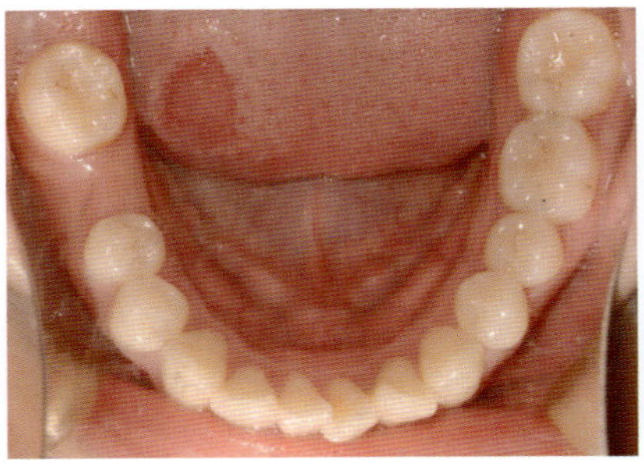
图23–2

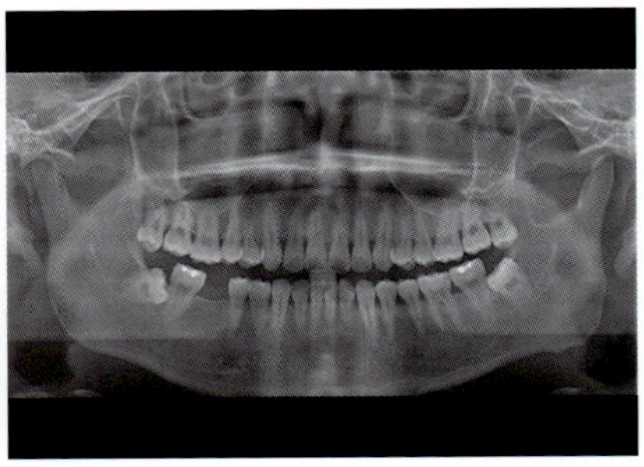
图23–3

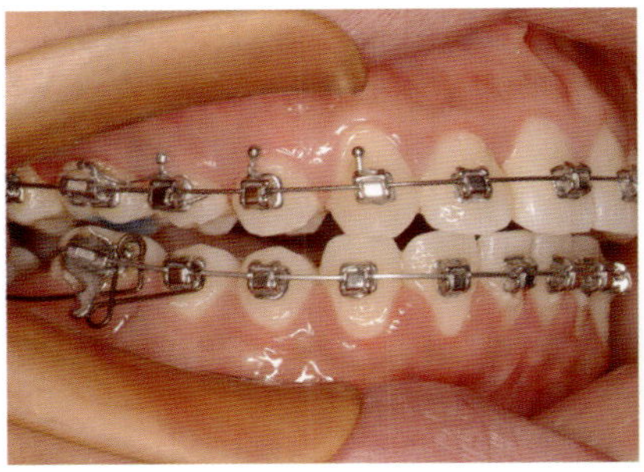
图23–4

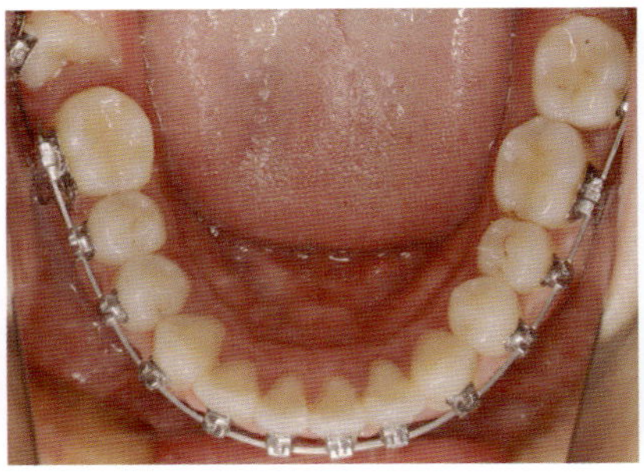
图23–5

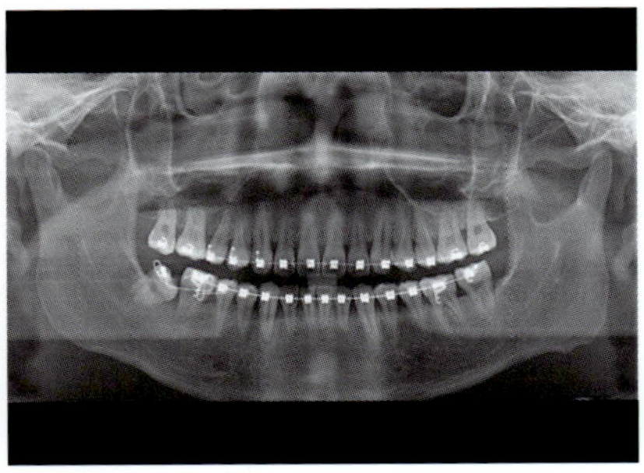
图23–6

近中倾斜的48经使用“蝎子摆尾”磨牙竖直簧已经直立排列在正常牙列队伍中，注意观察，在竖直倾斜48的过程中，为了减少阻力，在36、45、47殆面设置了蓝胶殆垫（图23–7～图23–9）。

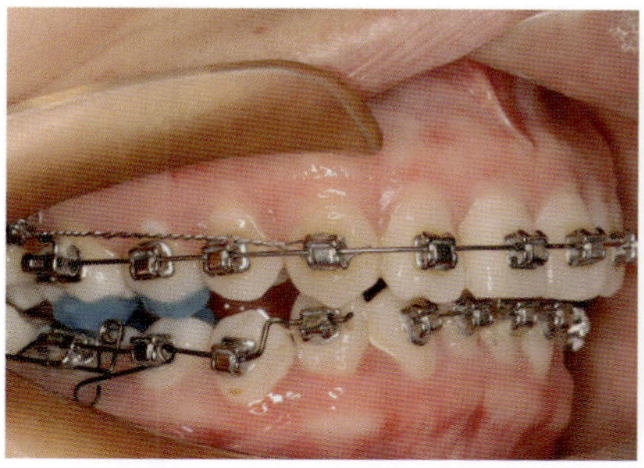
图23-7

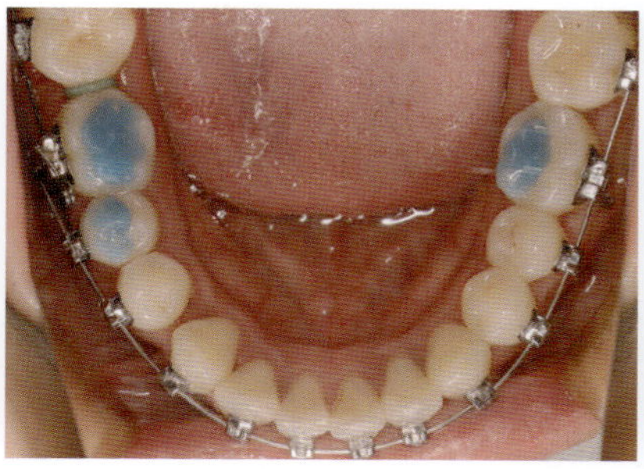
图23-8

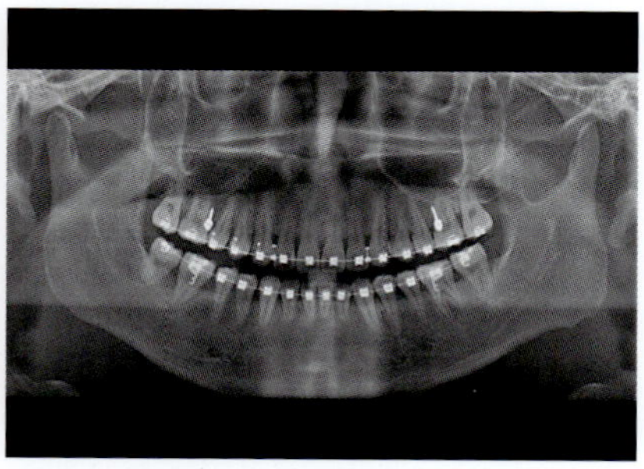
图23-9

进入矫治后期精细调整咬合关系阶段，拍摄殆像照片及X线口腔全景片可见48已经与47建立良好邻接关系（图23-10～图23-12）。

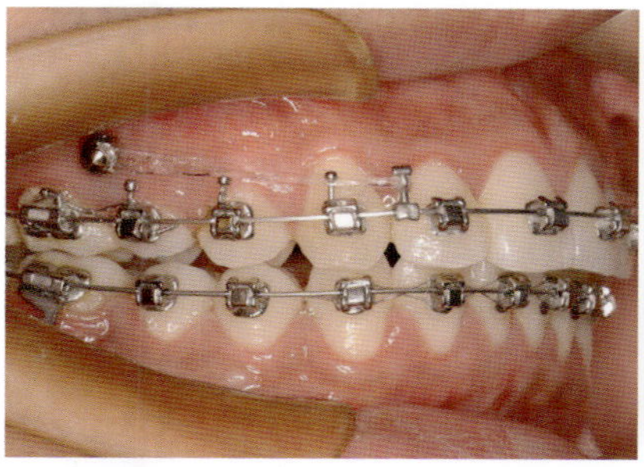
图23-10

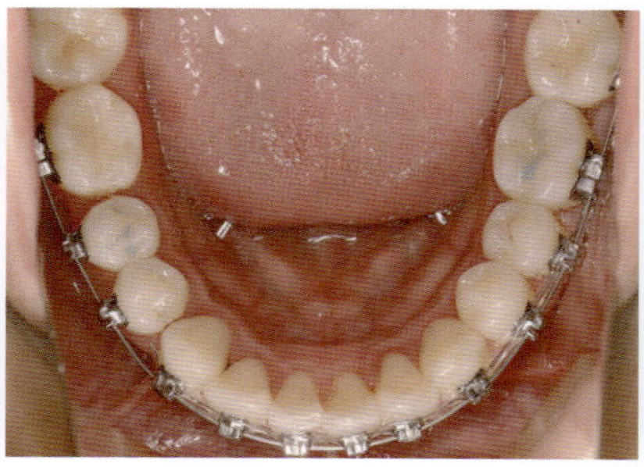
图23-11

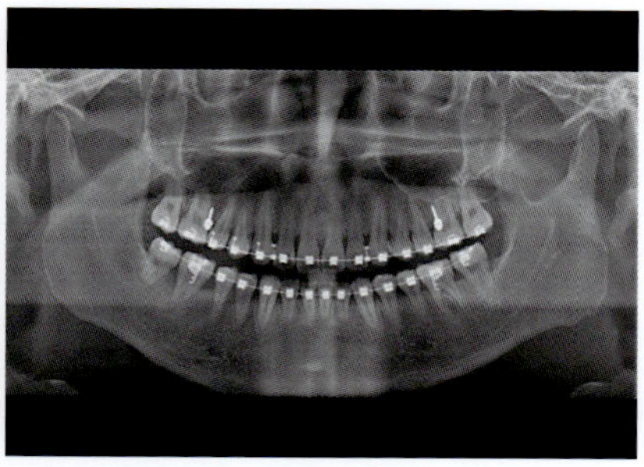
图23-12

矫治体会：该案例，47粘接磨牙近中平移颊面管，并近移，为48腾出扶正间隙。2024年6月24日，我们用0.016英寸澳丝弯制“蝎子摆尾”磨牙竖直簧扶正48，经过不到3个月时间，于2024年9月13日将48完全扶正并拆除“蝎子摆尾”磨牙竖直簧装置，“蝎子摆尾”磨牙竖直簧扶正第三磨牙的确高效，达到变废为宝的目的。

案例-2

患者女性，就诊年龄32岁，因牙不齐深覆殆前来就诊。患者初诊拍摄殆像照片及X线片影像（图23-13～图23-16），检查中发现47远中根已经吸收。

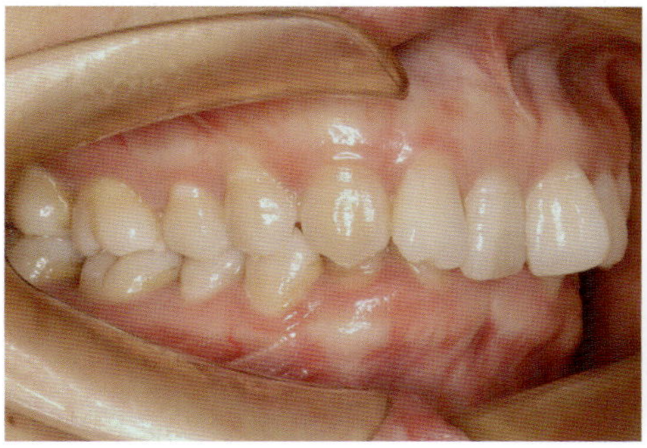
图23-13

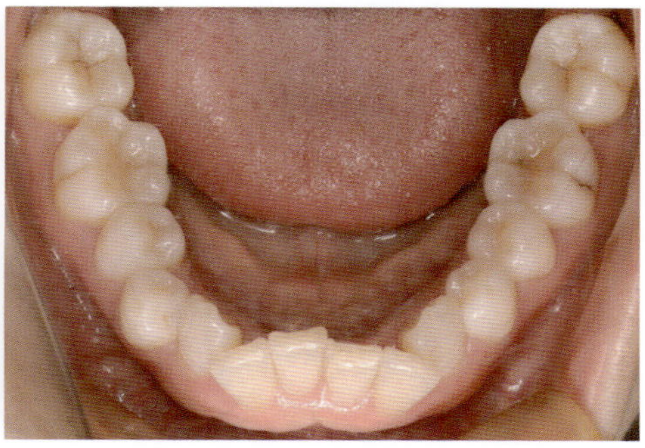
图23-14

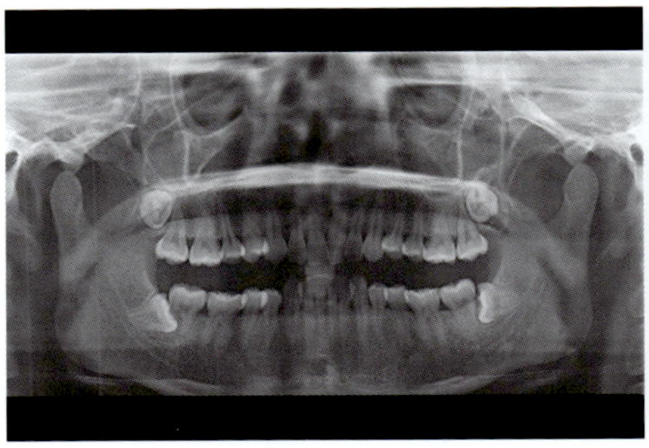

图23-15

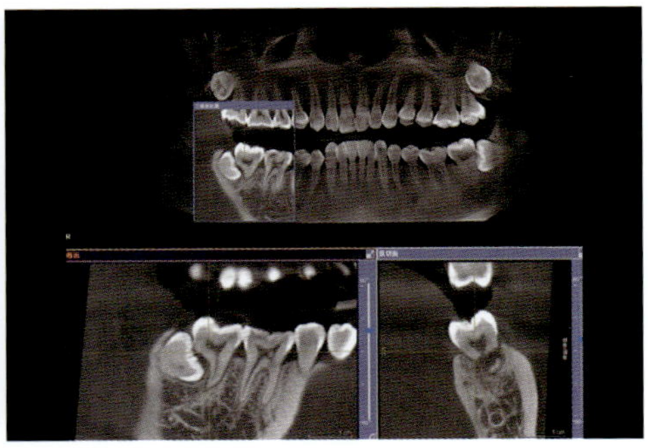

图23-16

48近中倾斜，安放正畸弹力辅弓“蝎子摆尾”磨牙竖直簧竖直磨牙（图23-17～图23-19）。

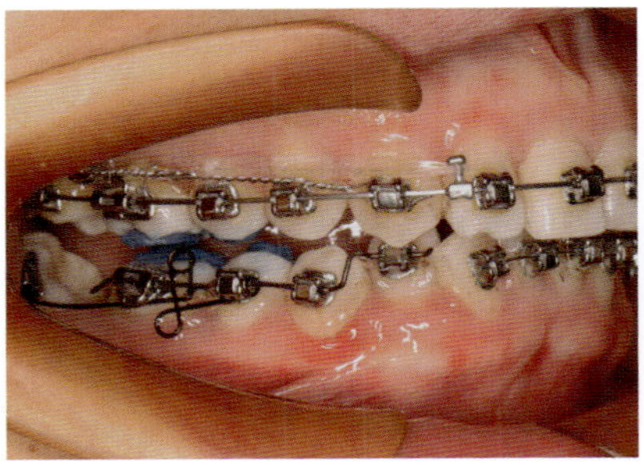

图23-17

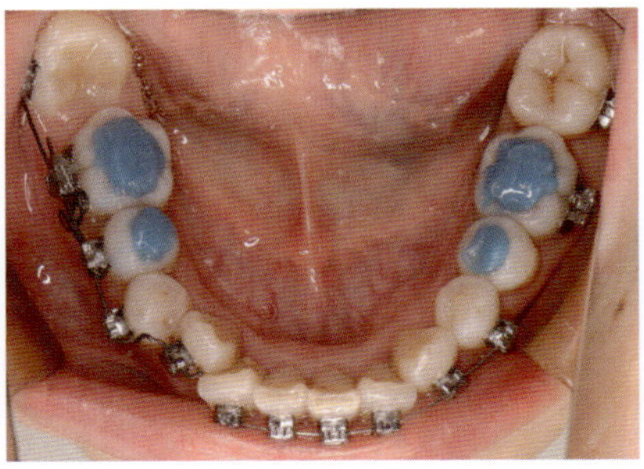

图23-18

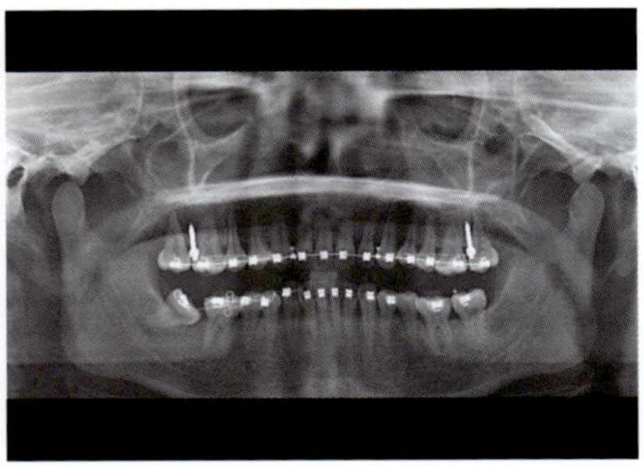

图23-19

经使用“蝎子摆尾”磨牙竖直簧矫治1.5个月后，48直立排列于牙弓中，拍摄殆像照片及X线口腔全景片（图23-20～图23-22）。

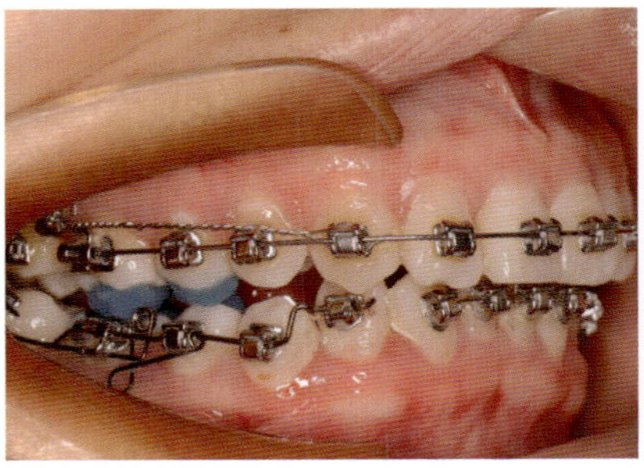

图23-20

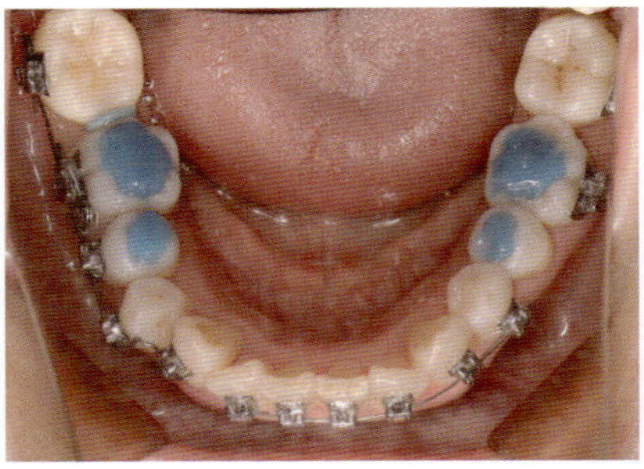

图23-21

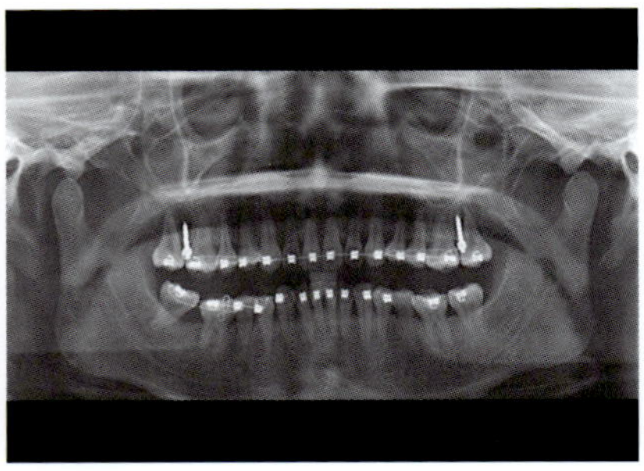

图23-22

矫治体会：该案例的矫治效果从远期考虑，我们选择拔除47，扶正48的矫治方案。2024年7月4日我们在43-46上放置用0.018澳丝弯制的随形弓矫治器，用0.016英寸澳丝弯制“蝎子摆尾”磨牙竖直簧扶正48，矫治1.5个月后，2024年8月21日来院复诊，检查见48已扶正。“蝎子摆尾”磨牙竖直簧扶正小技巧、邻牙蓝胶殆垫垫高和分牙圈可以加速扶正倾斜48。

第24章

匣形曲垂直向移动牙齿的妙用

一、垂直作用匣形曲矫治尖牙低位阻生

匣形曲采用0.016英寸或0.018英寸澳丝弯制，在牙列初步排齐后，我们放置匣形曲，注意最后将唇向低位阻生尖牙纳入托槽槽沟，此时匣形曲就处于加力状态，可有效避免邻牙的副移动，达到排齐目的，提高矫治效率。

案例-1、案例-2展示了在右侧安放了正畸主弓丝垂直作用匣形曲矫治上颌唇向低位阻生尖牙，随着矫治阶段的进展，匣形曲的形态变化与阻生尖牙逐渐排入正常牙列的矫治过程（图24-1-1～图24-1-4）。案例-3左侧使用匣形曲矫治上颌唇向低位阻生尖牙案例（图24-1-5）。

匣形曲用于阻生尖牙的矫治，可以避免镍钛丝排牙导致邻近侧切牙与第一前磨牙的副移动。

案例-1

患者女性，就诊年龄13岁，13唇向低位阻生。

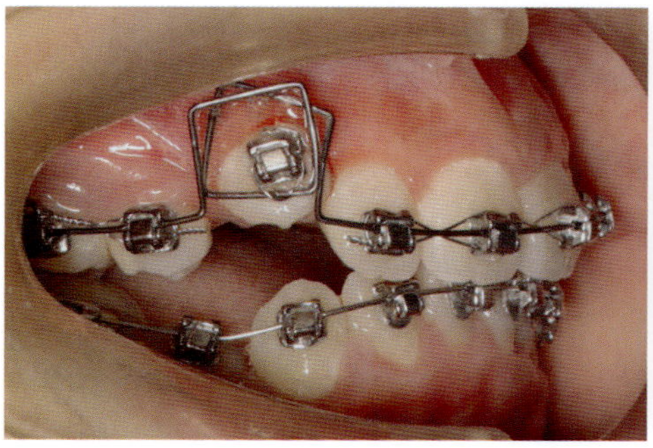
图24-1-1

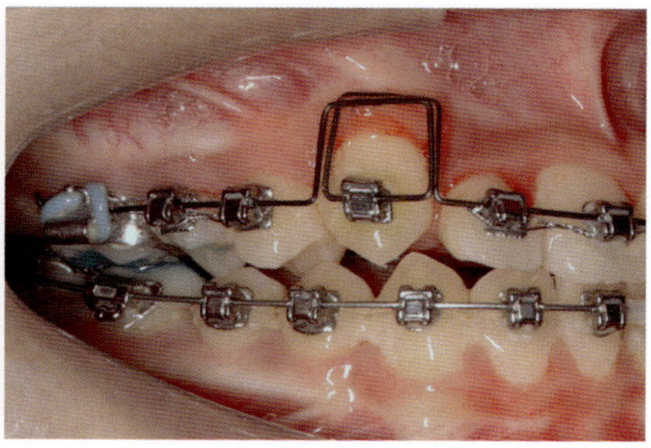
图24-1-2

案例-2

患者男性，就诊年龄13岁，13唇向低位阻生。

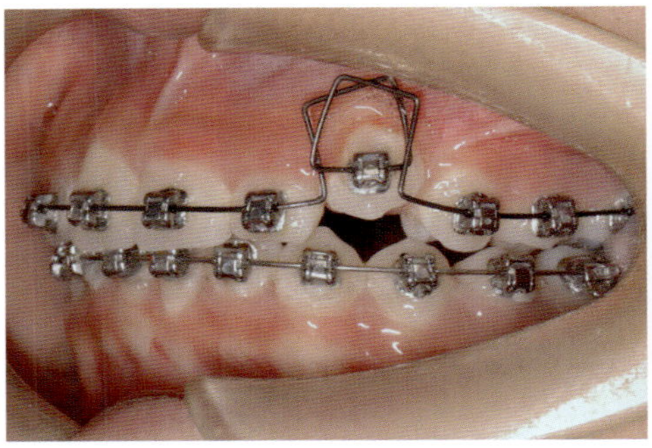
图24-1-3

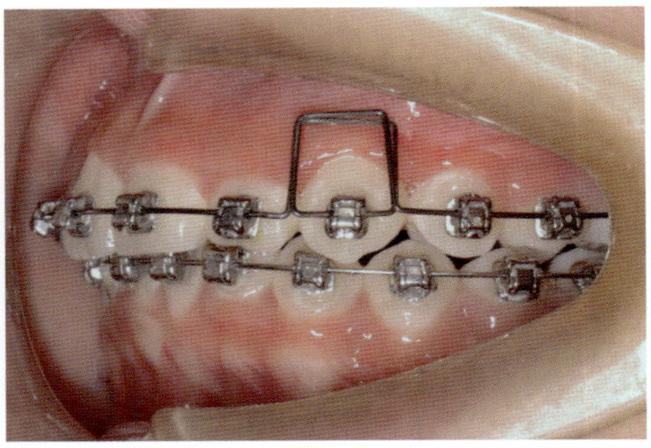
图24-1-4

案例-3

患者女性，就诊年龄14岁，23唇向低位阻生。

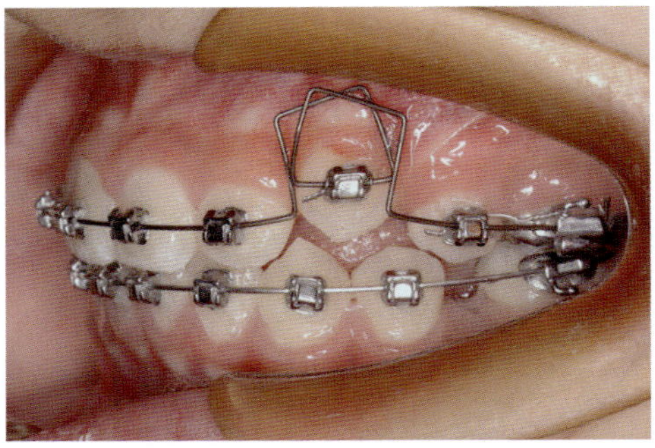
图24-1-5

二、匣形曲用于个别牙反𬌗的配套矫治

患者女性，就诊年龄34岁，12舌侧错位与对颌43、42构成个别牙反𬌗，磨牙中性关系，安氏Ⅰ类错𬌗。63滞留，23埋伏阻生（图24-2-1～图24-2-3）。

匣形曲用于个别牙反𬌗及正畸导萌矫治，矫治反𬌗通常需要使用两侧磨牙设置𬌗垫打开锁结，往往造成患者进食不方便，咀嚼不得力，以及𬌗垫材料的磨损，影响锁结的实质性打开效果。我们利用正畸弓丝匣形曲直接压低42的方法解决锁结关系（图24-2-4～图24-2-6）。

间隔3周复诊，前牙锁结打开，12唇向移动解除反殆（图24-2-7～图24-2-9）。反殆获得矫治后，上颌牙弓使用了方丝双靴曲调整12的轴倾度。下颌牙弓换0.016英寸澳丝排齐牙列（图24-2-10～图24-2-12）。

同样的方法，该患者另外一侧在正畸导萌23的过程中也使用了匣形曲压低下颌尖牙，打开23与33的锁结关系，将23排入正常牙列（图24-2-13～图24-2-24），获得良好的矫治效果。

- 初诊（2006年8月23日）。

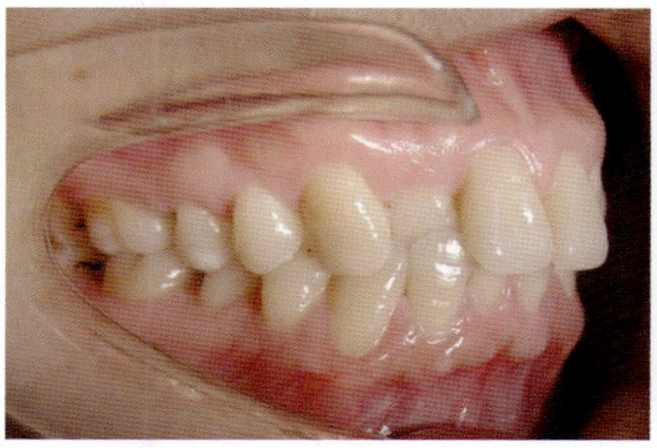
图24-2-1

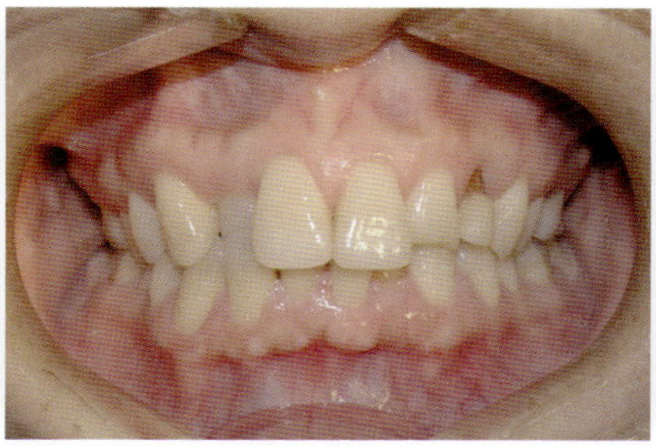
图24-2-2

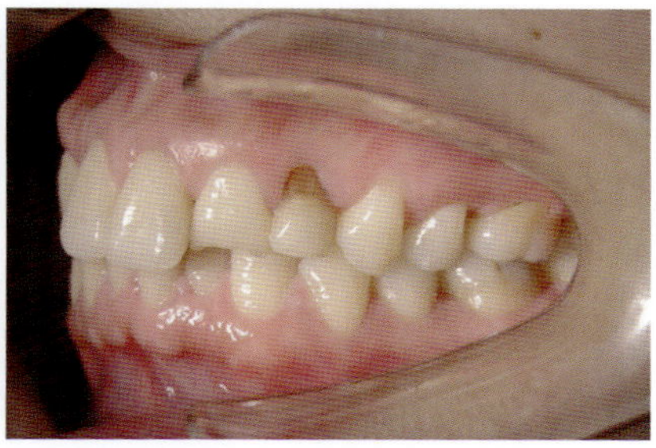
图24-2-3

- 矫治阶段-1（2006年11月19日）

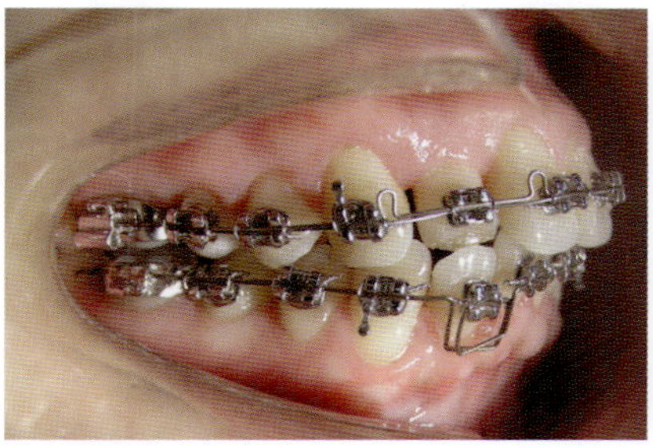
图24-2-4

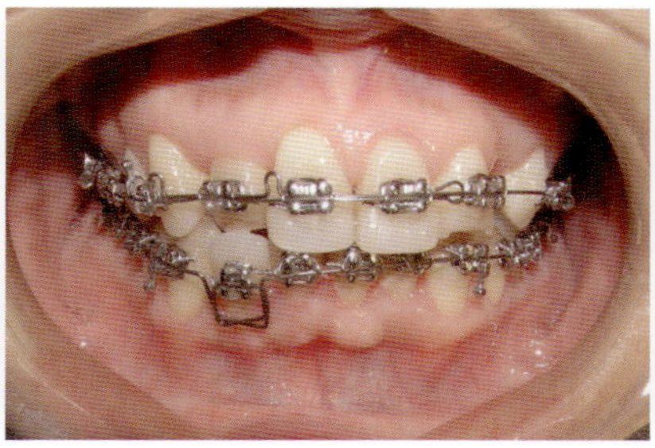
图24-2-5

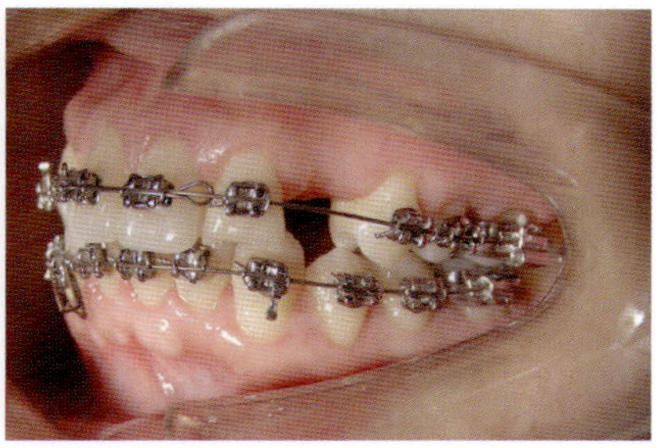
图24-2-6

- 矫治阶段-2（2006年12月12日）

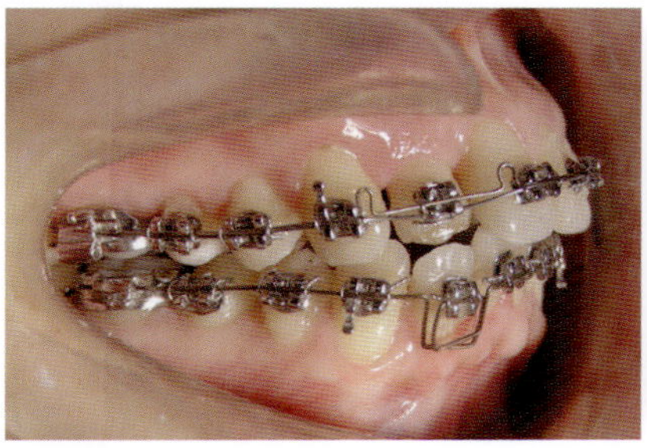
图24-2-7

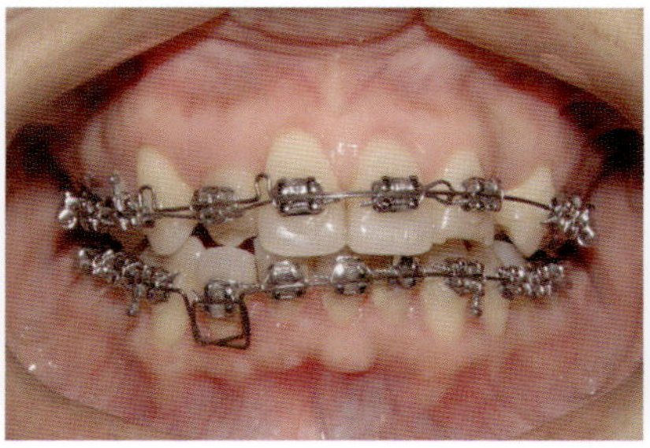
图24-2-8

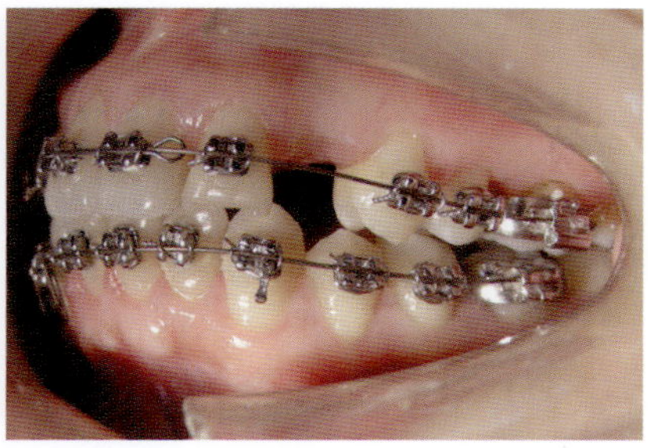
图24-2-9

- 矫治阶段-3（2007年2月5日）

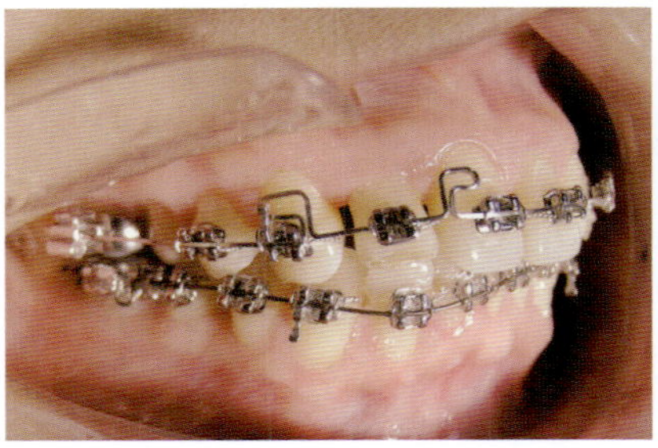
图24-2-10

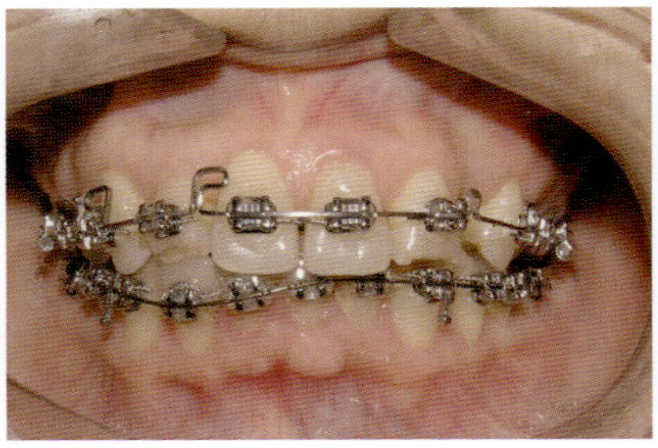
图24-2-11

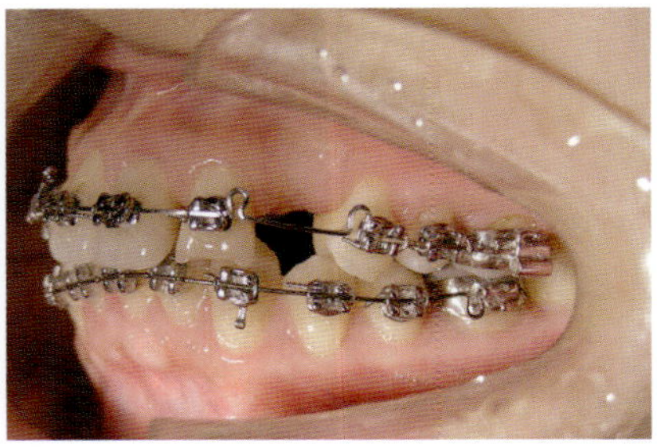
图24-2-12

- 矫治阶段-4（2007年11月4日）

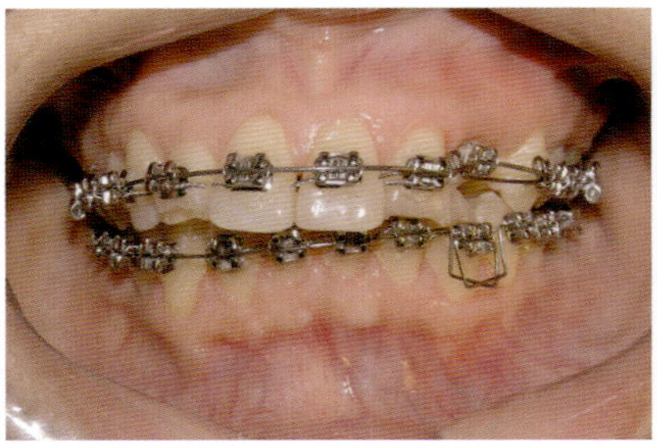
图24-2-13

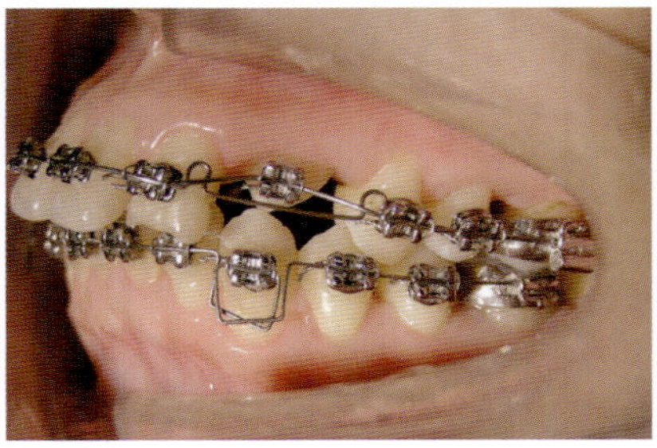
图24-2-14

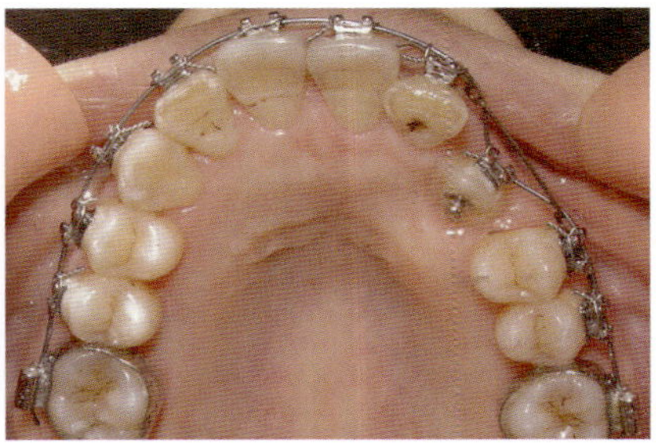
图24-2-15

- 矫治阶段-5（2007年11月20日）

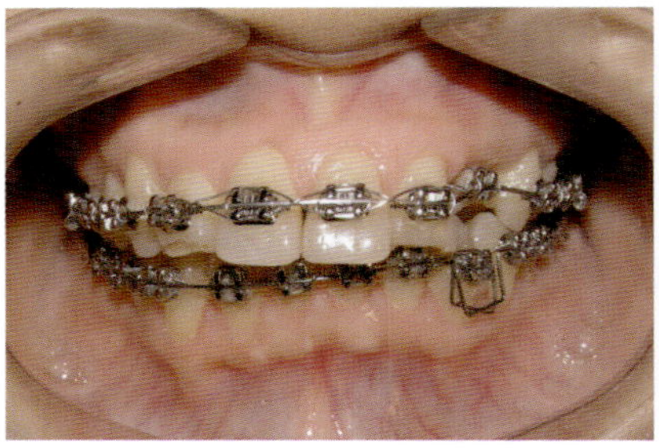
图24-2-16

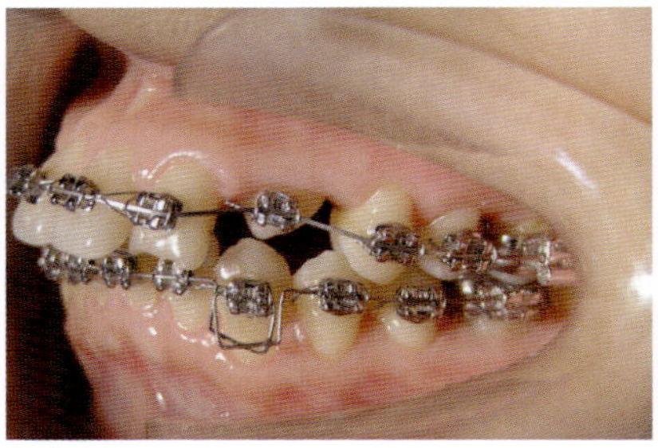
图24-2-17

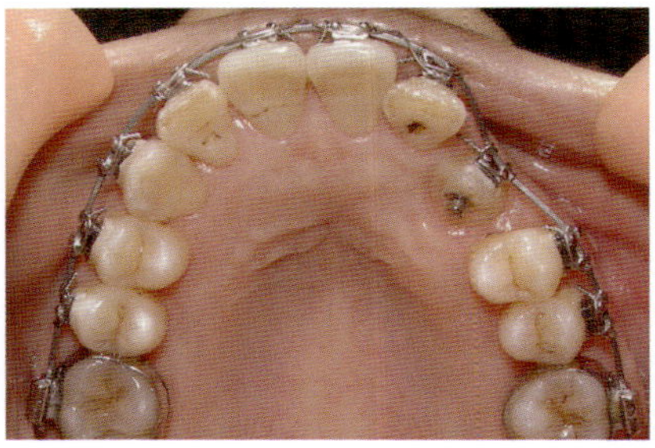
图24-2-18

- 矫治阶段-6（2007年12月11日）

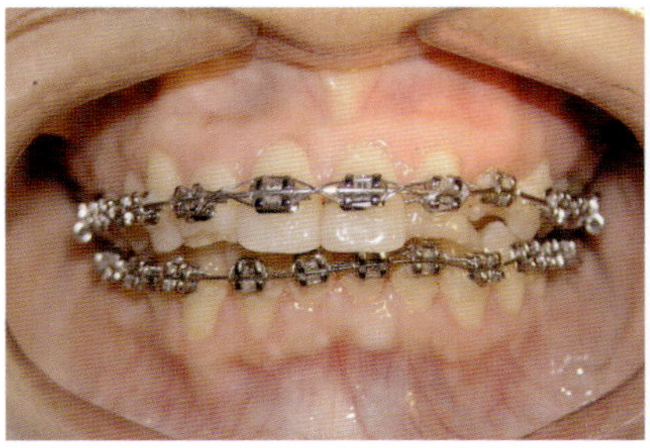
图24-2-19

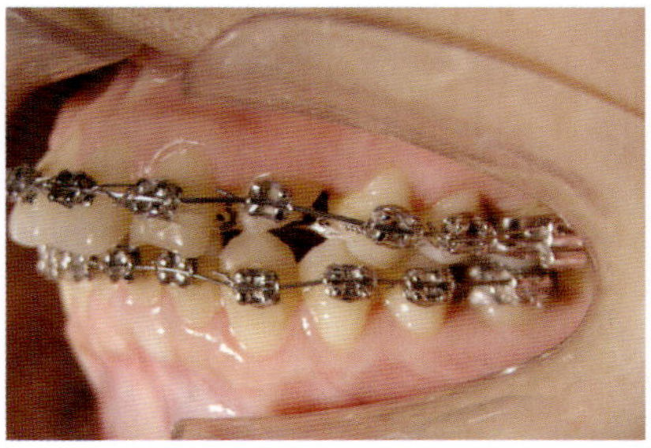
图24-2-20

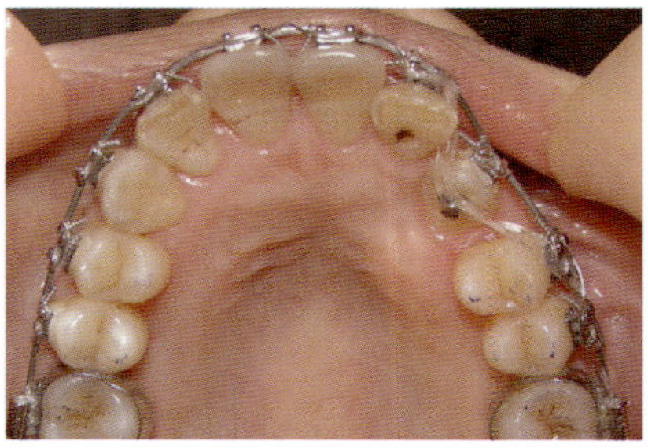
图24-2-21

– 矫治阶段–7（2008年3月25日）

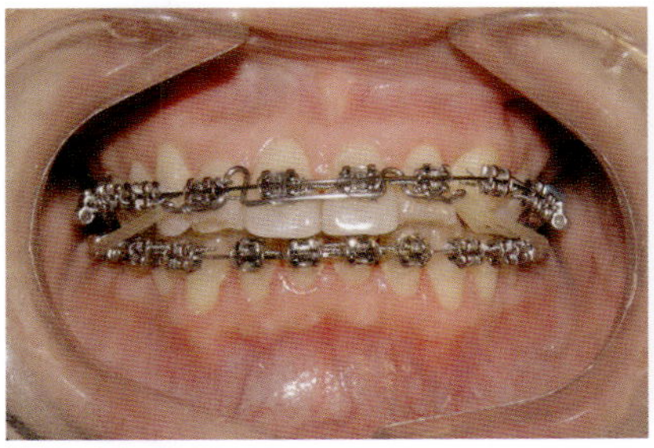
图24–2–22

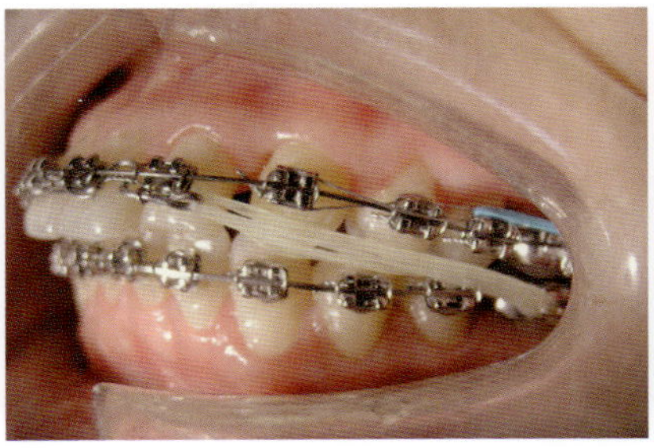
图24–2–23

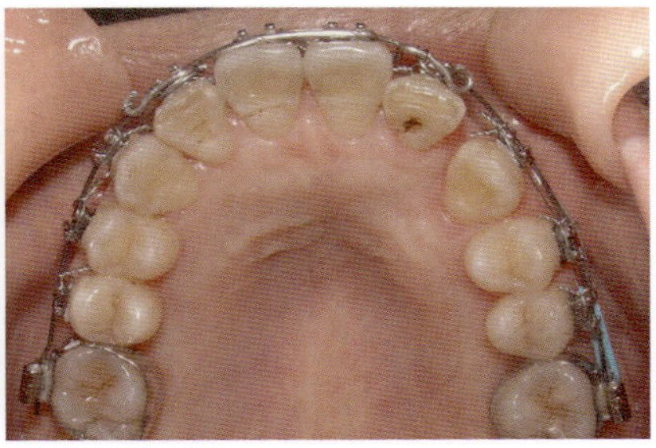
图24–2–24

三、正轴作用匣形曲矫正23牙轴近中倾斜

患者女性，就诊年龄14岁，该患者左上颌尖牙（23）唇向低位阻生斜轴，其牙冠近中倾斜，牙根处于远中位置（图24–3–1～图24–3–3），要把23的牙根朝近中移动竖直牙轴将23排入正常牙列，尖牙的控根移动是个难点。

本案例展示了笔者使用了一套巧妙的正畸“组合拳”：

（1）推杆与推簧加镍钛丝组合（图24–3–4～图24–3–6）。

（2）正轴作用匣形曲与武氏粗丝助萌牵引辅弓组合技术（图24–3–7～图24–3–9）。该匣形曲既能使23牙冠𬌗向牵引，又具有23近中控根移动的能力。武氏粗丝助萌牵引辅弓通过牵引钩巧妙设置在23的远中，挂上橡皮链则使23牙冠朝远中朝𬌗方牵引萌出。

（3）矫治阶段–3可以见到23已经顺利排入牙列。牙轴基本处于平行位置（图24–3–10～图24–3–12）。

复诊处置配置了多功能牵引钩与粗丝支抗辅弓加橡皮链牵引，进一步实施尖牙控根移动（图24–3–13～图24–3–15）。

（4）矫治阶段–4可以清晰地观察到上颌23的牙根已经朝近中移动，形成过矫正状况（图24–3–16～图24–3–18）。

– 初诊（2019年2月18日）

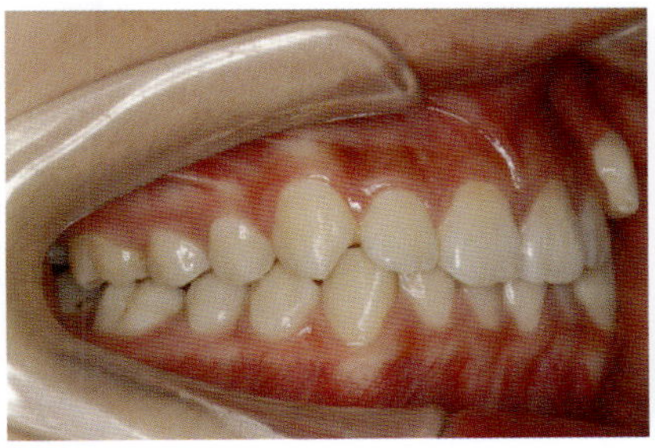
图24–3–1

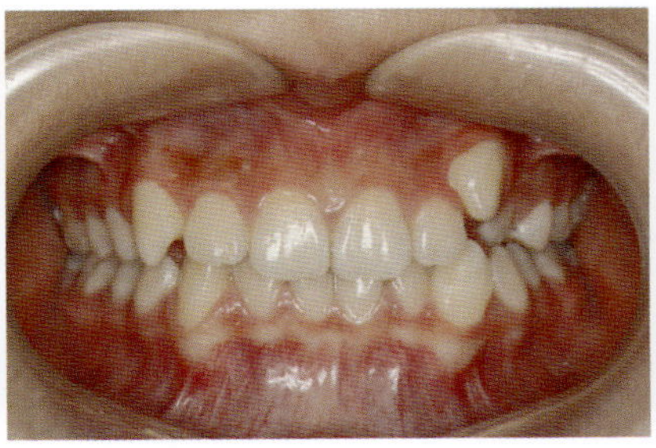
图24–3–2

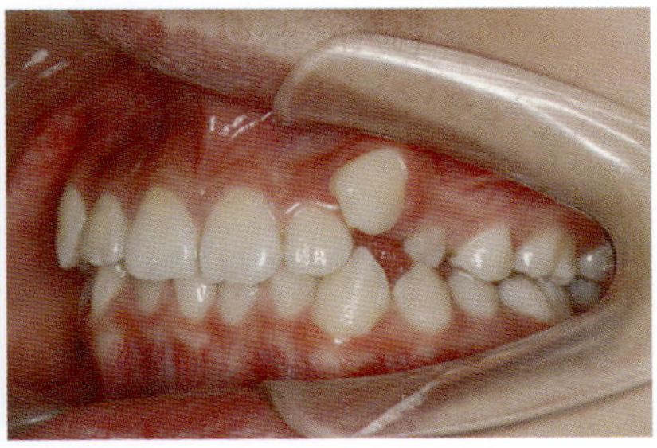
图24–3–3

- 矫治阶段-1（2019年12月1日）

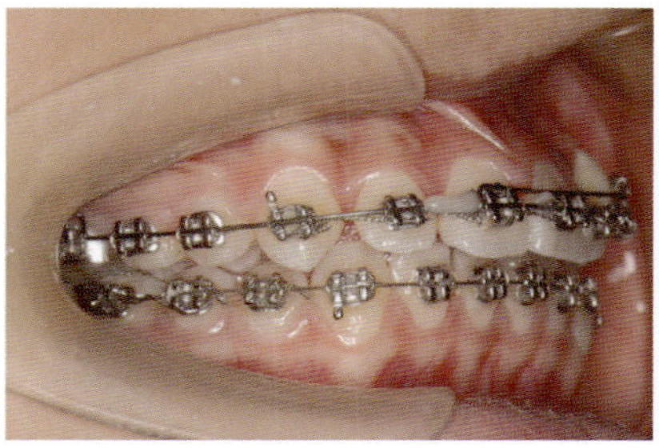
图24-3-4

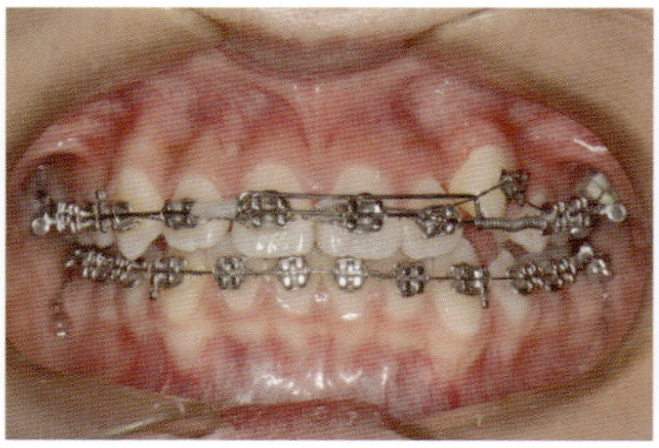
图24-3-5

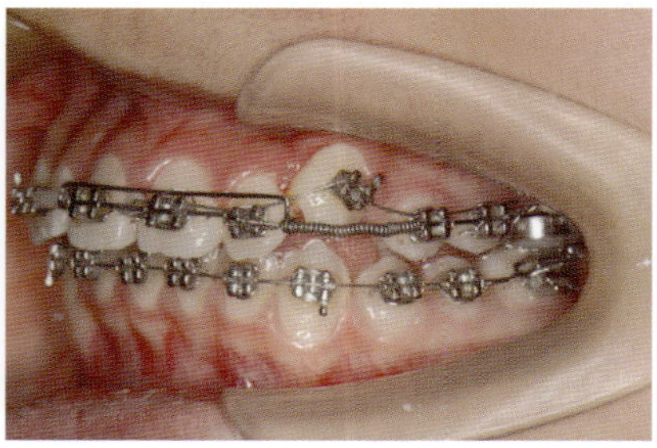
图24-3-6

- 矫治阶段-2（2020年1月5日）

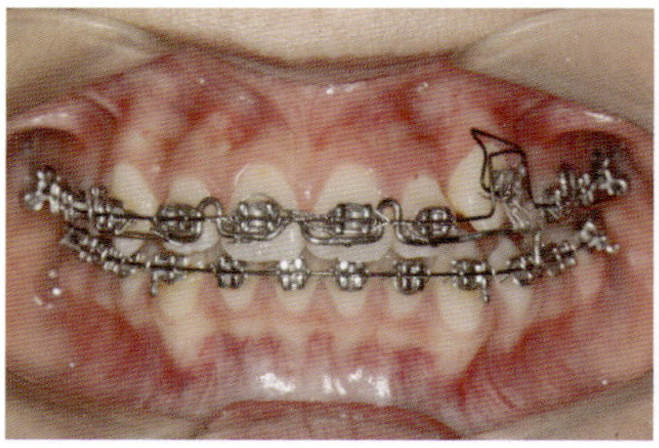
图24-3-7

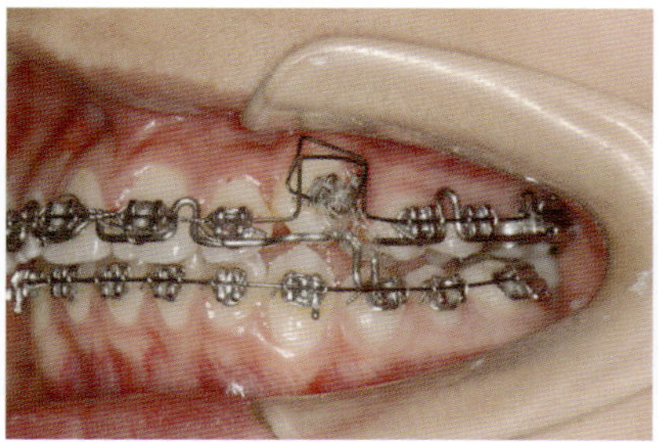
图24-3-8

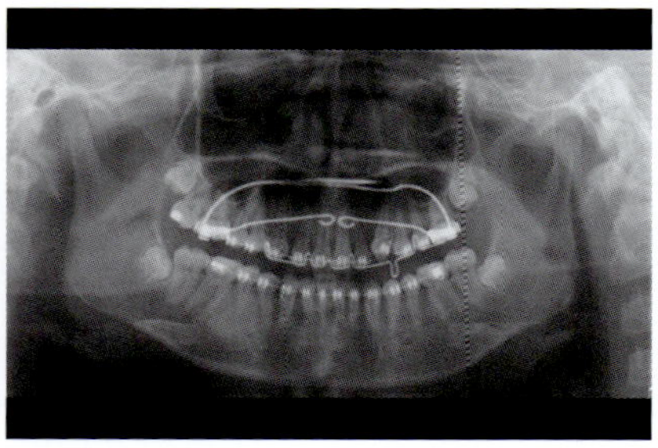
图24-3-9

- 矫治阶段-3（2020年1月17日）

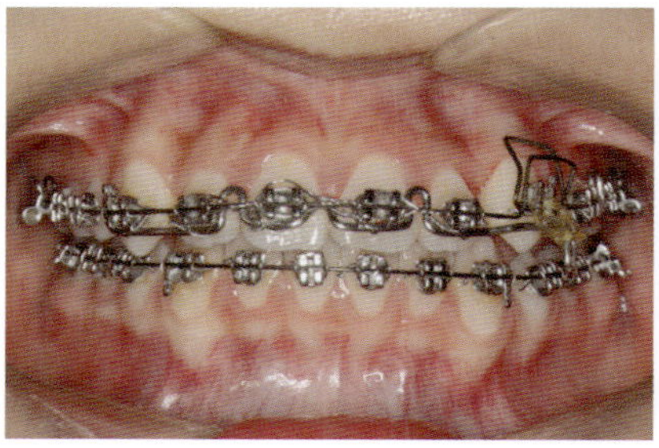
图24-3-10

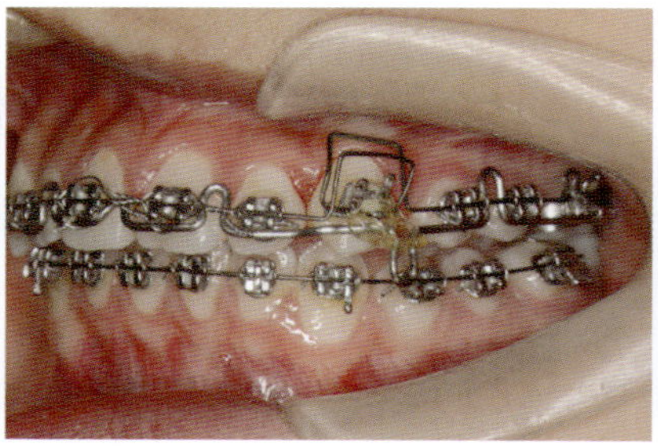
图24-3-11

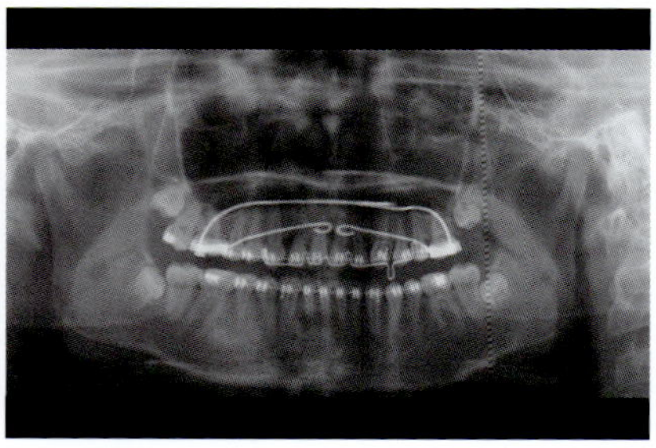
图24-3-12

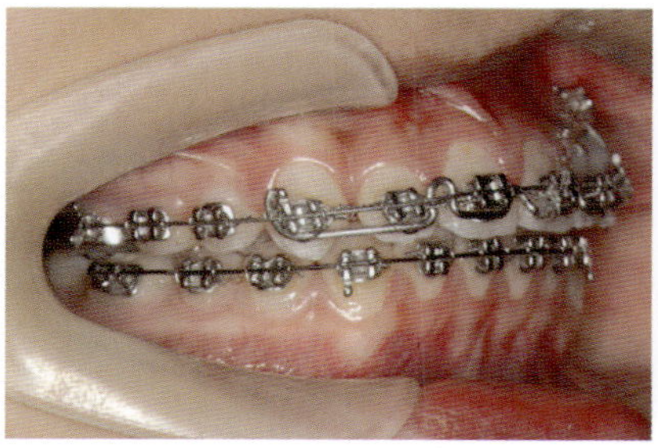
图24-3-13

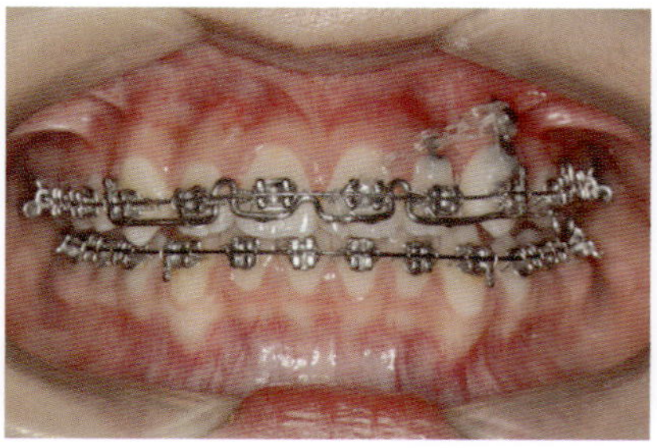
图24-3-14

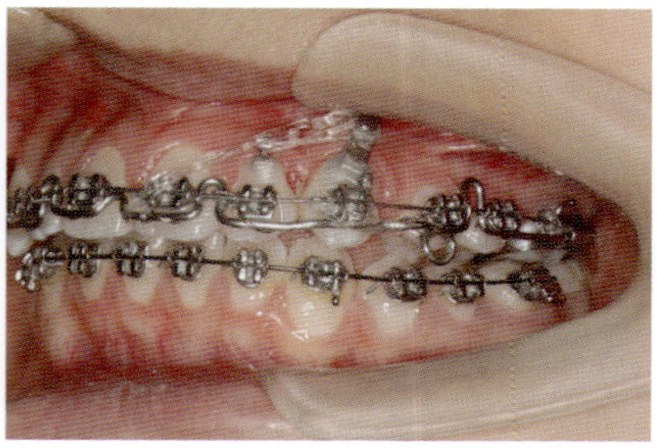
图24-3-15

– 矫治阶段–4（2020年3月22日）

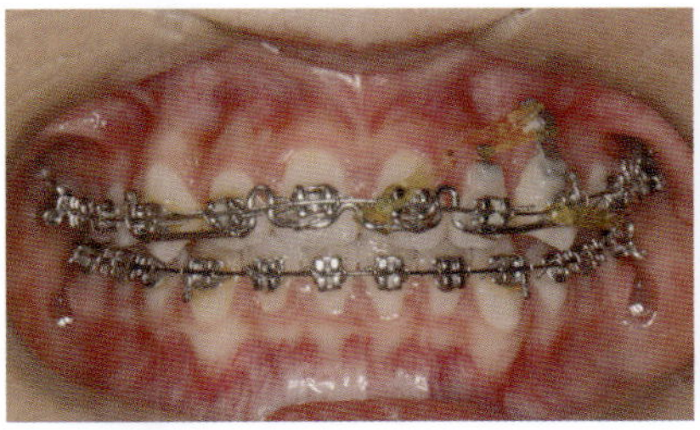
图24–3–16

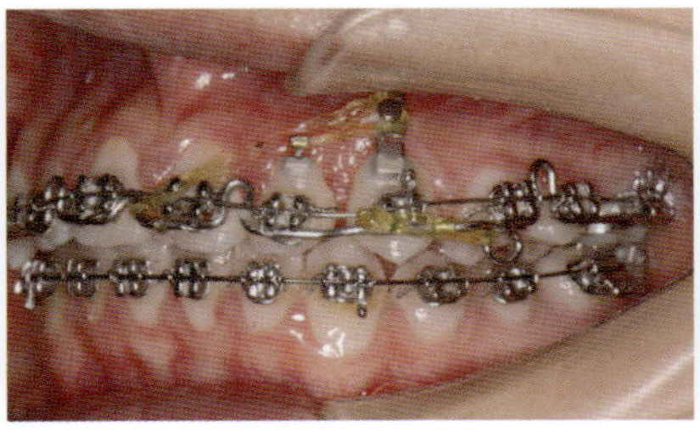
图24–3–17

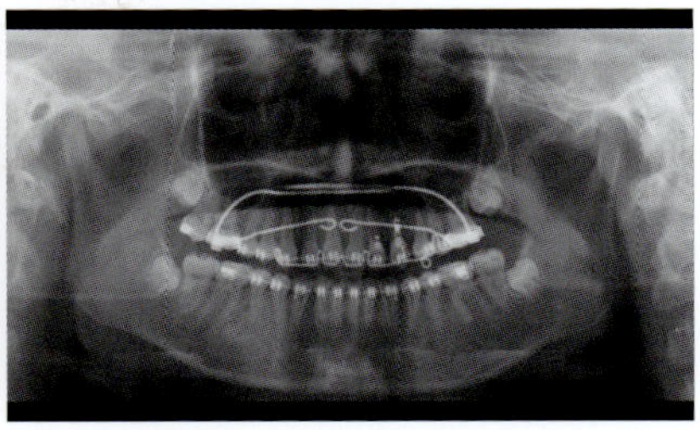
图24–3–18

四、升级版“芝麻官”矫治器组合曲的应用

患者女性，就诊年龄22岁，因牙列不齐、反殆前来就诊，就诊拍摄殆像照片（图24–4–1～图24–4–3）。该患者为牙性反殆，牙列中线偏斜，前牙可后退至切对切，具有功能性因素，13唇向低位阻生，牙冠近中倾斜，与12重叠1/4。

矫治思路探索：该患者要求用隐形牙套矫治器治疗，并且可以接受短暂局部固定矫治器治疗。由于考虑到单纯应用隐形牙套，治疗周期较长，且矫正前牙反殆阶段可能出现前牙咬合创伤，故为了缩短整体矫治疗程，我们设计了前期上颌牙列应用升级版“芝麻官”矫治器组合曲组合治疗，矫正前牙反殆后再进入全口隐形牙套矫治，精细调整。

初始采用单颌6牙升级版“芝麻官”矫治器组合曲技术治疗（图24–4–4～图24–4–6）。在初步排齐牙列后更换13、23附有匣形曲的“芝麻官”矫治器组合曲，43、44唇面采用光固化技术制作树脂舌侧扣，与对颌23处匣形曲之间挂3/16英寸橡皮圈实施颌间弹力牵引（图24–4–7～图24–4–9）。间隔1周复诊检查，见23已经朝殆向移动，基本排入牙列队伍；更换设置有垂直曲加力单位及欧米伽曲的8牙“芝麻官”矫治器组合曲继续排齐牙列（图24–4–10～图24–4–15）。7天后复诊，23排入正常牙列与对颌建立中性关系，更换12，22近中设置垂直曲加力单位的升级版“芝麻官”矫治器组合曲。拆除下颌后牙蓝胶殆垫，16/44、43之间挂3/16英寸橡皮圈颌间弹力牵引（图24–4–16～图24–4–18）。

前期矫治过程中的难点是23唇向低位阻生、近中倾斜，我们设计使用设置有匣形曲的升级版“芝麻官”矫治器，在对颌43、44设置牵引扣，挂橡皮圈实施颌间弹力牵引，获得良好矫治效果。

– 初诊（2023年10月15日）

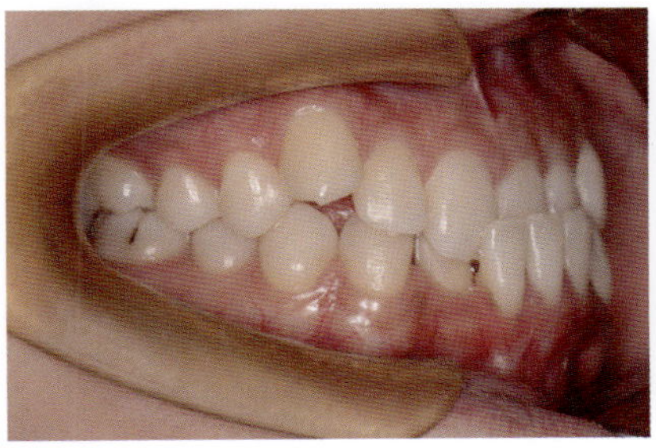
图24–4–1

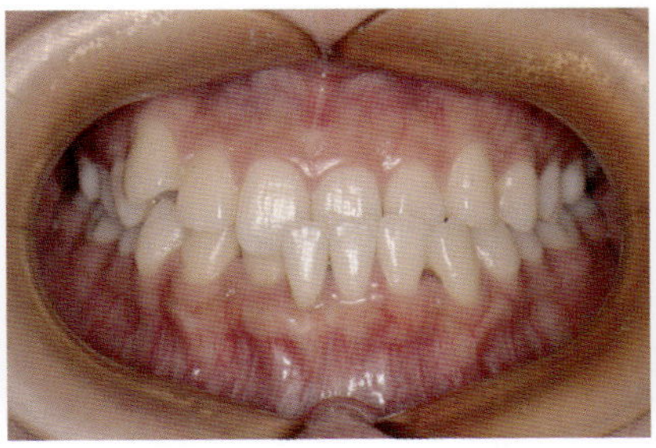
图24–4–2

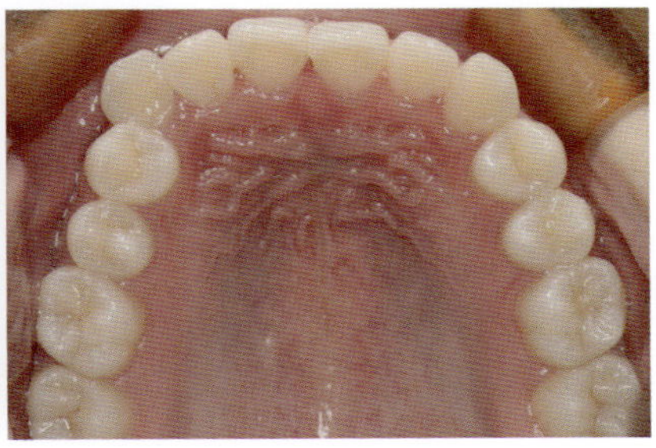
图24–4–3

– 矫治阶段–1（2023年11月11日）

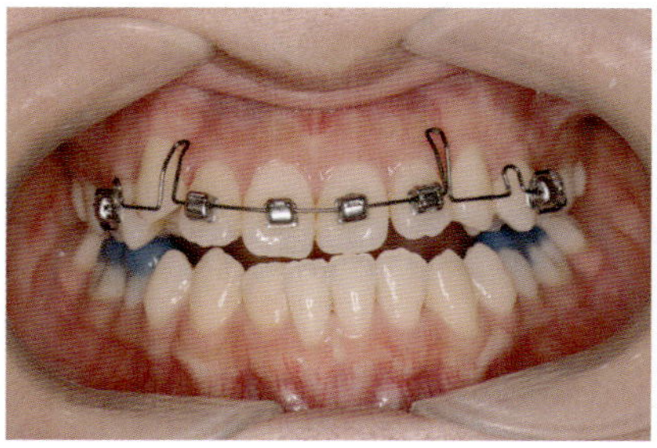
图24–4–4

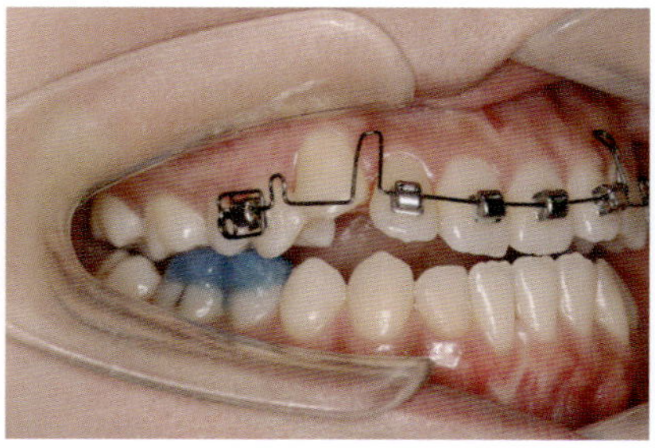
图24–4–5

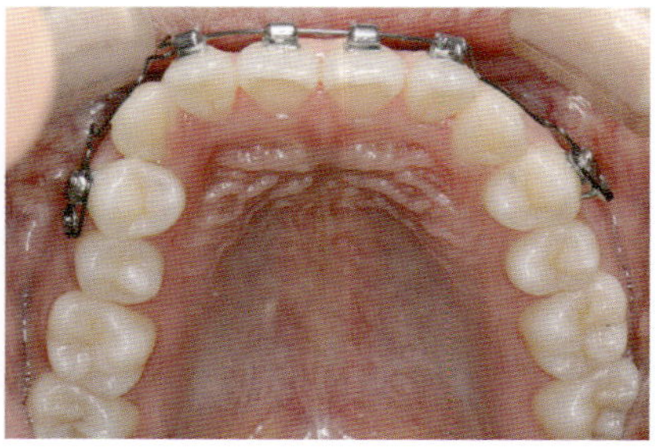
图24–4–6

– 复诊处置

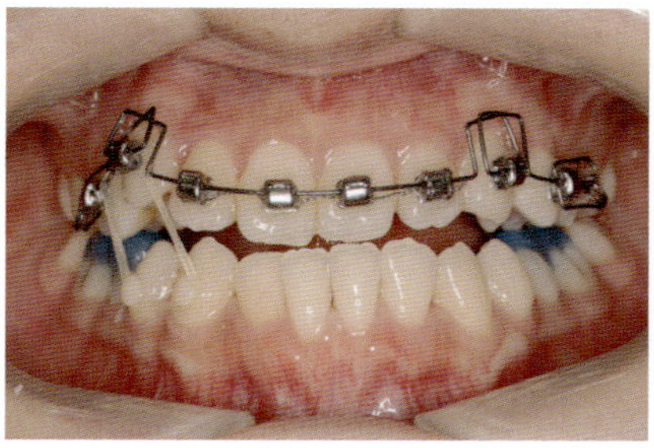
图24–4–7

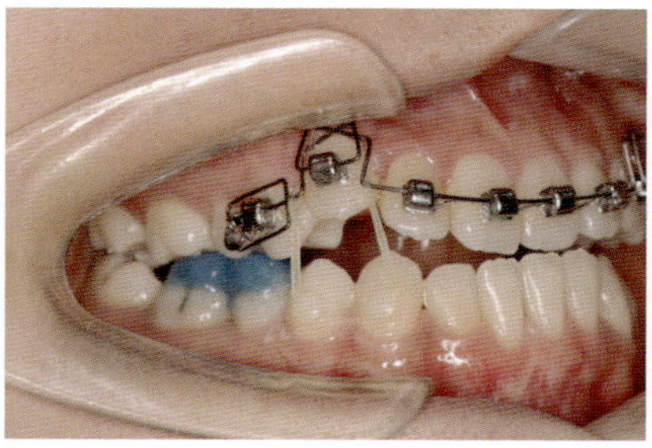
图24–4–8

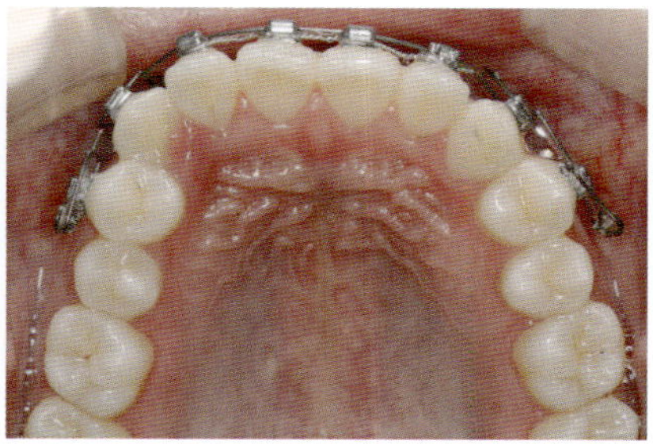
图24–4–9

– 矫治阶段–2（2023年11月18日）

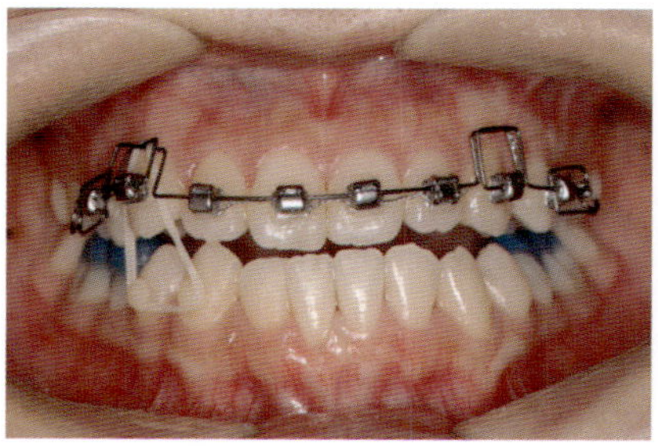
图24–4–10

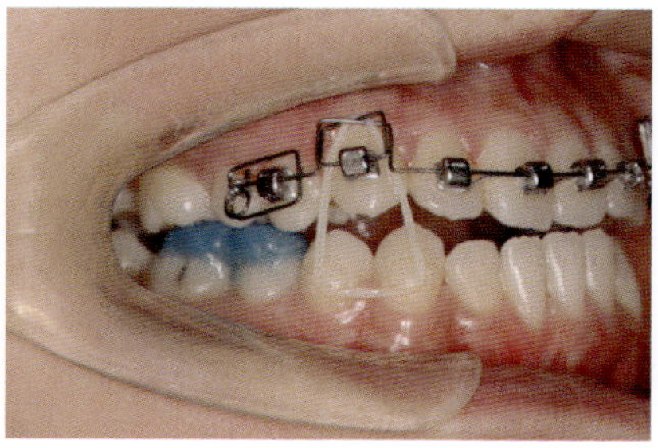
图24–4–11

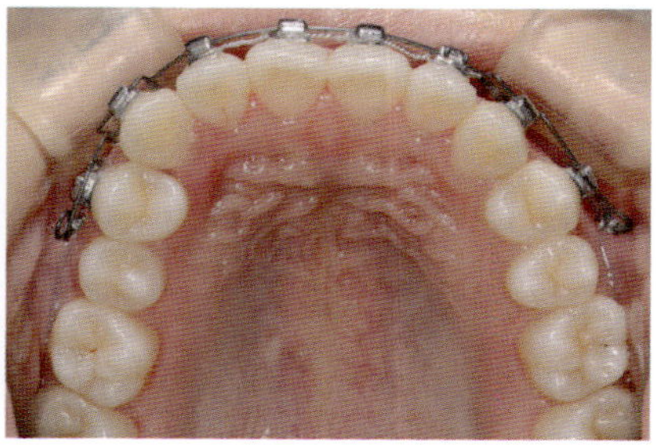
图24–4–12

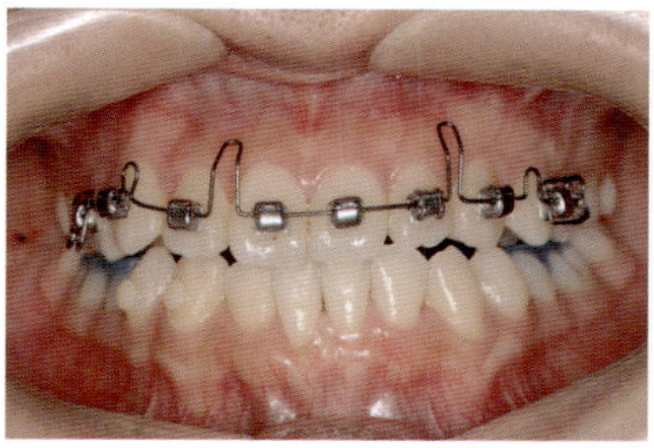
图24–4–13

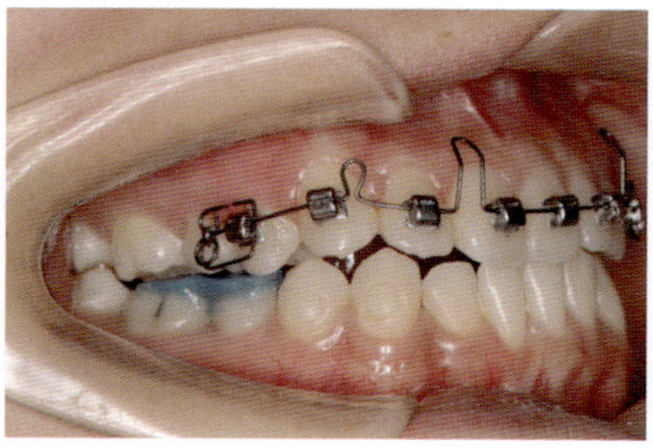
图24–4–14

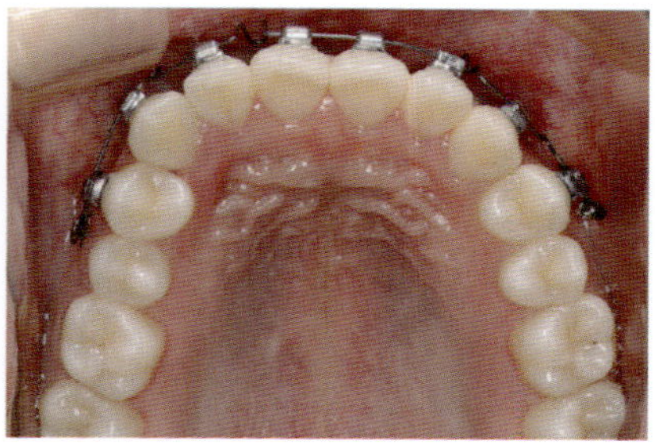
图24–4–15

– 矫治阶段-3（2023年11月25日）

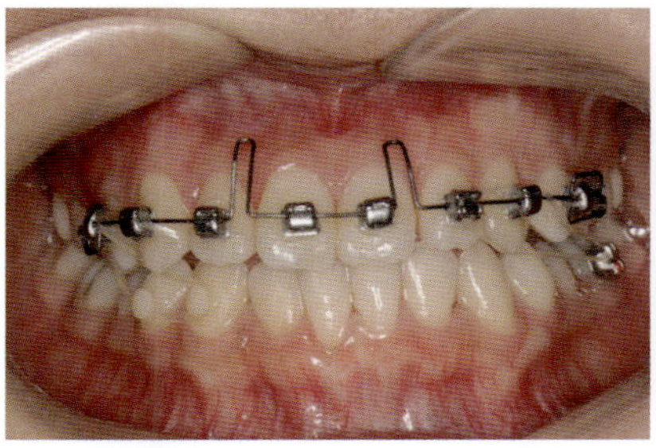
图24-4-16

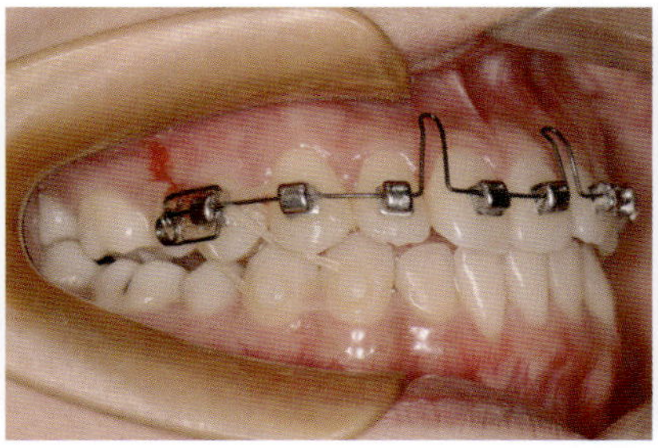
图24-4-17

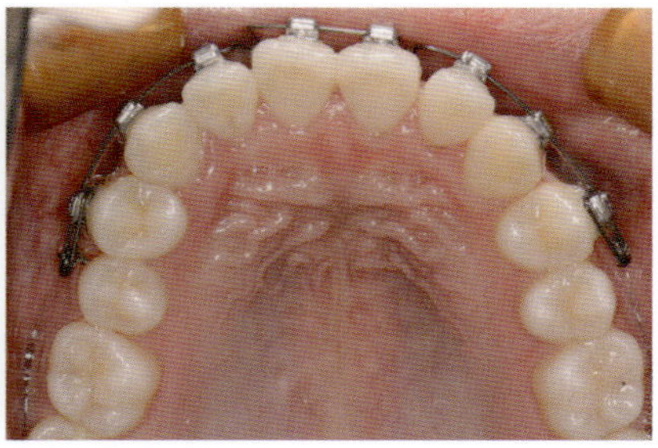
图24-4-18

五、匣形曲与“心跳簧”组合的巧妙应用

患者女性，就诊年龄11岁，该患者目前矫治阶段牙列状况为左上颌尖牙（23）唇向低位阻生，萌出道间隙略显不足，设计了一套组合圈技术——下颌前牙段装配了扁担弓，上颌牙弓使用0.016英寸澳丝在23处弯制匣形曲，在相邻21-24牙段装配了“心跳簧”扩展辅弓，23匣形曲与对颌33远中扁担弓牵引钩至37颊面管牵引钩之间挂1/4英寸橡皮圈颌间弹力牵引，通过匣形曲的弹性回复力、“心跳簧”的扩展间隙及颌间弹力牵引，要把23朝殆方移动逐渐排入牙列（图24-5-1～图24-5-3）。

使用了一套巧妙的正畸“组合拳”后，患者54天复诊见23牙冠已经朝殆方移动约3mm，改用0.018英寸澳丝弯制的推杆替换“心跳簧”继续扩展微小间隙（图24-5-4～图24-5-9）。间隔4周复诊。23已经排入正常牙列，并与对颌牙建立咬合接触（图24-5-10～图4-5-12）。

矫治过程-4显示23已经与对颌牙建立良好的中性殆关系，前牙覆殆、覆盖正常，上下颌牙列中线对齐。进入精细微调矫治阶段（图24-5-13～图24-5-15）。

青少年患者巧用匣形曲与“心跳簧”组合技术能缩短矫治时间，配合扁担弓实施颌间弹力牵引，能使阻生齿23牙冠精准朝殆方顺利导萌牵引到位。

– 矫治阶段-1（2022年6月26日）

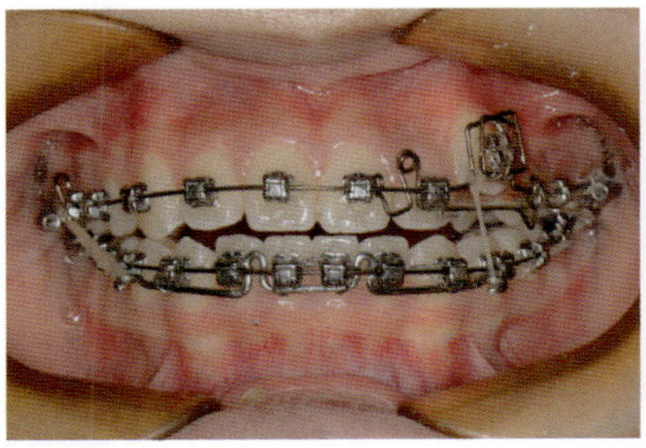
图24-5-1

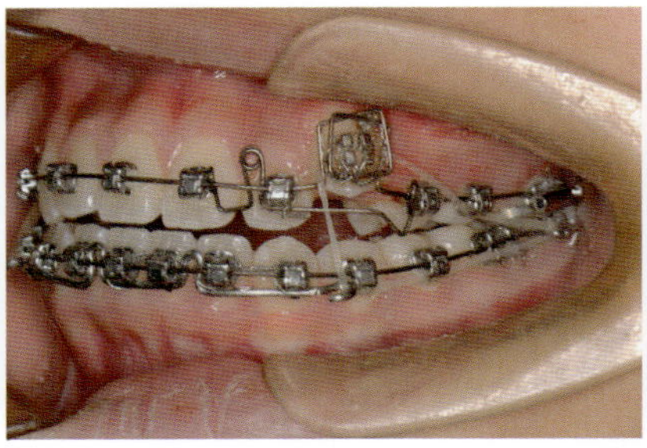
图24-5-2

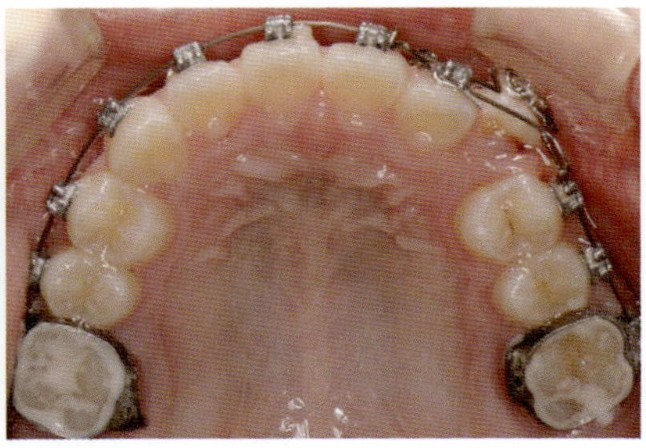
图24-5-3

- 矫治阶段-2（2022年8月19日）

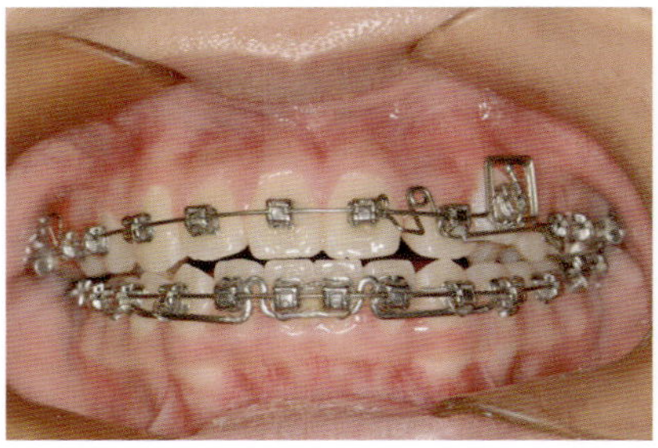
图24-5-4

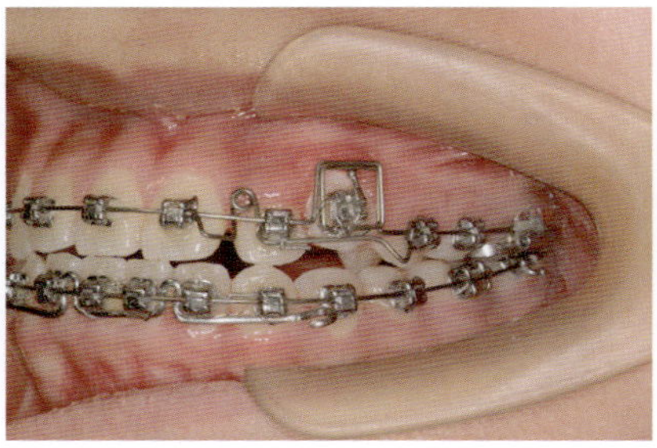
图24-5-5

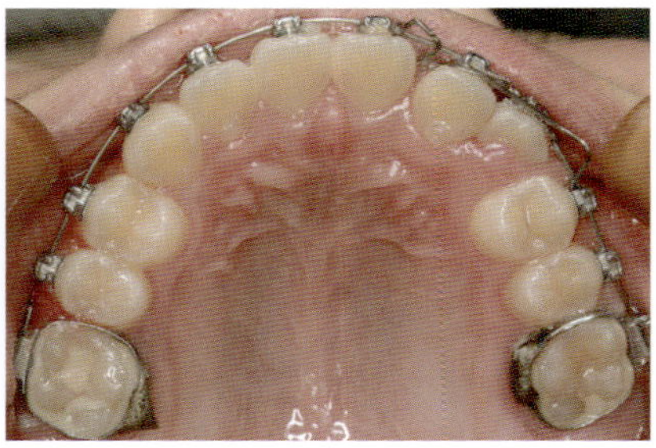
图24-5-6

- 复诊处置

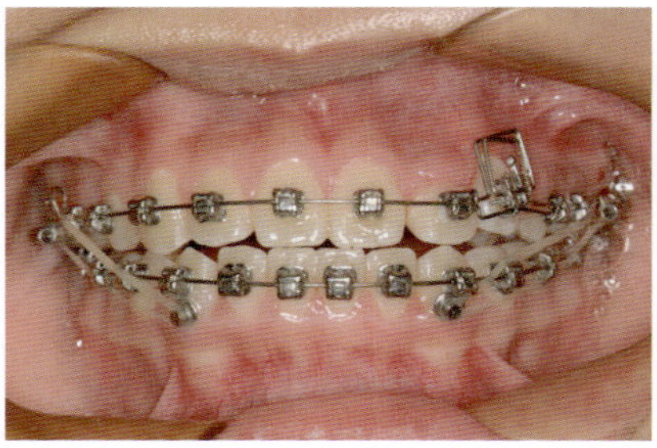
图24-5-7

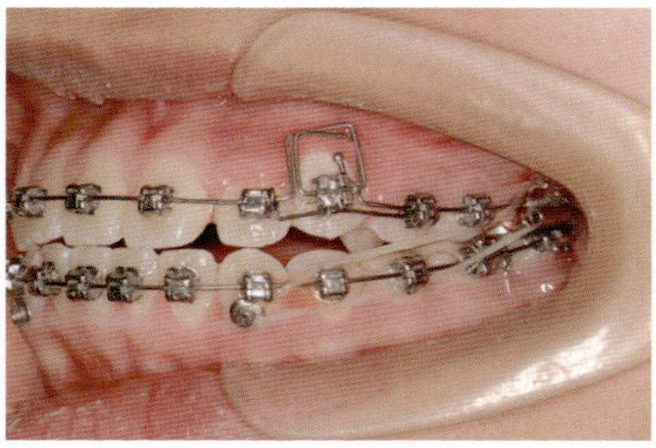
图24-5-8

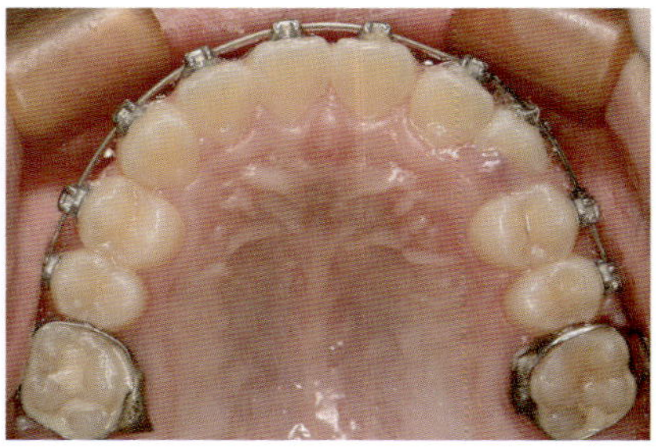
图24-5-9

- 矫治阶段-3（2022年9月17日）

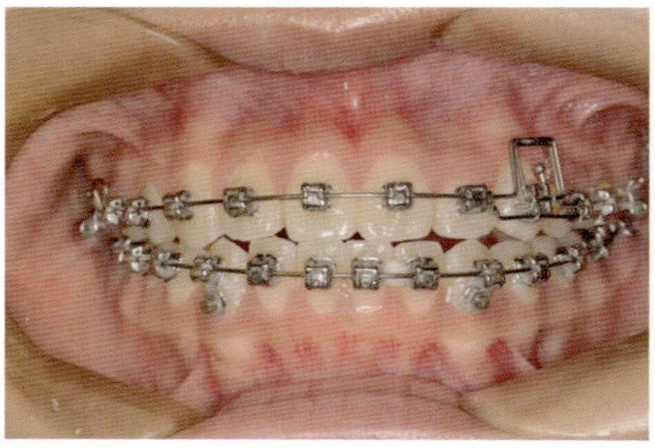
图24-5-10

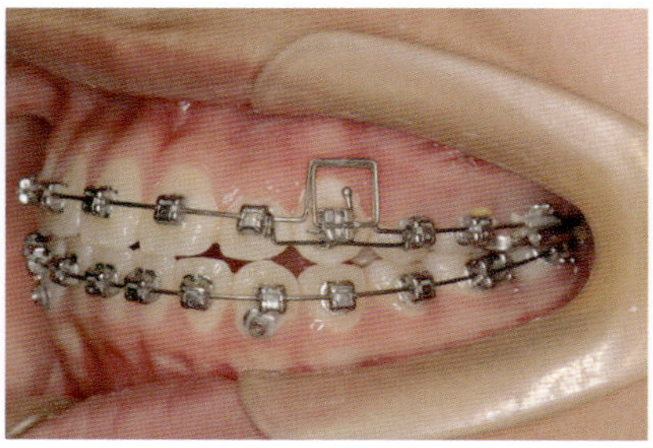
图24-5-11

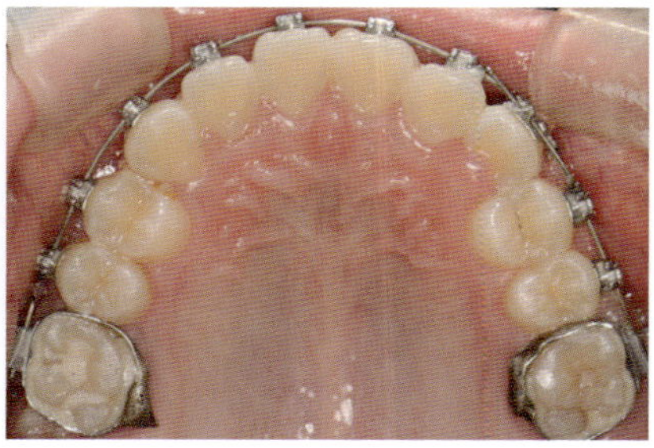
图24-5-12

- 矫治阶段-4（2023年3月25日）

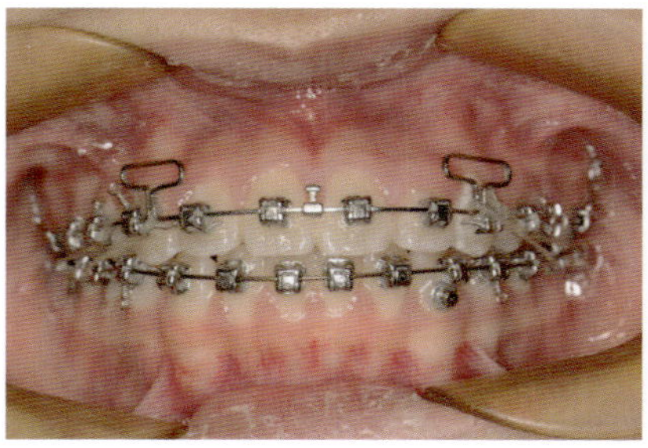
图24-5-13

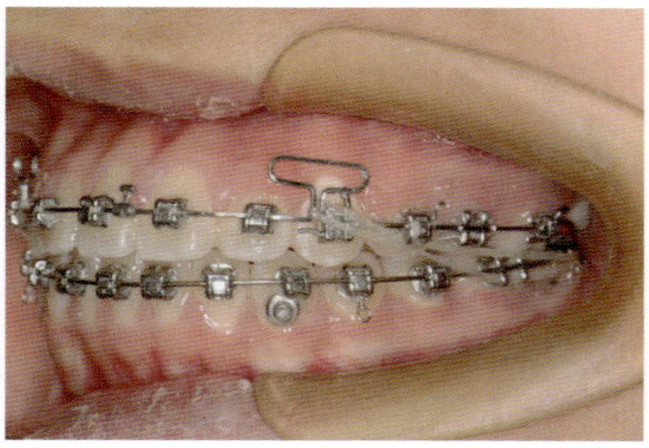
图24-5-14

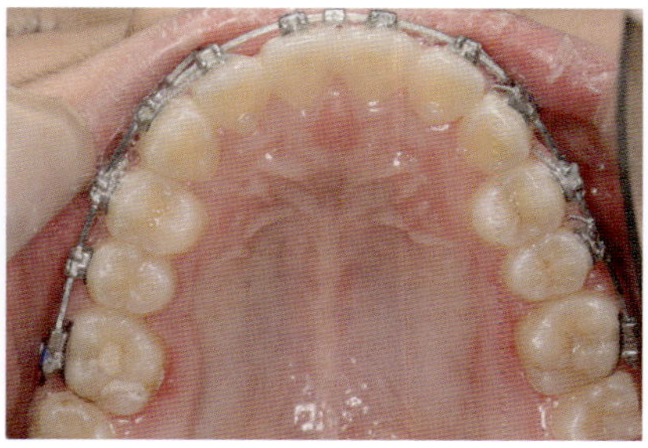
图24-5-15

第25章

武氏四曲弓控根移动矫治技巧

一、二手严重深覆殆骨开窗矫治

患者女性，就诊年龄28岁，二手严重深覆殆案例。曾在外院正畸治疗18个月，因效果不佳转诊到我院就诊。我们发现前牙严重深覆殆，X线片影像显示13根形外露，已经突破皮质骨，患者描述平常有冷热刺激敏感。我们使用专利技术武氏四曲弓进行控根，武氏四曲弓是在0.018英寸澳丝上弯制的，遵循“细丝轻力”原则，把反作用力传导到后牙，减少对邻牙的负担。我们在13龈端粘接问号牵引钩，让四曲弓正畸力尽量接近牙根，更好集中力控根，还可以防止弓丝压迫黏膜。经过4个月的治疗，明显发现13牙根回归松质骨，患者也感觉牙齿没有冷热刺激敏感。

拍摄患者使用武氏四曲弓实施尖牙控根移动过程殆像照片及X线片影像（图25-1-1～图25-1-9）。

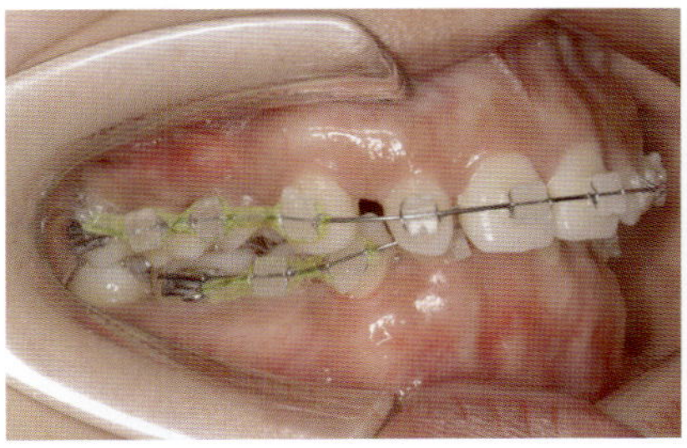
图25-1-1

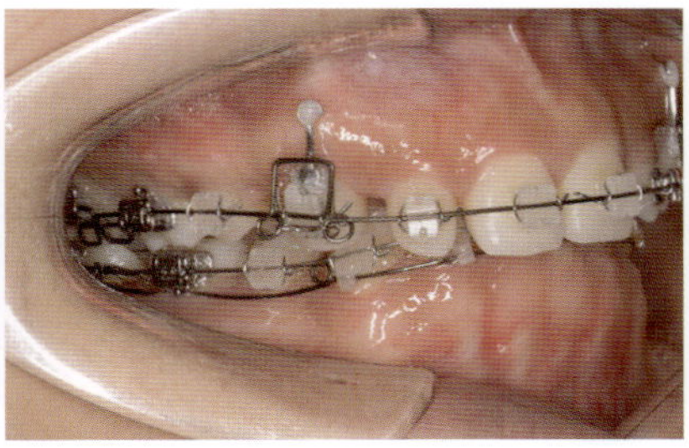
图25-1-2

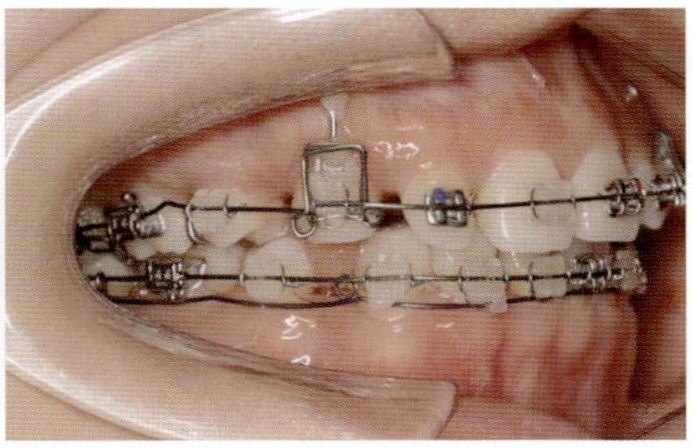
图25-1-3

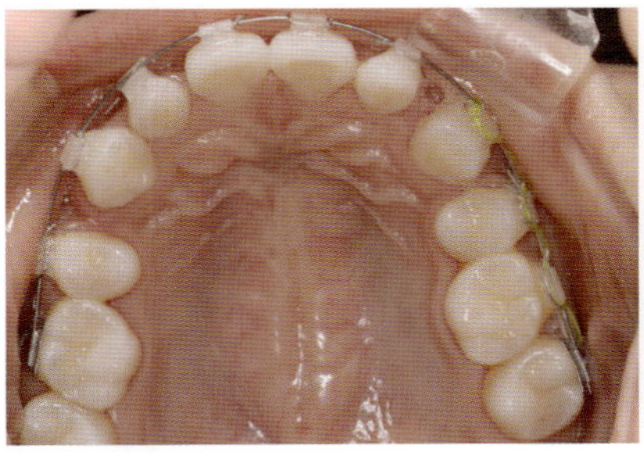
图25-1-4

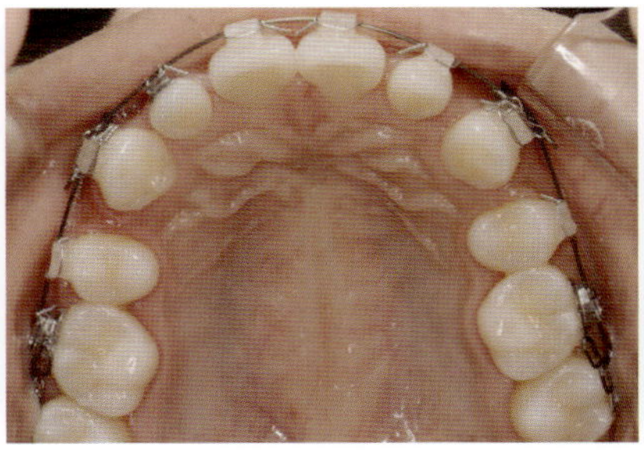
图25-1-5

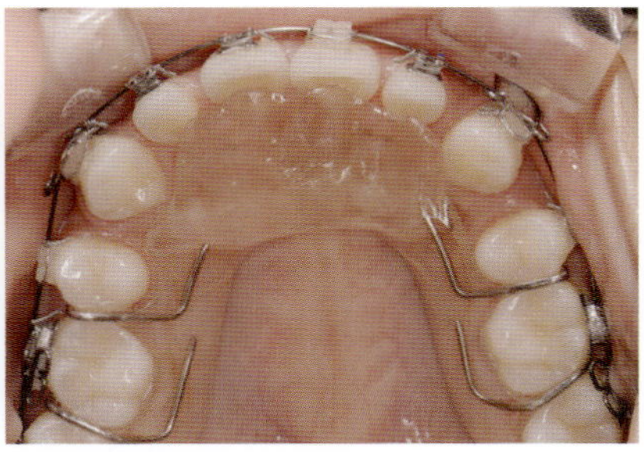
图25-1-6

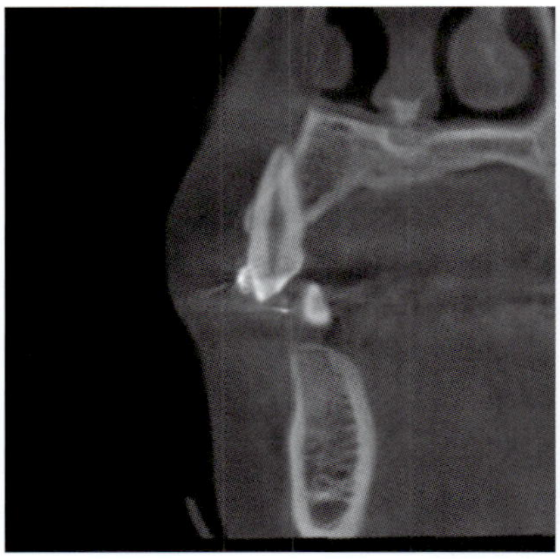

图25-1-7

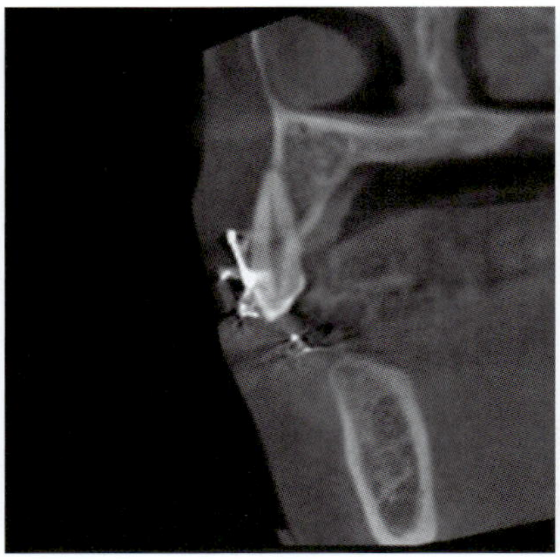

图25-1-8

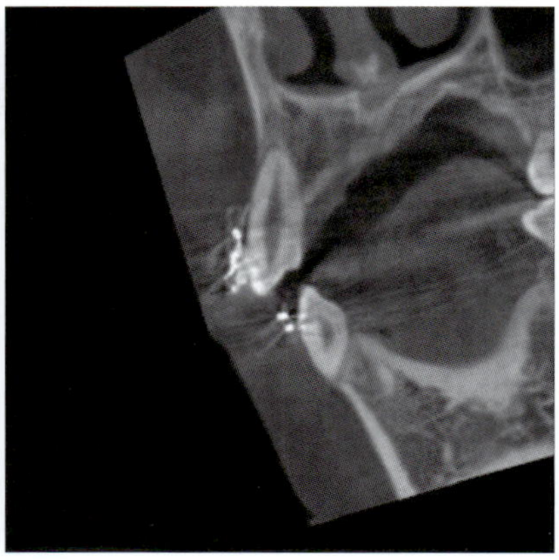

图25-1-9

二、武氏四曲弓矫治二手骨开窗

患者女性，就诊年龄34岁，Ⅱ类错𬌗畸形二手案例。在当地矫治2年余，因13、23、33、43牙根外型突出，无法关闭拔牙间隙，当地医生无法矫治，来上海寻求正畸治疗。33、43可以见其牙根外型明显突出于牙龈软组织，且表面黏膜发白。双侧磨牙、尖牙远中尖对尖关系。上颌牙列：13-15间有5mm间隙，12-13间有2mm间隙，23-25间有7mm间隙；下颌牙列：33-35间有3mm间隙，33-32间有1.5mm间隙，43-45间有2mm间隙，43-42间有1.5mm间隙（图25-2-1～图25-2-6）。CBCT见13、23、33、43骨开窗，根尖区唇侧骨板明显吸收（图25-2-37，图25-2-38）。

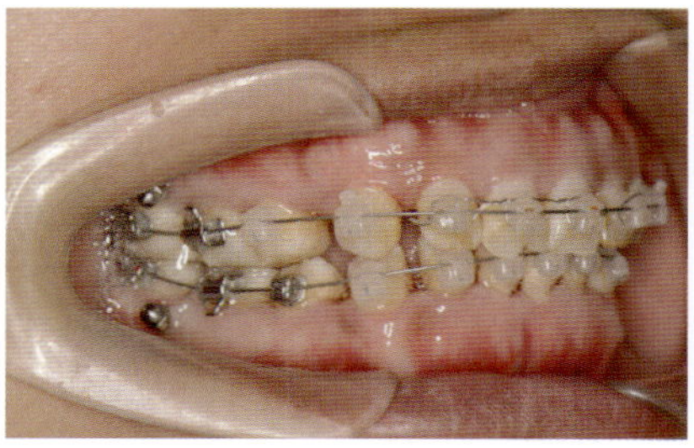

图25-2-1

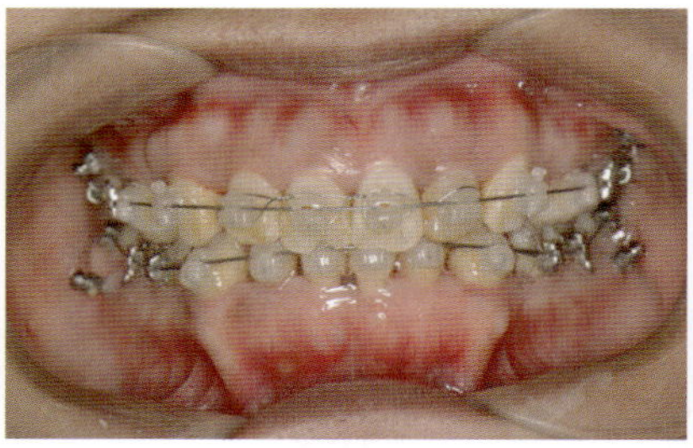

图25-2-2

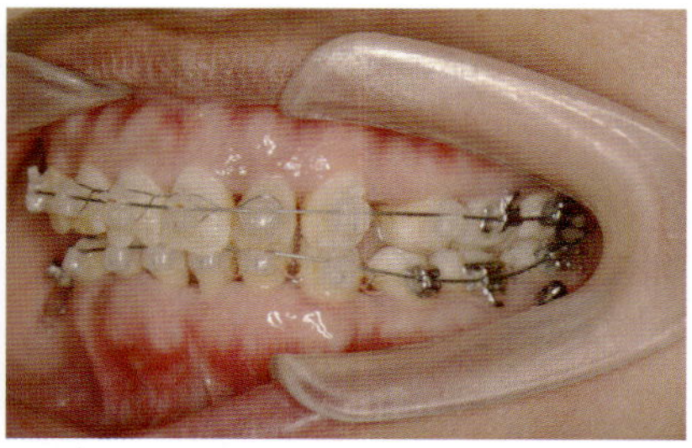

图25-2-3

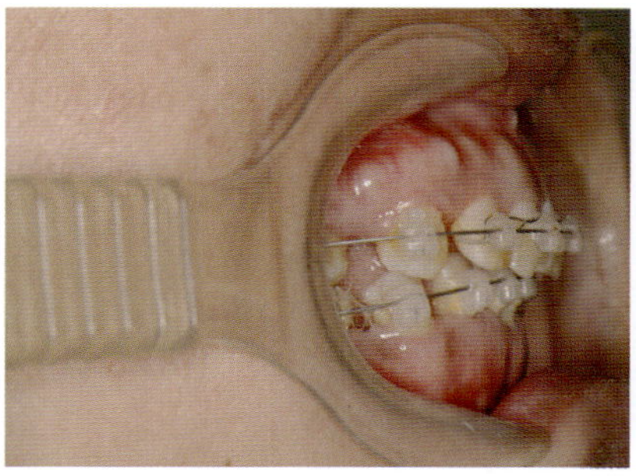

图25-2-4

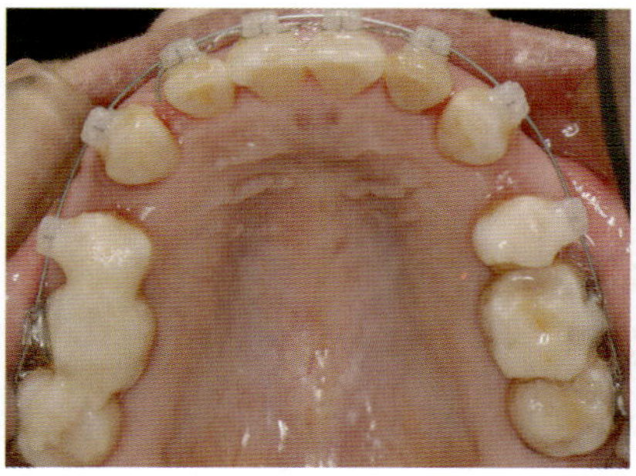

图25-2-5

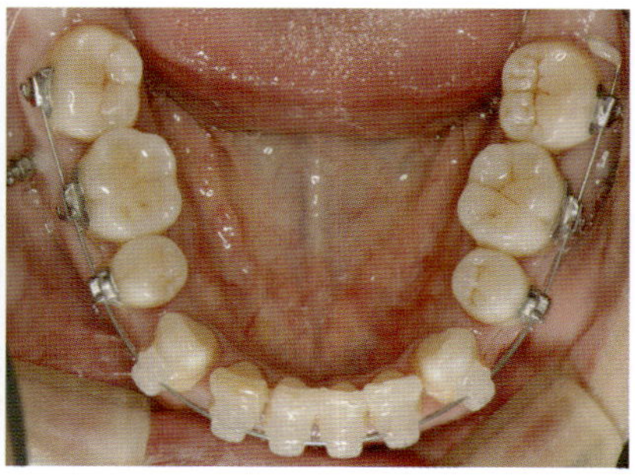

图25-2-6

– 初诊（2019年4月13日）

上下颌使用0.016英寸澳丝弯制武氏四曲弓，纳入牙列托槽实施尖牙根舌向控根移动，下颌配套使用0.016英寸澳丝弯制“蛤蟆弓”矫治辅弓。同时上颌使用了长臂可摘式固定式平导（图25-2-7～图25-2-12）。

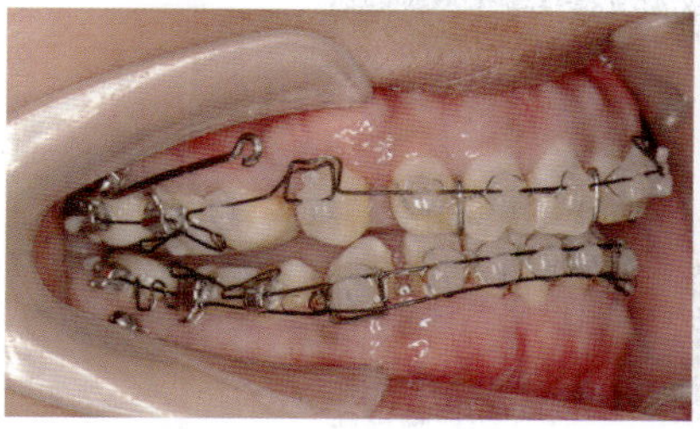
图25-2-7

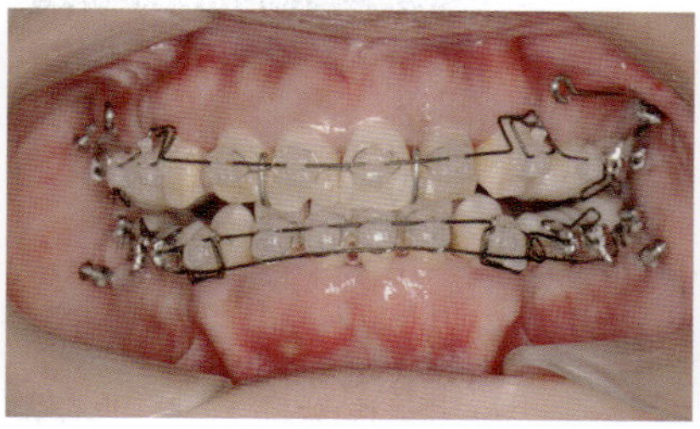
图25-2-8

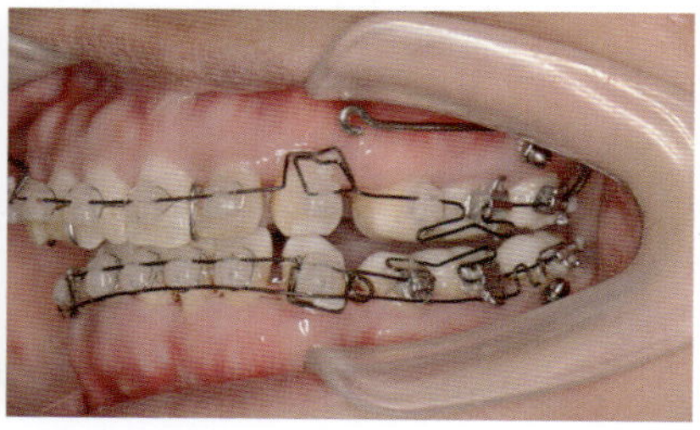
图25-2-9

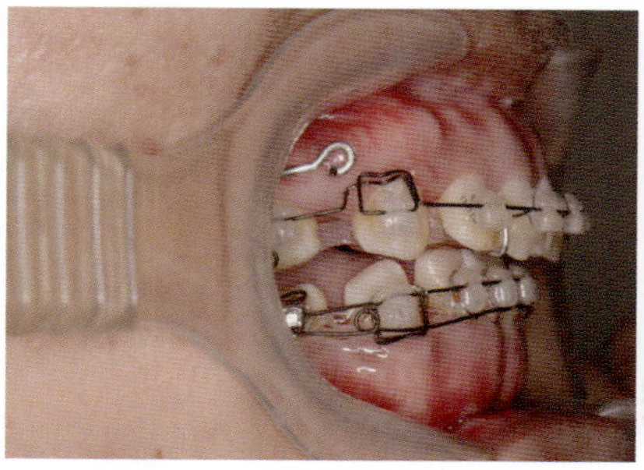
图25-2-10

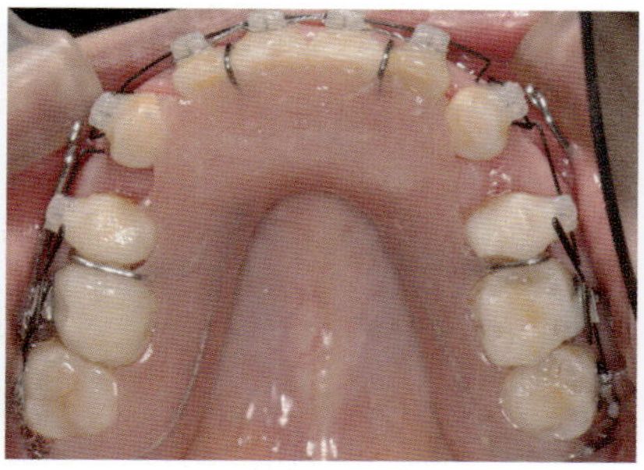
图25-2-11

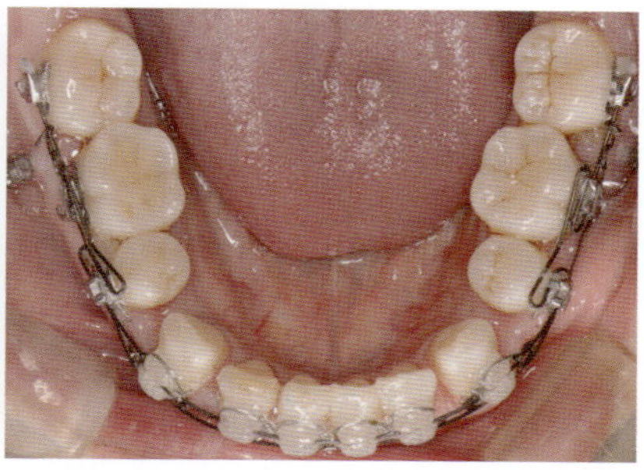
图25-2-12

– 矫治阶段-1（2019年5月11日）

为了最大限度地减少武氏四曲弓控根移动的反作用力，增添了0.8mm不锈钢丝弯制的异型支抗辅弓（该辅弓在两边侧切牙与尖牙之间设置了带圈垂直关闭曲），下颌继续使用武氏四曲弓与“蛤蟆弓”矫治辅弓联合应用技术（图25-2-13～图25-2-18）。

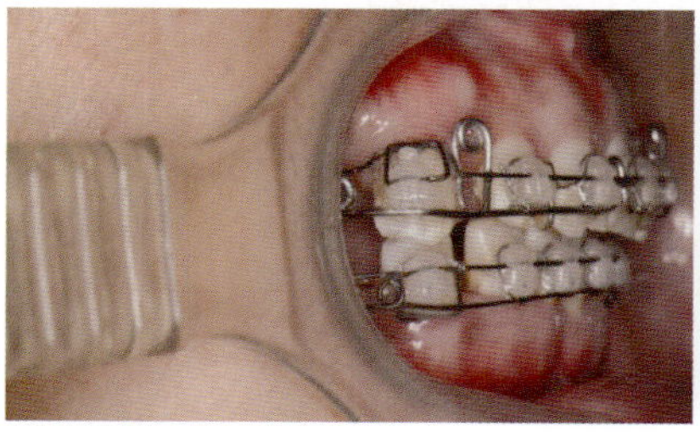
图25-2-13

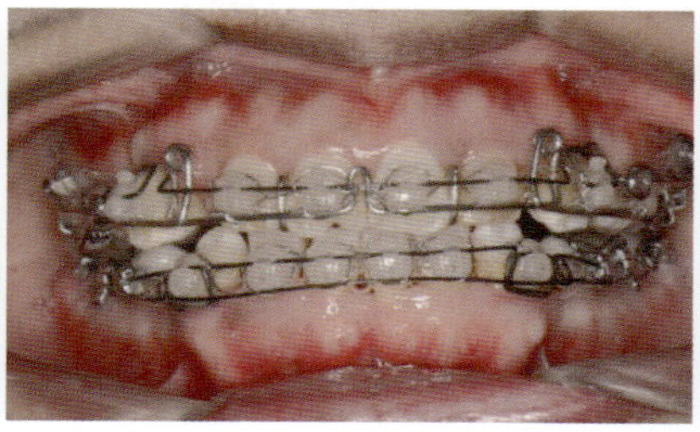
图25-2-14

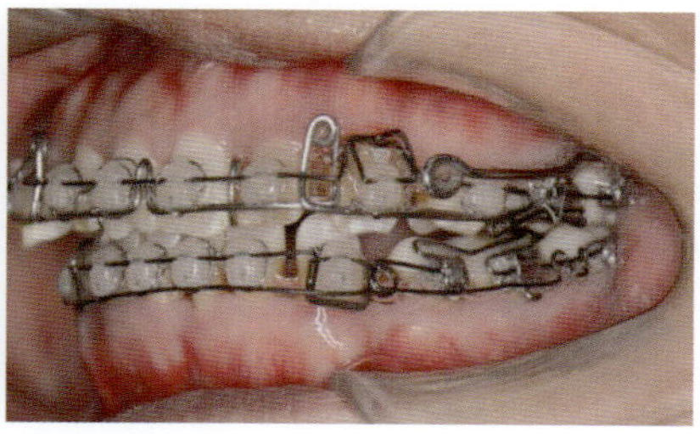
图25-2-15

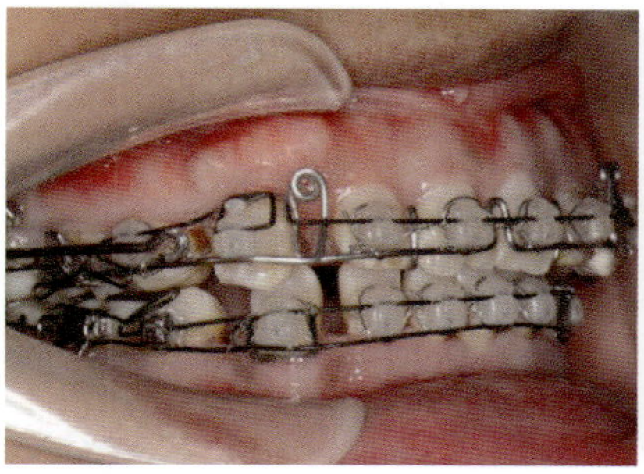
图25-2-16

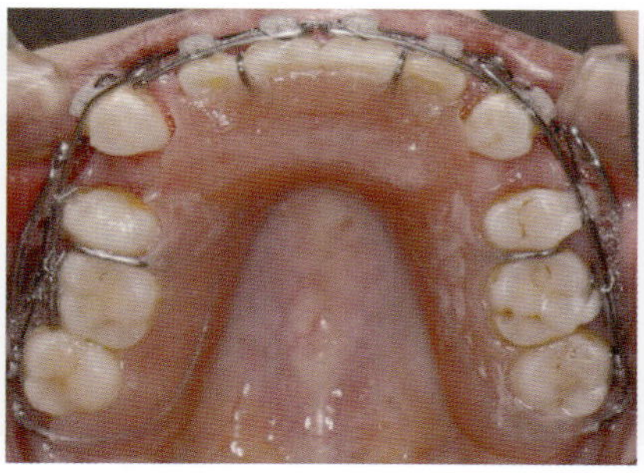
图25-2-17

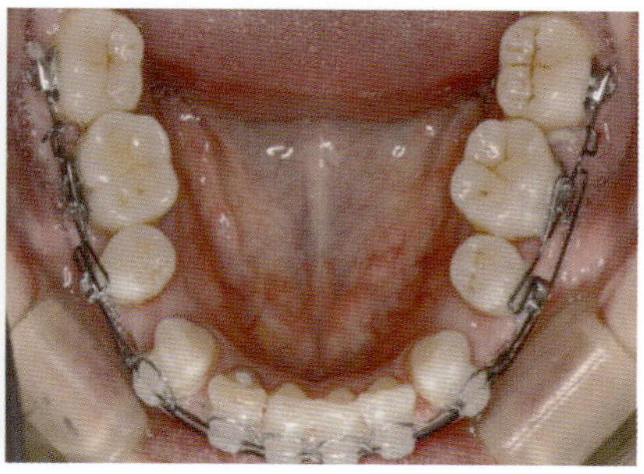
图25-2-18

– 矫治阶段-2（2019年9月7日）

患者经上述处置，4颗尖牙的控根移动获得较好的效果，根形外露获得明显改善，上颌后牙段植入颧突钉，前牙段置放0.8mm不锈钢丝弯制的扁担弓。颧突钉与扁担弓牵引钩之间挂镍钛螺旋拉簧，内收牙弓、关闭拔牙间隙（图25-2-19 ~ 图25-2-24）。

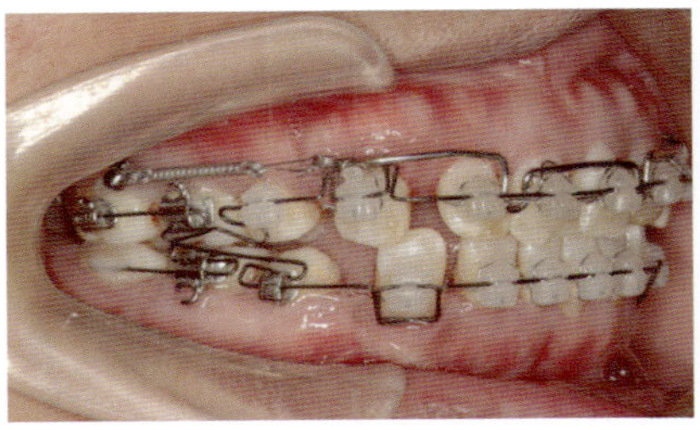
图25-2-19

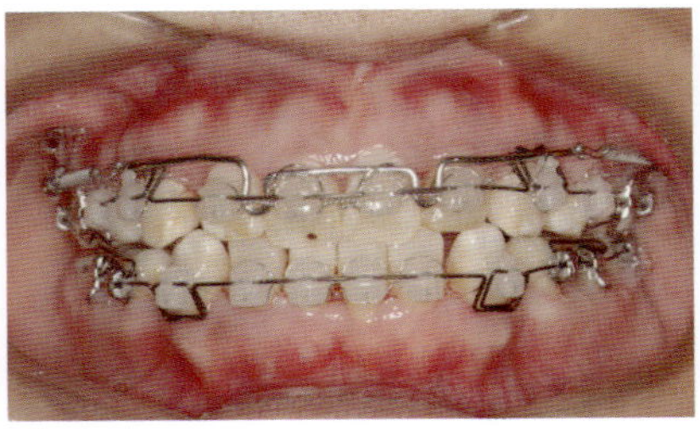
图25-2-20

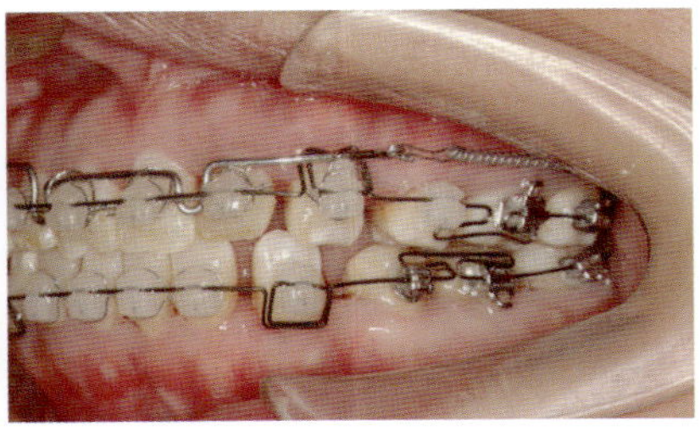
图25-2-21

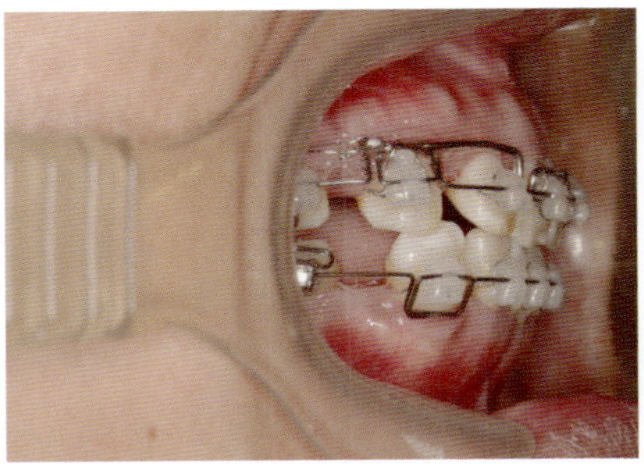
图25-2-22

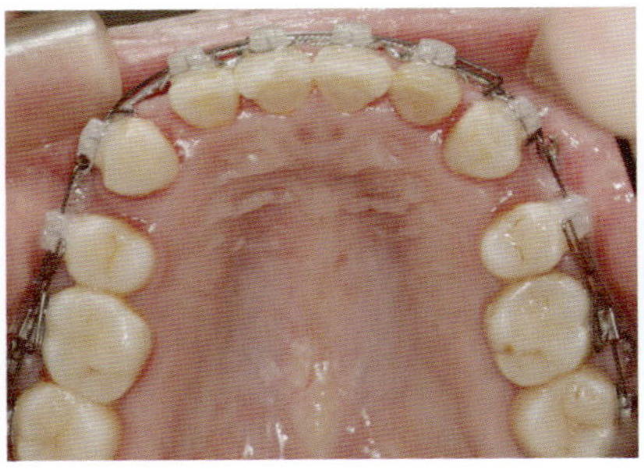
图25-2-23

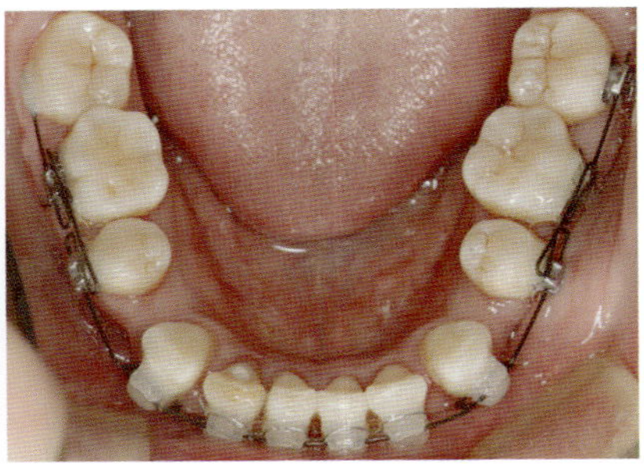
图25-2-24

– 矫治阶段-3（2019年11月3日）

上颌牙列经上述处置，拔牙间隙呈现逐渐关闭缩小的良好态势。下颌牙列拆除了“蛤蟆弓”矫治辅弓，但其拔牙间隙经过控根移动则出现增大的情况（图25-2-25 ~ 图25-2-30）。

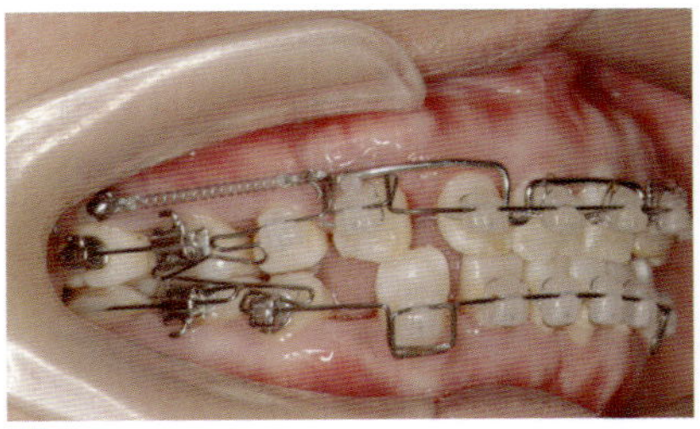
图25-2-25

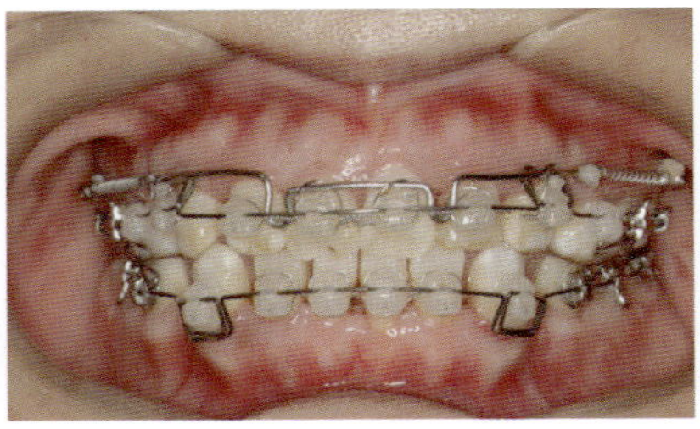
图25-2-26

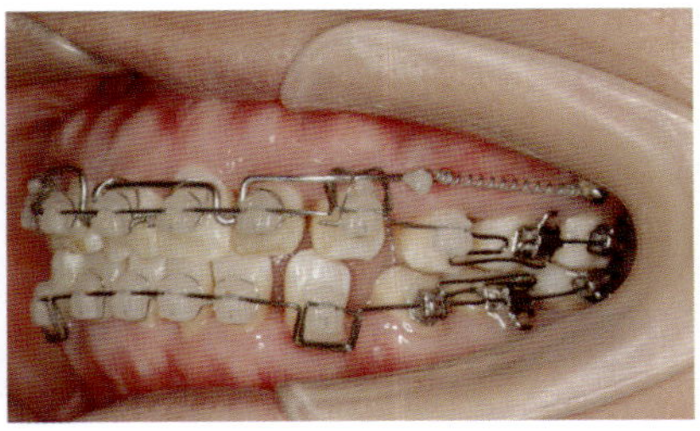
图25-2-27

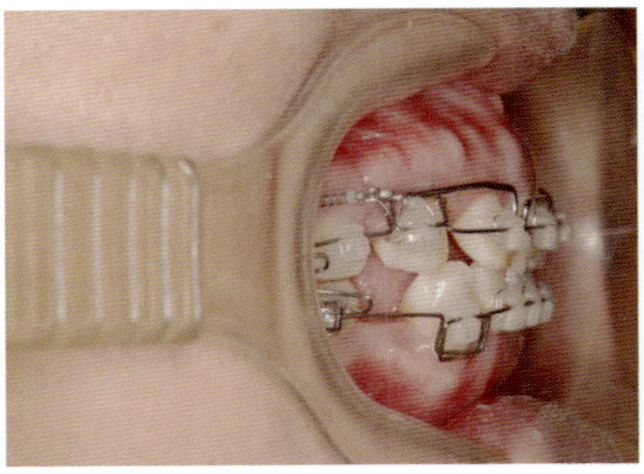
图25-2-28

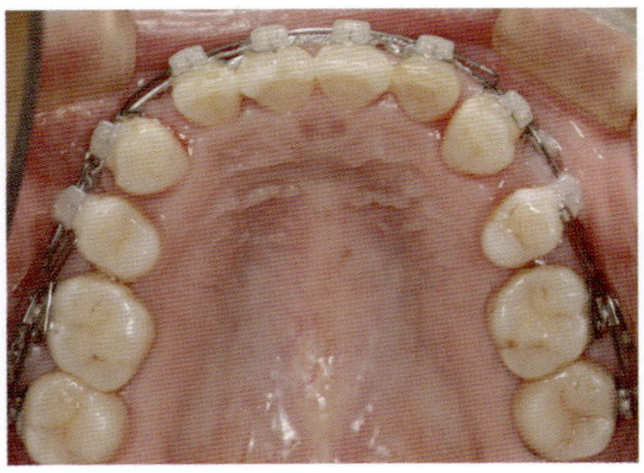
图25-2-29

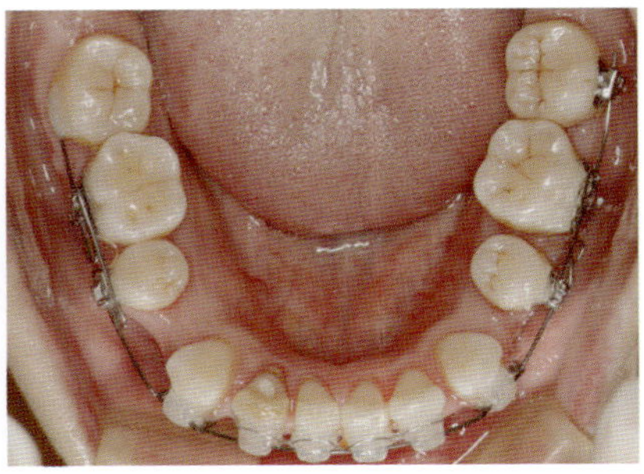
图25-2-30

上颌更换了0.017英寸×0.025英寸不锈钢方丝弯制的“上”字关闭曲。在16、26𬌗面放置用蓝胶制作的𬌗垫；下颌牙列更换了0.017英寸×0.025英寸不锈钢方丝弯制的靴形曲（图25-2-31～图25-2-36）。

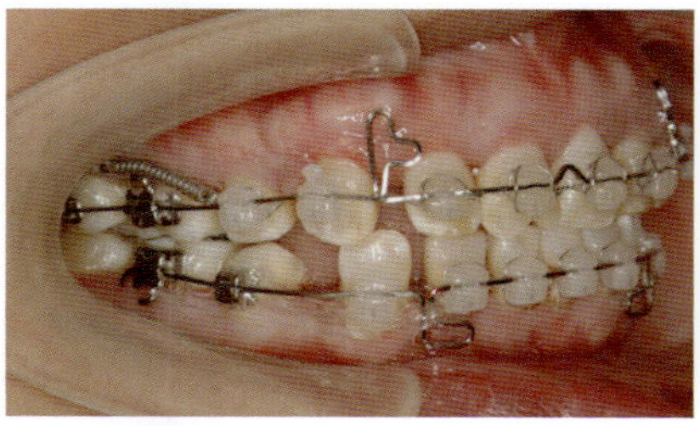
图25-2-31

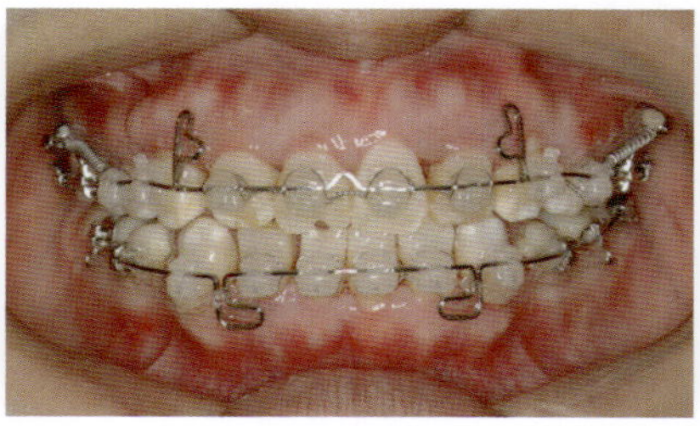
图25-2-32

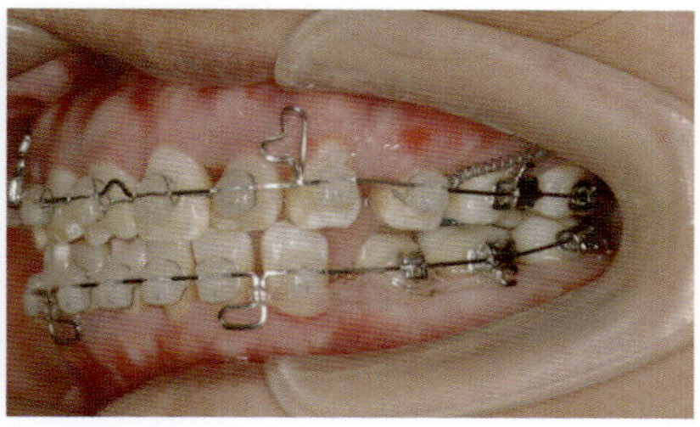
图25-2-33

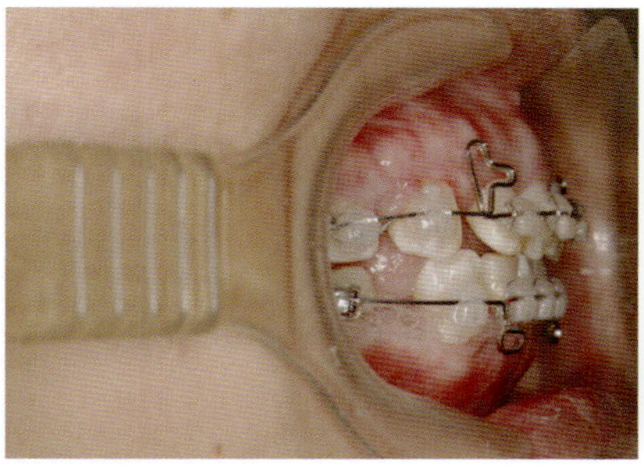
图25-2-34

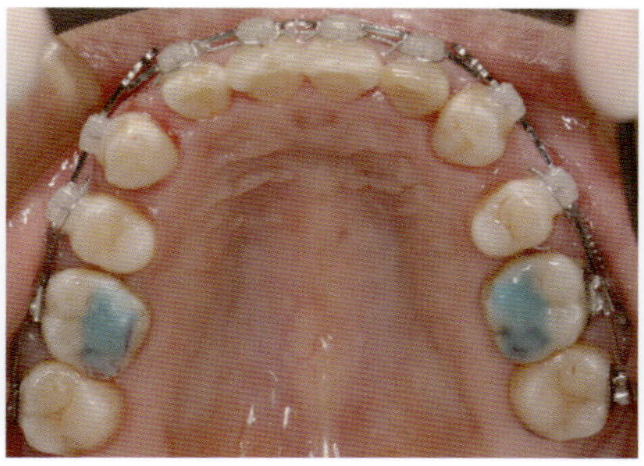
图25-2-35

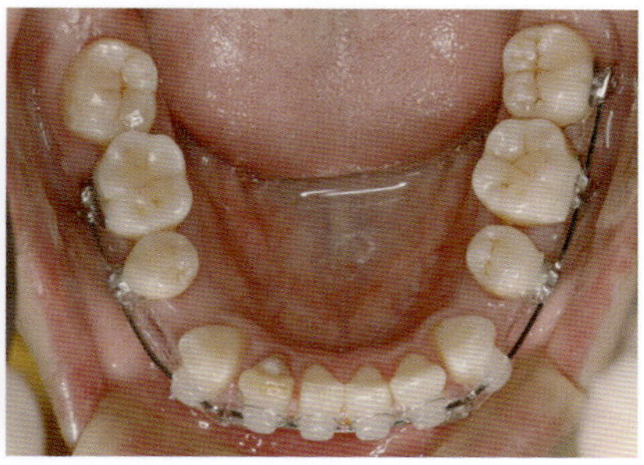
图25-2-36

矫治前CBCT如图25-2-37和图25-2-28所示，矫治后CBCT如图25-2-39和图25-2-40所示。

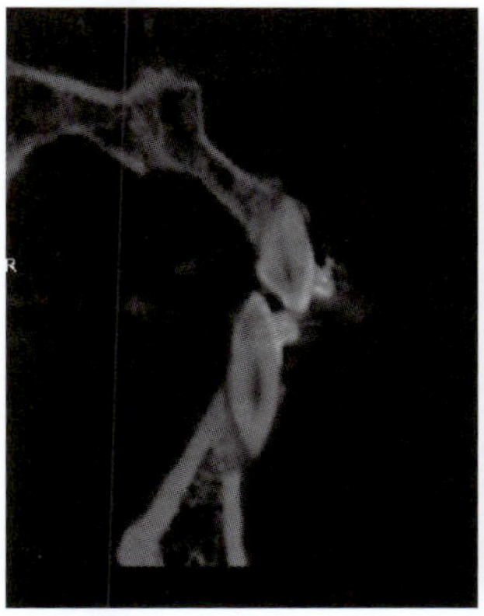
图25-2-37

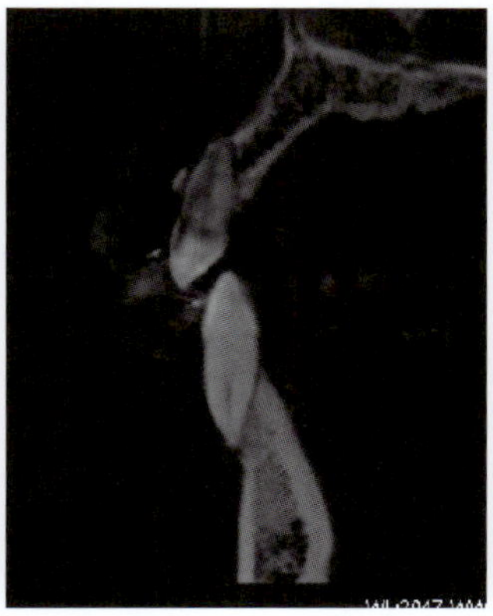
图25-2-38

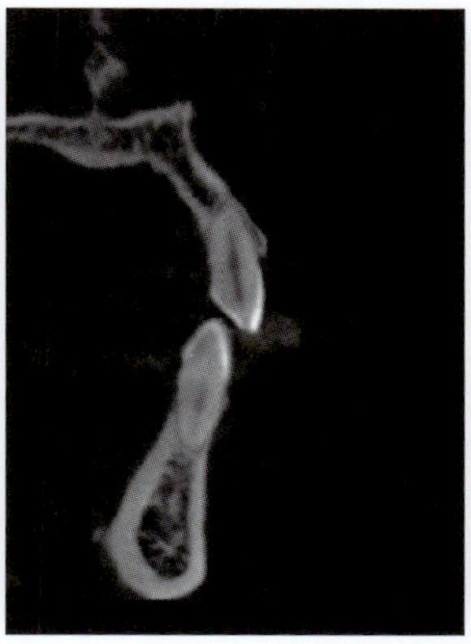
图25-2-39

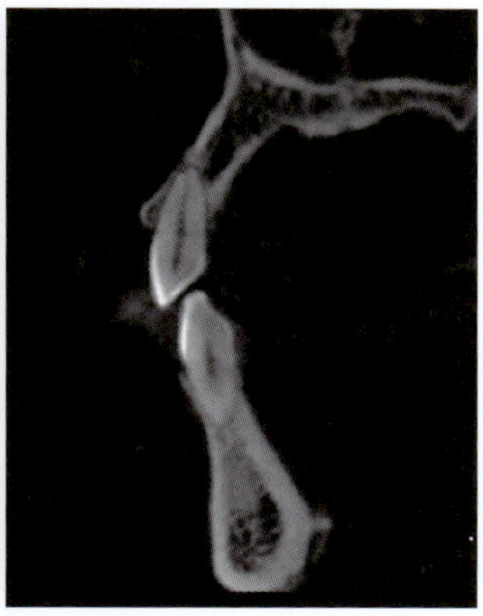
图25-2-40

- 矫治阶段-4（2021年9月19日）

该患者矫治结束拍摄𬌗像照片（图25-2-41～图25-2-46）。

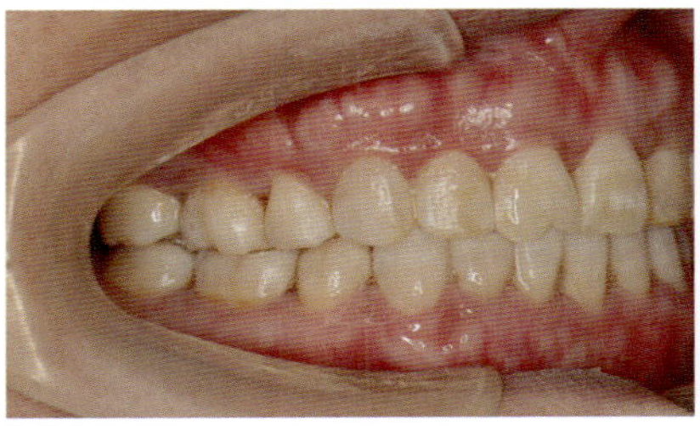
图25-2-41

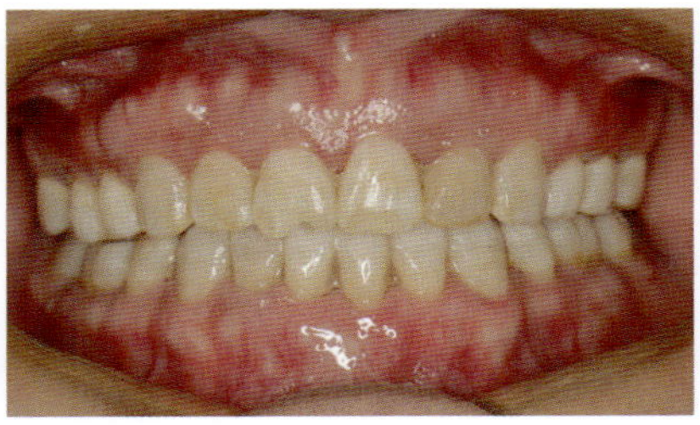
图25-2-42

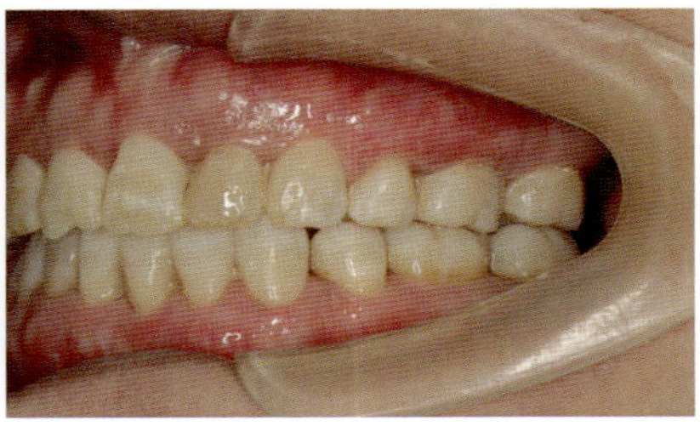
图25-2-43

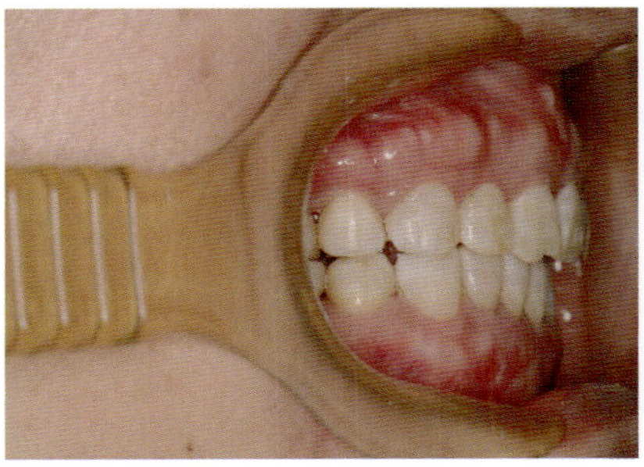
图25-2-44

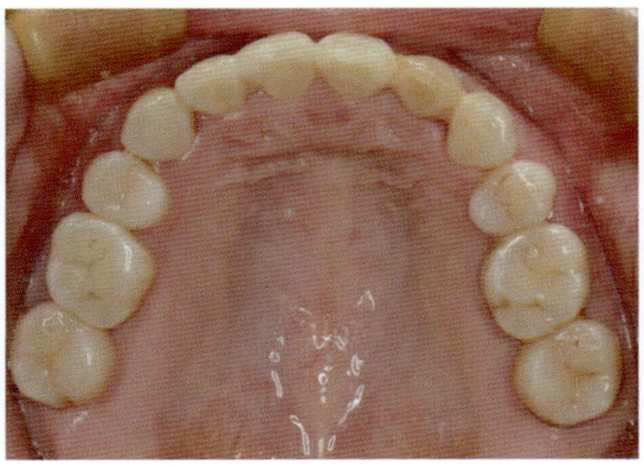
图25-2-45

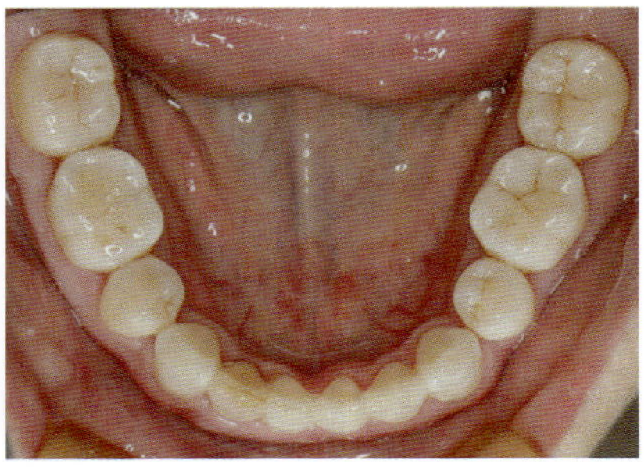
图25-2-46

矫治体会：目前临床上困扰正畸医生的问题是上下颌前牙，尤其是尖牙在正畸治疗过程中发生骨开窗、骨开裂的现象比较普遍，由于牙槽骨的骨板薄，在内收前牙移动牙齿、过度扩弓，以及骨性反𬌗的掩饰性治疗过程中，若舌倾下颌切牙过度并突破生物代偿极限，可能会导致骨开窗、骨开裂。

另一个较为普遍的是治疗不当，在移动牙齿的过程中，没有进行控根移动，较多地实施矫治牙倾斜移动，钟摆效应致使牙根唇向/牙冠舌向移动，导致骨开窗、骨开裂的情况发生。当然有些医生缺乏临床经验、缺乏有效监控手段，没有掌握驾驭矫治牙三维移动的能力，没有养成正畸医生敏锐的观察能力，可以早期发现并及时采取有针对性的措施把牙根压回牙槽骨里去。导致骨开窗、骨开裂情况发生。

正畸专利技术武氏四曲弓的研发，为解决这一问题提供了一种有效的矫治手段，即通过控根移动，将骨开裂或骨开窗的牙根压回牙槽骨的松质骨中去。当然，这一技术需要患者牙槽骨有一定的骨量，问题出在骨开裂的早期或中期。

对于严重的骨开裂、骨开窗需要采用皮质骨切开术和骨增量手术，用人工骨粉来增加牙槽骨的骨量或通过其他生物科技手段去解决。

第26章

下颌磨牙近中平移中的特殊招数

一、下颌磨牙近中平移“组合拳”技术

患者拔除了26、36、46，需要磨牙近中移动，27、37、47粘接磨牙近中平移颊面管。主弓丝采用0.018英寸澳丝，在引导磨牙近中移动的同时，大大地减小了摩擦力，辅弓为0.018英寸澳丝弯制的“蛤蟆弓”，不仅可以维持咬合防止覆𬌗加深，还可以唇倾前牙，增强前牙支抗，防止舌倾。最后又增加了一个粗丝辅弓装置——高位扁担弓（图26-1-4），既可以增强前牙支抗，又可以控制下前牙转矩，拔牙间隙的关闭只用了8个月的时间（图26-1-1～图26-1-3）。在这期间不需要再更换弓丝，复诊时候更换新的橡皮链即可。拍摄该患者下颌磨牙近中平移矫治前后X线口腔全景片（图26-1-5，图26-1-6）。

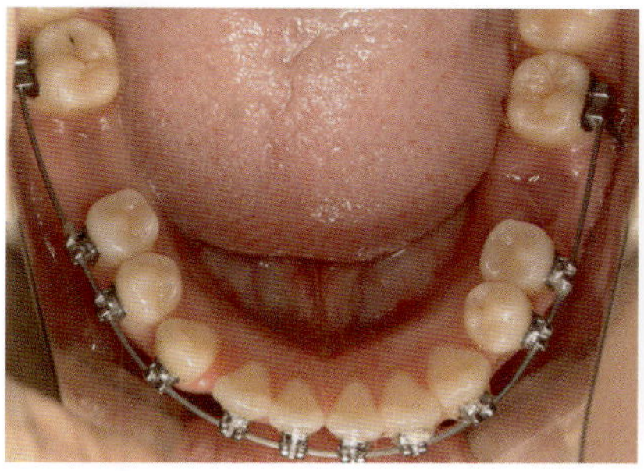

图26-1-1

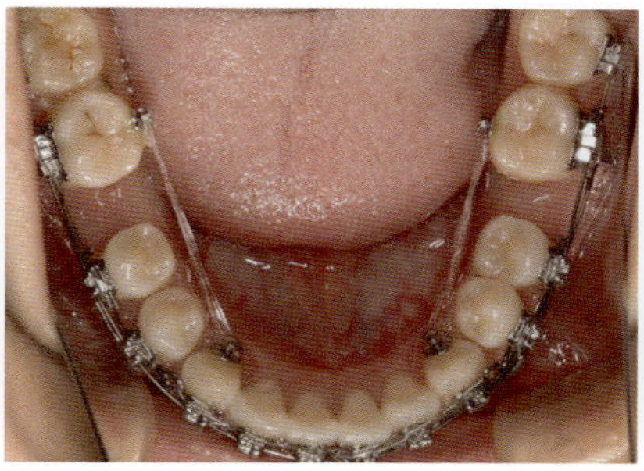

图26-1-2

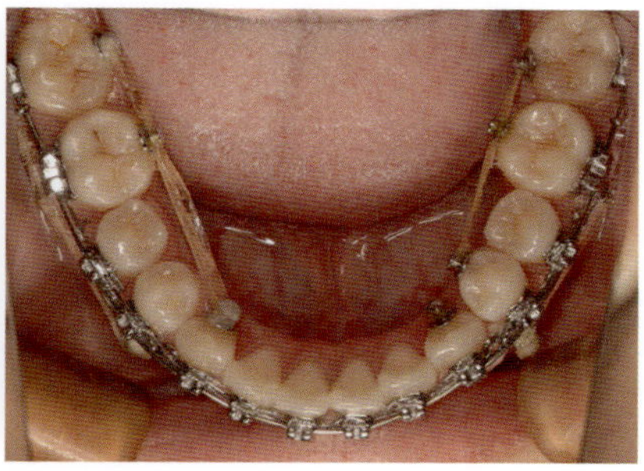

图26-1-3

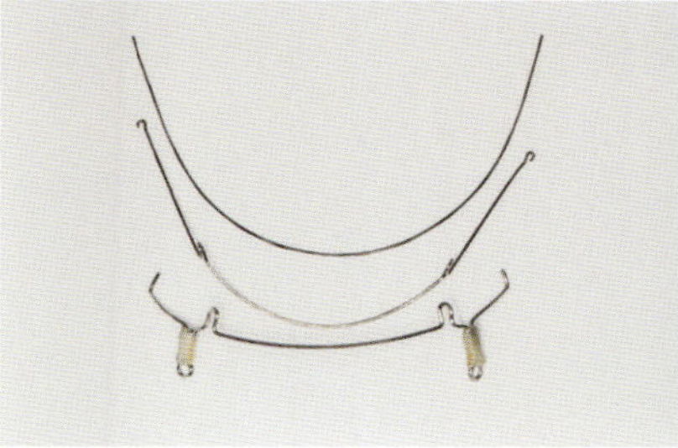

图26-1-4

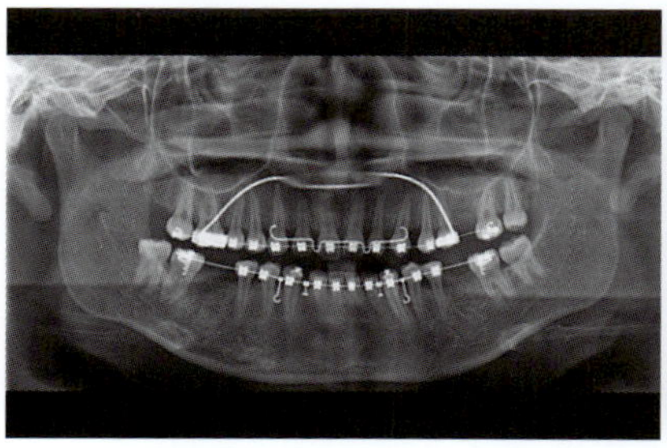

图26-1-5

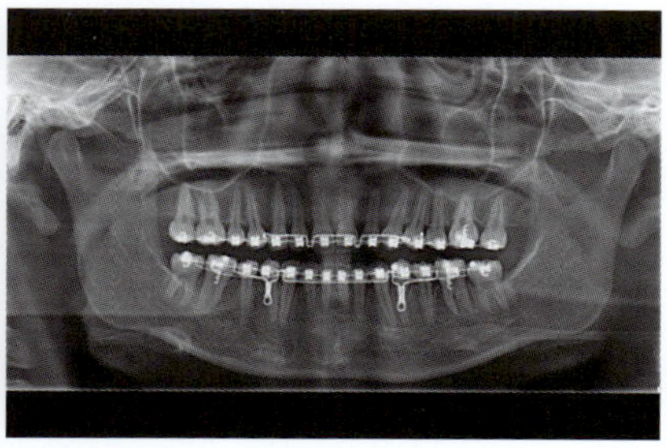

图26-1-6

二、正轴簧近移磨牙

患者女性，就诊年龄22岁，初诊时拍摄殆像照片（图26-2-1～图26-2-4）。综合分析该患者本着正畸拔除坏牙原则需拔除36残冠，37和38需近中平移，为防止在平移过程中近中倾斜，采用正轴簧转移移动中心，达到37和38整体近移（图26-2-5～图26-2-7）。矫治结束时拍摄殆像照片（图26-2-8～图26-2-11）。图26-2-12展示的是采用0.018英寸澳丝弯制的正轴簧实物，X线口腔全景片矫治前后对比（图26-2-13，图26-2-14）。

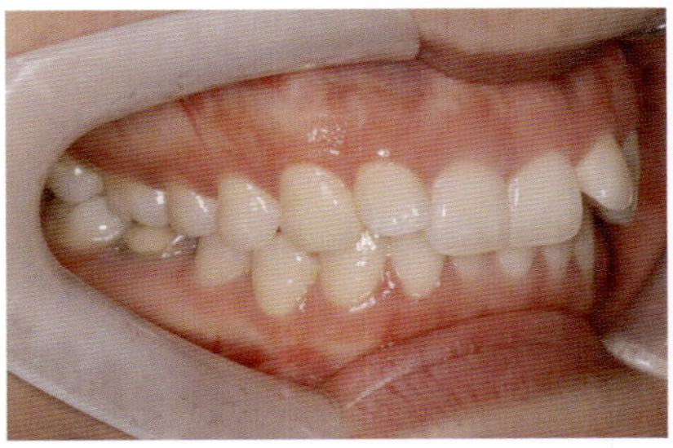

图26-2-1

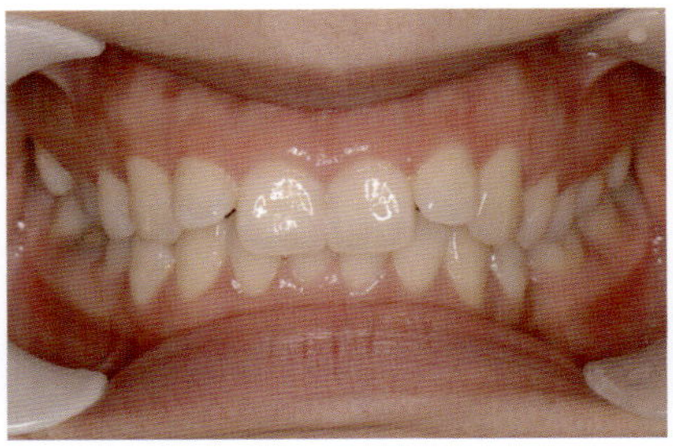

图26-2-2

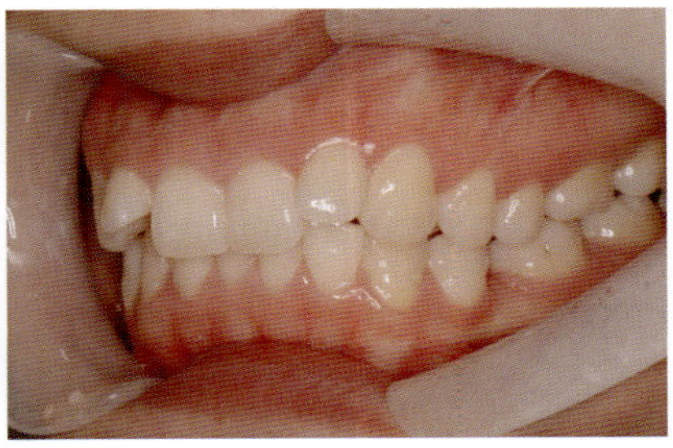

图26-2-3

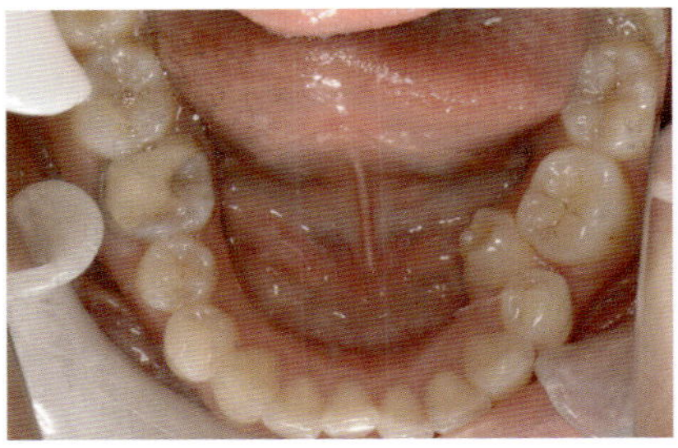

图26-2-4

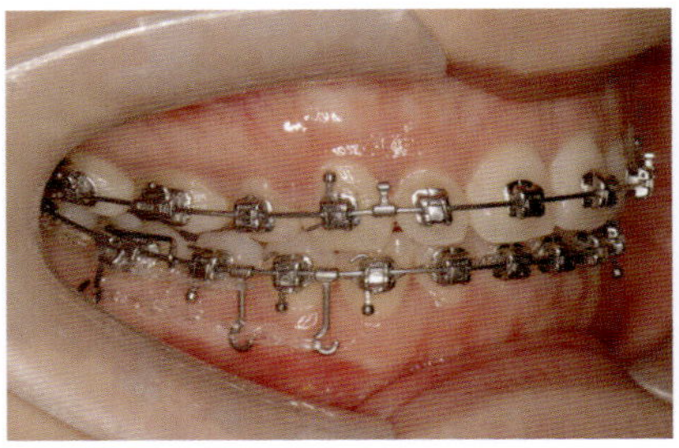

图26-2-5

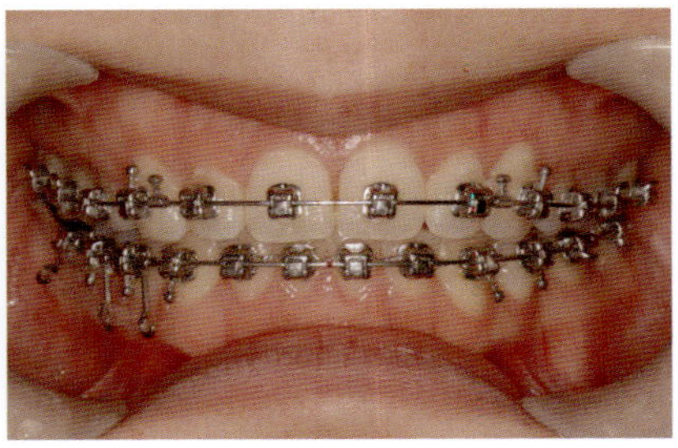

图26-2-6

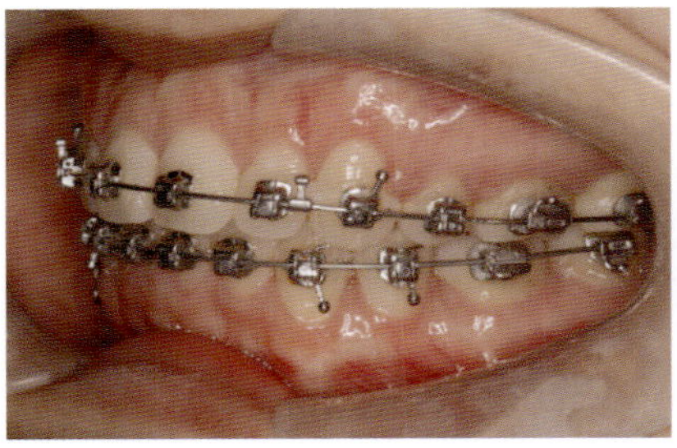

图26-2-7

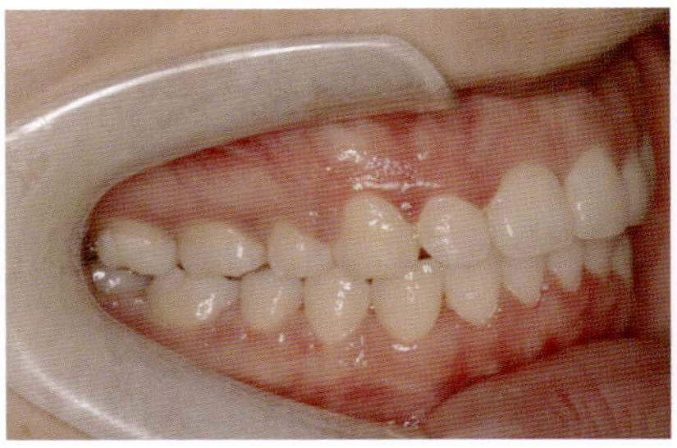

图26-2-8

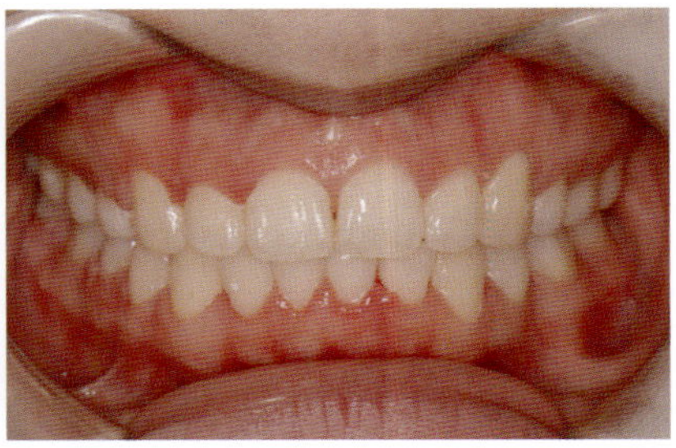

图26-2-9

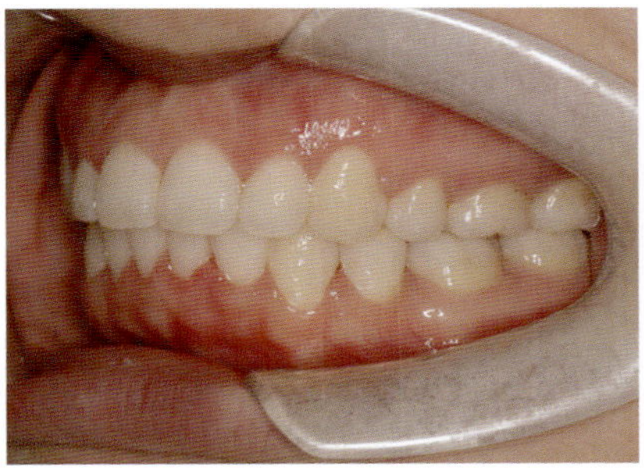

图26-2-10

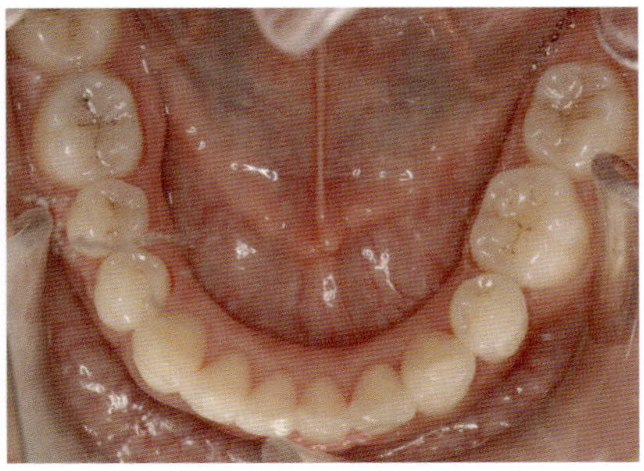

图26-2-11

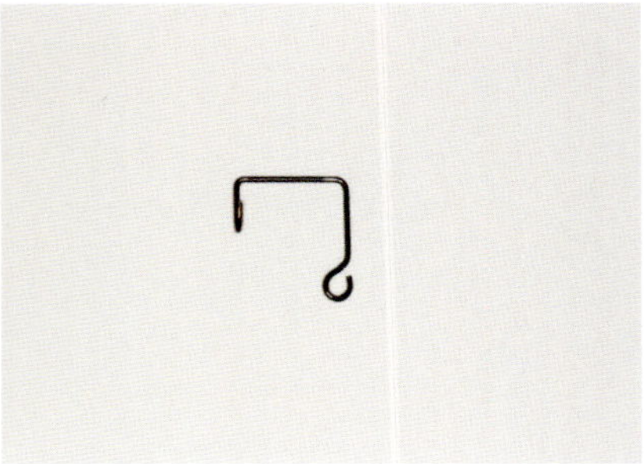

图26-2-12

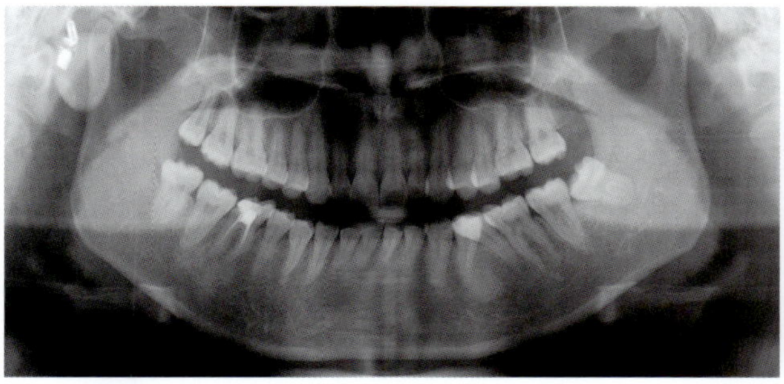
图26-2-13

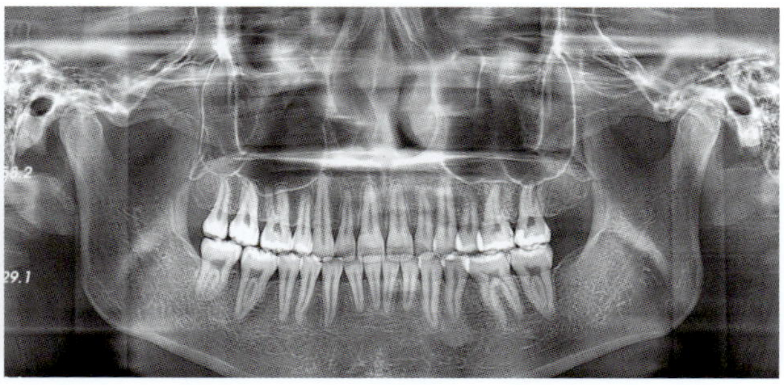
图26-2-14

三、联合扁担弓和正轴簧平移磨牙

患者女性，就诊年龄21岁，二次矫正。主要问题如下：①重度深覆殆、深覆盖；②两侧下6缺失；③左侧后牙锁殆。37、38近中舌侧倾斜。患者初诊拍摄殆像照片（图26-3-1～图26-3-3）。

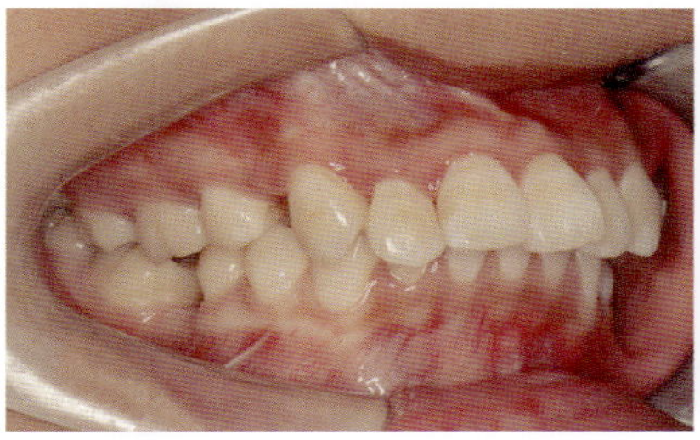
图26-3-1

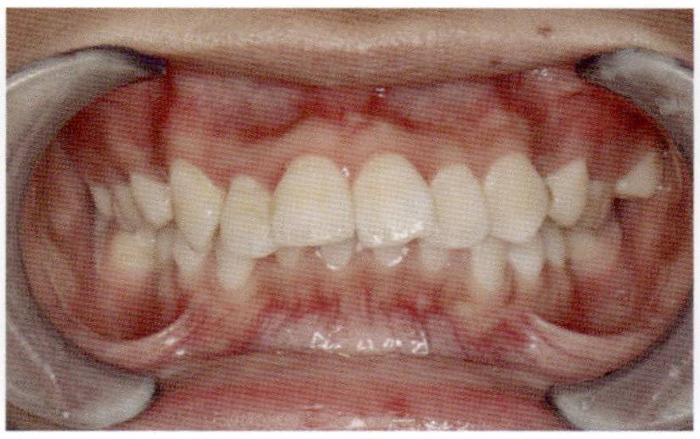
图26-3-2

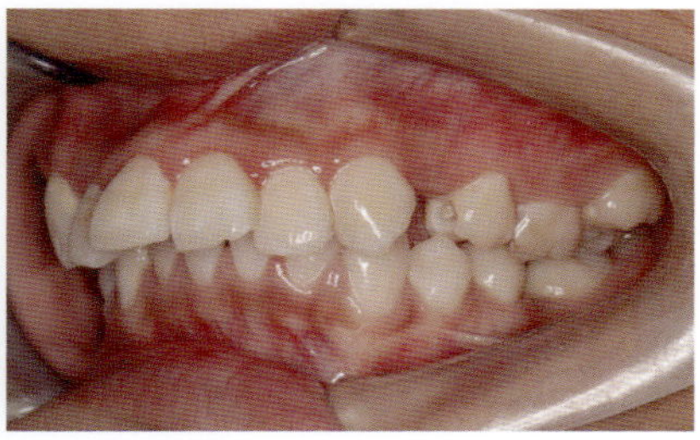
图26-3-3

矫治阶段拍摄殆像照片（图26-3-4～图26-3-6）。

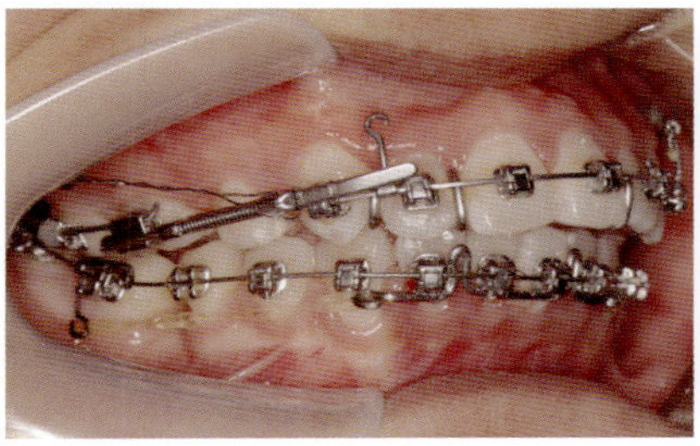
图26-3-4

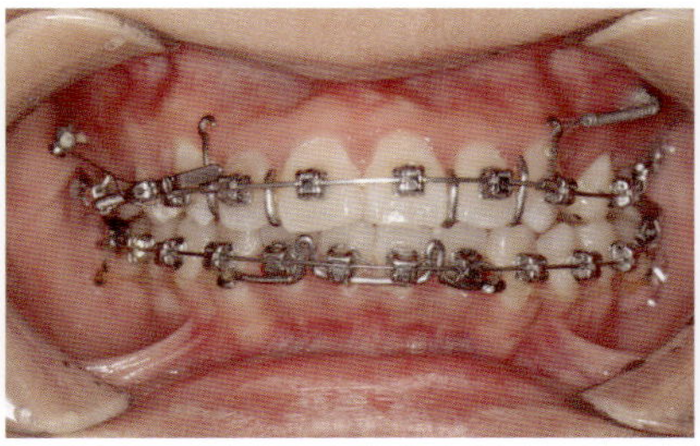
图26-3-5

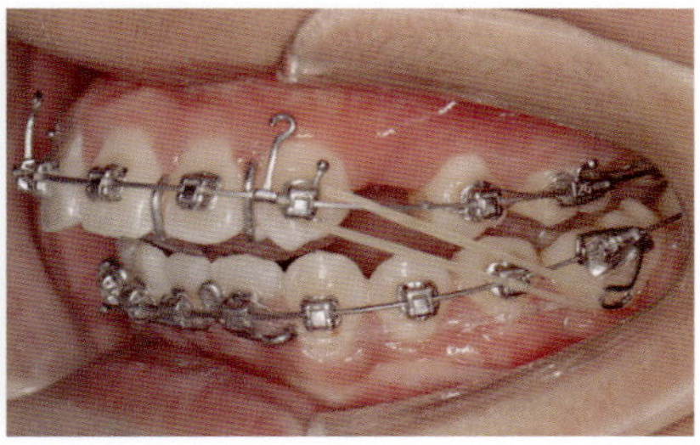
图26-3-6

矫治结束拍摄殆像照片（图26-3-7～图26-3-9）。

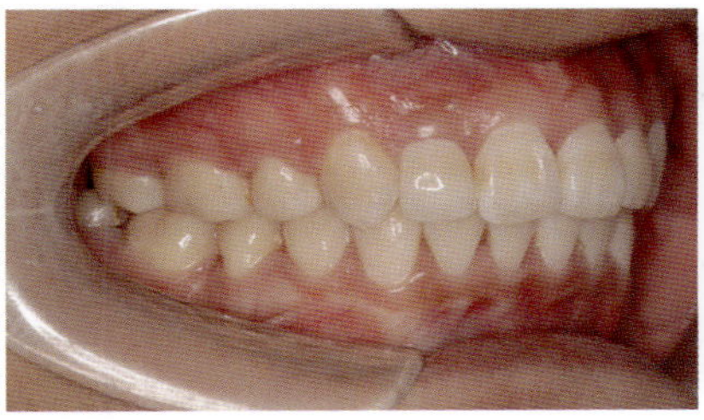
图26-3-7

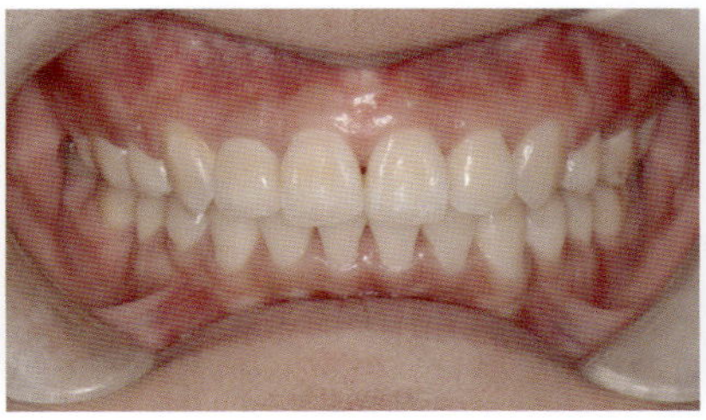
图26-3-8

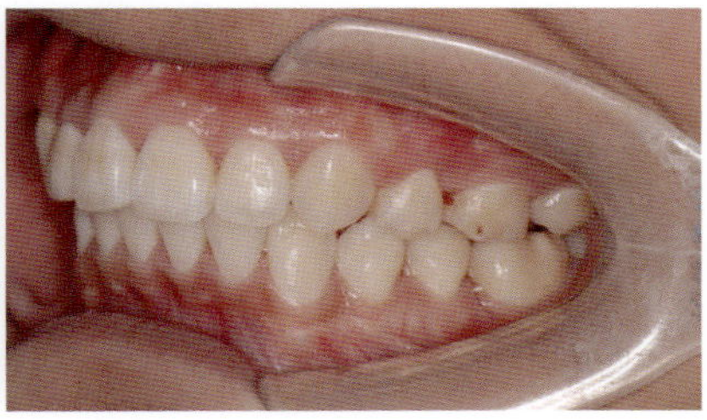
图26-3-9

该患者矫治前、矫治中及矫治后拍摄上颌牙弓𬌗像照片（图26-3-10～图26-3-12）。

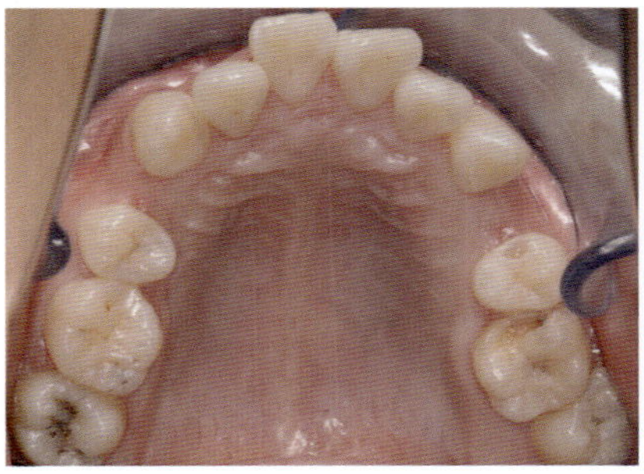

图26-3-10

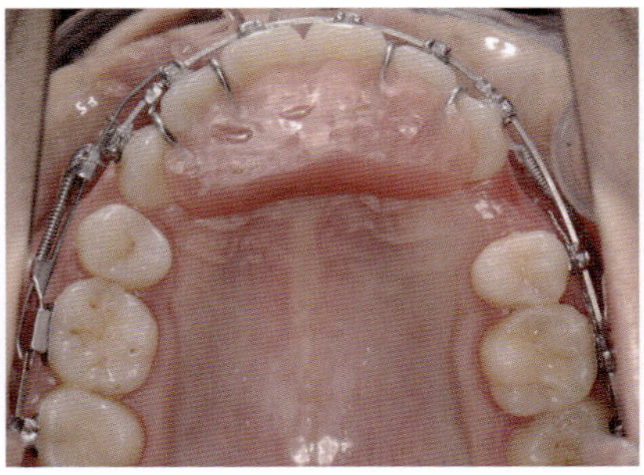

图26-3-11

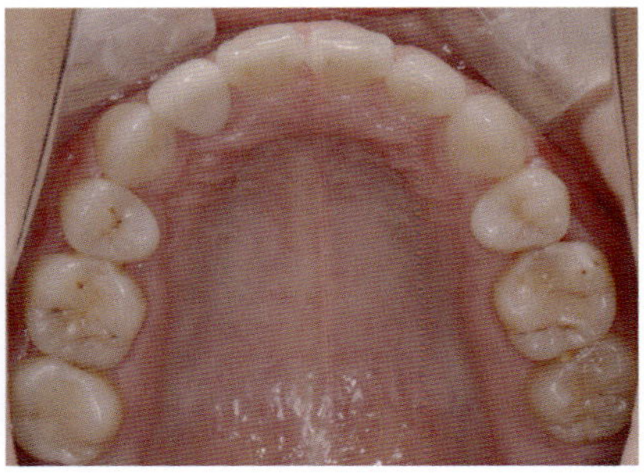

图26-3-12

该患者矫治前、矫治中及矫治后拍摄下颌牙弓𬌗像照片（图26-3-13～图26-3-15）。

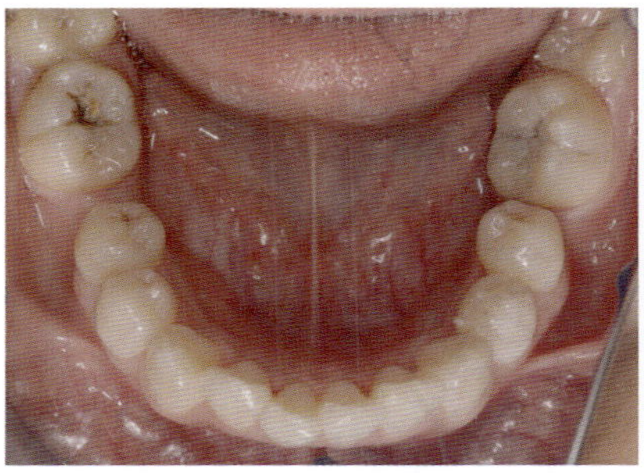

图26-3-13

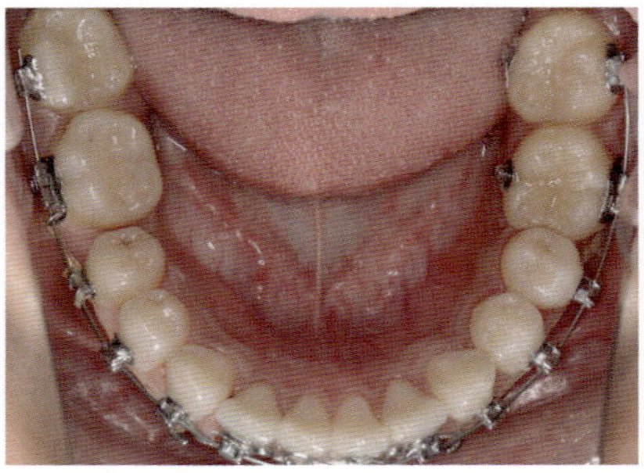

图26-3-14

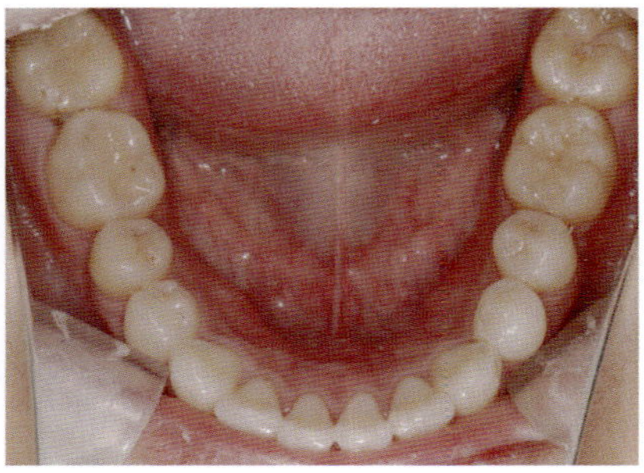

图26-3-15

矫治前、后前牙覆盖变化𬌗像照片（图26-3-16，图26-3-17），扁担弓实物照片（图26-3-18）。

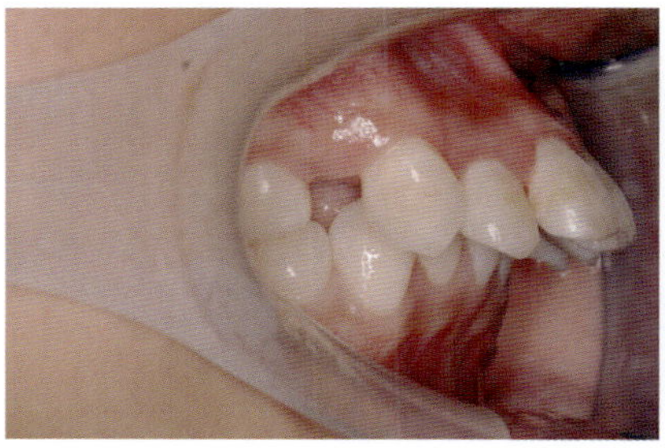

图26-3-16

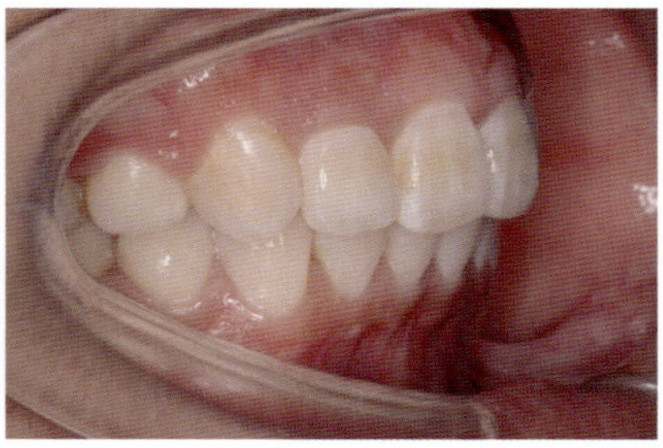

图26-3-17

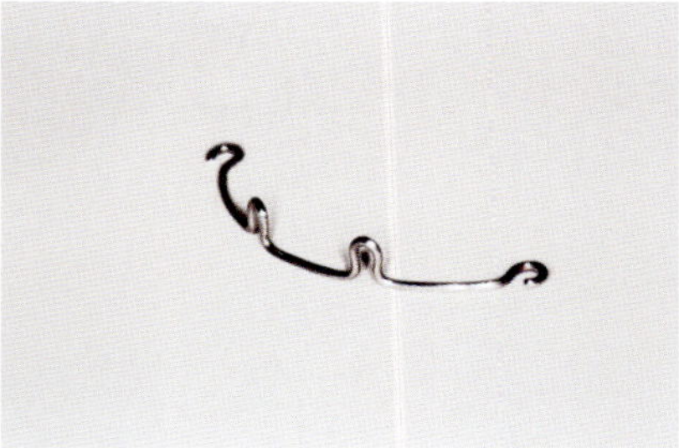

图26-3-18

拍摄该患者矫治前后X线口腔全景片（图26-3-19～图26-3-22）。

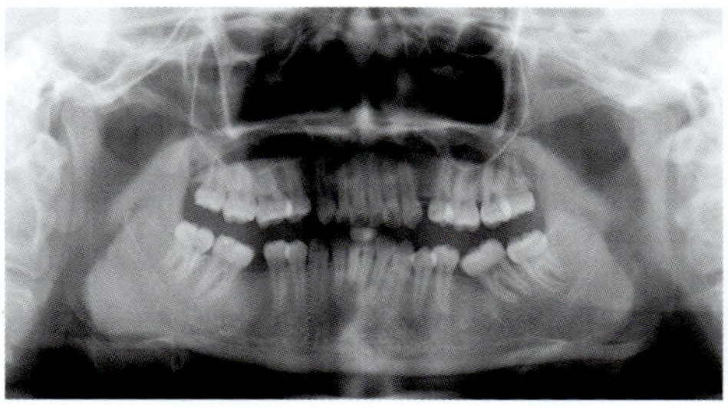

图26-3-19

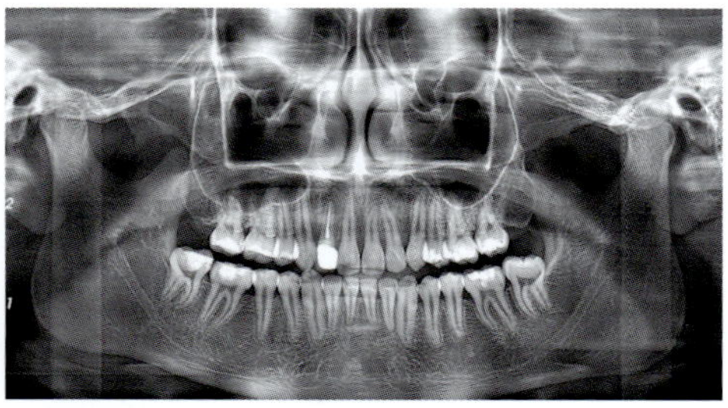

图26-3-20

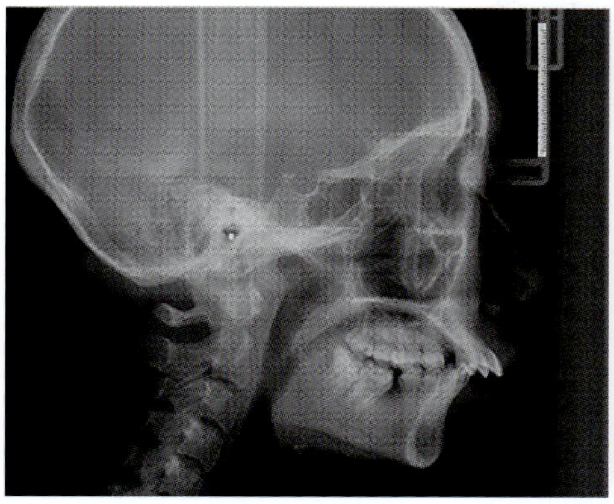
图26-3-21

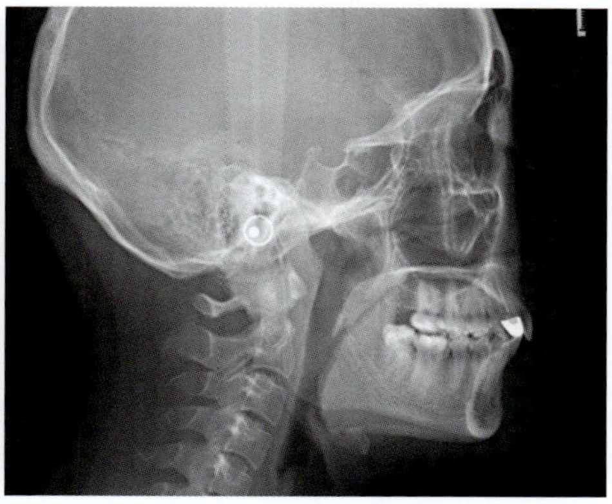
图26-3-22

矫治体会：该患者首先在排齐牙列时出现问题为左下排齐非常困难，为便于直立磨牙，选择颊面管倒粘增加正转矩，同时初期给37增加正轴簧调整近中倾斜整平Spee曲线，但是用橡皮链牵引会对前牙有反作用力，此时考虑用种植钉，因患者拒绝再次打种植钉，所以选择在下前牙弯制扁担弓增加下前牙支抗。调整好36近中倾斜后，用交互牵引解决锁秴，换不锈钢丝后稳定保持。右上后牙有支抗丢失现象，用磨牙后推矫治器推磨牙向后，找回丢失的支抗（图26-3-1～图26-3-17）。图26-3-18为0.8mm不锈钢丝弯制扁担弓。

四、磨牙平移颊面管的正轴作用

患者女性，就诊年龄19岁，16、26、36缺失，46残冠，18、28、38、48存在，27牙冠近中倾斜，高角案例。患者初诊拍摄秴像照片（图26-4-1～图26-4-3）。

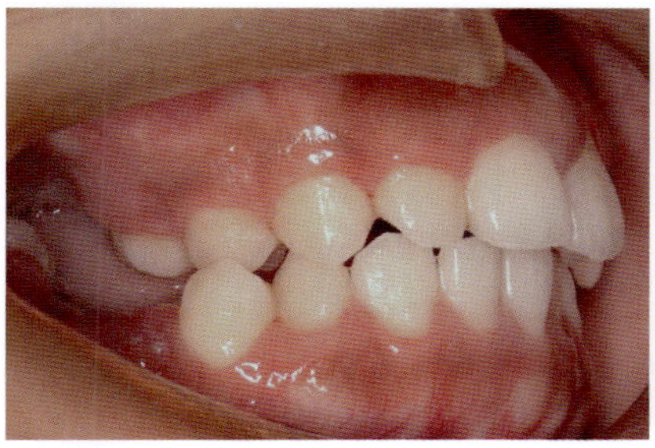
图26-4-1

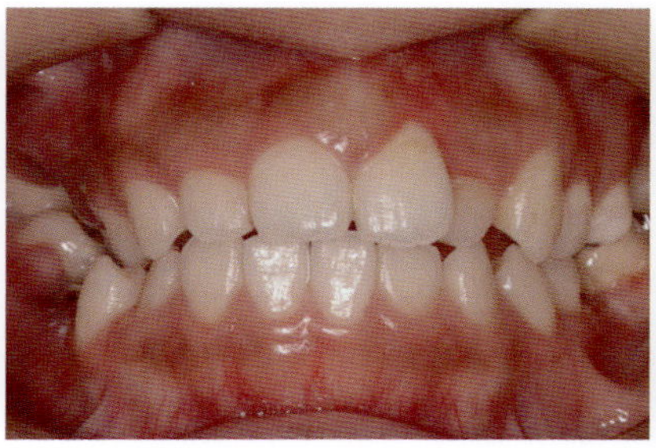
图26-4-2

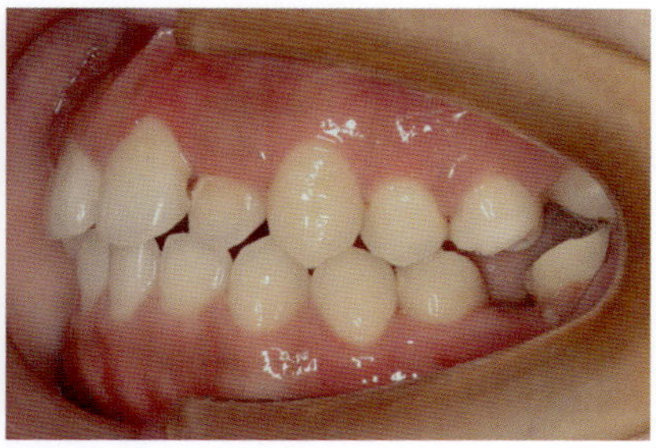
图26-4-3

17、27粘接磨牙平移颊面管，上颌前牙装配高位牵引扁担弓，其两侧牵引环与17、27之间分别挂橡皮链牵引（图26-4-4～图26-4-6）。

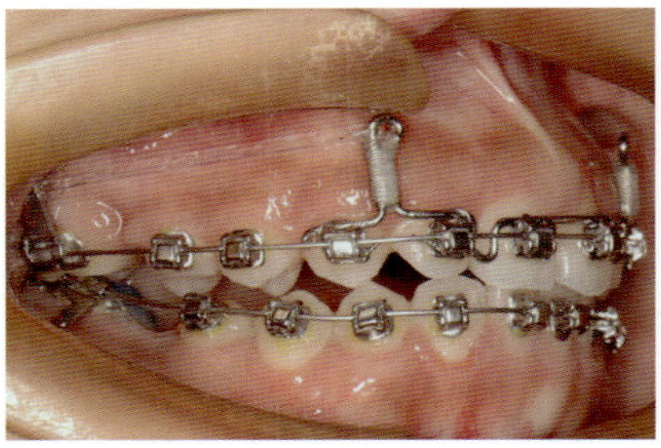
图26-4-4

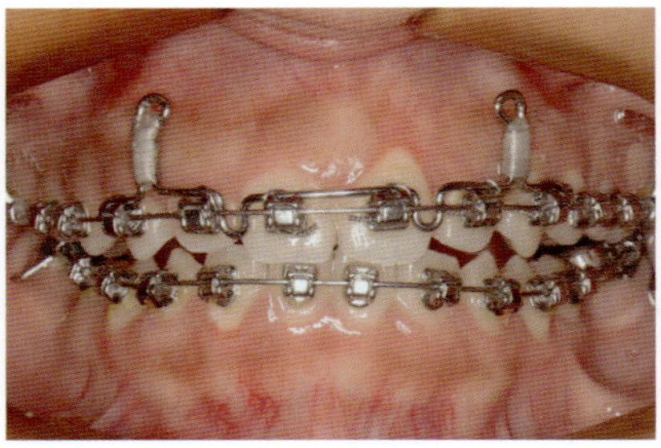
图26-4-5

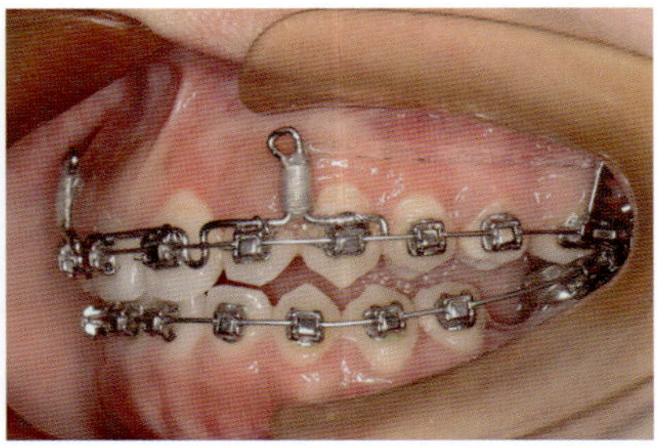
图26-4-6

矫治阶段拍摄殆像照片（图26-4-7～图26-4-12），可见16处拔牙间隙明显减小，26处拔牙间隙已经关闭，拍摄矫治阶段X线口腔全景片。

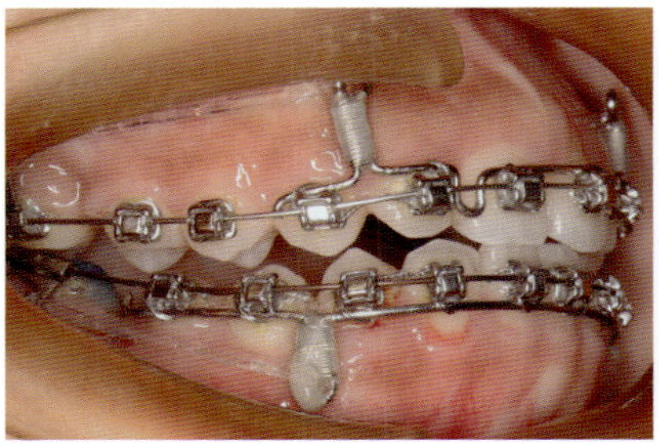
图26-4-7

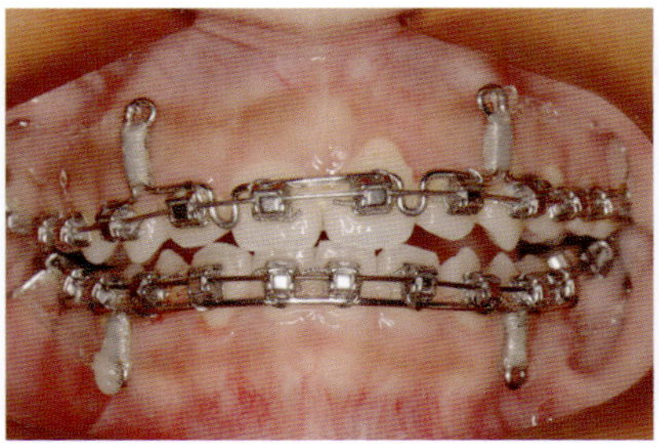
图26-4-8

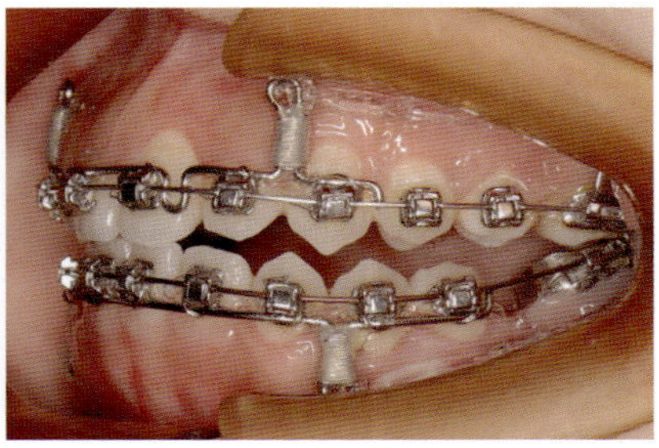
图26-4-9

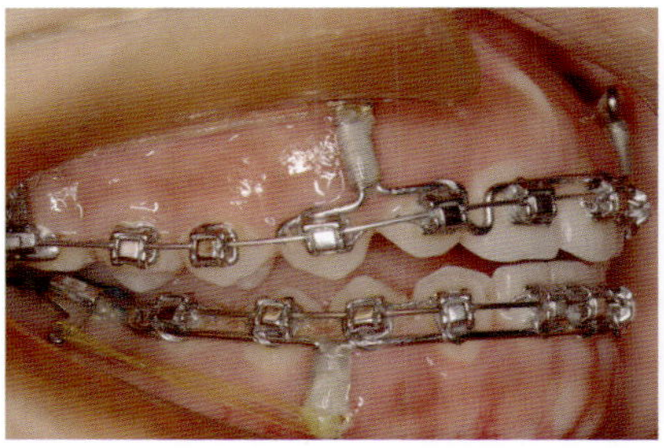
图26-4-10

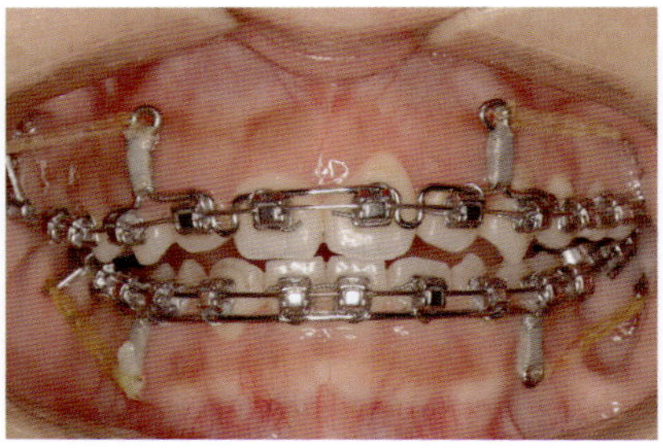
图26-4-11

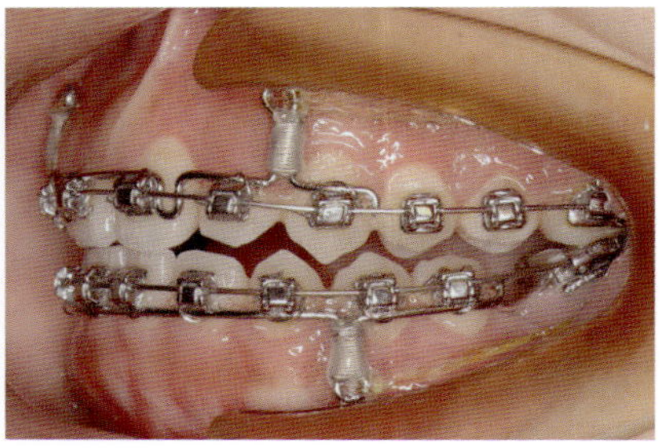
图26-4-12

矫治体会：给出的方案为排齐牙列，17、27、37、47近中移动，替代16、26、36、46，采用磨牙近中平移颊面管，主弓丝为0.018英寸澳丝，上颌及下颌均配置高位牵引扁担弓，分别与各象限第二磨牙之间挂橡皮链牵引，其力线接近磨牙阻抗中心来近中平移磨牙。在实施磨牙近中平移过程中，17冠根接近完全平移移动，关闭16拔牙间隙，原本冠近中根远中倾斜的27牙根逐渐直立起来（图26-4-4～图26-4-12）。

拍摄该患者矫治过程X线口腔全景片影像记录（图26-4-13～图26-4-17）。

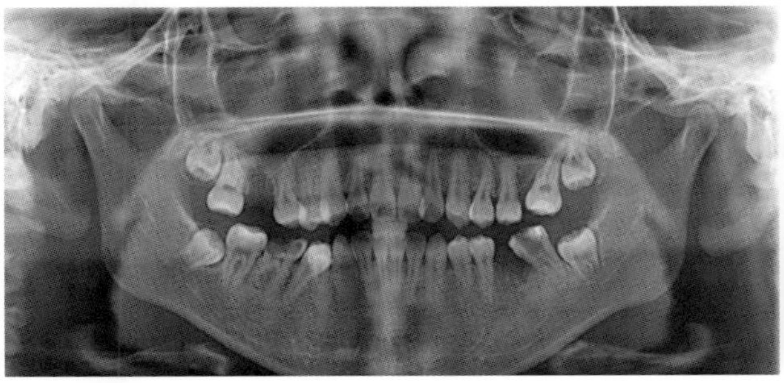

图26-4-13

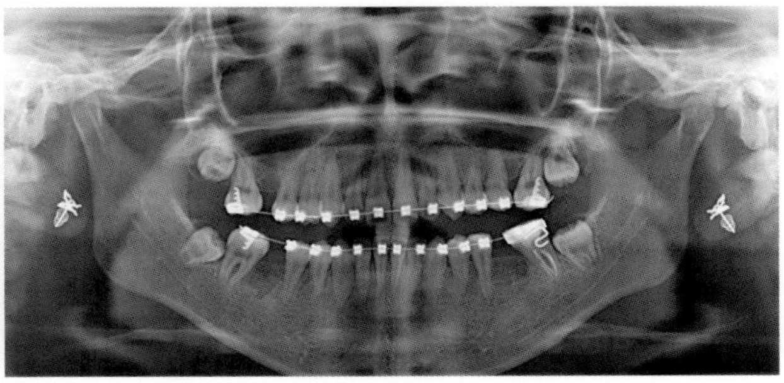

图26-4-14

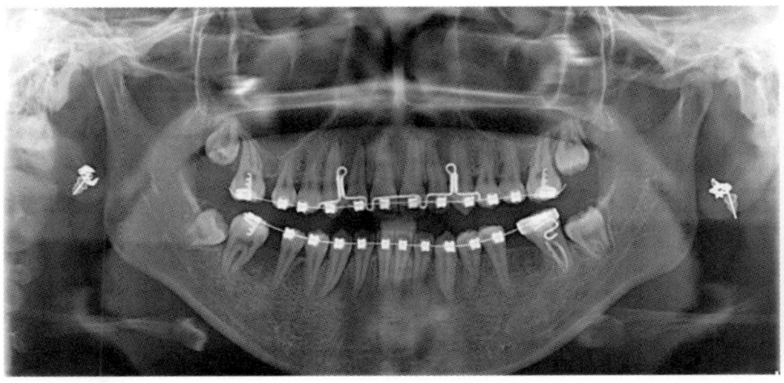

图26-4-15

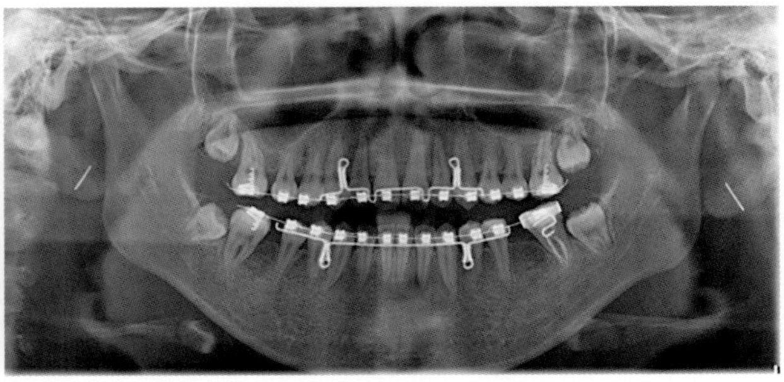

图26-4-16

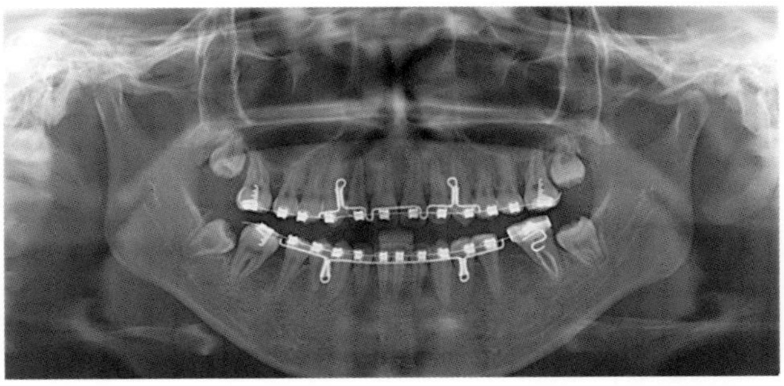

图26-4-17

第27章

九曲连环夹实施上颌前牙根唇向转矩

案例-1

患者女性，就诊年龄13岁，中切牙中线不齐求治，经检查12位于11舌侧，需要推开间隙排齐12后实施根唇向转矩。在推开间隙时，13、11的根形外露相对有些明显，此时我们可以采用0.016英寸澳丝弯制的九曲连环夹来对12实施根唇向转矩，回收利用其副移动对13、11实施根舌向转矩。2个月的时间，12取得良好的控根效果。

图27-1～图27-4为术前口内照片，图27-5和图27-6为弯制成形的九曲连环夹，图27-7～图27-12为九曲连环夹在口内对12的施力情况，图27-13～图27-15为矫治结束的口内照片，图27-16和图27-17为12利用九曲连环夹控根前后的CBCT对比。

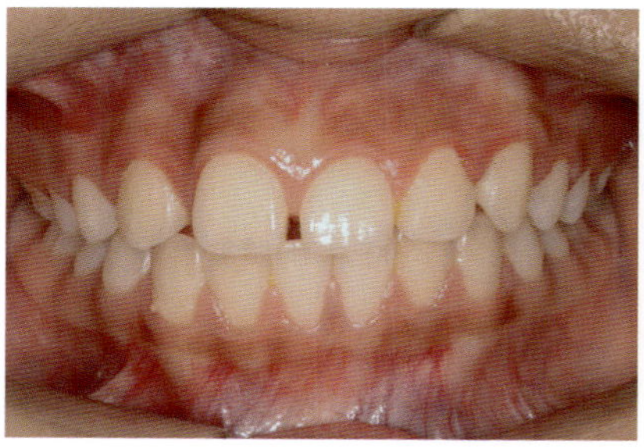

图27-1

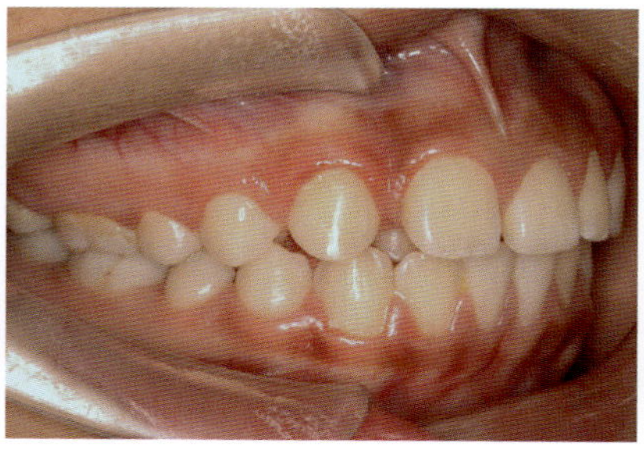

图27-2

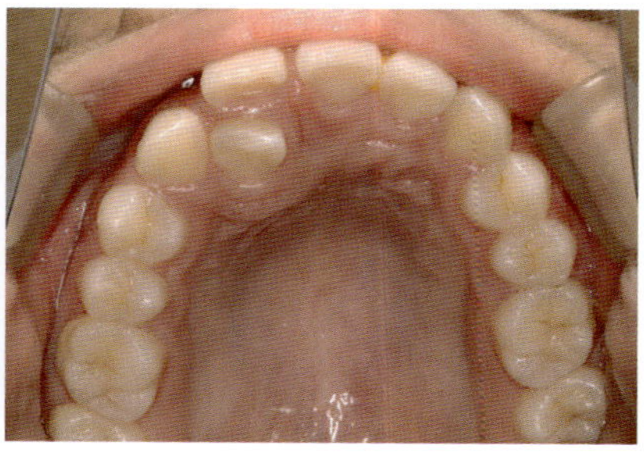

图27-3

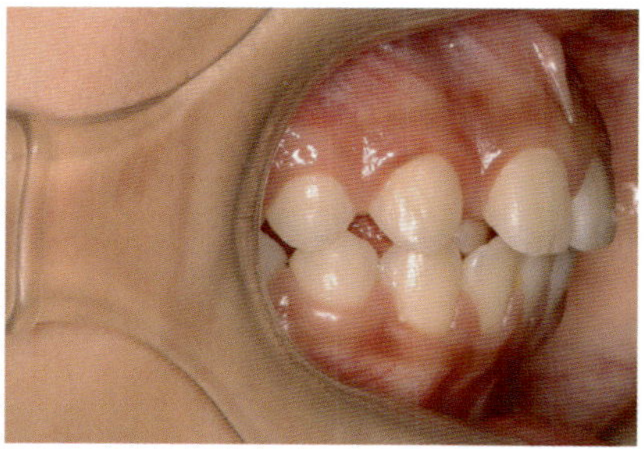

图27-4

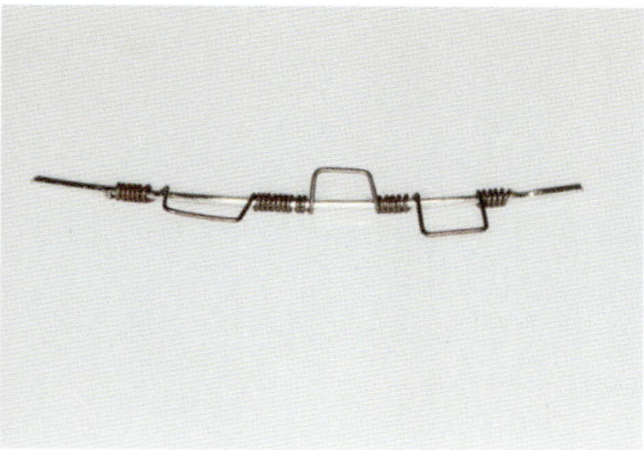

图27-5

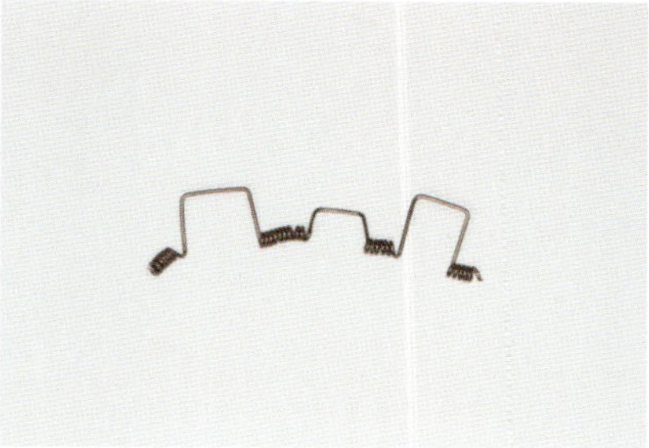

图27-6

– 矫治阶段–1

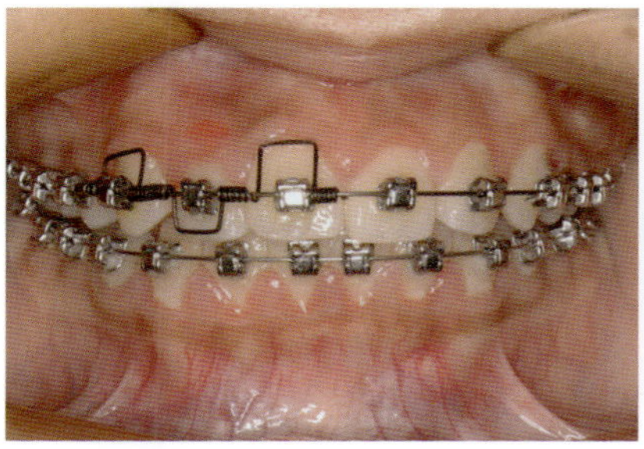

图27–7

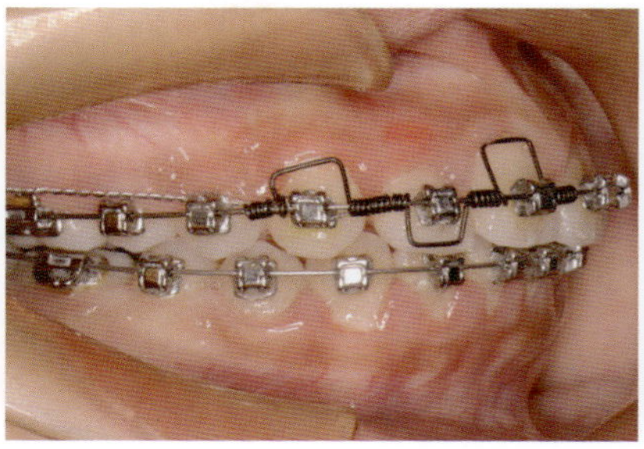

图27–8

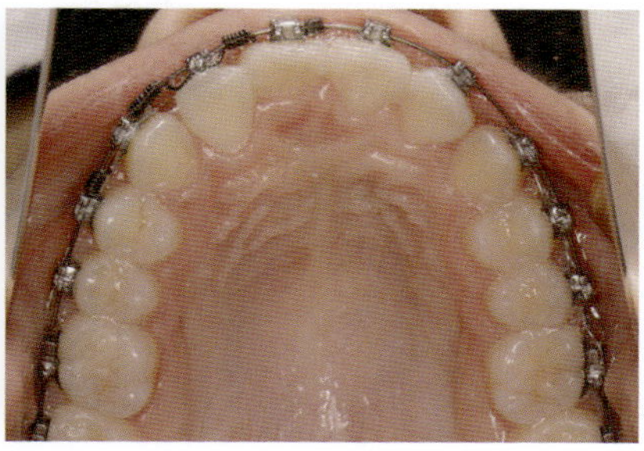

图27–9

– 矫治阶段–2

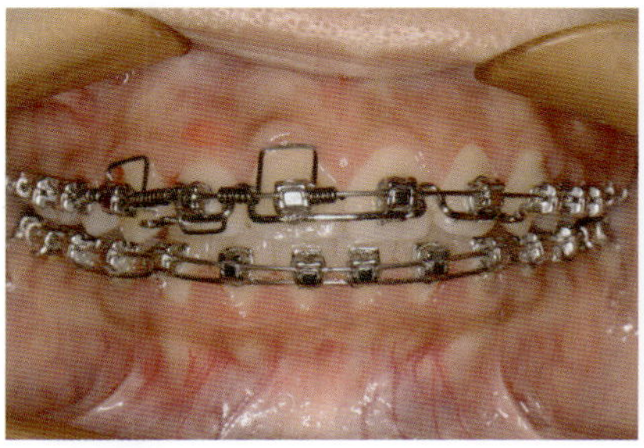

图27–10

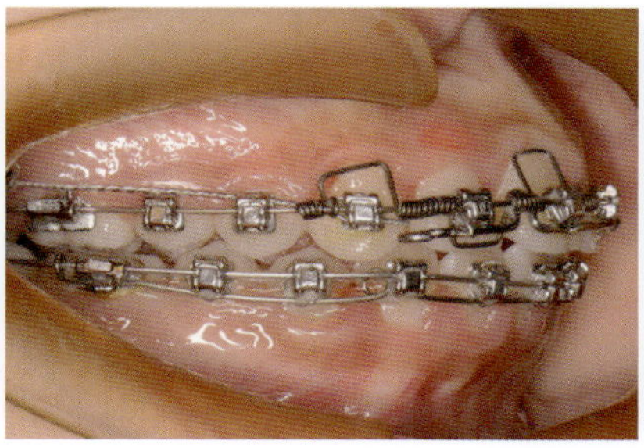

图27–11

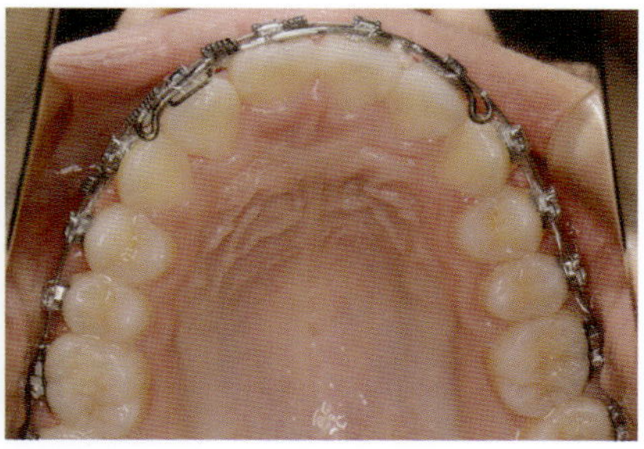

图27–12

– 矫治阶段–3

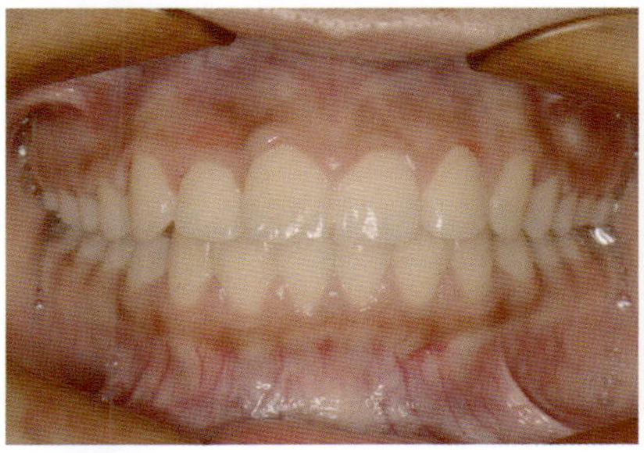

图27–13

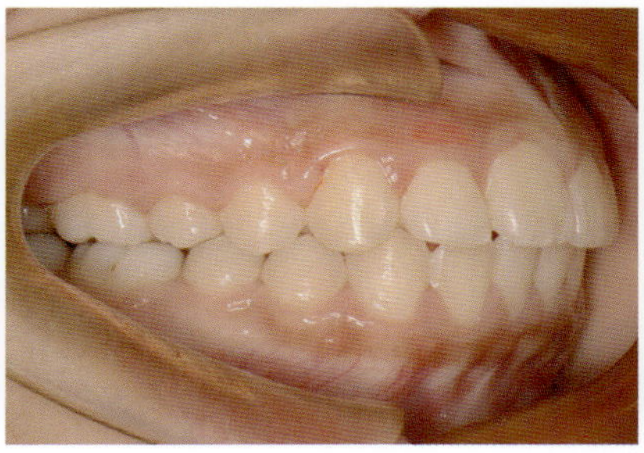

图27–14

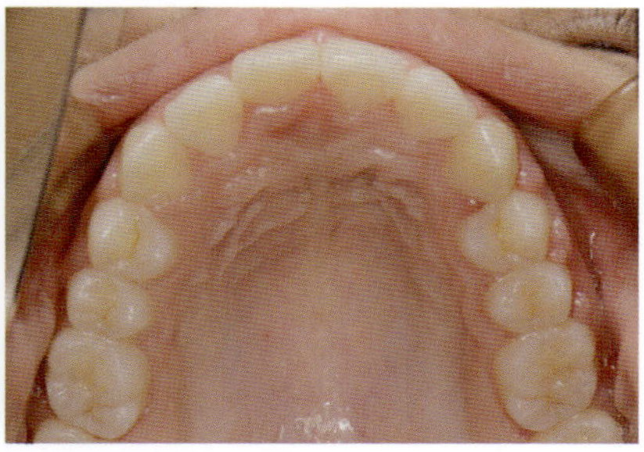

图27–15

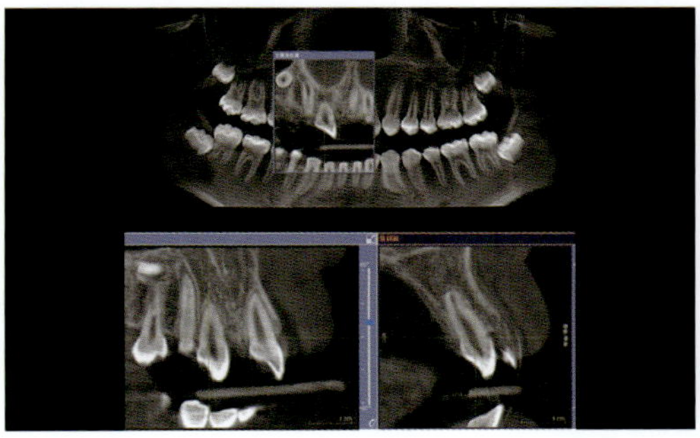

图27–16

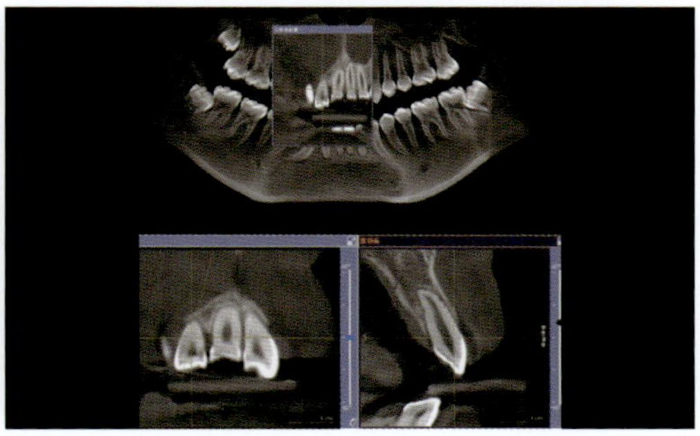

图27–17

案例-2

患者男性，就诊年龄12岁，因牙齿不齐，影响咀嚼与美观求治。经检查该患者上颌前牙拥挤，12位于11舌侧，反咬在42、43舌侧切1/3处，没有排入牙列间隙；22稍偏舌侧反咬在32舌侧切1/3处，构成12、22个别牙反𬌗。上中线右偏1.0mm，双侧磨牙及尖牙中性关系，双侧关节无弹响及疼痛。矫治设计需要扩展间隙将12、22排入正常牙列，矫正反𬌗。扩展间隙排齐12后实施根唇向转矩，在推开间隙时13、11的根形外露明显，此时我们设计采用0.016英寸澳丝弯制的九曲连环夹来对12实施根唇向转矩，回收利用其副移动对13、11实施根舌向转矩，2个月的时间，12取得良好的控根效果。

矫治过程中13根形外露明显，12又需要根舌向转矩，11、21、22用0.018英寸×0.025英寸不锈钢方丝在托槽𬌗方连扎增强稳定性，采用0.016英寸澳丝弯制九曲连环夹，同时对13、12进行控根，对12实施根唇向转矩的副移动刚好被13回收利用，对13实施根舌向转矩，11-22连扎防止副移动。图27-18～图27-20为初始口内照片，图27-21～图27-26为九曲连环夹对12根唇向移动施力口内照片，图27-27～图27-29为矫治结束口内照片，图27-30～图27-32为九曲连环夹弯制成形照片。

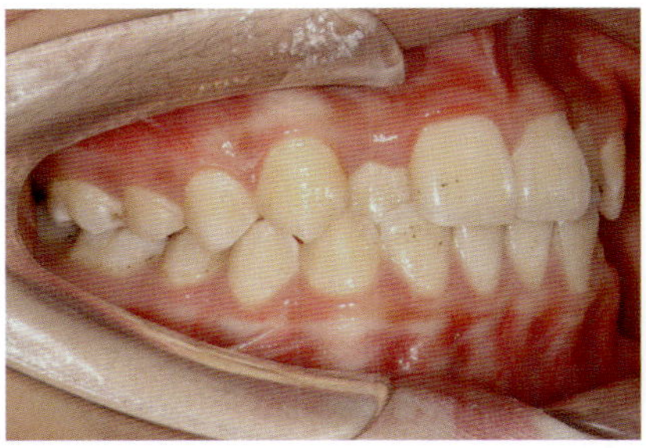
图27-18

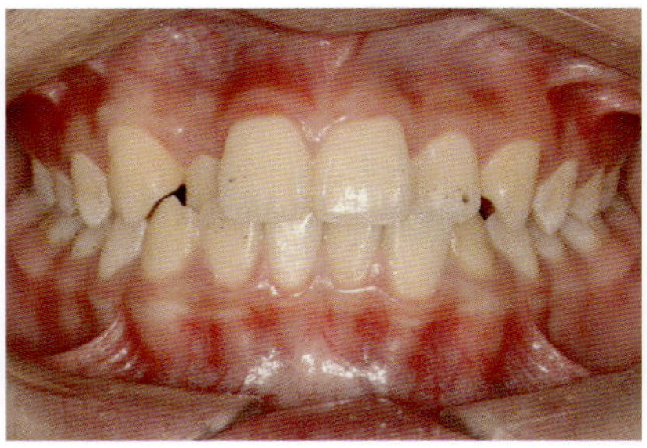
图27-19

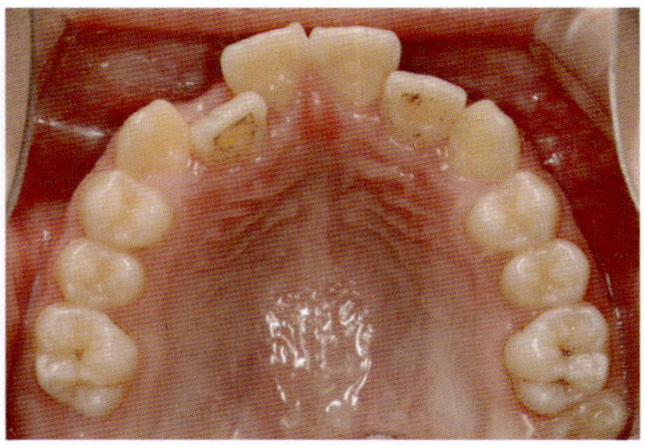
图27-20

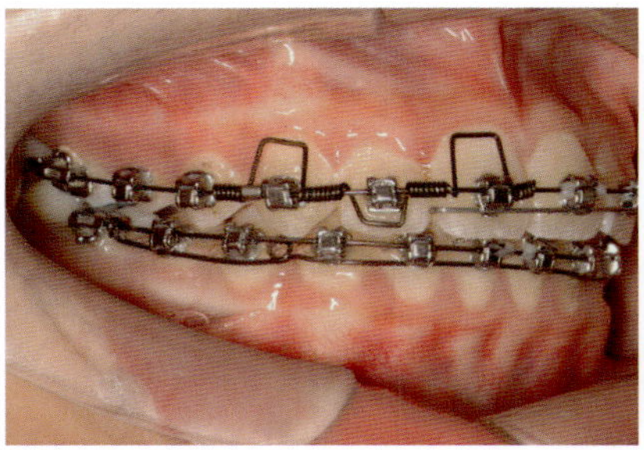
图27-21

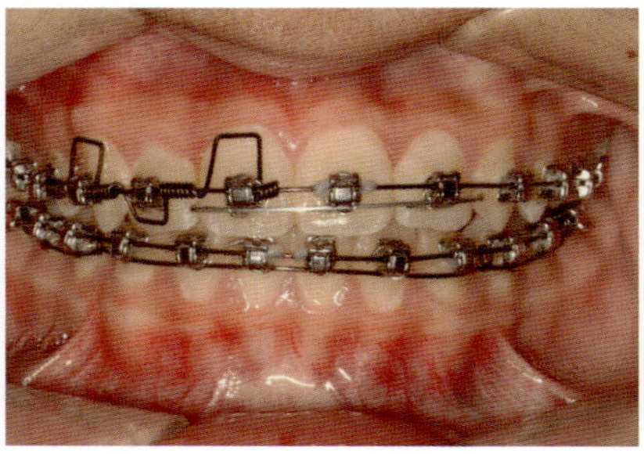
图27-22

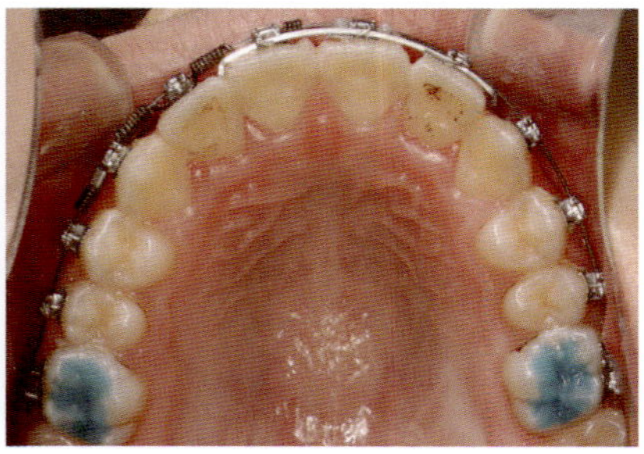
图27-23

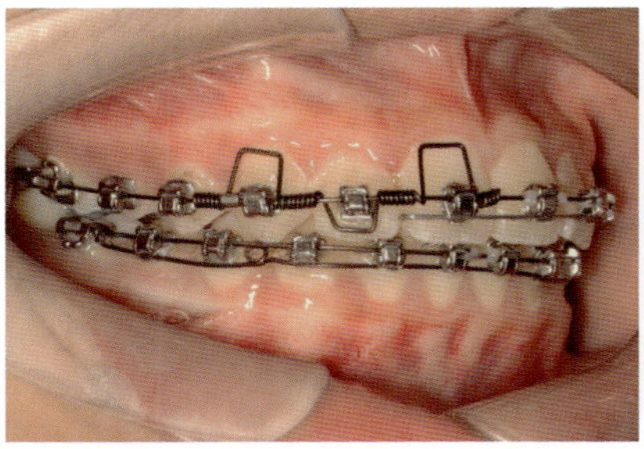
图27-24

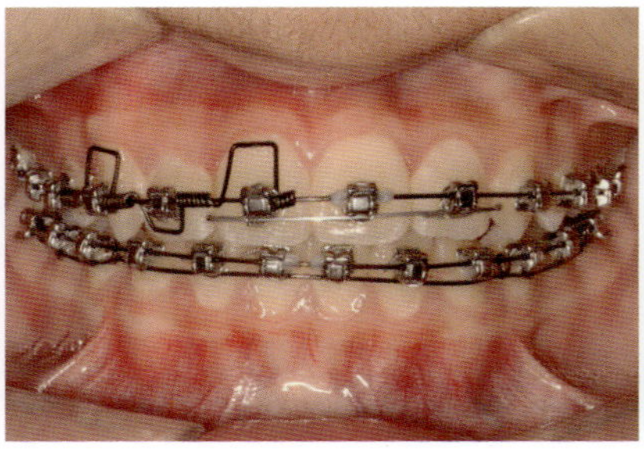
图27-25

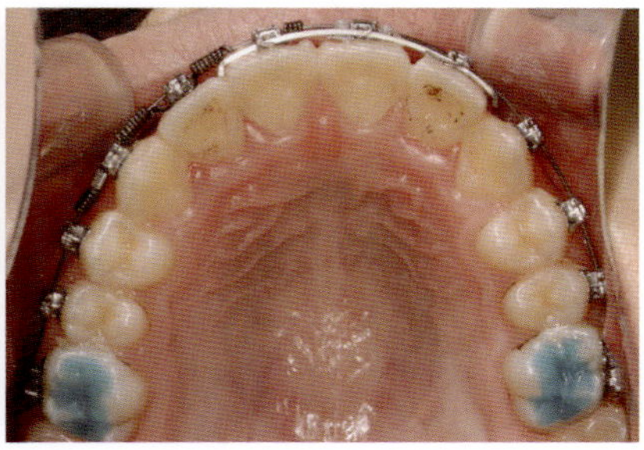
图27-26

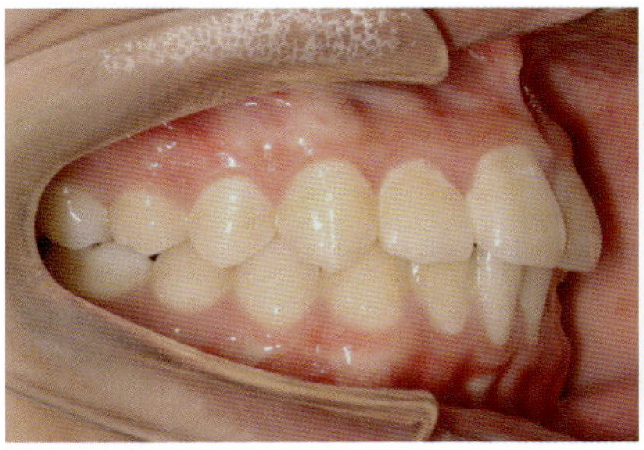
图27-27

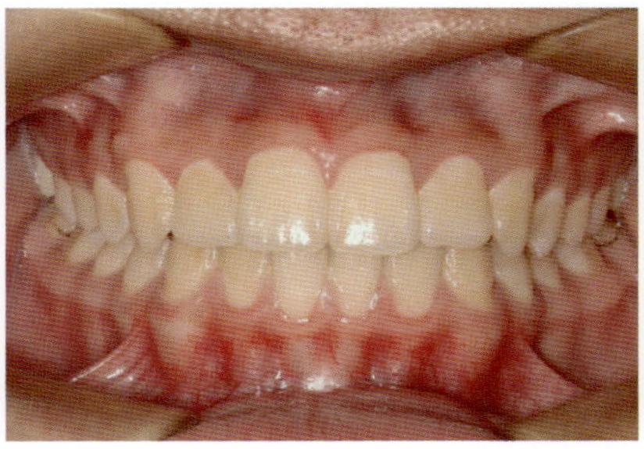
图27-28

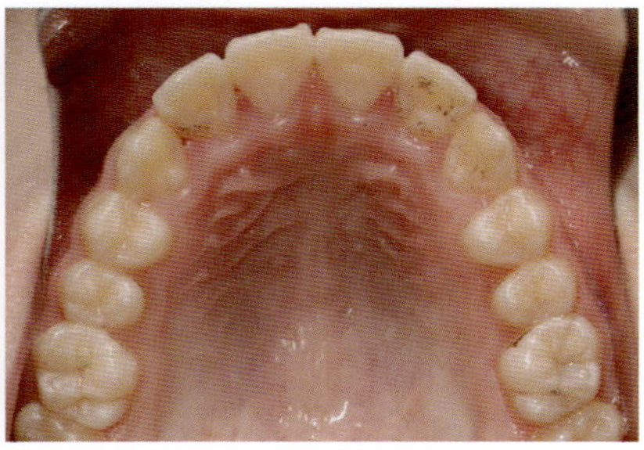
图27-29

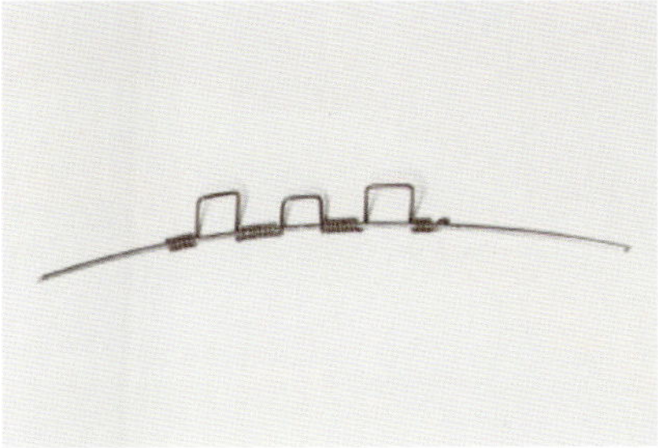
图27-30

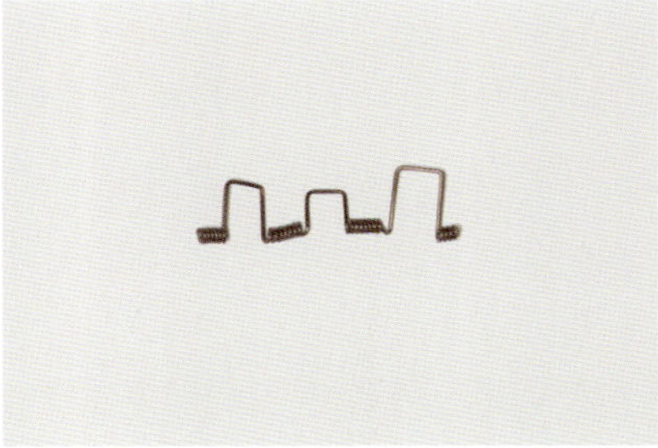
图27-31

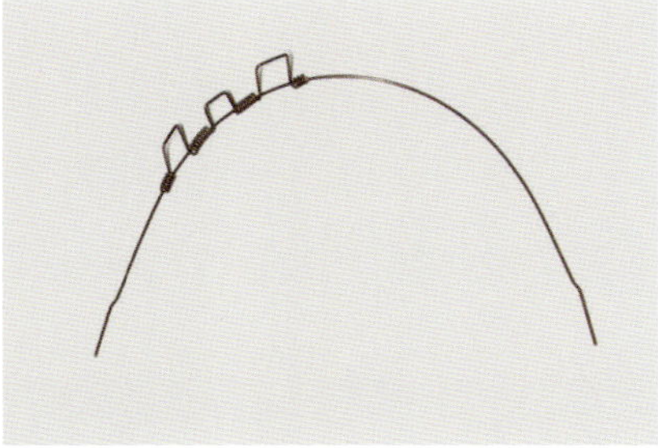
图27-32

第28章

磨牙平移颊面管临床应用

一、磨牙平移颊面管临床应用

患者46残冠，47牙位正常，48近中阻生（图28-1-1，图28-1-2）。遵循“拔坏牙留好牙”的减数原则，矫治方案拔除46残冠，前移47代替46牙位，牵引并竖直48代替第二磨牙。

47粘接磨牙平移颊面管，前磨牙处植入直径1.4mm×6mm种植钉（因周围炎症松动取下暂未重植），拔牙处采用颊舌侧双轨移动（图28-1-3，图28-1-4）结合Ⅱ类牵引关闭间隙，用时约半年，磨牙拔除间隙已完全关闭，前牙少量右侧移动，绝大部分间隙为47近移关闭（图28-1-5，图28-1-6）。使用磨牙平移颊面管，作用力更接近阻抗中心，结合双轨牵引长距离移动磨牙牙根平行度良好，X线口腔全景片（图28-1-11～图28-1-13）可见磨牙未发生倾斜、扭转。

48牙冠萌出部分呈近中舌向倾斜伴扭转，粘接矫治器并用0.018英寸澳丝弯制“蝎子摆尾”磨牙竖直簧进行磨牙竖直（图28-1-7，图28-1-8），2个月左右复诊，粘接舌侧扣与上颌交互牵引改善舌

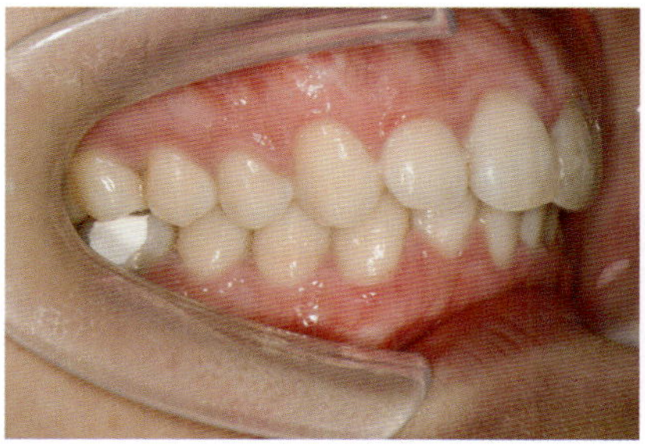
图28-1-1

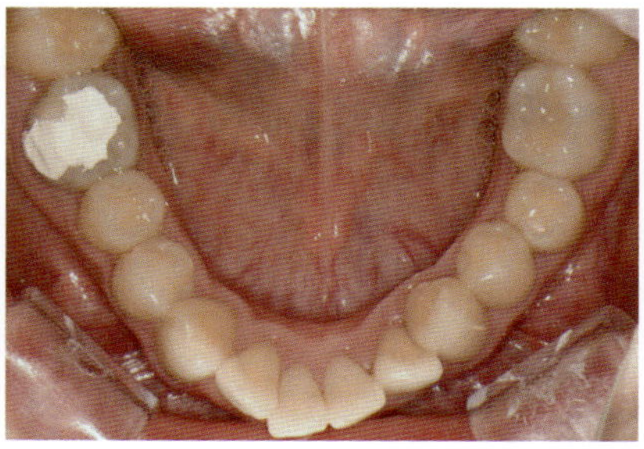
图28-1-2

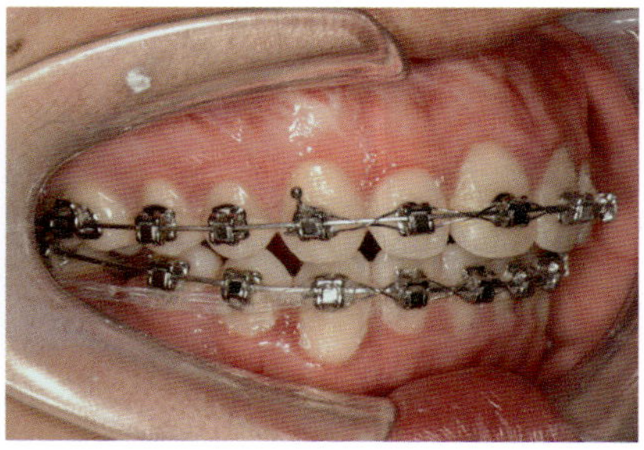
图28-1-3

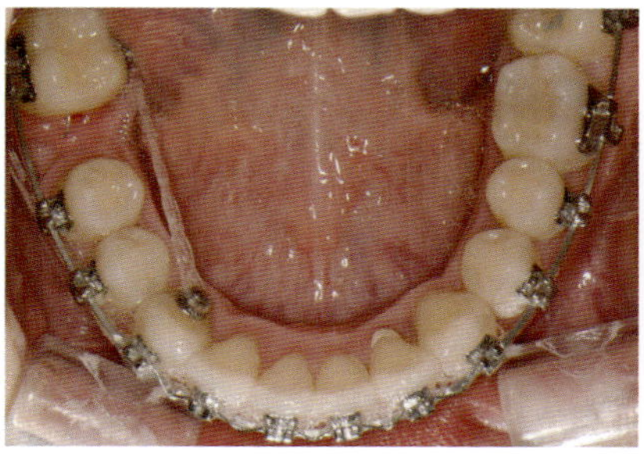
图28-1-4

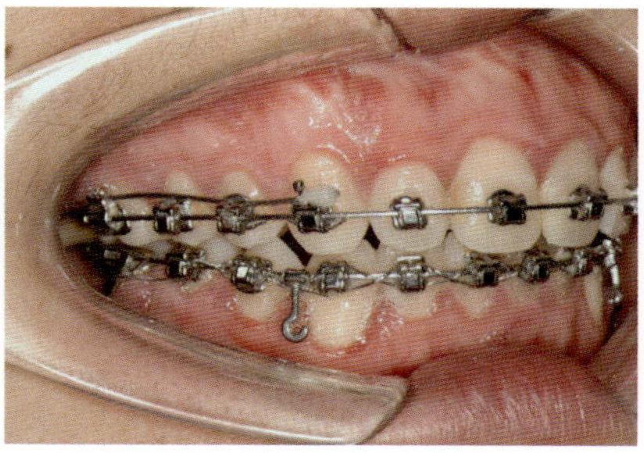
图28-1-5

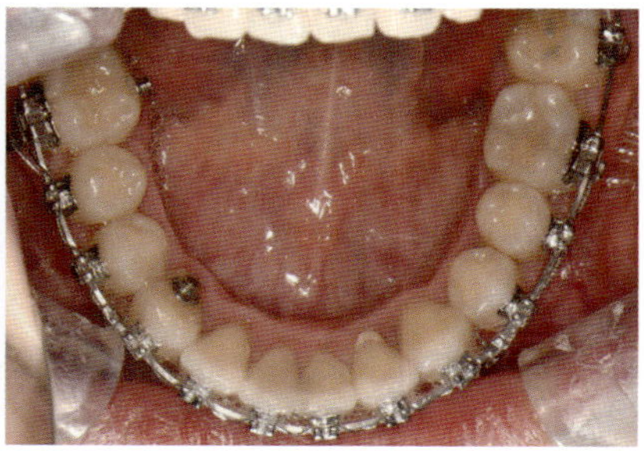
图28-1-6

倾，48近中倾斜已有明显改善（图28-1-9，图28-1-10，图28-1-14），5个月48扶正排齐牙列（图28-1-15）。

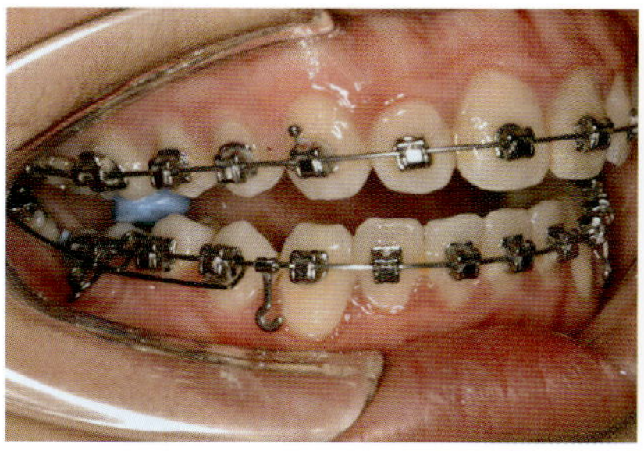
图28-1-7

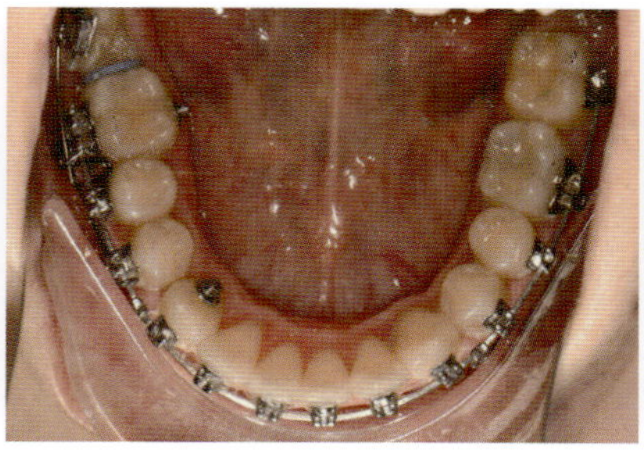
图28-1-8

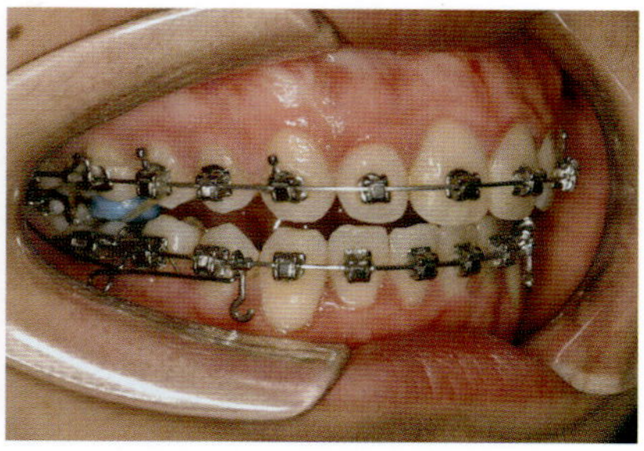
图28-1-9

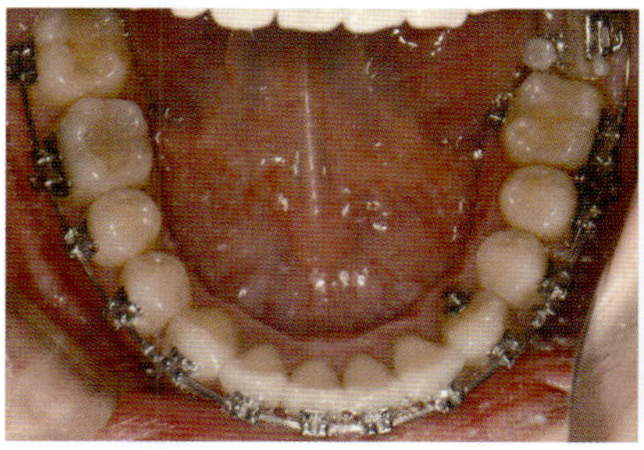
图28-1-10

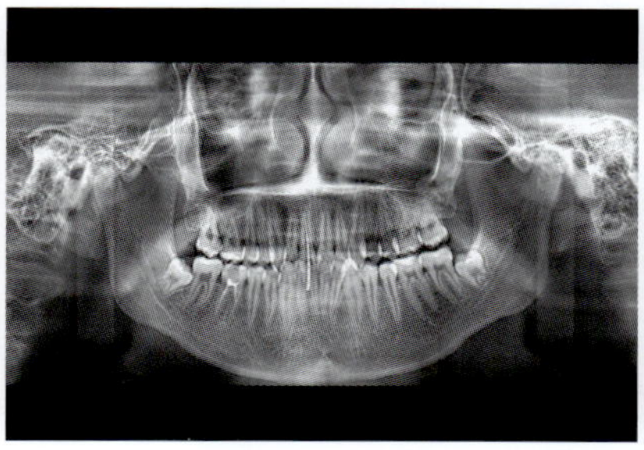
图28-1-11

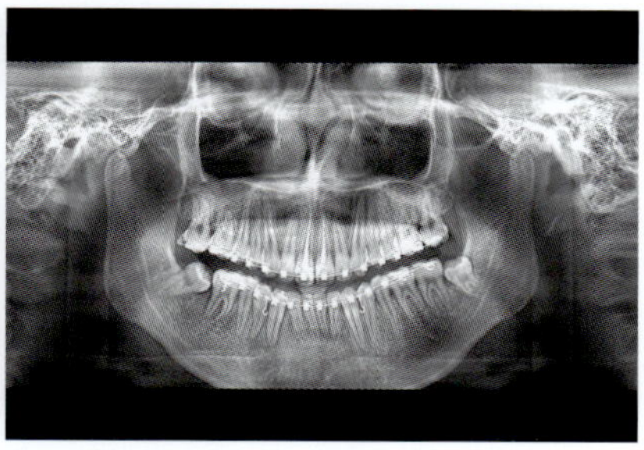
图28-1-12

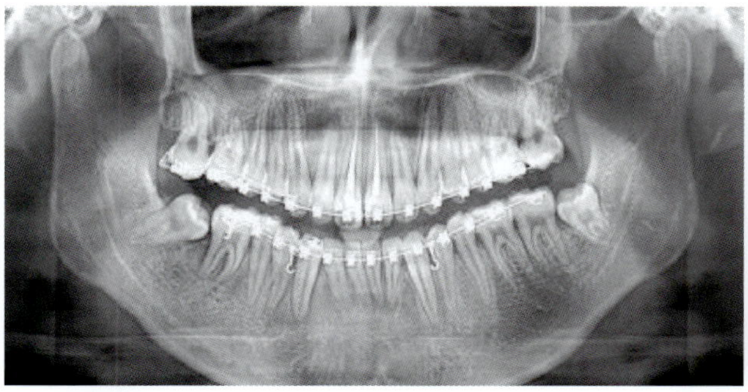
图28-1-13

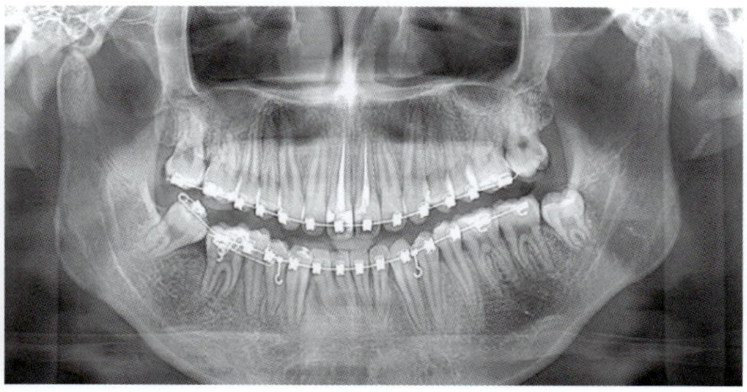
图28-1-14

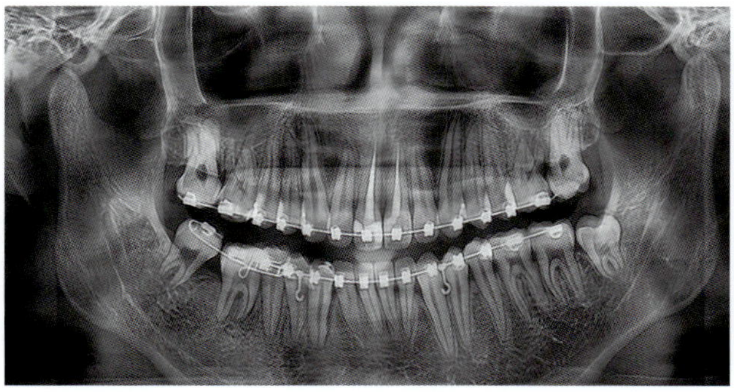
图28-1-15

二、磨牙正轴小妙招

案例-1

患者男性，就诊年龄26岁。因16缺失，恐惧种植修复，希望通过正畸治疗关闭缺牙间隙。

临床上，在磨牙近中平移时，牙冠很容易移动，同时缺牙间隙会很快变小，但是拍摄X线片观察到只是牙冠近中移动，牙根未动，这让医生很困惑。于是采用武氏高位扁担弓+磨牙平移颊面管+推杆，灵活应用“武氏正畸组合拳”，对于牙轴倾斜问题能够迎刃而解。

高位扁担弓因更加接近阻抗中心，应用于前牙内收，配置磨牙平移颊面管实行磨牙近中平移、调整牙轴。

推杆是临床上一个非常实用的正畸小装置，可以放置于稳定弓丝上，也可以与镍钛丝联合应用，推杆常常应用于扩展牙列间隙，在该案例中调整牙轴也得到了很好的矫治效果。

该案例主弓丝采用0.018英寸澳丝，27粘接磨牙平移颊面管，上颌前牙14-24弯制0.8mm不锈钢丝弯制的高位扁担弓挂拉簧于磨牙平移颊面管，14-17之间弯制0.018英寸澳丝推杆紧紧抵住14-17牙冠部，实施“根动冠不动，控根移动”原则，仅仅2个月时间牙轴倾斜得到有效改善（图28-2-1～图28-2-4）。

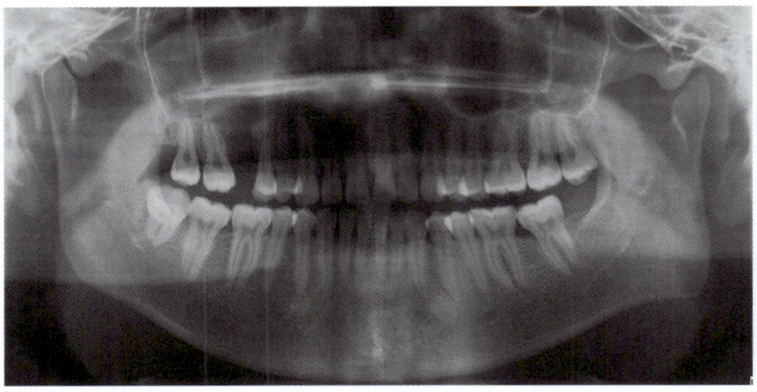

图28-2-1

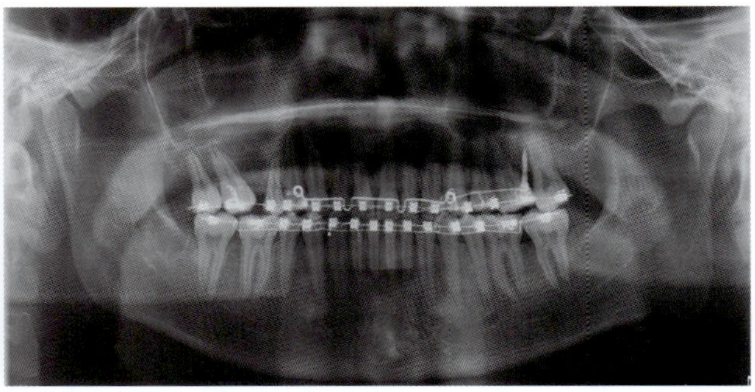

图28-2-2

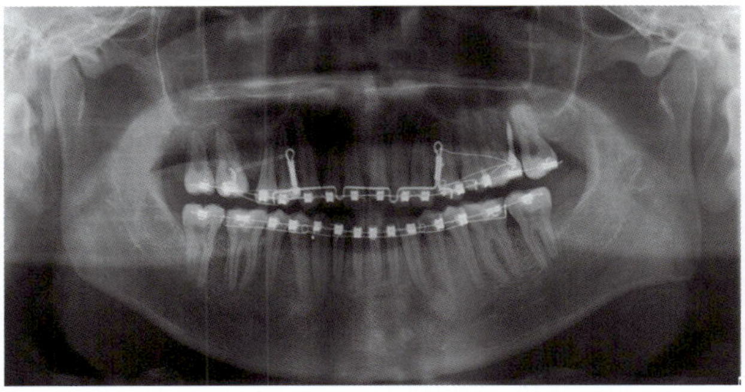

图28-2-3

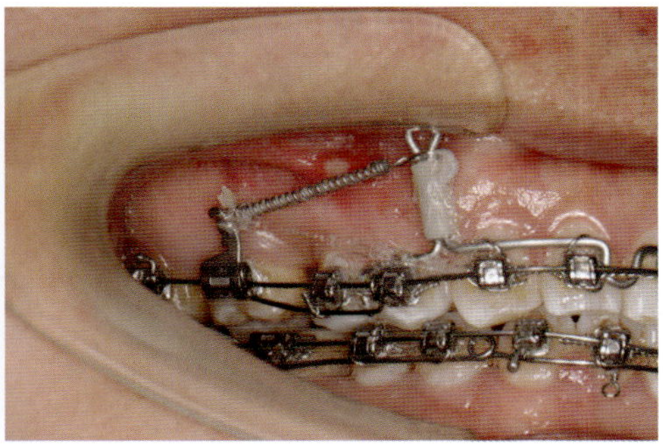

图28-2-4

案例-2

患者女性，就诊年龄20岁。因牙齿不齐，伴口内多颗龋齿，自觉影响美观，来院要求矫治。

口内检查见恒牙列，上下颌牙列重度拥挤，双侧磨牙远中关系，安氏Ⅱ类错殆，16、26、36、46深龋，36、46根尖阴影。

矫治方案为拔除14、24、36、46。全口直丝弓托槽矫治，排齐牙列，前牙建立正常覆殆、覆盖，36种植修复，47近移代替46，48视后期发育情况看是否直立近移。

临床处置为全口粘接金属自锁矫治器，上颌佩戴固定式平导，初步排齐后，由于46因龋坏缺损至47近中倾斜，在近中移动时增加了难度，在47近中移动时，46缺牙间隙很快减小。拍摄X线片发现牙冠近中移动，牙根未动，临床对于磨牙牙轴倾斜问题，往往很难调整。

而后采用武氏高位扁担弓配合47颊侧粘接武氏磨牙平移颊面管，配合下颌前牙弯制高位扁担弓，颊舌侧挂橡皮链实施近中移动。于45–47弯制推杆紧抵住47牙冠部，实施47控根移动，仅仅2个月时间47牙轴倾斜得到有效改善（图28–2–5～图28–2–8）。

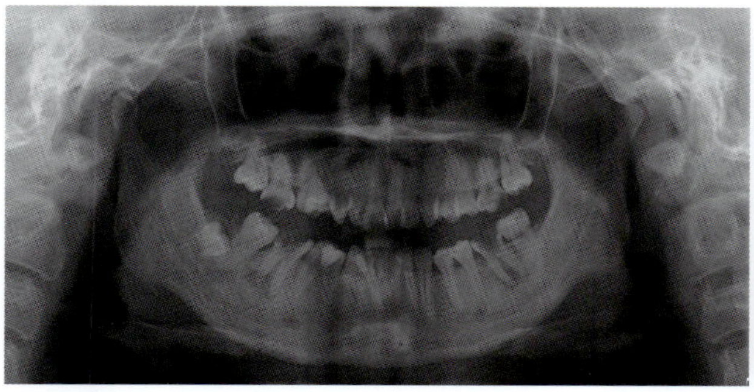
图28–2–5

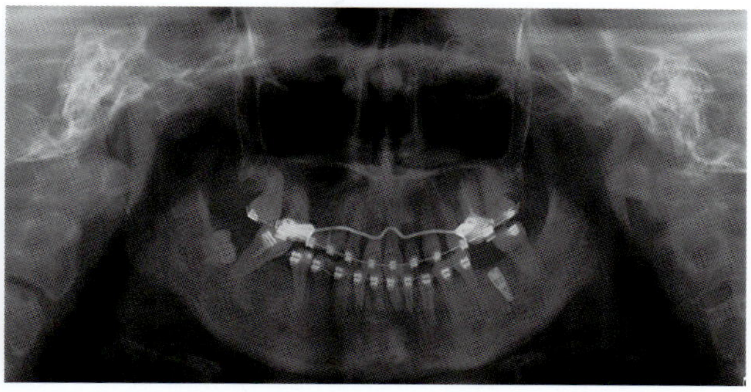
图28–2–6

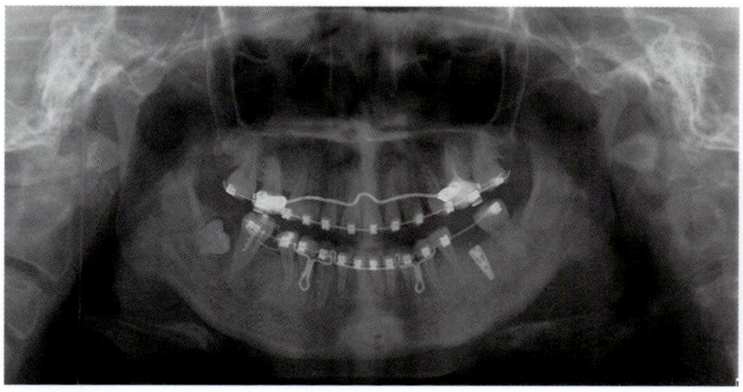
图28–2–7

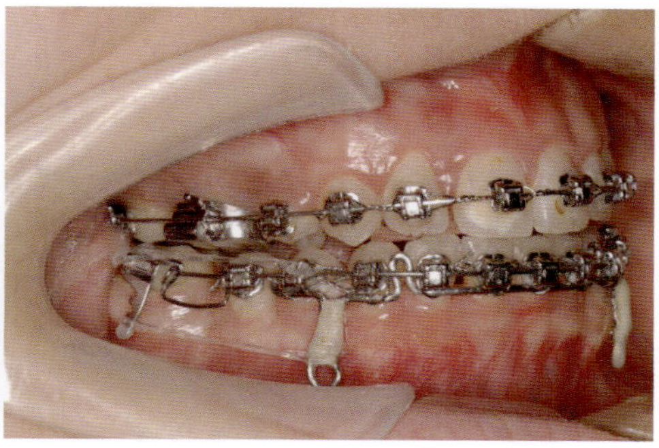
图28–2–8

第29章

粗丝辅弓联合力偶技术矫治严重扭转中切牙

患者女性，就诊年龄14岁，上下颌牙列Ⅲ度拥挤，她的上颌中切牙严重扭转（90°），是一种牙齿本能的侧身代偿现象，极其影响容貌美观。如何进行矫治设计，将其排入正常牙列？毫无疑问，首先提供足够的空间，矫治设计拔除了4颗第一前磨牙，采用了联合腭托支抗，尽量让拔牙间隙分配给排齐拥挤的前牙、矫治扭转的中切牙。

如何矫正中切牙的扭转是本案例正畸治疗中的难点，也是矫治成功与否的关键环节。下面我们通过几组矫治过程的临床照片展示笔者的正畸思维与独特手法。

– 初诊（2021年6月27日）

该患者初诊牙列照片可以观察到上下颌前牙段Ⅲ度拥挤，11成90°严重扭转，拍摄殆像照片（图29–1～图29–6）。

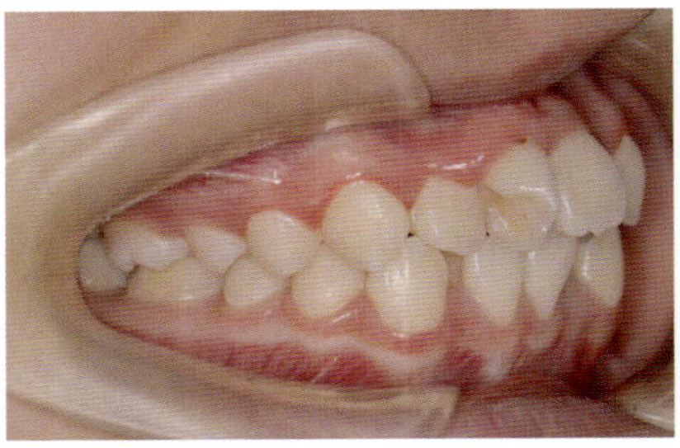

图29–1

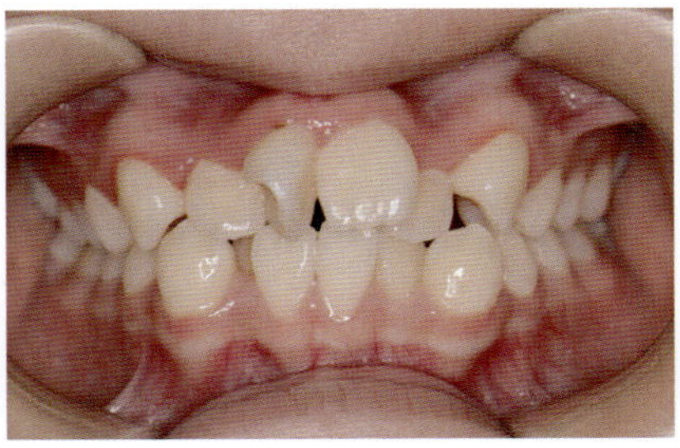

图29–2

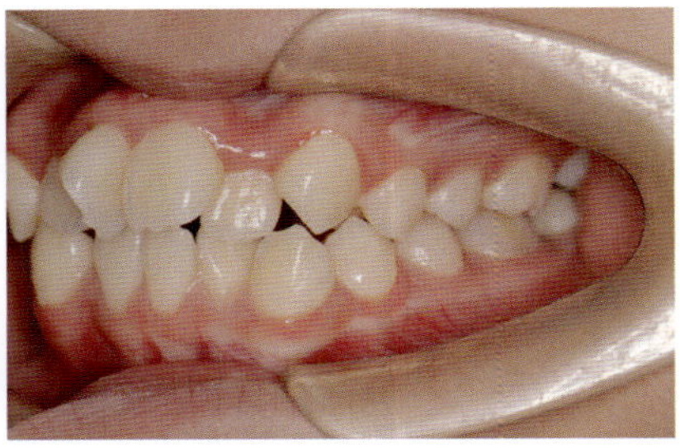

图29–3

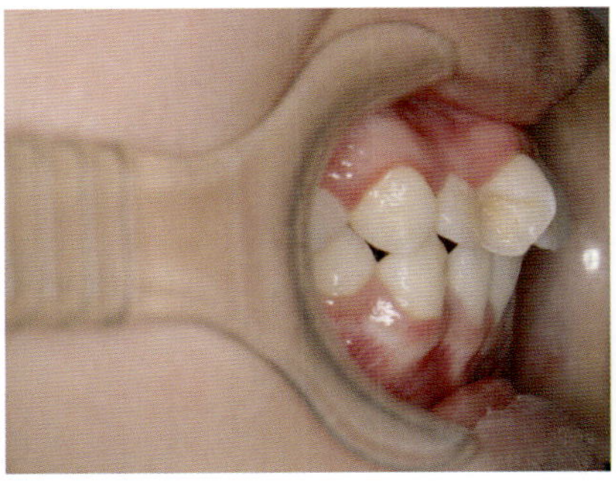

图29–4

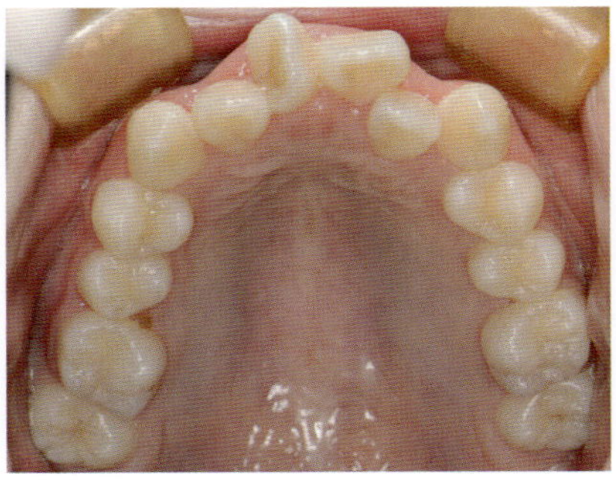

图29–5

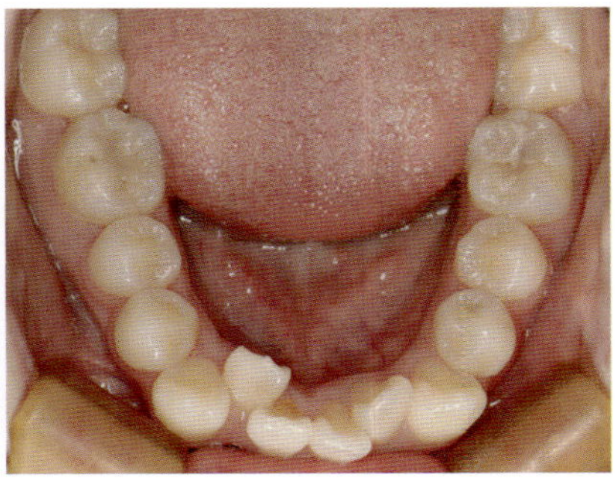

图29–6

- 矫治阶段-1（2021年10月10日）

这一阶段矫治照片（图29-7～图29-12）可以看到，该患者拔了4颗第一前磨牙，使用了联合腭托支抗，前牙较初诊牙列排齐了许多。为了给扭转中切牙提供足够的空间，笔者在该患者上颌前牙使用了推杆与镍钛螺旋推簧结合技术扩展11间隙。

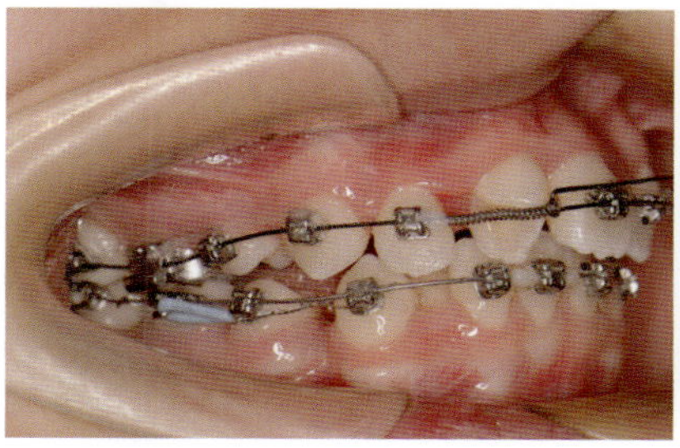
图29-7

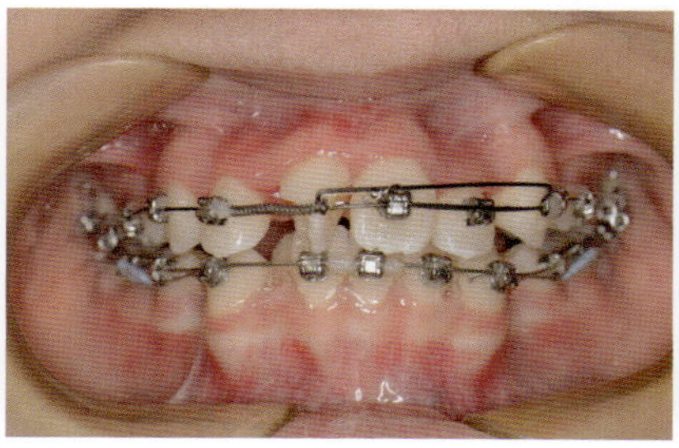
图29-8

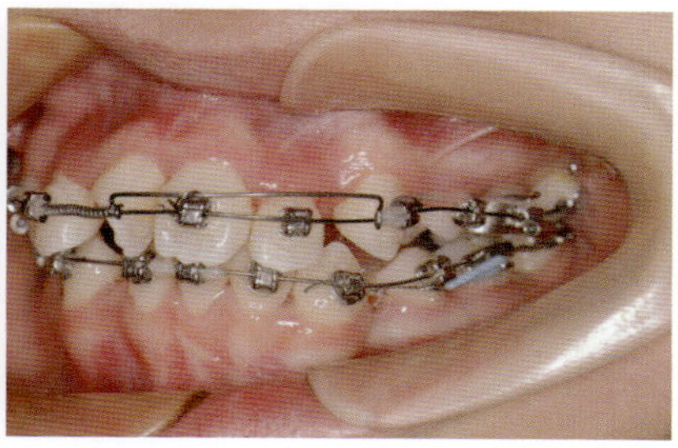
图29-9

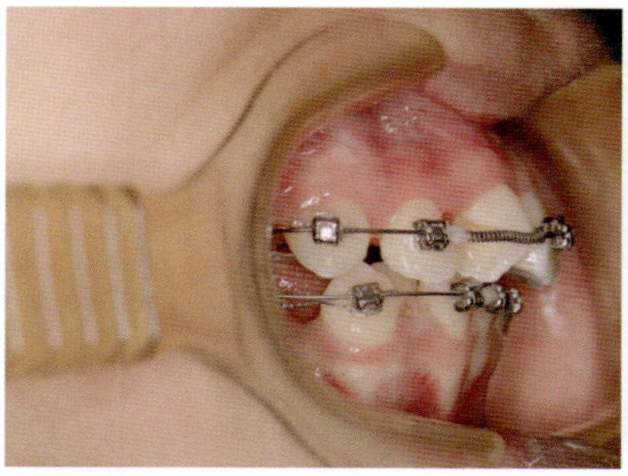
图29-10

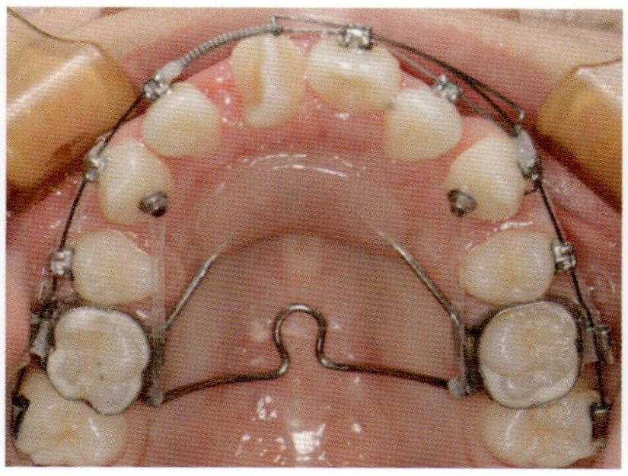
图29-11

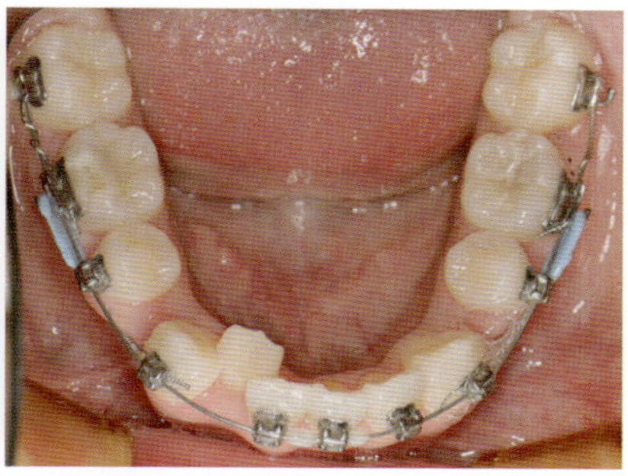
图29-12

- 矫治阶段-2（2021年12月5日）

该患者11扩展空间已经到位，使用了0.9mm不锈钢丝个性化量身定制设计弯制了一个既能维持牙弓长度，保持获得间隙，又能作为支抗就位着力点，挂橡皮链实施力偶技术矫正扭转中切牙的支抗辅弓。另一个就位着力点巧妙地设置在22舌侧联合腭托粘接的舌侧扣上，在此之前紧抵21、22，舌面衬垫自凝塑料（图29-13～图29-18）。

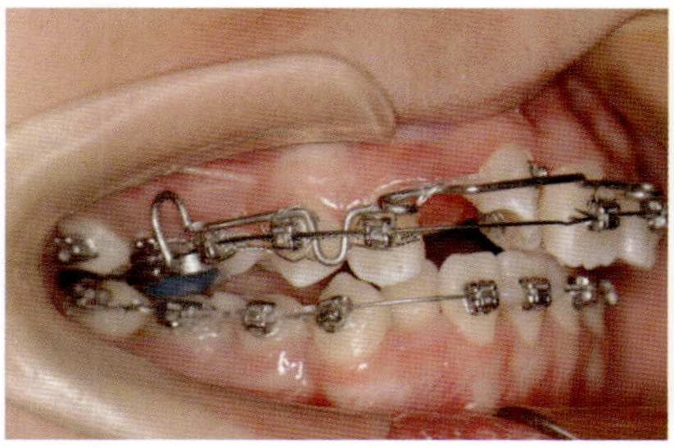
图29-13

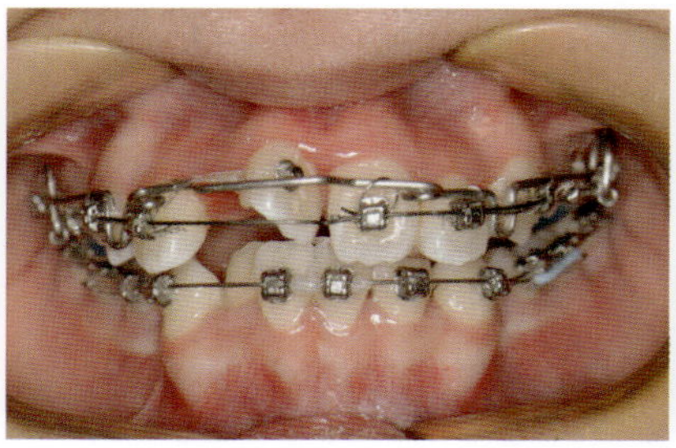
图29-14

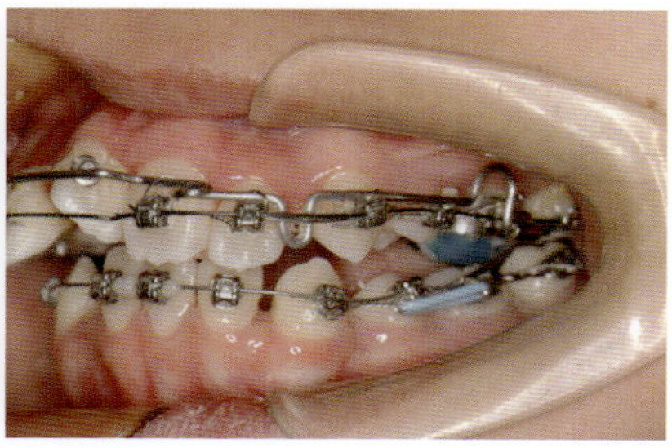
图29-15

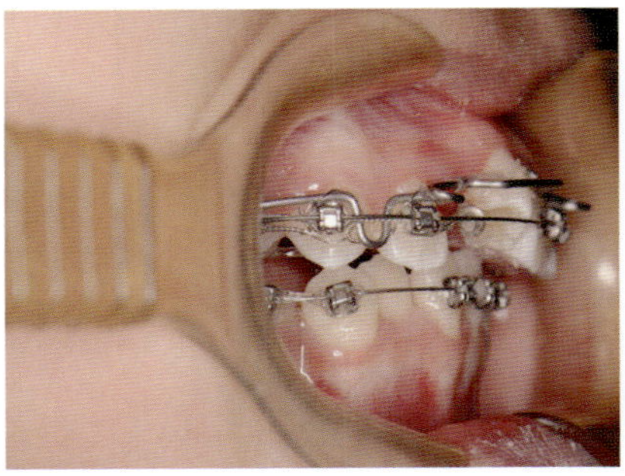

图29-16

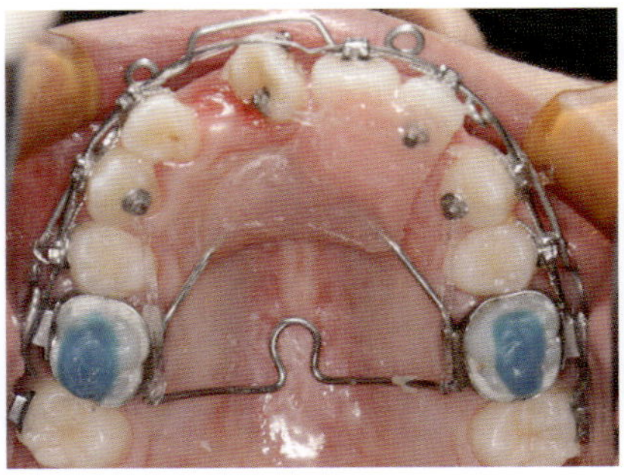

图29-17

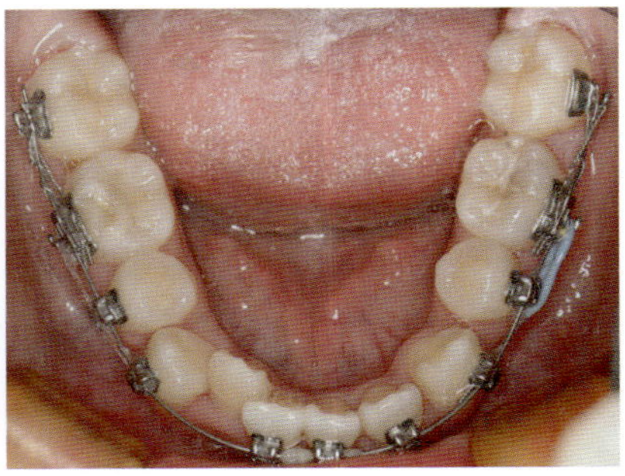

图29-18

- 矫治阶段-3（2022年1月2日）

复诊检查见11严重扭转已经获得矫正。11与12之间约有4mm富余间隙，采用个性化粗丝支抗辅弓与联合腭托粘舌侧扣，2个着力点实施力偶弹力牵引技术矫治扭转中切牙，是一个极为得力的措施，是一个切实可行的小妙招。显而易见，该患者的下前牙也较之前明显排齐（图29-19～图29-24）。

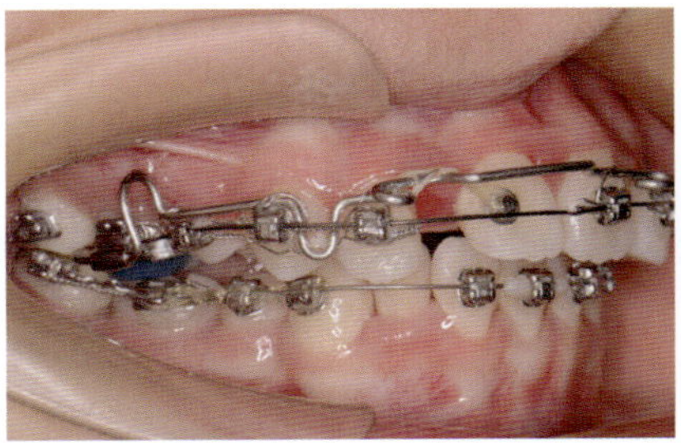

图29-19

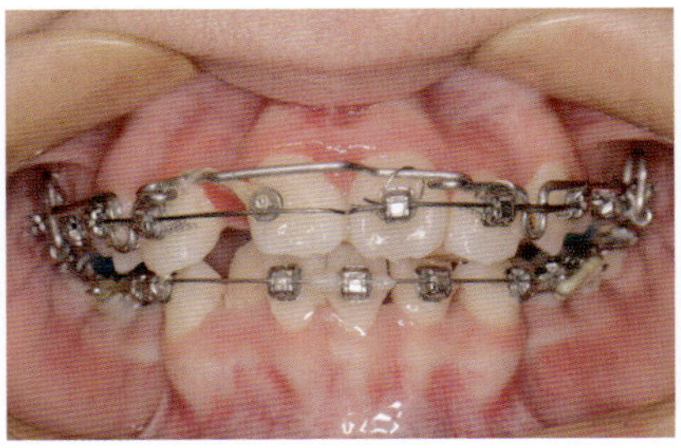

图29-20

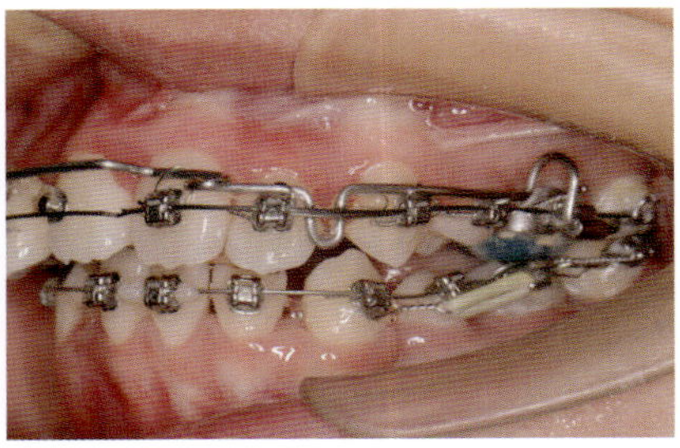

图29-21

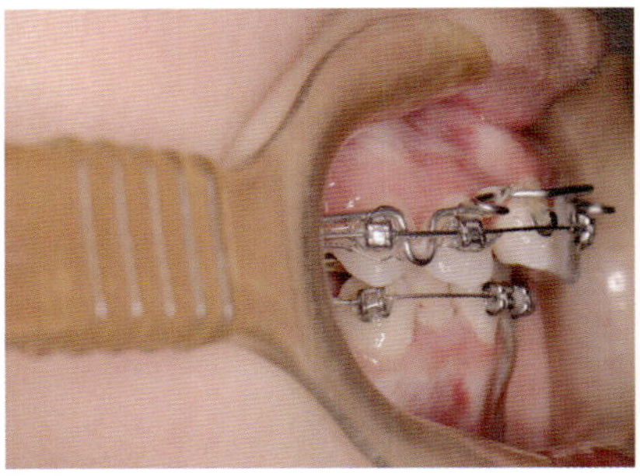

图29-22

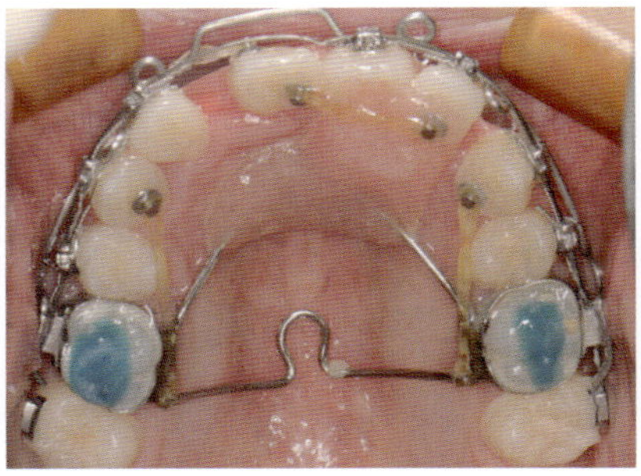

图29-23

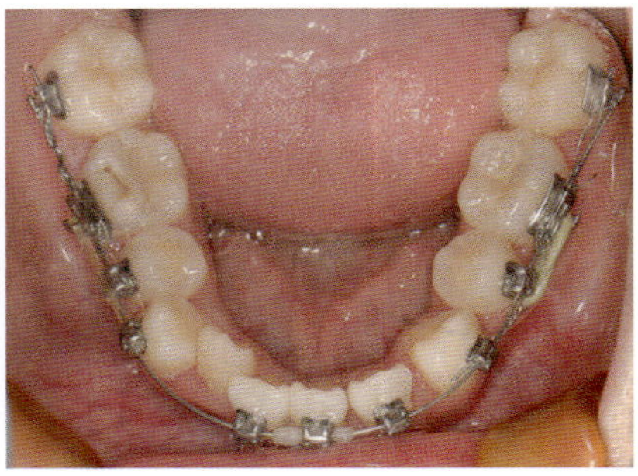

图29-24

这次临床处置，拆除了粗丝支抗辅弓，打磨去掉了联合腭托紧抵11-22舌面的塑胶及舌侧扣。11唇面掰掉舌侧扣粘接金属自锁托槽，进入常规正畸治疗阶段，上颌安装0.016英寸镍钛丝排齐牙列，下颌使用0.014英寸镍钛丝排齐牙列（图29-25～图29-30）。

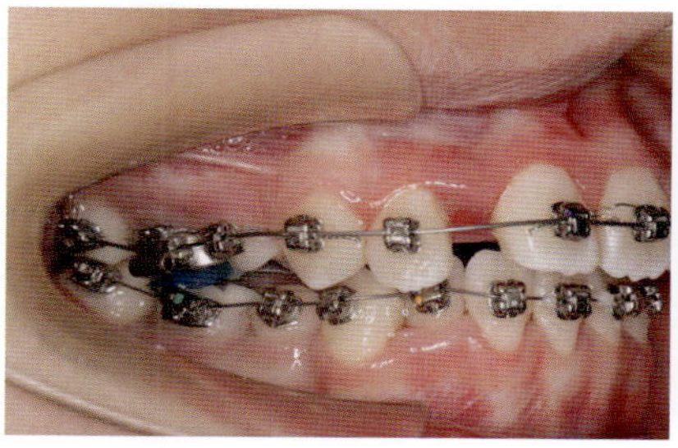
图29-25

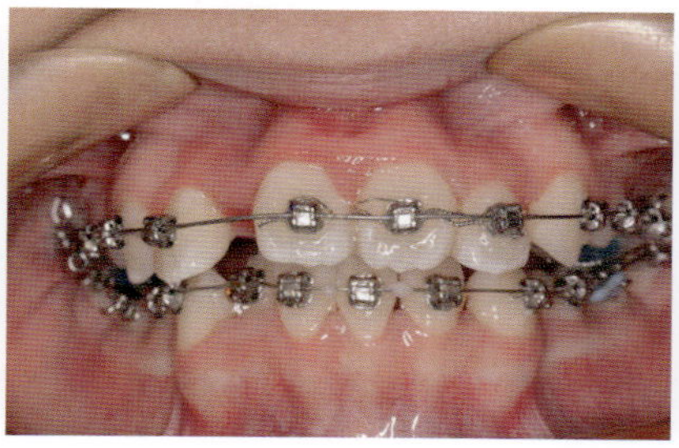
图29-26

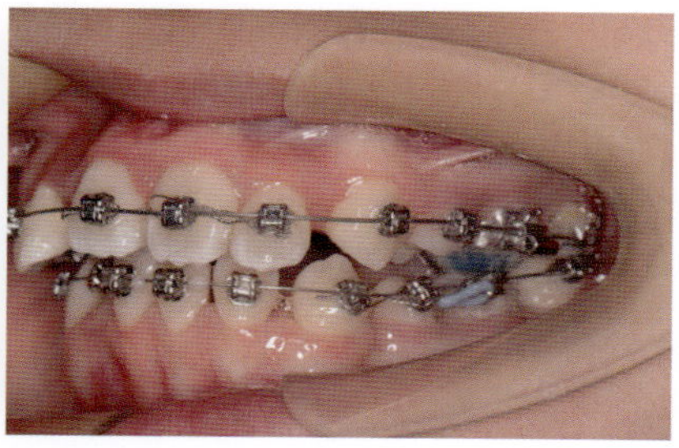
图29-27

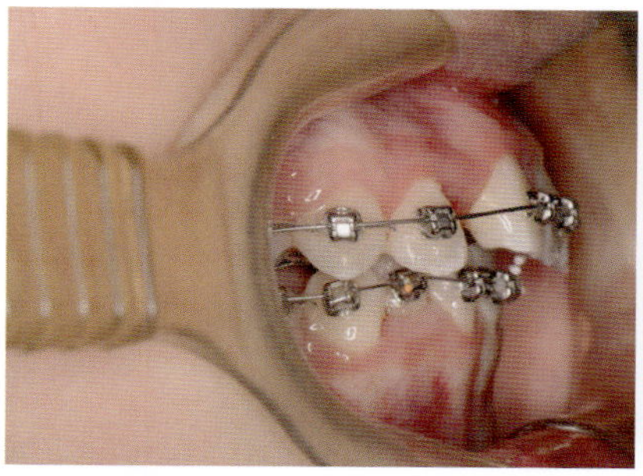
图29-28

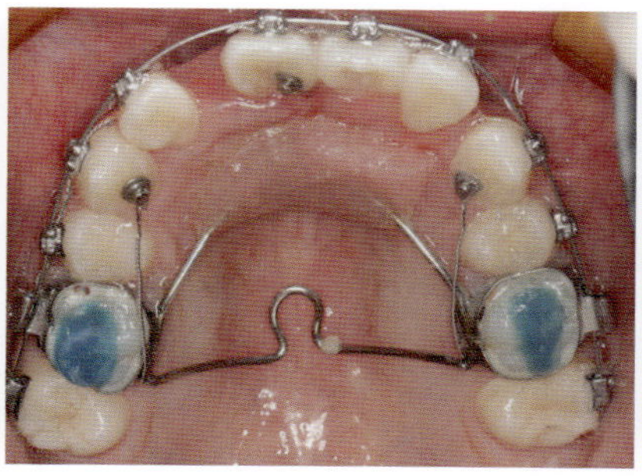
图29-29

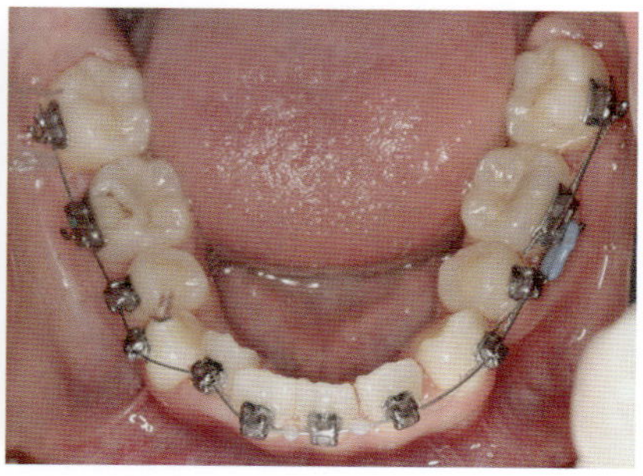
图29-30

第30章

升级版“芝麻官”矫治器组合曲矫治乳牙反𬌗

儿童乳牙列反𬌗，目前正畸临床上通常采用上颌双曲舌簧矫治器或FR－Ⅲ治疗，这些矫治器体积比较大，占据口腔较大空间，影响患者的舌头活动和语言功能，并且在幼儿园也不方便佩戴，实施的矫治力是间断力。笔者应用“芝麻官”组合曲矫治技术不仅可以应用在儿童替牙列期反𬌗畸形矫治，还可以应用在乳牙列反𬌗的矫治。

患者女性，就诊年龄5岁，使用升级版“芝麻官”组合曲进行矫治获得成功。

– 初诊（2024年3月10日）

患者家长代诉，前牙反𬌗，影响美观，要求矫治，无全身系统疾病及家族遗传病史。

口腔颌面部检查见面部左右基本对称，侧貌直面型。

口内检查见乳牙列，51、61舌侧错位，51、52、61、62与下颌73、72、71、81、82、83构成反𬌗关系，下颌可退至切牙对刃𬌗关系。反覆𬌗1.5mm，下颌第二乳磨牙的远中面位于上颌第二乳磨牙的近中。上颌牙弓呈方圆形，下颌牙弓稍狭窄，拍摄𬌗像照片（图30–1～图30–6）。

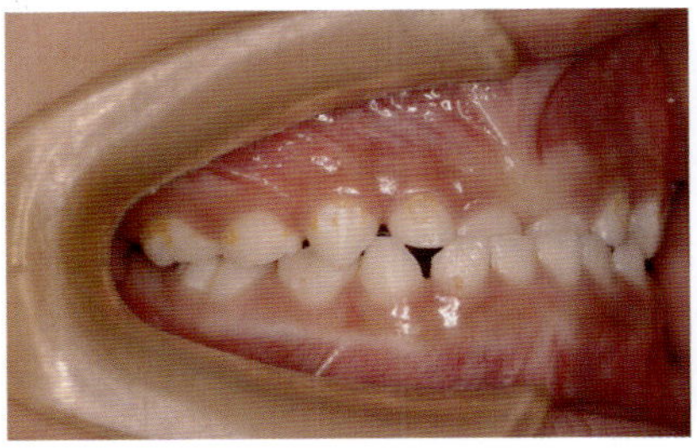
图30–1

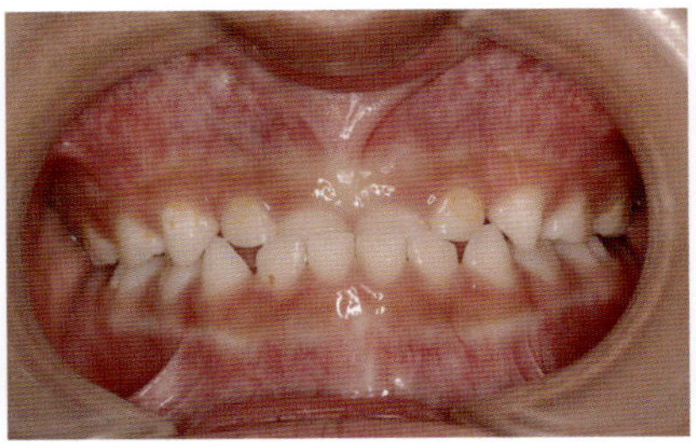
图30–2

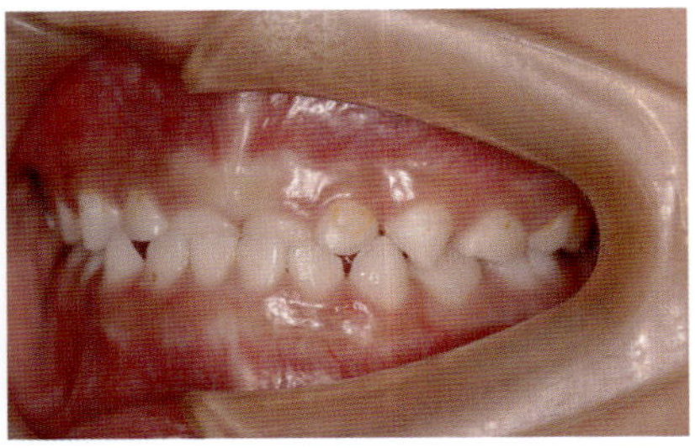
图30–3

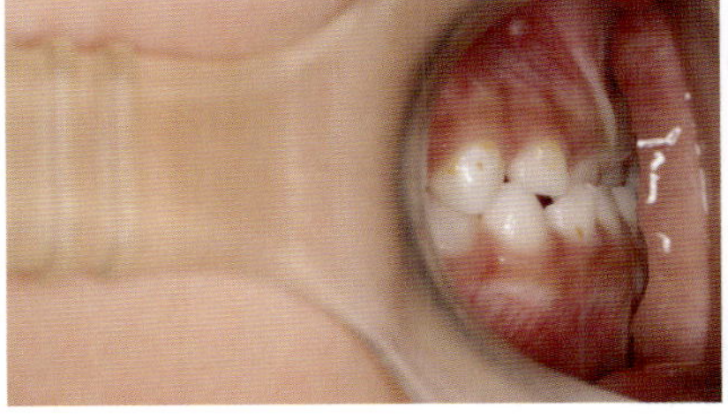
图30–4

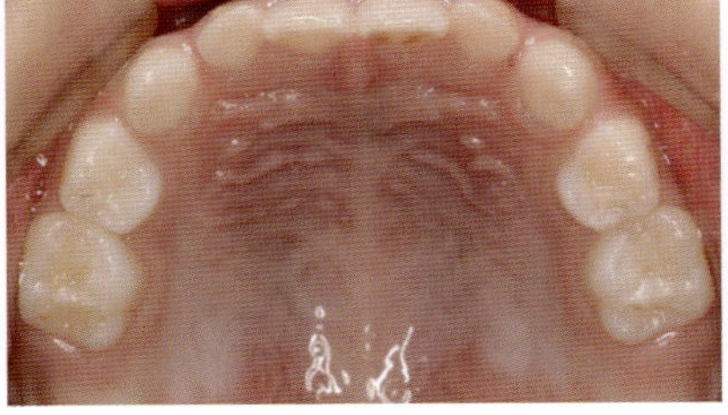
图30–5

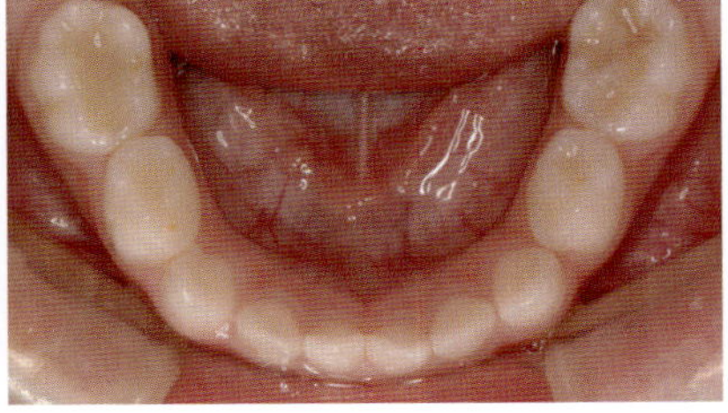
图30–6

– 矫治过程–1（2024年3月10日）

在患者51、52、53、61、62、63牙冠唇面粘接自锁托槽。使用0.014英寸澳丝，弯制带圈垂直曲加力单位为升级版6牙“芝麻官”Ⅰ型矫治器组合曲，唇展51、61；75、85殆面使用光固化树脂制作粘接式殆垫，打开前牙反殆锁结关系。殆面观，升级版6牙“芝麻官”Ⅰ型矫治器组合曲纳入上颌前牙牙列托槽状况。75、85殆面使用了光固化树脂制作粘接式殆垫。拍摄殆像照片（图30–7～图30–12）。

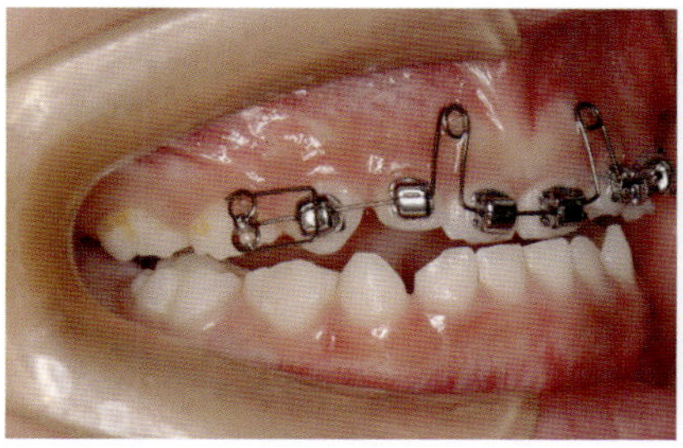
图30–7

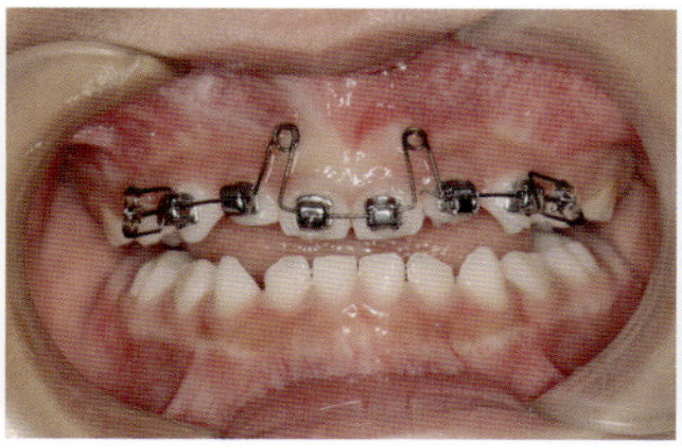
图30–8

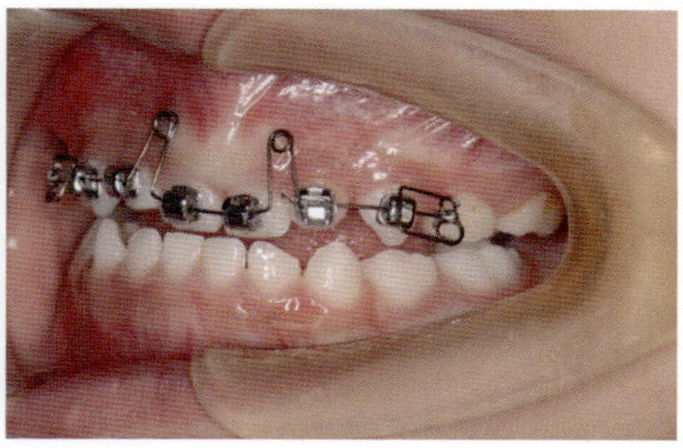
图30–9

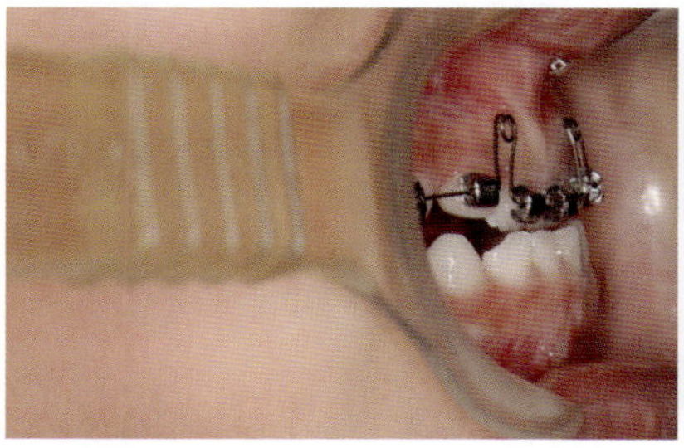
图30–10

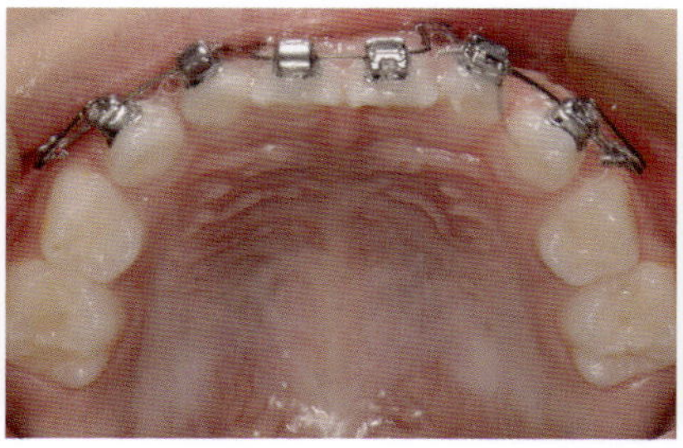
图30–11

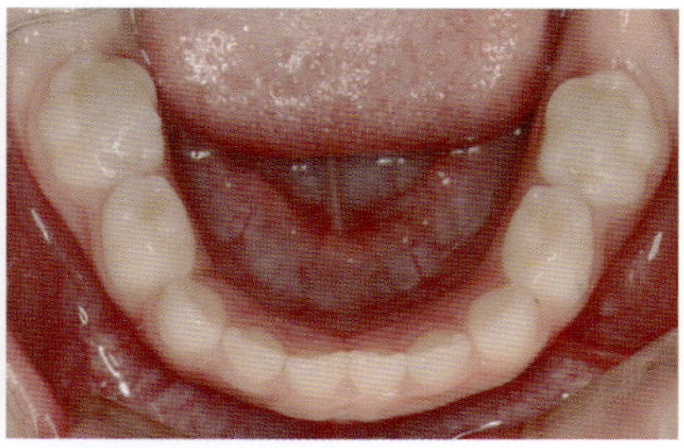
图30–12

– 矫治阶段–2（2024年3月23日）

1周后复诊检查：见患者51、61锁结状况依然存在，主要原因是75、85殆垫树脂磨损、高度降低所致。

74、75、84、85殆面使用光固化树脂制作殆垫，使上下颌切牙之间空开2mm，有效打开前牙反殆锁结关系。拍摄殆像照片（图30–13～图30–18）。

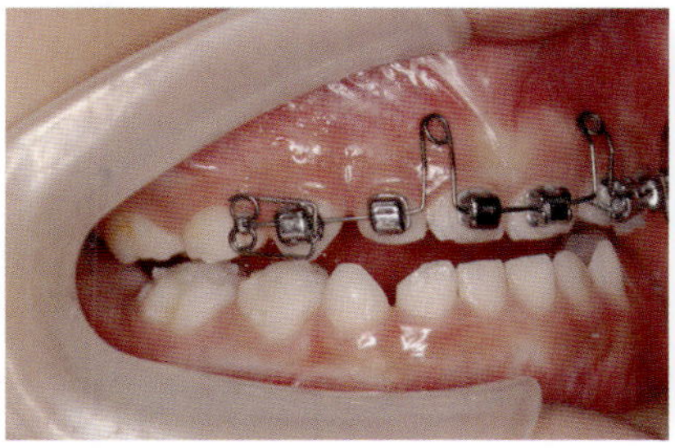
图30–13

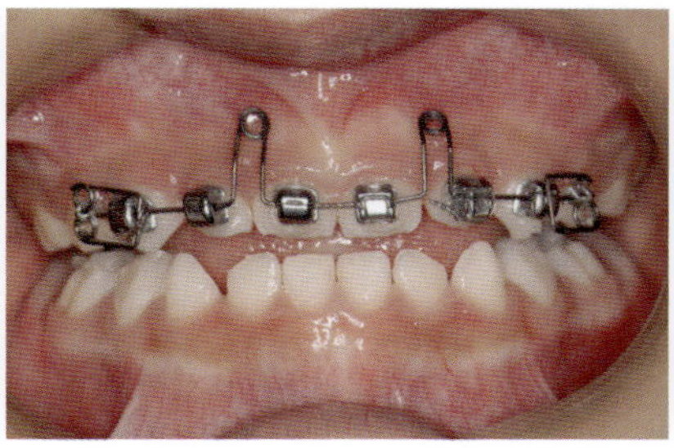
图30–14

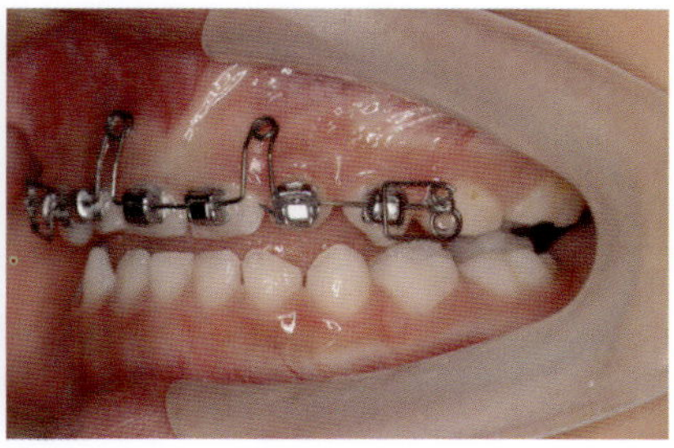
图30–15

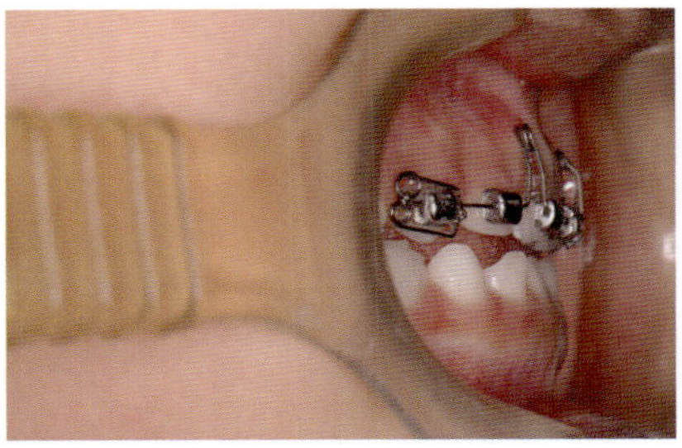
图30-16

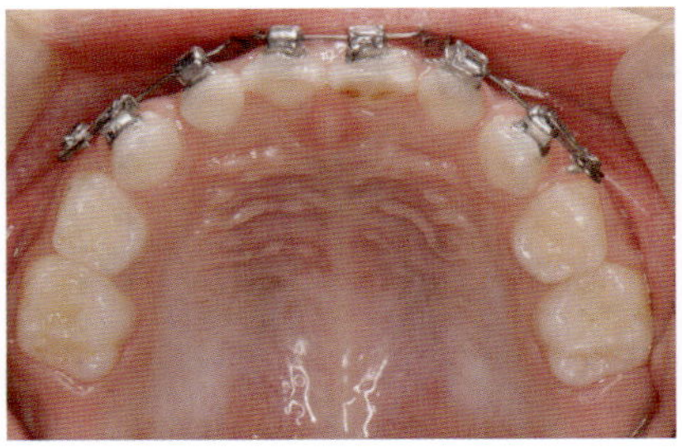
图30-17

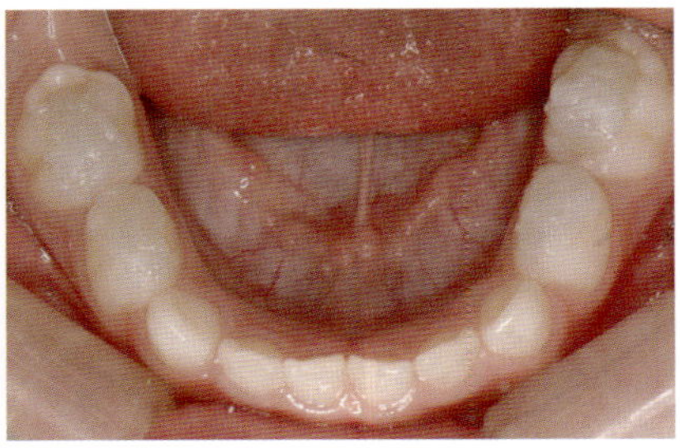
图30-18

– 矫治阶段-3（2024年4月6日）

复诊检查见患者51、61唇向移动，前牙反𬌗已经获得矫正。

拆下升级版6牙“芝麻官”Ⅰ型矫治器组合曲，调整加大带圈垂直曲加力单位的唇展力度，重新纳入牙列托槽结扎排牙。拍摄𬌗像照片（图30-19～图30-24）。

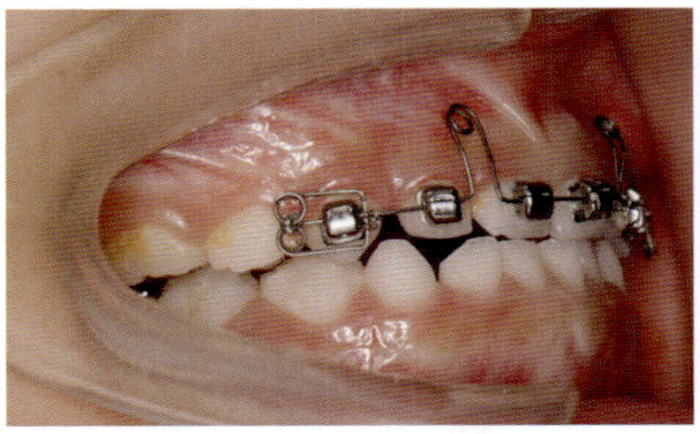
图30-19

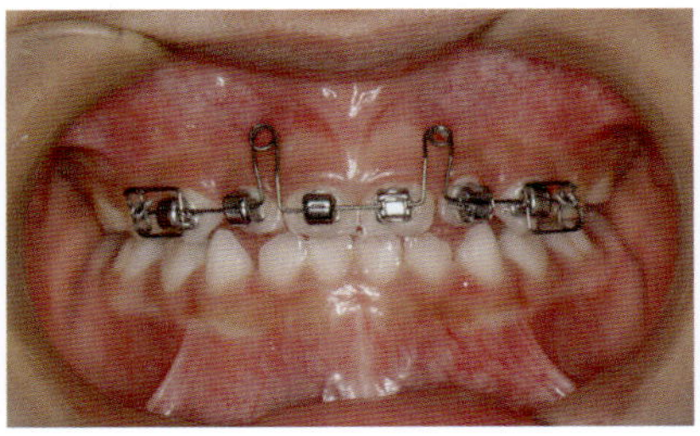
图30-20

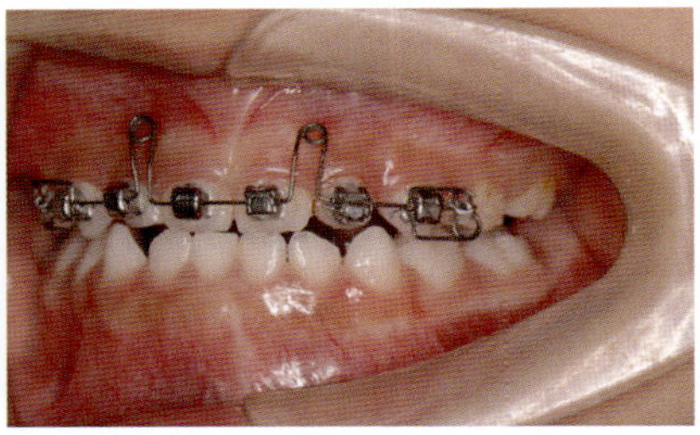
图30-21

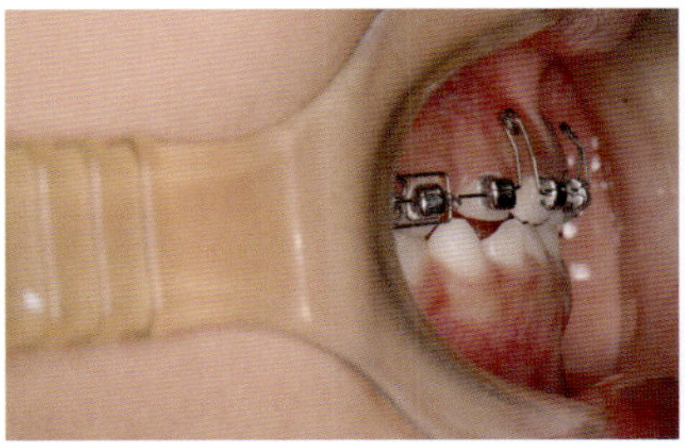
图30-22

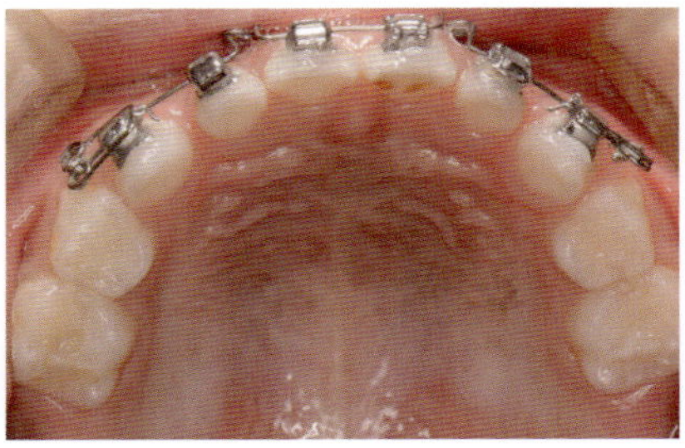
图30-23

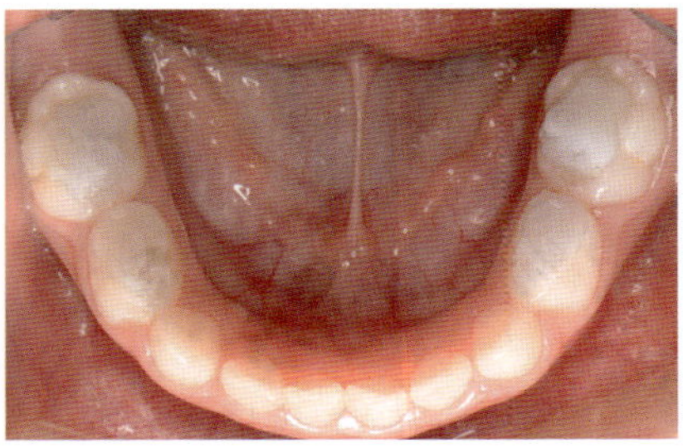
图30-24

– 矫治阶段-4（2024年5月11日）

矫治效果稳定，更换升级版6牙“芝麻官”矫治器Ⅰ型平直弓丝组合曲，磨除75、74、84、85树脂𬌗垫。拍摄𬌗像照片（图30-25～图30-30）。

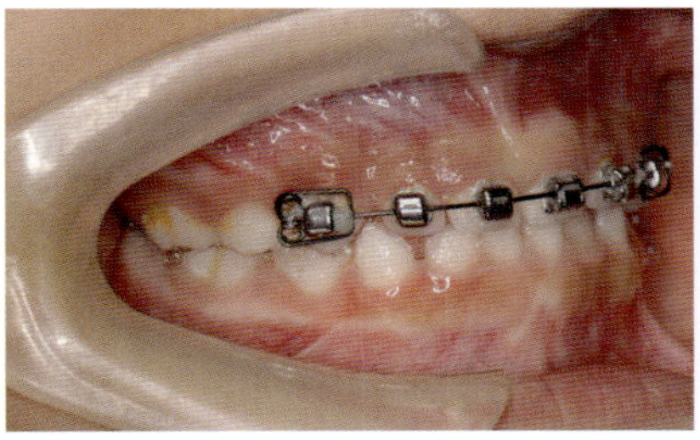
图30-25

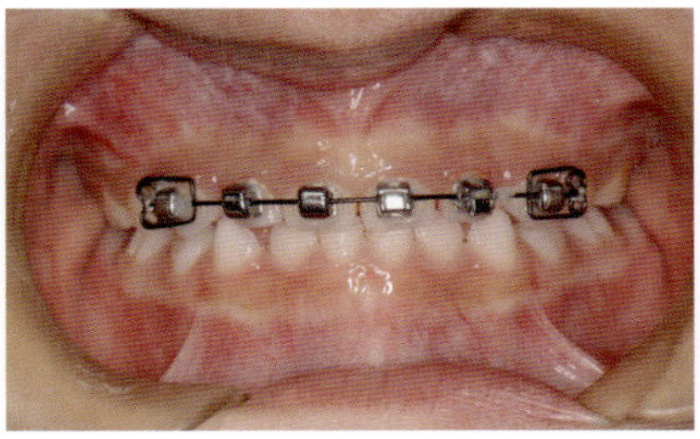
图30-26

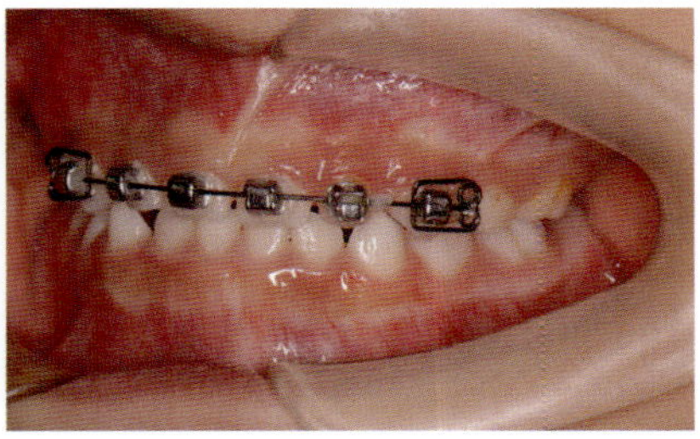
图30-27

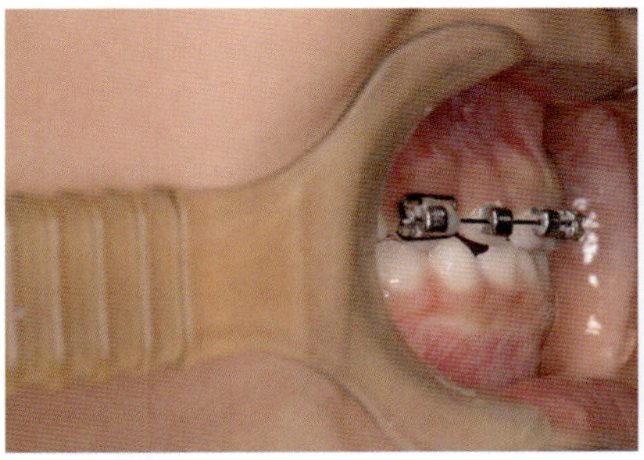
图30-28

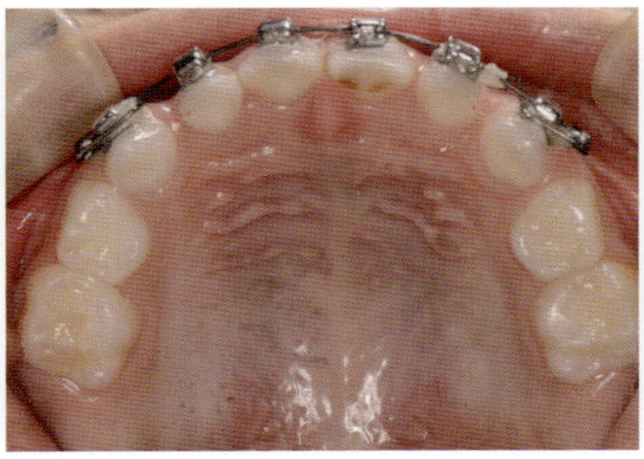
图30-29

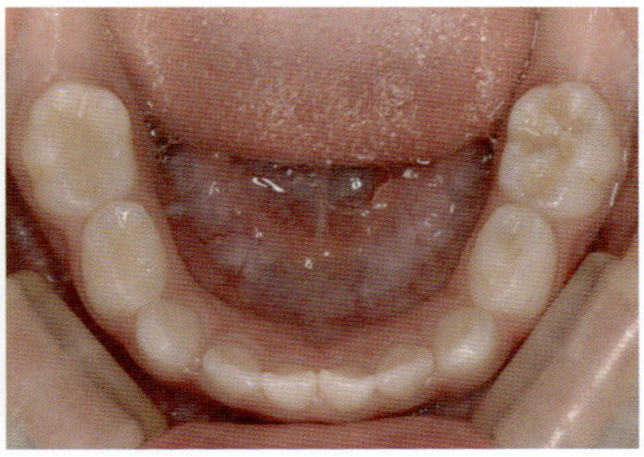
图30-30

– 矫治阶段–5（2024年6月30日）

复诊检查患者无不适，咀嚼饮食正常。

自2024年4月20日解除前牙反殆，观察2个多月，矫治效果稳定，达到预期目标。

拆除患者唇侧升级版6牙“芝麻官”Ⅰ型矫治器组合曲及其自锁托槽，抛光牙面。结束正畸治疗。拍摄殆像照片（图30–31～图30–36）。

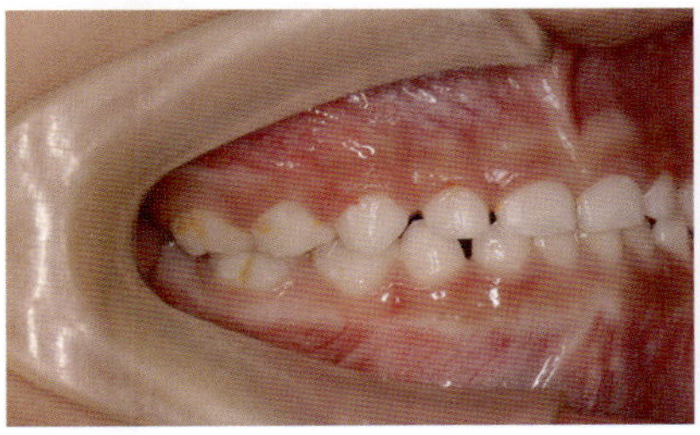
图30-31

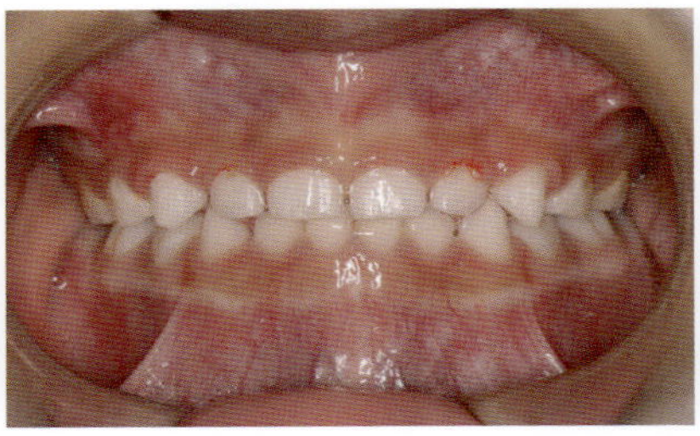
图30-32

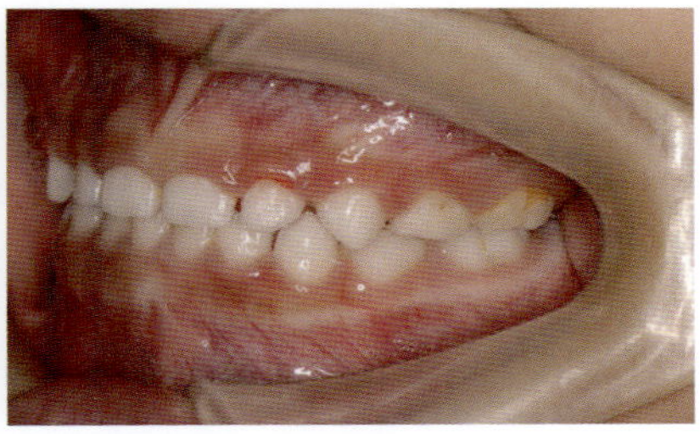
图30-33

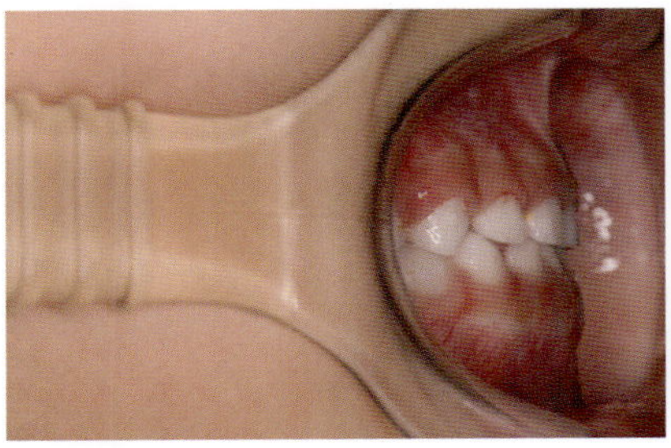
图30-34

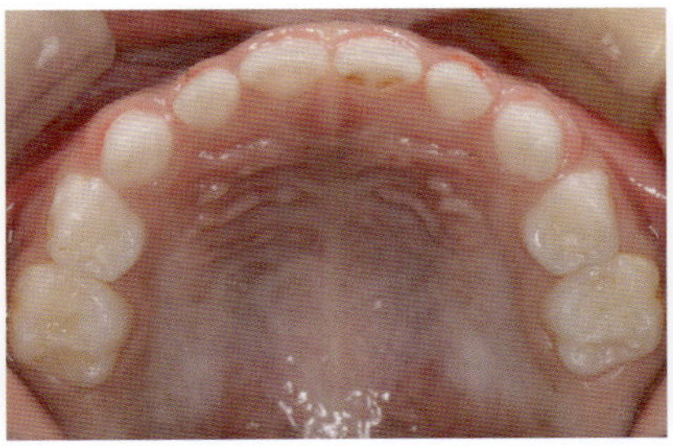
图30-35

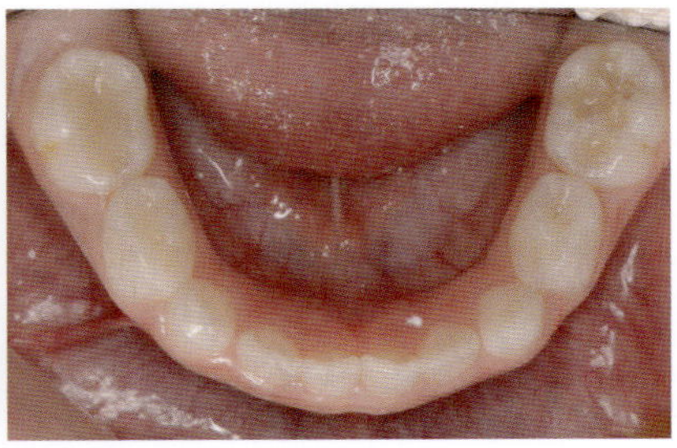
图30-36

矫治体会：儿童乳牙反殆提倡早发现、早治疗，可能也是早期矫治中最值得干预的错殆畸形。前牙反殆造成的危害非常大，不仅可以造成牙体硬组织磨耗，咀嚼功能降低，影响消化系统功能以及全身健康。最重要的是上下颌前牙的锁结关系影响下颌骨的前伸运动和颌骨的发育以及更容易罹患颞颌关节疾患。

由于患者年龄小，应该采用更简单和尽可能缩短疗程，早期解决前牙反殆的矫治器是殆垫推簧，不仅舒适感很差，而且周期久，所以采用武老师发明的改良“芝麻官”片段弓矫治器（升级版6牙“芝麻官”矫治器组合曲）。因其只需简单粘接几个前牙的托槽，不涉及整个牙弓，不需要后牙作为支抗，不妨碍儿童正常生长发育，制作简单，疗效可靠，周期短，1个月不到的时间反殆已经基本解除。

第31章

实用正畸“穿针引线”技术

“穿针引线”挂橡皮链这个正畸临床操作小技巧，笔者曾经在KQ88口腔博客上发表过，许多基层医生按笔者介绍的这个方法挂橡皮链进行弹力牵引，使用起来感到非常方便，许多原先感到挂橡皮链固位比较困难的地方，用了这个方法就变得简单容易操作了。

制作引针步骤：首先用一根0.25mm结扎丝，将其一头穿过橡皮链游离端的一个弹力圈然后对折，持针器夹住对折结扎丝旋转交叉紧密打结，形成一个针柄，在长约25mm处剪断，断端处类似针尖，形成引针（图31–1～图31–3）。

特别是使用陶瓷托槽、迷你型托槽、自锁托槽的案例，结扎翼沟比较浅，直接在托槽上挂橡皮链往往挂不住、容易脱落，而采用“穿针引线”技术挂橡皮链在正畸主弓丝上，再逐个牙位托槽挂橡皮链就比较方便。还有需要利用不锈钢丝支架或稳定弓丝挂橡皮链者，更显优势。大家感到该方法操作简单、节省材料、实用性强。

临床“穿针引线”技术展示

用0.25mm结扎丝一端，穿过橡皮链游离端一个圈环对折交叉打结，构成一个针杆，在长约2.5cm处剪断，形成一个连接橡皮链的引针（图31–1～图31–3）。

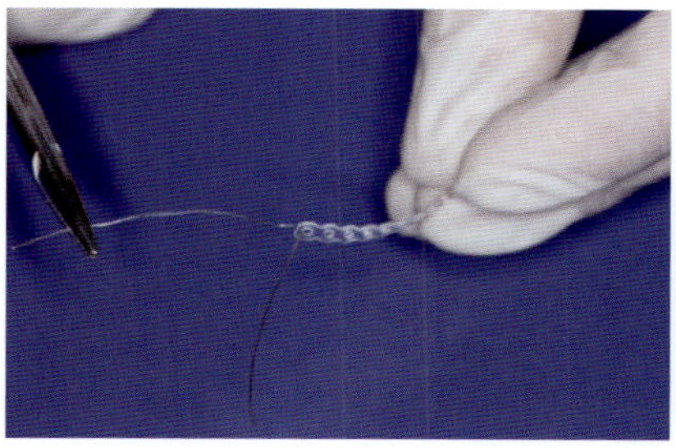

图31–1

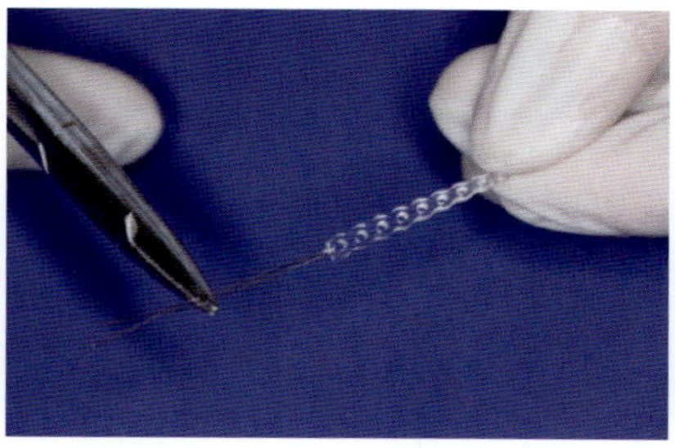

图31–2

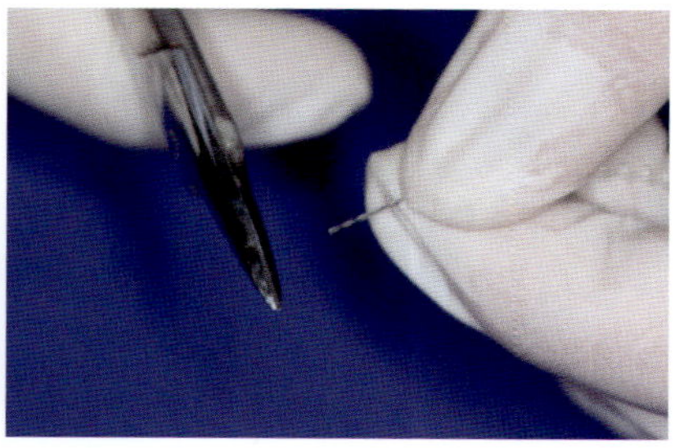

图31–3

牙模演示“穿针引线”技术

上颌前牙种植钉与正畸附件“小蜜蜂”组合应用，“穿针引线”技术的挂橡皮链操作步骤（图31-4～图31-6）。

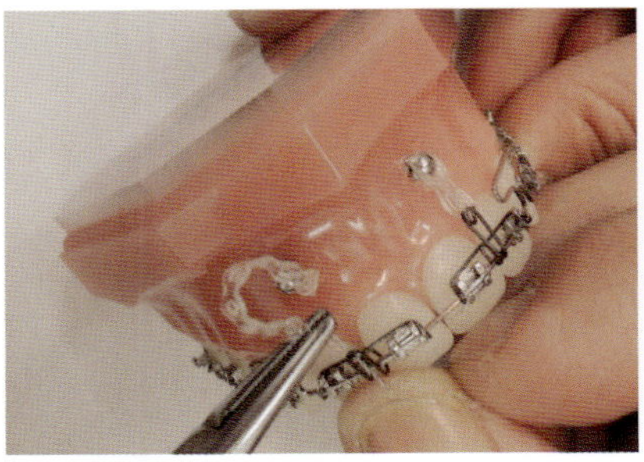
图31-4

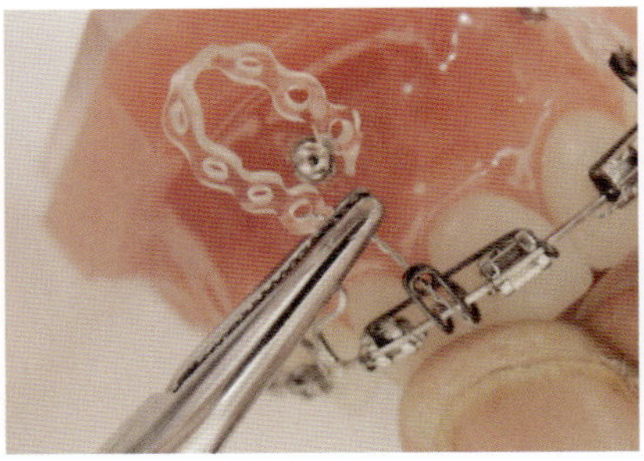
图31-5

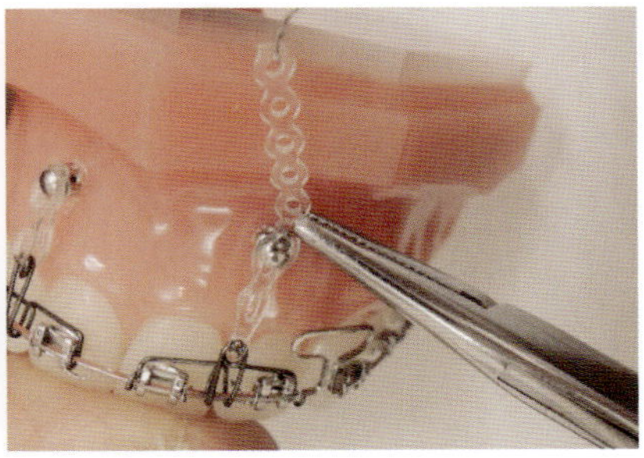
图31-6

案例-1

该患者上颌前牙正畸主弓丝采用“穿针引线”技术，挂橡皮链至对应的上颌切牙根间种植钉上，与下颌“蛤蟆弓”一起，协同Ⅱ类颌间弹力牵引矫治深覆殆、深覆盖（图31-7～图31-9）。

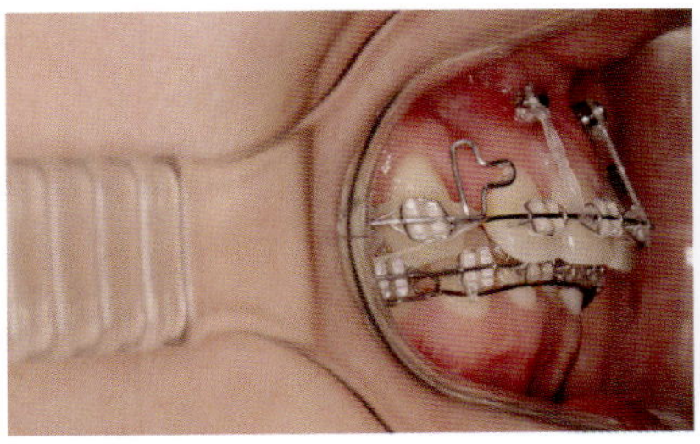
图31-7

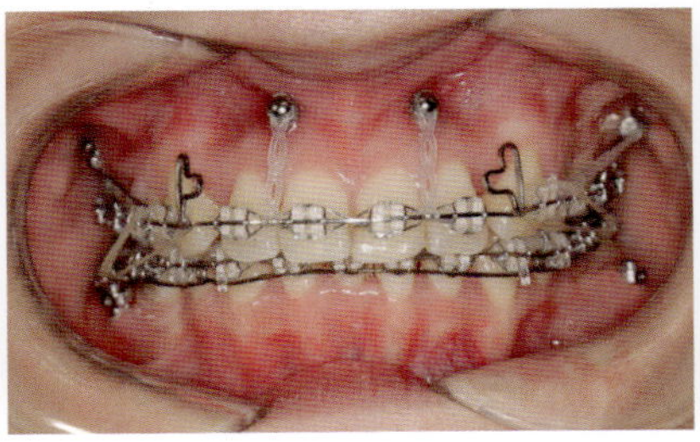
图31-8

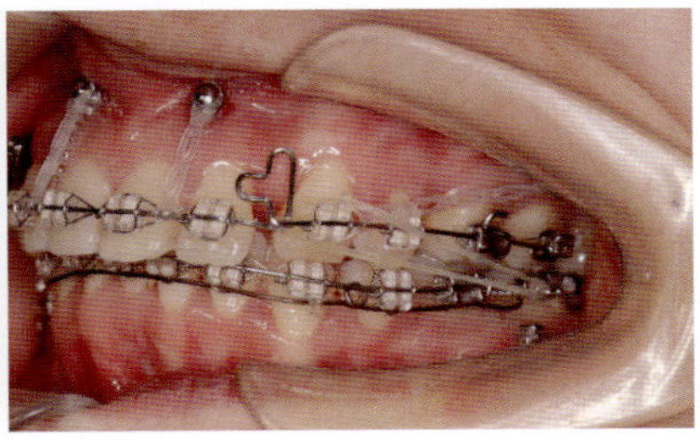
图31-9

案例-2

采用“穿针引线”技术在Nance托、TPA的连接钢丝支架上与牙齿之间挂橡皮链，方式如图31-10～图31-12所示。

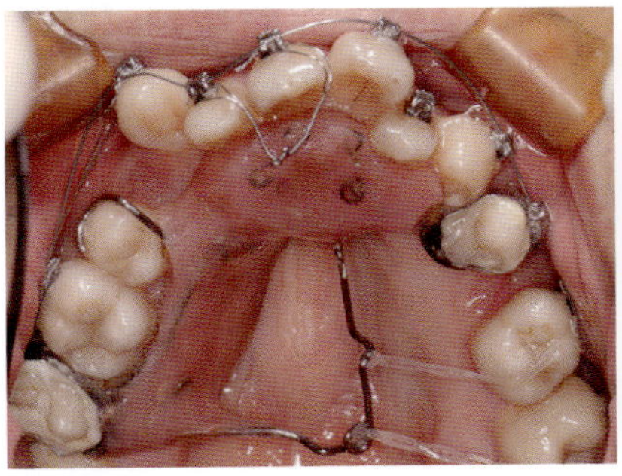
图31-10

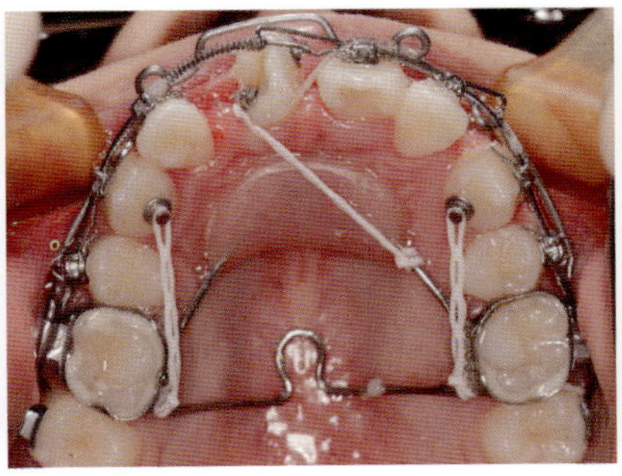
图31-11

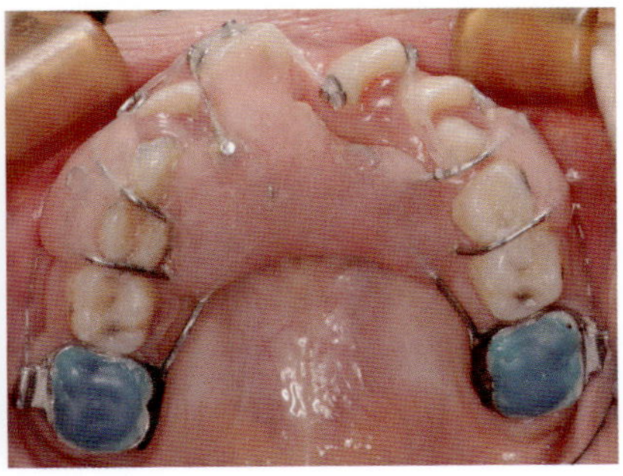
图31-12

案例-3

该患者下颌尖牙伸长，配置尖牙压低辅弓治疗。先采用“穿针引线”技术将橡皮链固定在压低辅弓U形框的钢丝上，然后向上挂在33、43的托槽上，通过弹力牵引和镍钛丝的共同作用压低伸长的尖牙（图31-13～图31-15）。

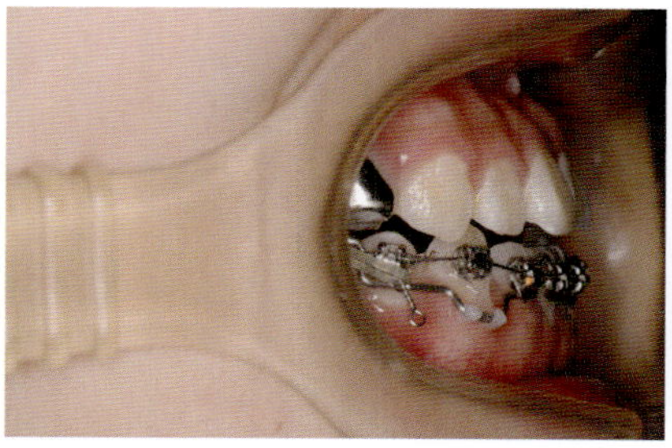
图31-13

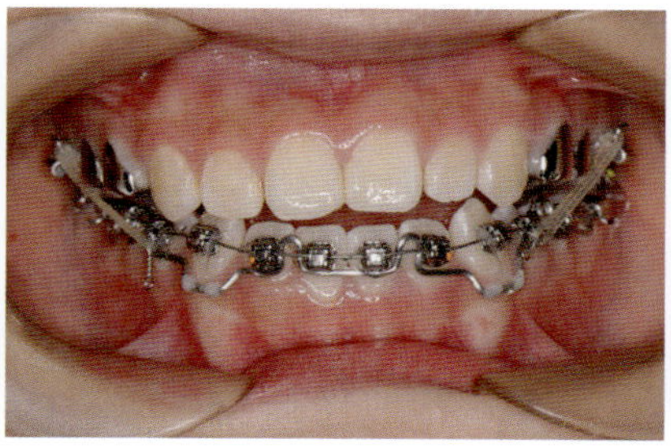
图31-14

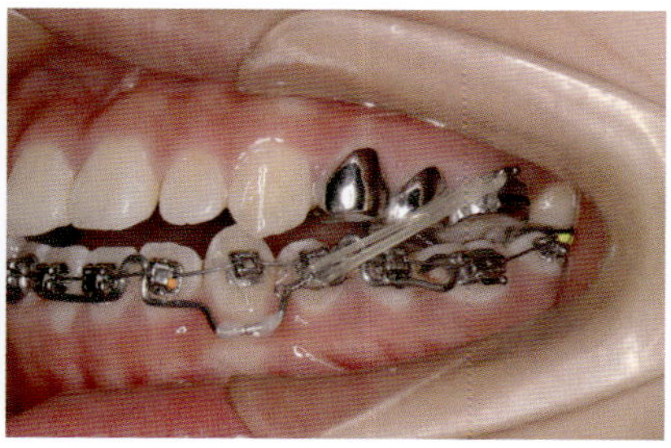
图31-15

第32章

巧用游离牵引钩关闭“黑三角”

案例-1

– 矫治阶段-1

该患者由于矫治后期33冠向近中、根向远中倾斜，与32牙体长轴不平行所致32与33接触的颈部出现“黑三角”问题（图32-1，图32-2）。

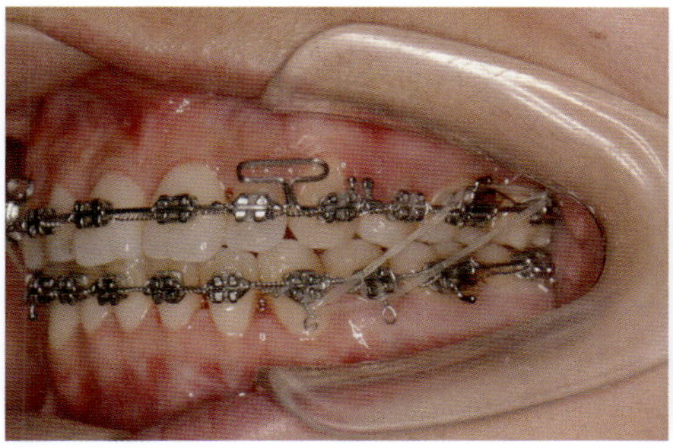
图32-1

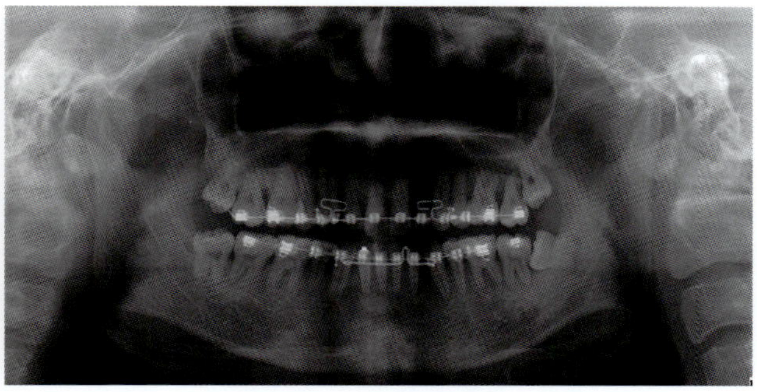
图32-2

– 矫治阶段-2

为解决这一问题，笔者巧妙地运用了正畸主弓丝方丝上的游离钳夹固定式牵引钩，将其用流体树脂粘接在31与33的托槽龈方靠近龈缘处，牵引钩方向应与牙体长轴方向一致。其中32-47使用0.25mm结扎丝连续紧密“8”字结扎，增加31支抗值，防止牵引力所引起31牙轴的倾斜。31-33牵引钩处通过挂短距弹力橡皮链牵引的方式使33牙根向近中移动，使其达到关闭“黑三角”的目的（图32-3，图32-4）。

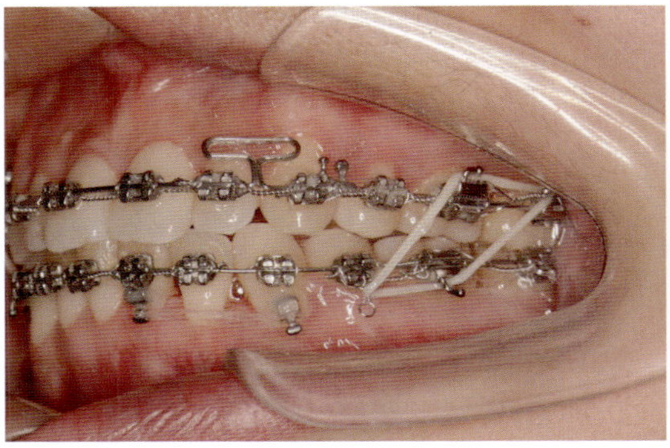
图32-3

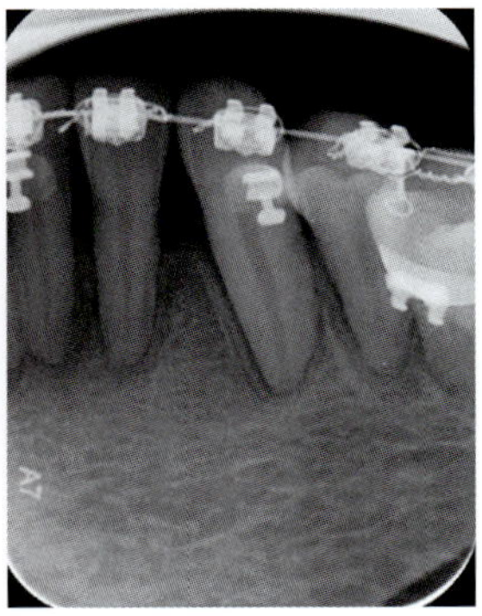
图32-4

- 矫治阶段-3

在这一过程中，因游离牵引钩粘接的部位接近牙齿的阻抗中心，通过弹力牵引从而获得良好的控根移动。该装置小巧、粘接方便，是一种实用的正畸临床小技巧；1个月后复诊图片如图32-5和图32-6所示。

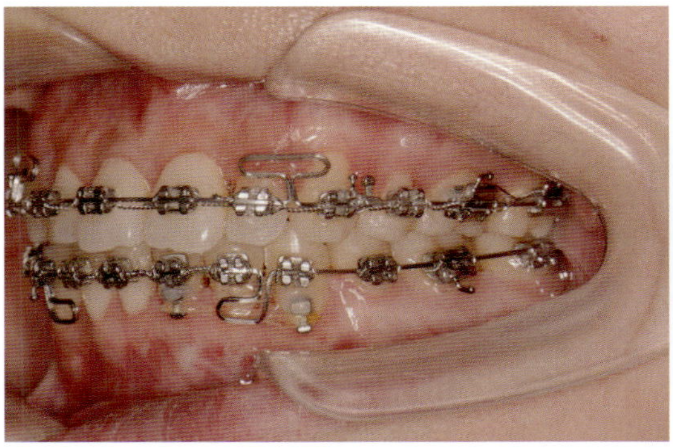
图32-5

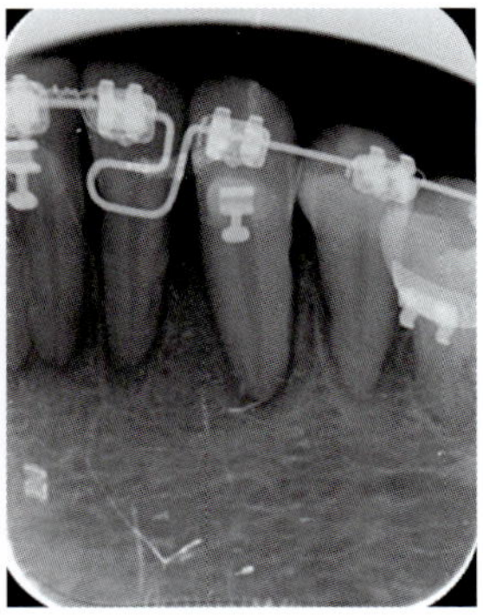
图32-6

案例-2

患者女性，就诊年龄42岁，下颌先天缺失2颗下前牙，导致牙根部位的牙龈退缩，牙根暴露，形成“黑三角”，影响前牙美观（图32-7～图32-9）。我们在排齐、整平的同时在下颌33-43、31牙颈部粘接舌侧扣，巧用橡皮链关闭“黑三角”（图32-10～图32-15），如此简单易行的操作技巧，却能在临床中解决了很多类似困惑的问题，真是正畸临床中最巧妙、最实用技巧之一。

- 矫治阶段-1（2022年11月27日）

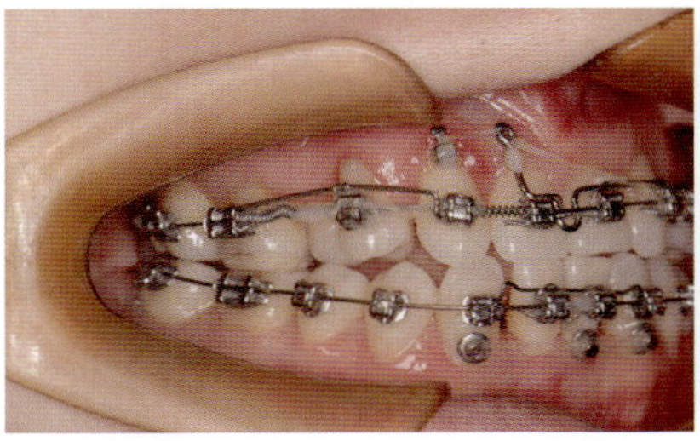
图32-7

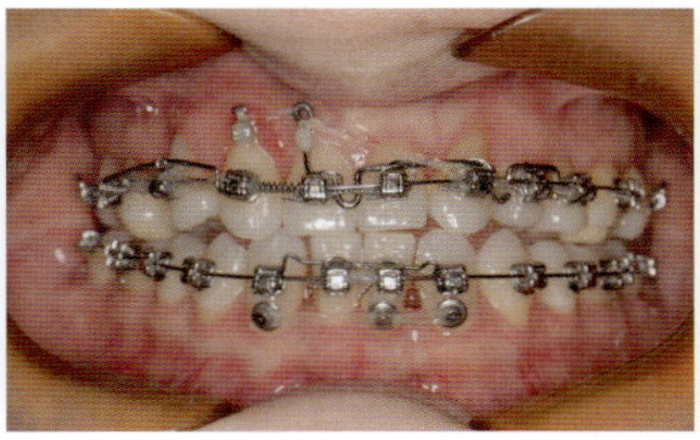
图32-8

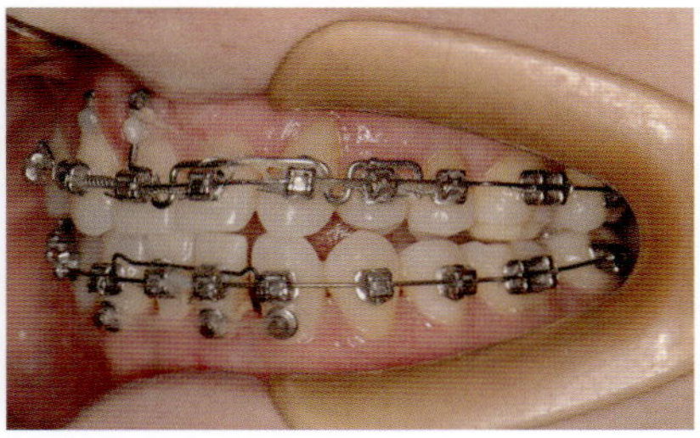
图32-9

- 矫治阶段-2（2023年4月13日）

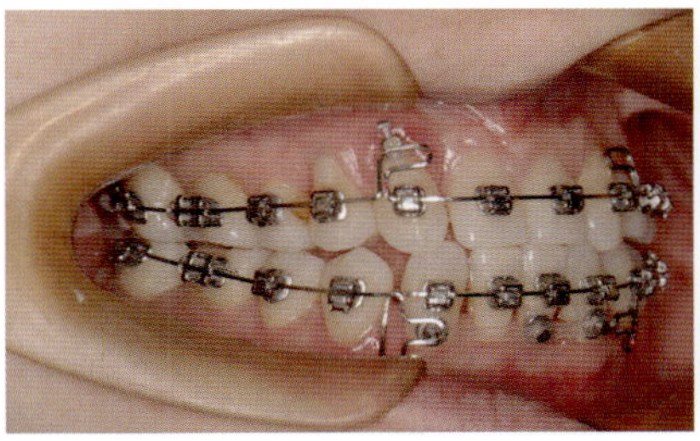
图32-10

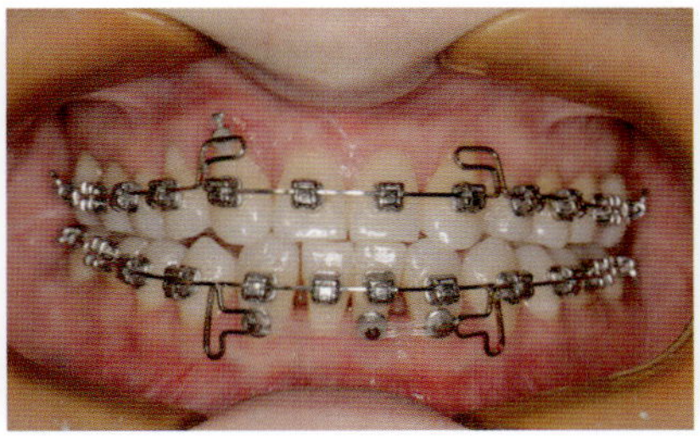
图32-11

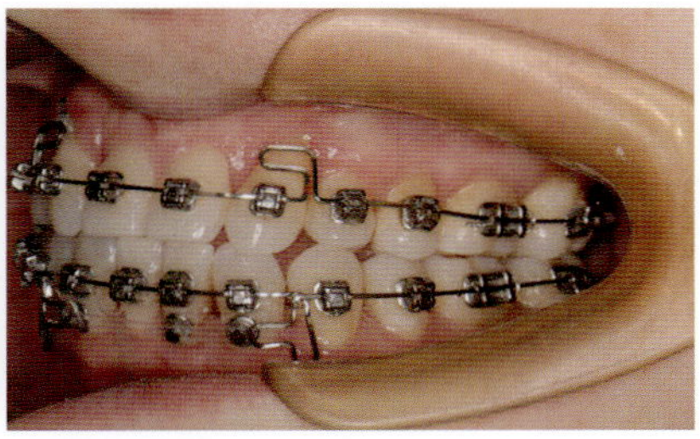
图32-12

- 矫治阶段-3（2023年11月10日）

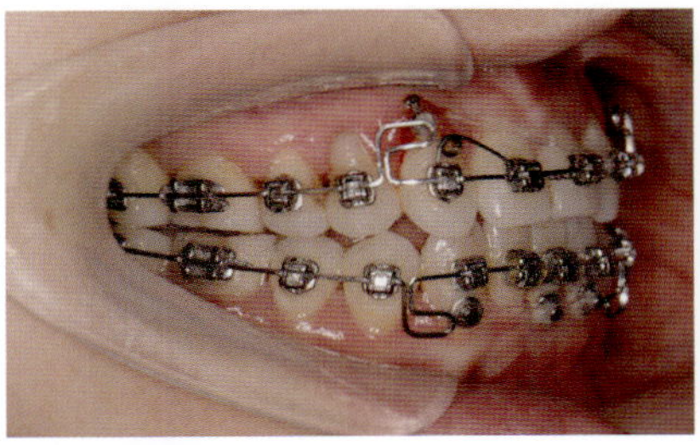
图32-13

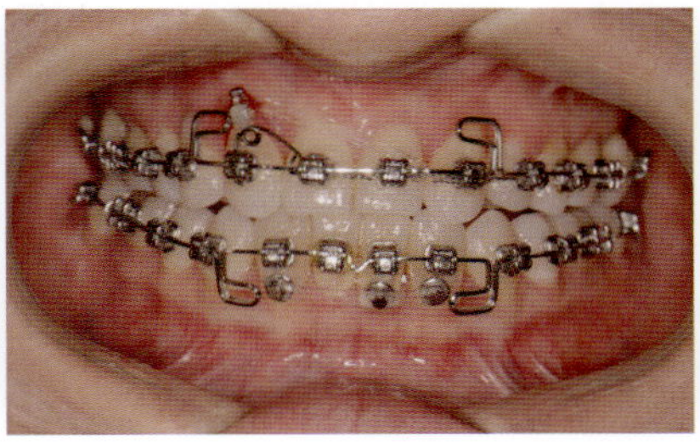
图32-14

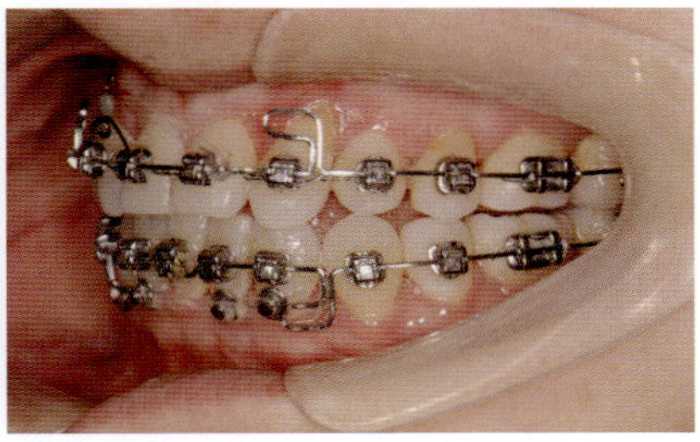
图32-15

- 矫治阶段-4（2023年12月12日）

经上述方法处置：该患者下颌切牙“黑三角”关闭，获得良好矫治效果（图32-16～图32-18）。

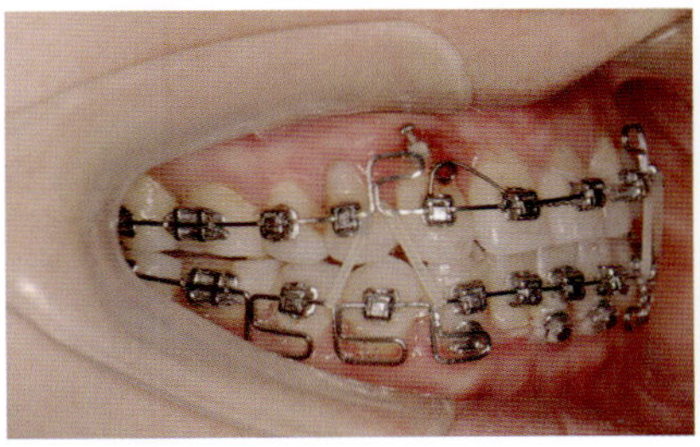
图32-16

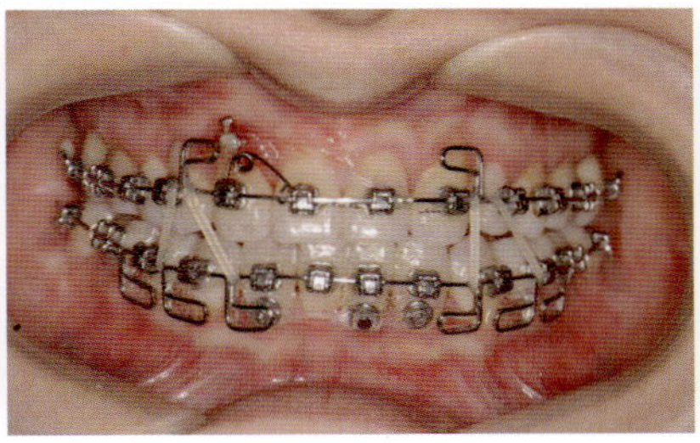
图32-17

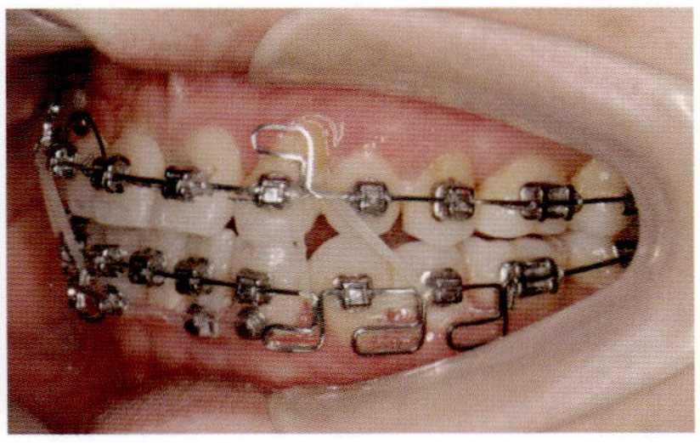
图32-18

第33章

双环锁扣结扎技术在排齐磨牙中的妙用

对于矫治后期、后牙段牙列托槽和磨牙颊面管意外脱落导致托槽槽沟高低不平、不在一条直线上，这时使用稳定弓丝不能纳入托槽槽沟，如果强行纳入会导致脱片。如果使用镍钛丝从细到粗顺序排齐牙列，则需耗费许多时间与精力。

采用双环锁扣结扎技术则是解决这一问题的好办法，即使用0.25mm结扎丝对折套住正畸弓丝从颊面管穿过来，形成一个环锁住弓丝，穿过颊面管的结扎套住另一端弓丝打结固位，形成另一个环后，可将主弓丝牢牢扣住，故称之为双环锁扣结扎技术。通过这种技术处理，紧贴颊面管的弓丝与前后两端的托槽槽沟、磨牙颊面管几乎在一个水平线上，缓慢柔和释放矫治力，经过1～2个月处理基本整平后，正畸主弓丝可纳入托槽槽沟、颊面管。进入常态化正畸治疗。牙模演示上颌牙弓第一磨牙双环锁扣结扎技术（图33–1～图33–12）。

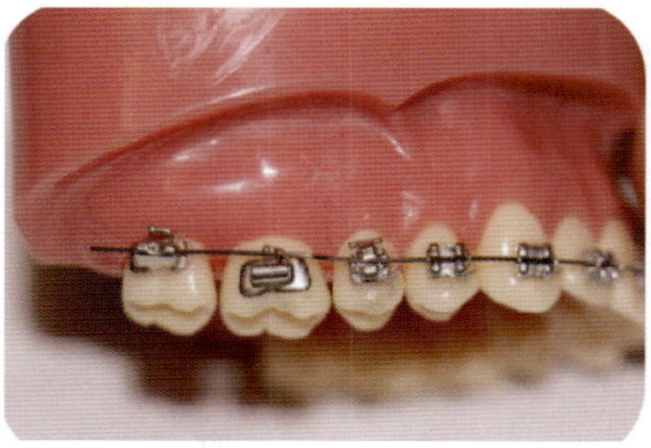
图33–1

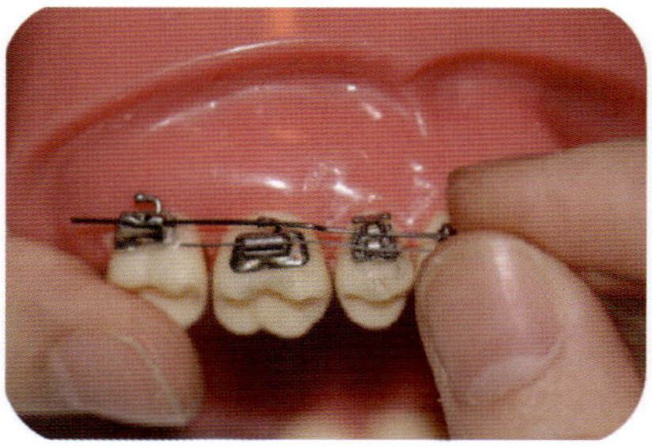
图33–2

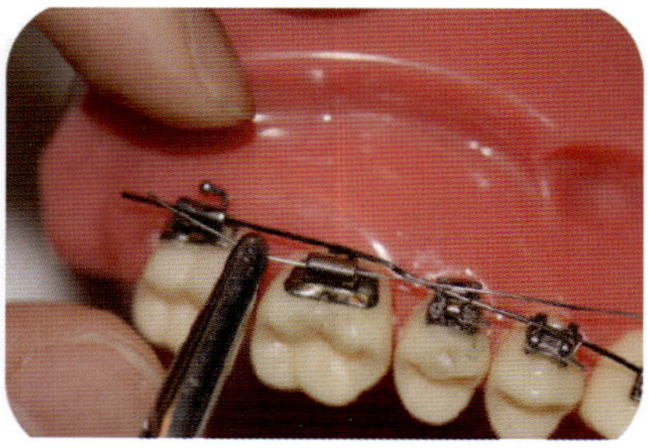
图33–3

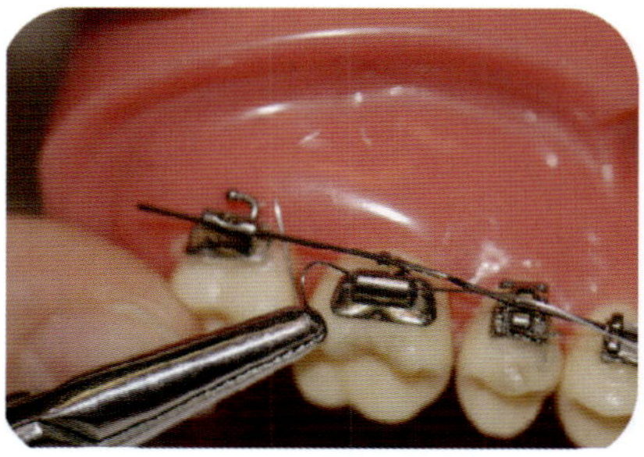
图33–4

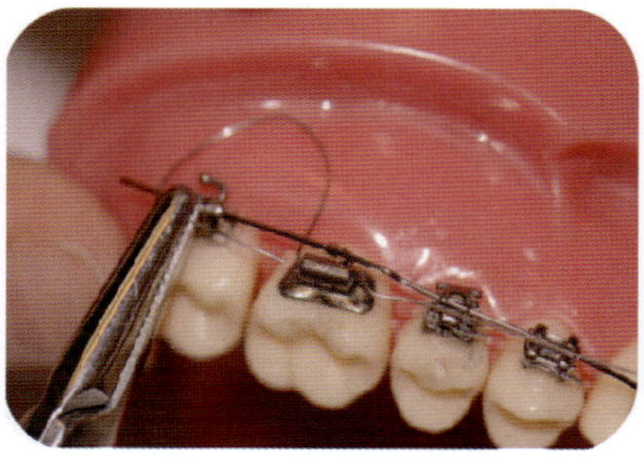
图33–5

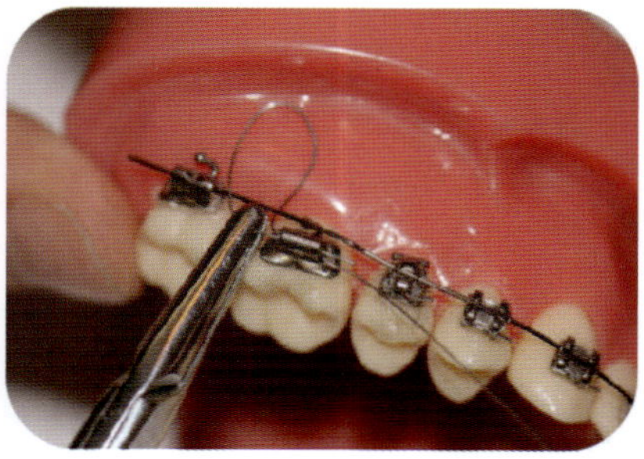
图33–6

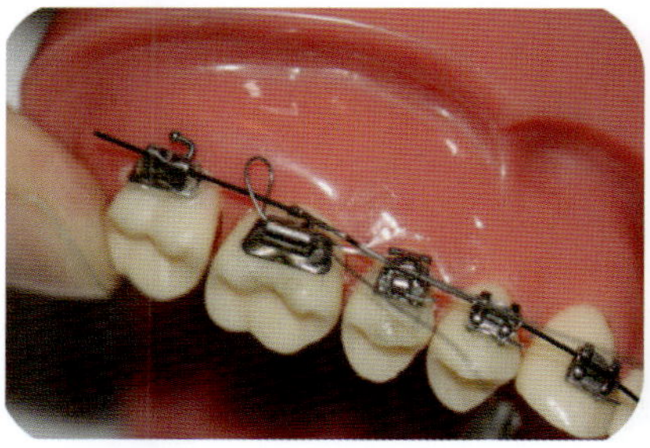
图33-7

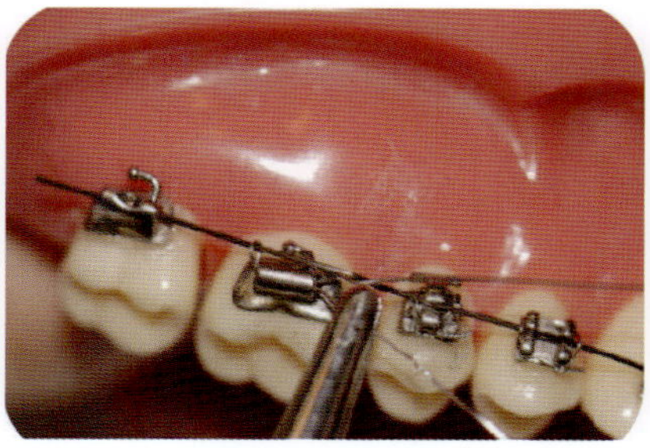
图33-8

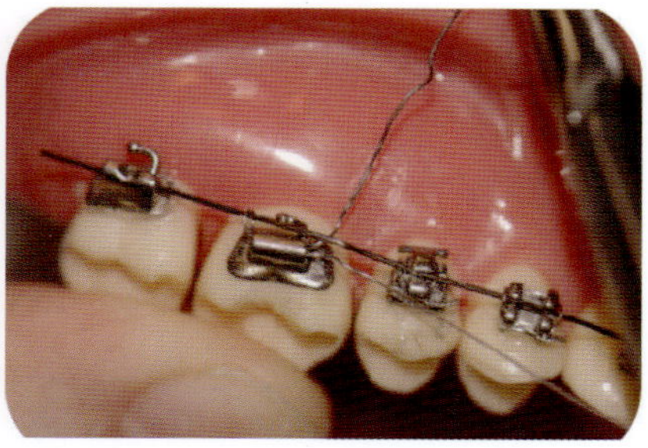
图33-9

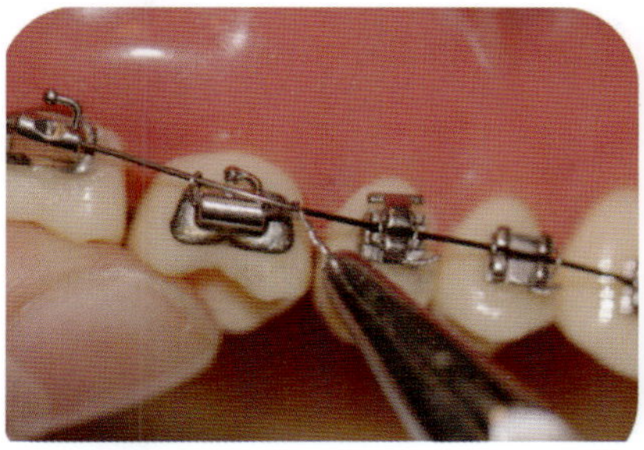
图33-10

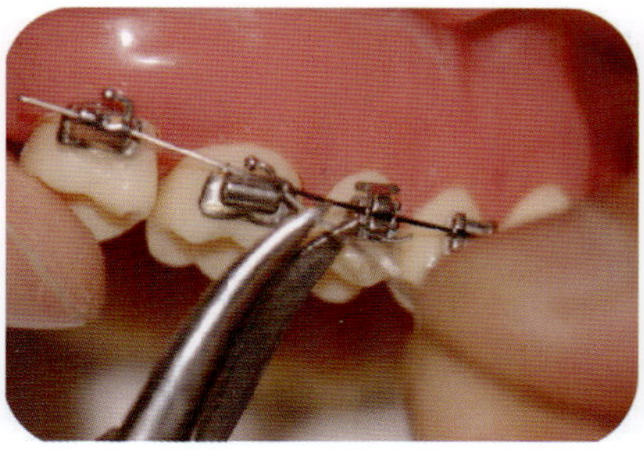
图33-11

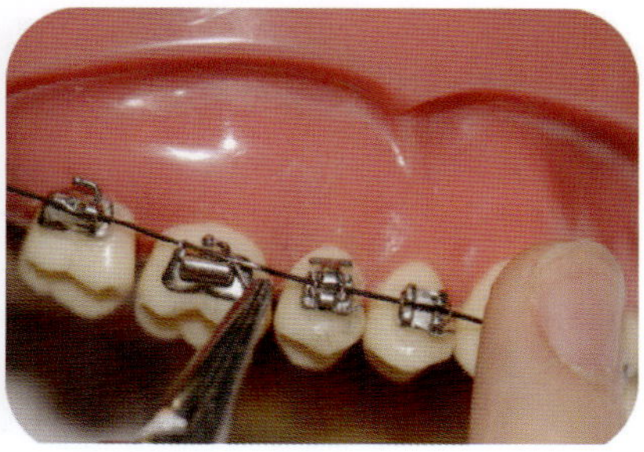
图33-12

矫治体会：应用双环锁扣结扎技术的正畸主弓丝不能使用较粗的不锈钢丝或不锈钢方丝。要使用弹性大、柔韧性强的镍钛弓丝或相对较细的澳丝。

笔者临床上正畸主弓丝通常使用0.016英寸的澳丝或0.018英寸镍钛圆丝。

近年来，在下颌磨牙近中平移技术（非常规设计减数磨牙）的案例中，采用双拐轨道的连接中也普遍采用双环锁扣结扎技术固定。

案例-1

对该患者下颌应用双拐轨道支架，于第一磨牙颊面管处采用双环锁扣结扎技术固定（图33-13～图33-15）。

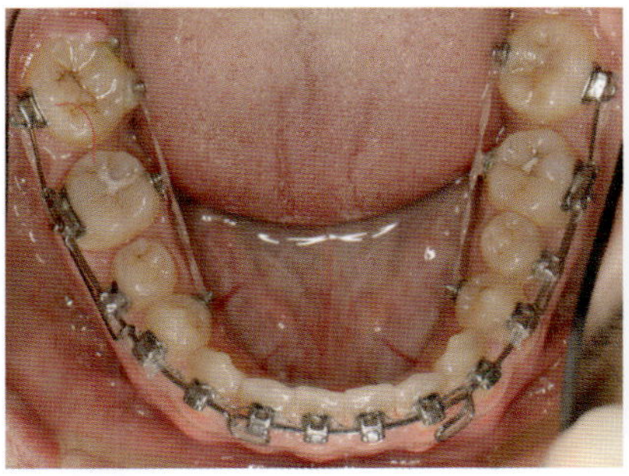
图33-13

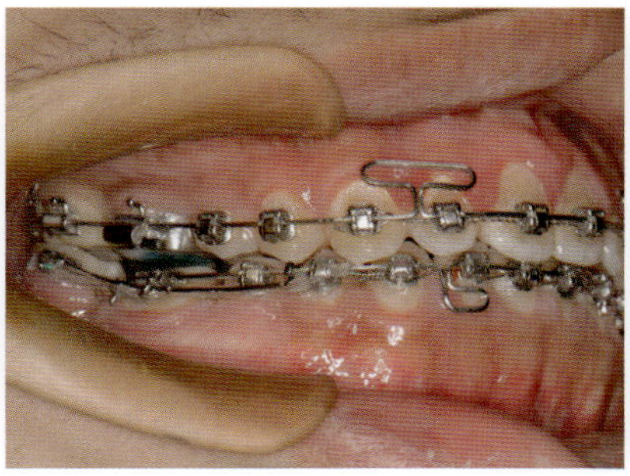
图33-14

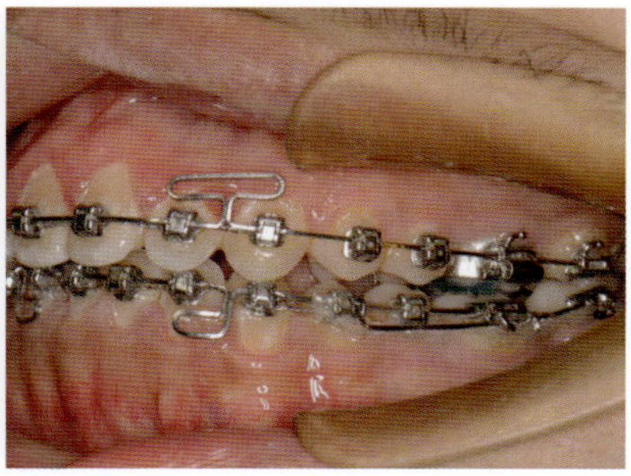
图33-15

案例-2

该患者上颌伸长第一磨牙颊面管处采用双环锁扣结扎技术处置（图33-16～图33-18）。

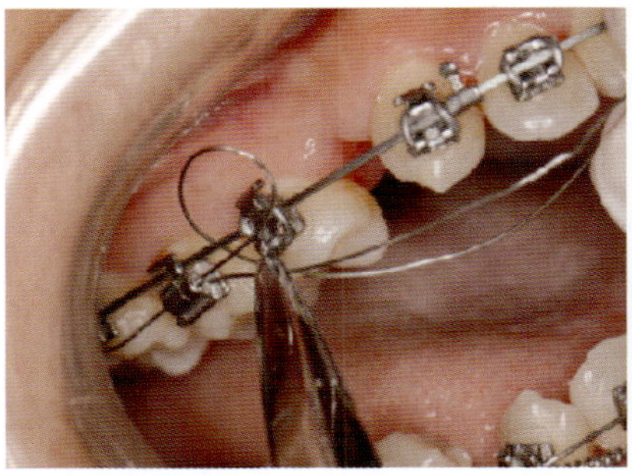

图33-16

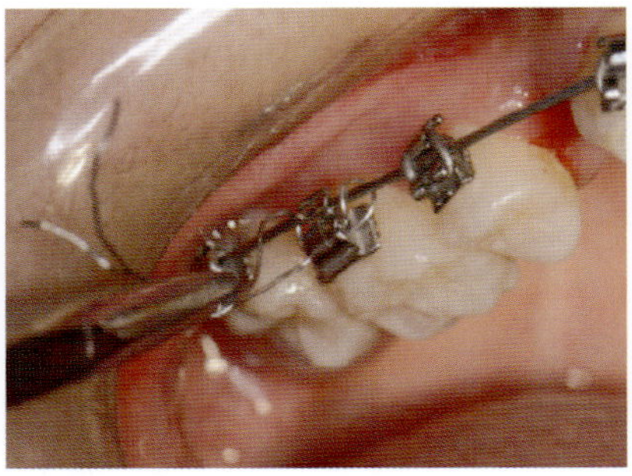

图33-17

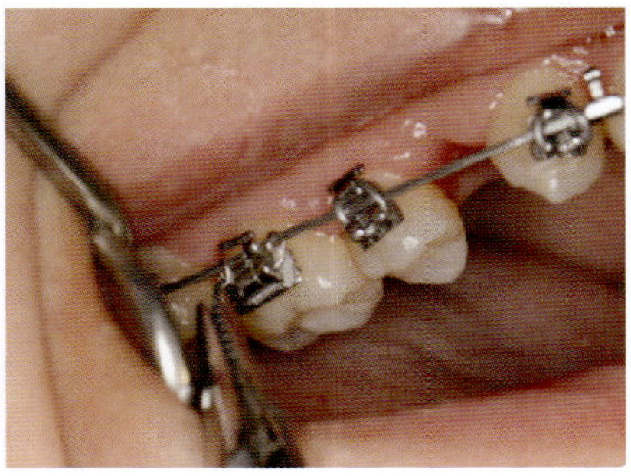

图33-18

第34章

“琵琶”缩弓器矫治正锁船

正畸扩弓器临床上可有多种装置，既有固定式扩弓矫治器，也有活动式扩弓矫治器。但缩弓矫治器却很难见到。有人反向思维把螺旋扩弓器的螺旋预先打开，配置上基牙固位带环或塑胶基托板等附件组装成缩弓器。反向操作拧紧螺旋、缩小牙弓的宽度。

笔者自2021年5月以来，在临床上自己动手制作了一个类似琵琶状的固定装置，用于矫治上颌牙弓过宽（缩窄牙弓宽度）导致的正锁船，我们把它叫作“琵琶”缩弓器；下颌牙弓狭窄采用改良四眼扩弓簧治疗，获得良好的矫治效果。下面通过1个案例介绍它的结构特点及缩弓应用要点。

患者女性，就诊年龄22岁。她的上颌两侧第一磨牙、第二磨牙颊倾错位，下颌两侧第一磨牙、第二磨牙舌倾错位，船面没有咬合接触，构成正锁船畸形。

- 初诊（2021年5月15日）

该患者两侧上下颌牙列第一磨牙、第二磨牙正锁船（图34-1～图34-3）。

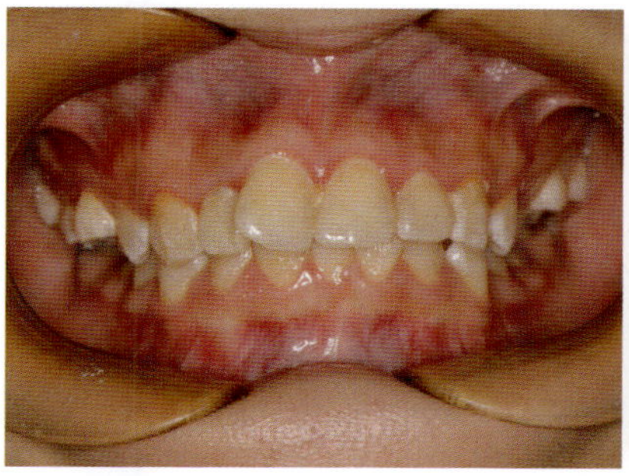
图34-1

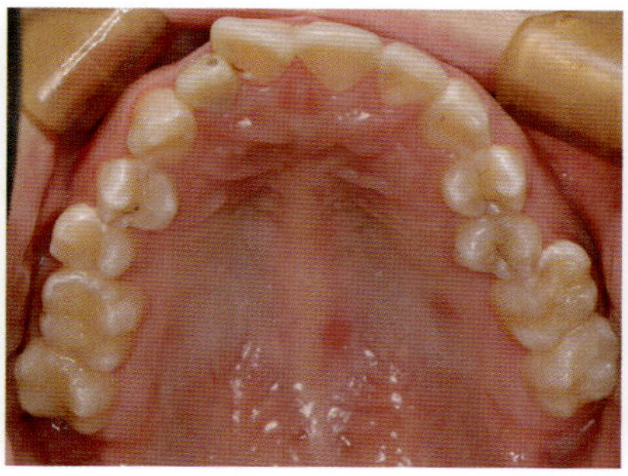
图34-2

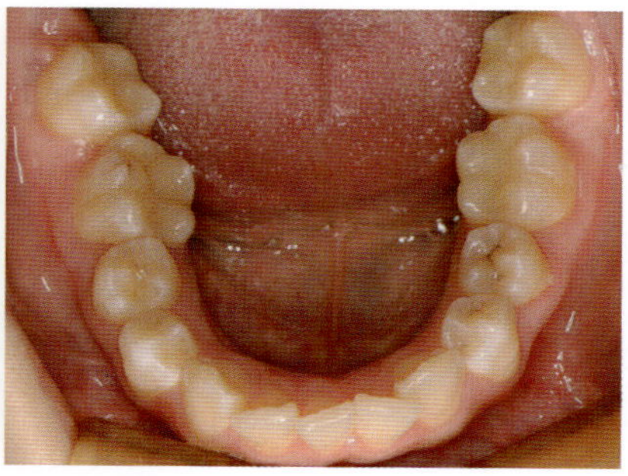
图34-3

- 矫治阶段-1（2021年7月5日）

上颌牙弓装配了“琵琶”缩弓器，采用拉簧及橡皮链缩小牙弓（图34-4，图34-5），下颌牙弓装配了改良四眼扩弓簧（图34-6）。

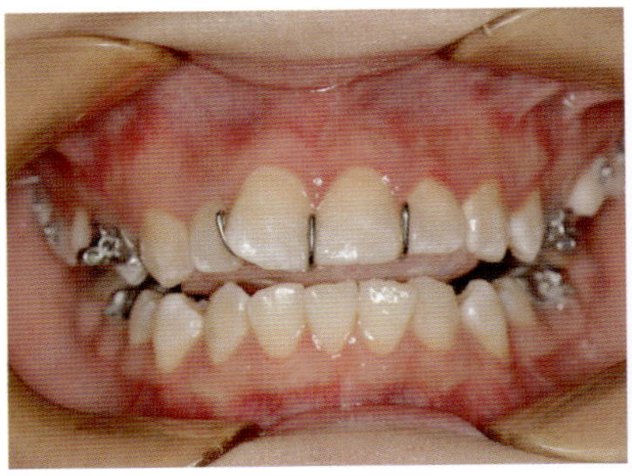

图34-4

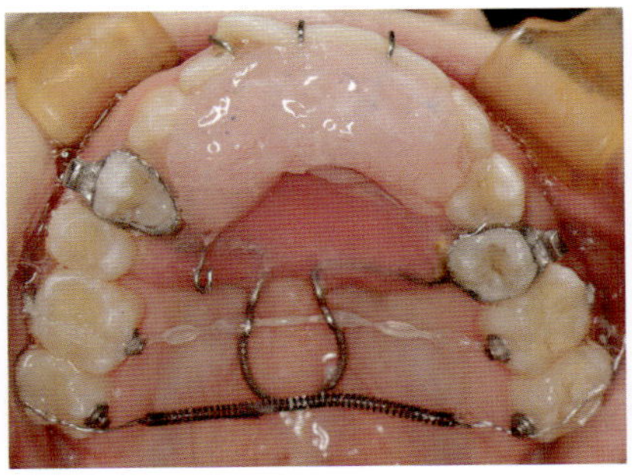

图34-5

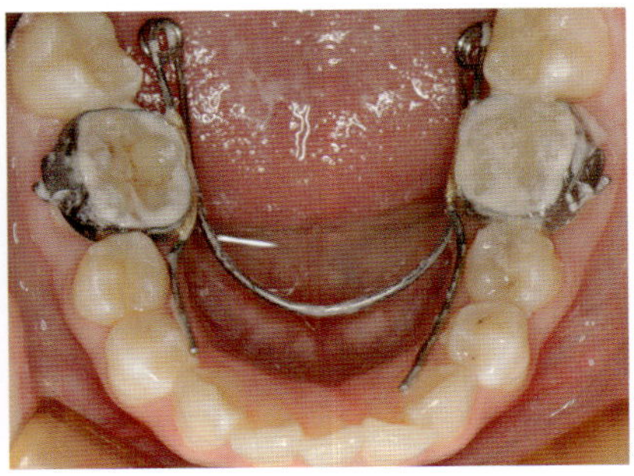

图34-6

– 矫治阶段-2（2021年8月4日）

经上颌缩弓、下颌扩弓处理，上下颌后牙的牙弓宽度达到协调，解除了后牙段的锁𬌗状况，上下颌第一磨牙、第二磨牙𬌗面能够建立咬合接触（图34-7～图34-9）。

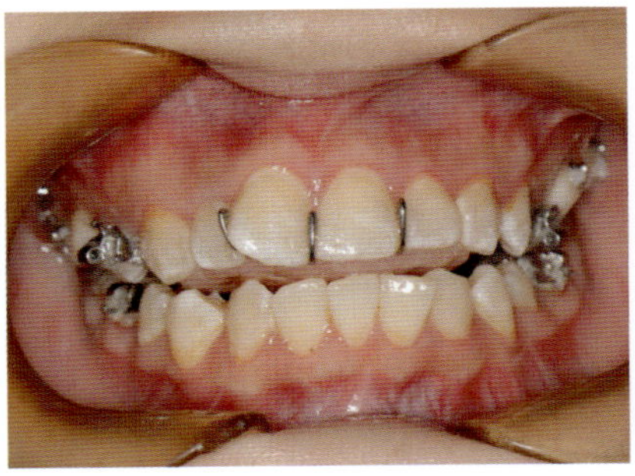

图34-7

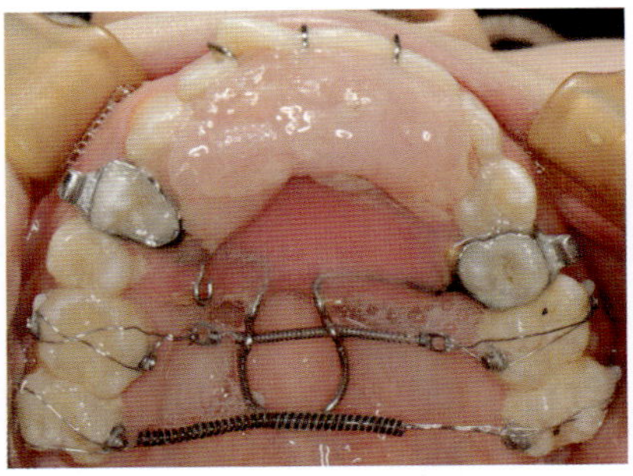

图34-8

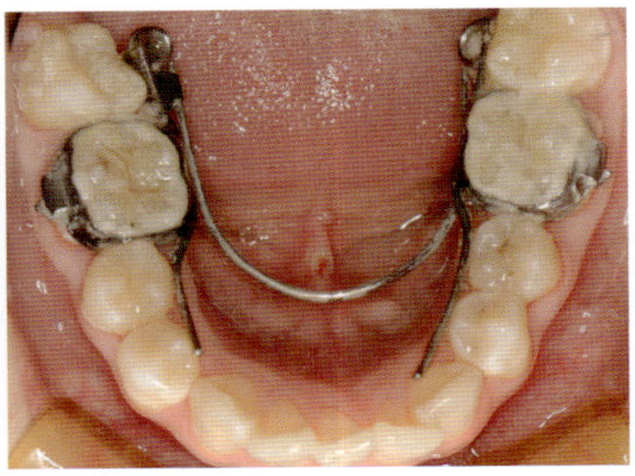

图34-9

– 矫治阶段-3（2021年10月5日）

上颌牙弓左右两侧第一磨牙、第二磨牙之间采用0.25mm结扎丝双股丝拴系固位，维持矫治效果，下颌四眼扩弓簧维持其状况（图34-10～图34-12）。

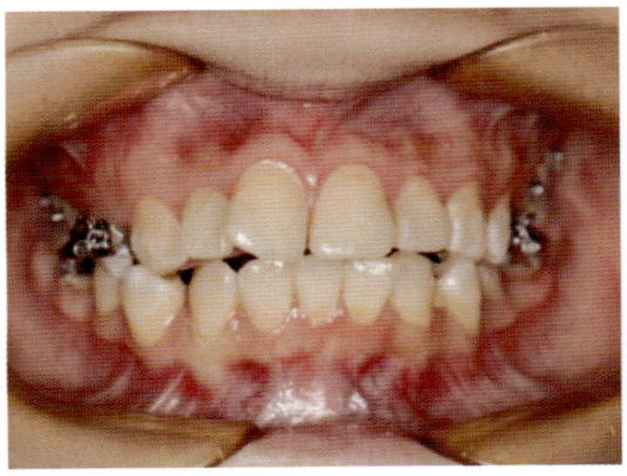

图34-10

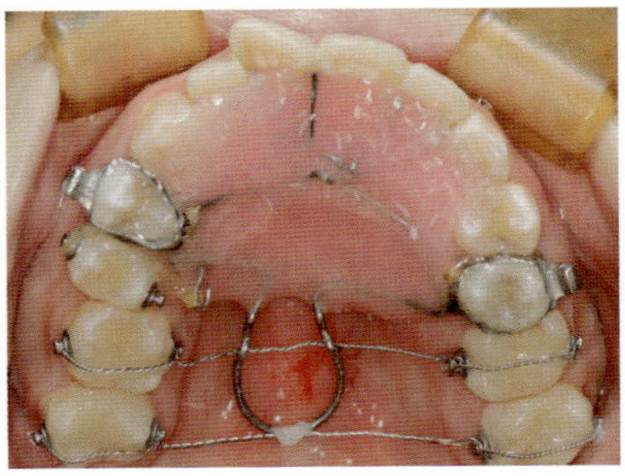

图34-11

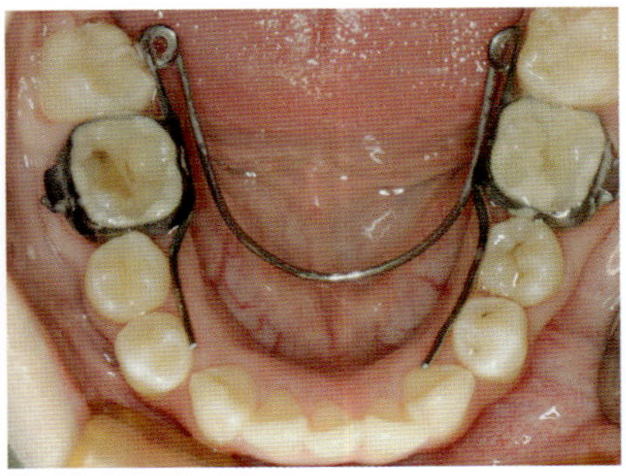

图34-12

– 矫治阶段-4（2021年10月24日）

达到预期矫治目标，拆除了患者上颌“琵琶”缩弓器，准备进入二期固定矫治阶段（图34-13～图34-15）。

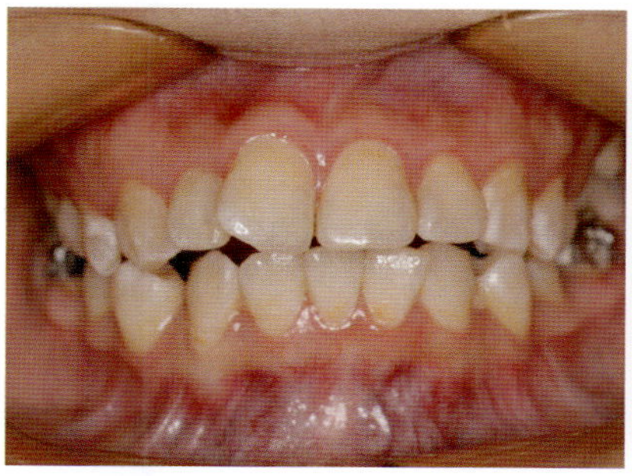
图34-13

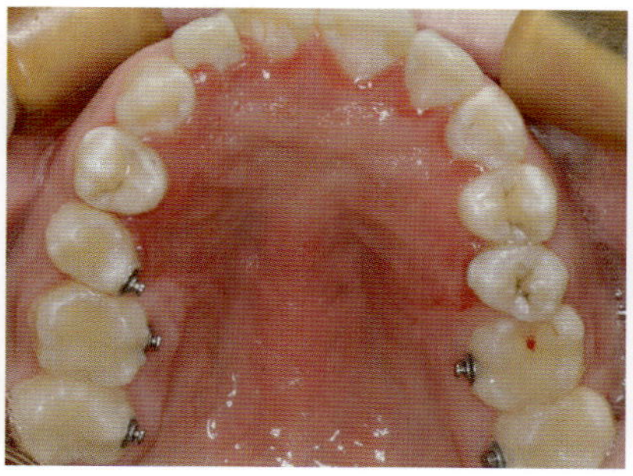
图34-14

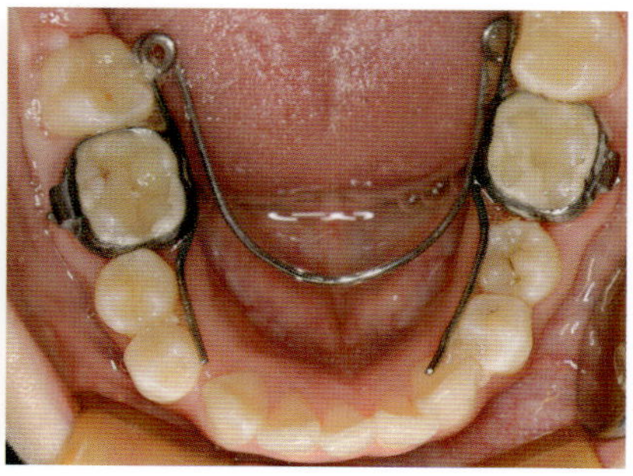
图34-15

“琵琶”缩弓器实物如图34-16～图34-18所示。

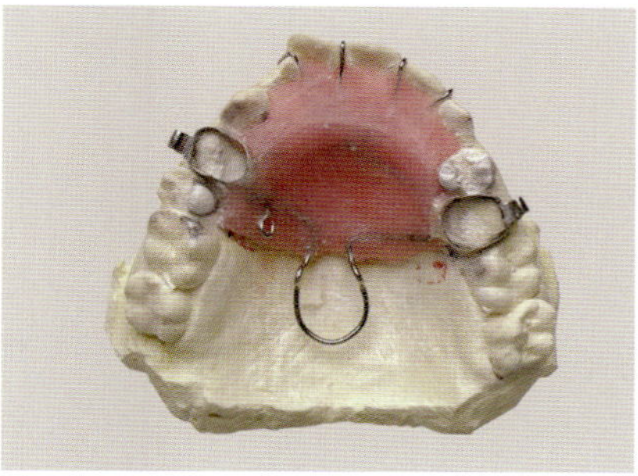
图34-16

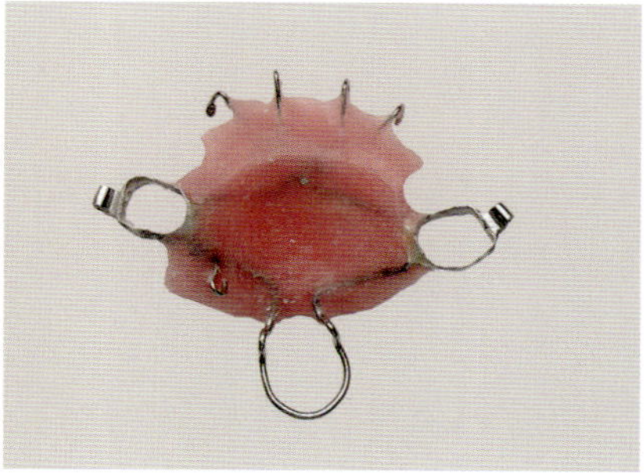
图34-17

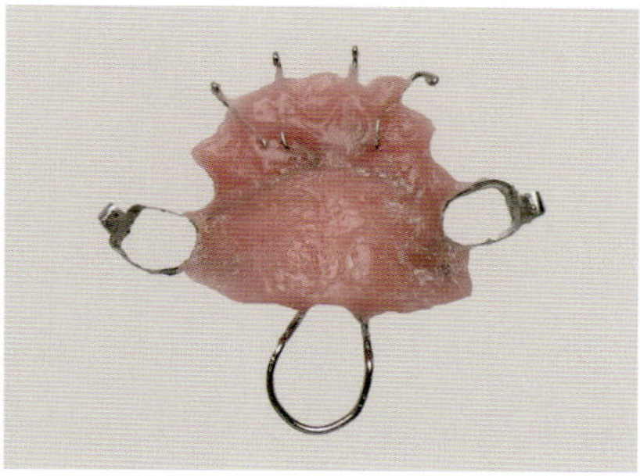
图34-18

第35章

MSE骨性扩弓器的改良固位及临床应用

一、MSE支撑架与固位基牙舌面管塑料基托连接

MSE骨性扩弓器的固位基牙是第一磨牙，通常采用铸造工艺制作固位带环，临床上采月玻璃离子水门汀粘接铸造带环固位。

铸造工艺制作MSE骨性扩弓器，需口扫患者的上下颌牙列或取模送专业加工厂制作，制作往返周期较长，也有的正畸医生选择合适磨牙带环，自己动手焊接制作。

笔者自2024年7月以来，在临床上对于只需要上颌两侧第一磨牙作为基牙的MSE扩弓器的固位模式进行了改进，采用粘接式磨牙颊面管替代铸造磨牙带环制作工艺，获得良好临床应用效果。整理其改良制作工艺介绍如下。

– 制作工艺步骤一

将磨牙颊面管置放牙模第一磨牙牙冠腭侧牙面，使网底与牙冠舌面吻合。将一根30mm，0.025英寸×0.019英寸不锈钢方丝一端弯折90° 插入颊面管并紧抵管口，另一端方丝靠近颊面管朝龈方弯折90° ，形成门框支架（图35–1–1～图35–1–3）。

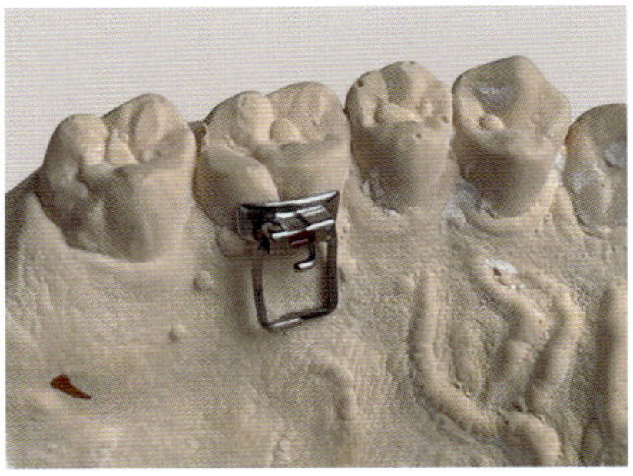

图35–1–1

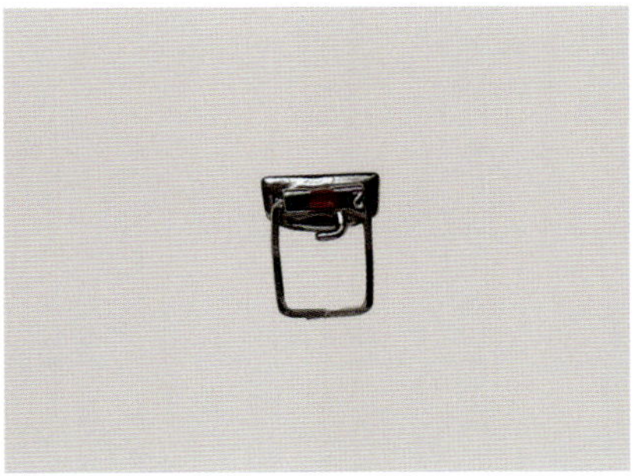

图35–1–2

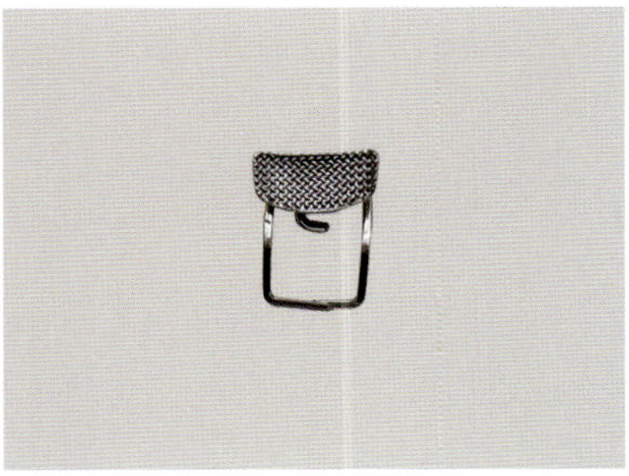

图35–1–3

– 制作工艺步骤二

用黑色记号笔沿着上颌石膏牙模腭中缝从上至下画线。注意尤其是上颌两侧第一磨牙之间的腭中缝标记线要清晰准确，线条画在腭中缝正中间。将成品MSE螺旋器置放在上颌牙模两侧的第一磨牙连线正中央；螺旋器的4个种植钉孔分别位于腭中缝标记线的两侧，每侧2个孔，注意孔的位置距离标记

线2～3mm，用技工钳调整螺旋器，使其底座与腭黏膜组织面的距离小于1mm，靠近螺旋器的4根支撑架远离腭黏膜3～4mm，弯制时这点不要忽视，它可以有效避免随着骨性扩弓力度的加大，矫治进程中支撑架压迫腭黏膜软组织。

支撑架游离端靠近上颌第一磨牙牙冠舌面颈缘处画线做标记，距标记线游离端约5mm处用粗丝斜口钳截断，然后用技工钳弯折成门形框，该框架顶端应置于第一磨牙的颈缘处，其上方预留颊面管的位置，颊面管的方丝支架置放在支撑架两端的框架内。颊面管于磨牙舌面贴合后滴蜡固定（图35-1-4～图35-1-6）。

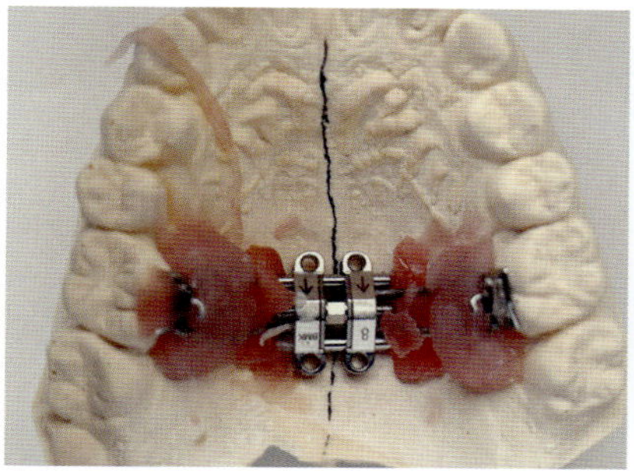
图35-1-4

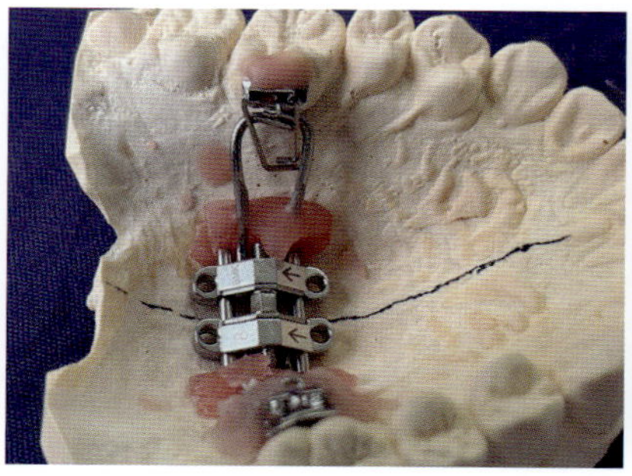
图35-1-5

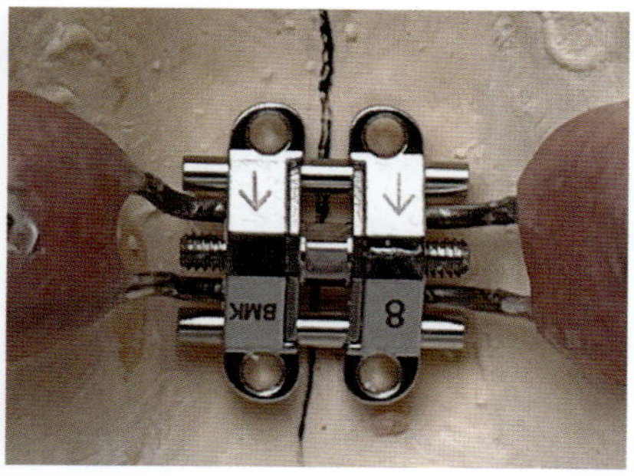

图35-1-6

- 制作工艺步骤三

在石膏牙模上颌两侧第一磨牙颈缘至腭中缝1/2段涂布分离剂，范围超过前后邻牙1/3的面积，然后调配自凝塑料，在流体期用少许自凝塑料固定颊面管框型支架及支撑架游离端，再用面团初期塑料覆盖包埋金属支架。等待自凝塑料硬固后，修整其边缘，打磨抛光（图35-1-7～图35-1-9）。

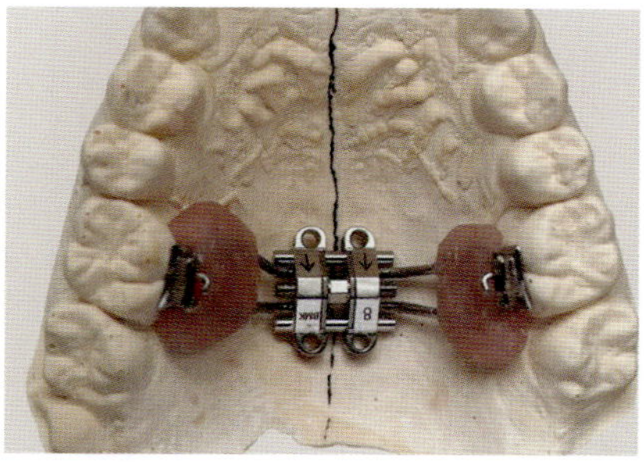
图35-1-7

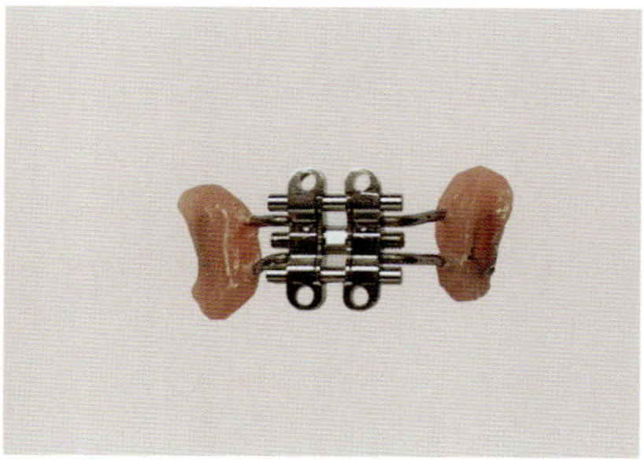
图35-1-8

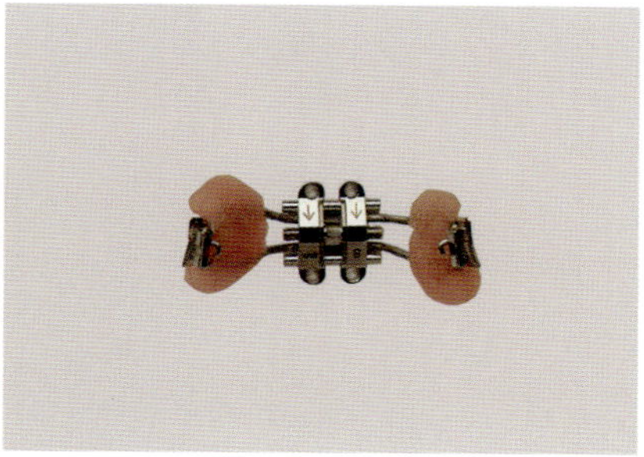
图35-1-9

案例-1

- 装配MSE扩弓矫治器（2024年7月25日）

患者装配改良MSE骨性扩弓器，拍摄𬌗像照片及X线头颅正位片（图35-1-10～图35-1-12）。

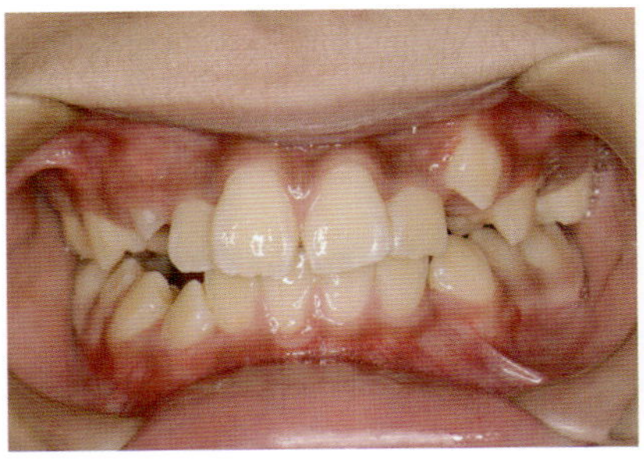
图35-1-10

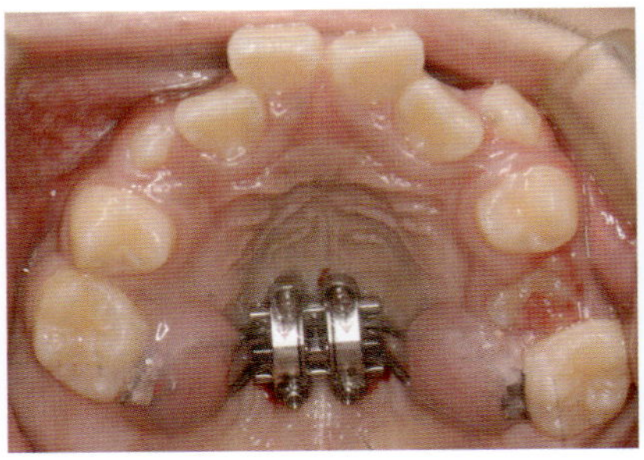
图35-1-11

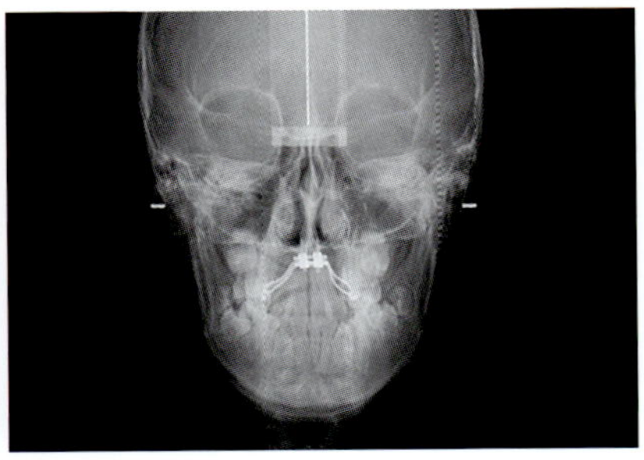
图35-1-12

– 矫治阶段（2024年8月16日）

MSE扩展腭中缝获得7mm间隙，达到预期矫治目标，拍摄殆像照片及X线头颅正位片（图35-1-13～图35-1-15）。

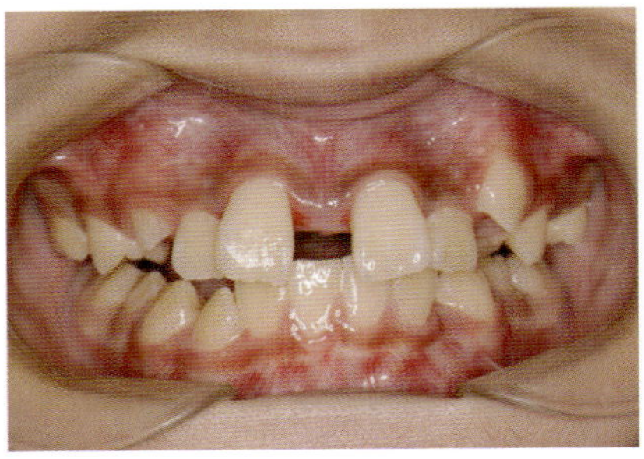
图35-1-13

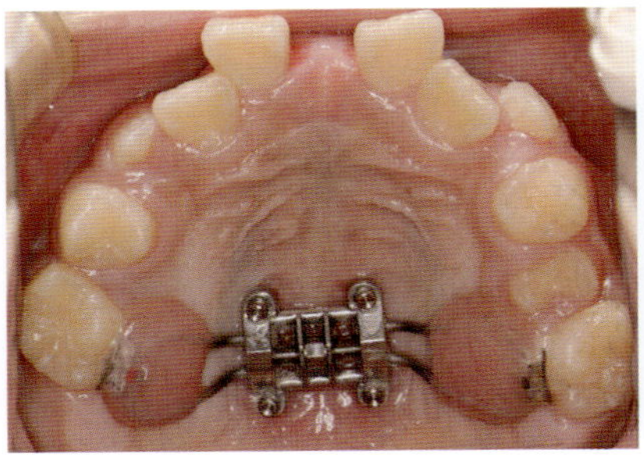
图35-1-14

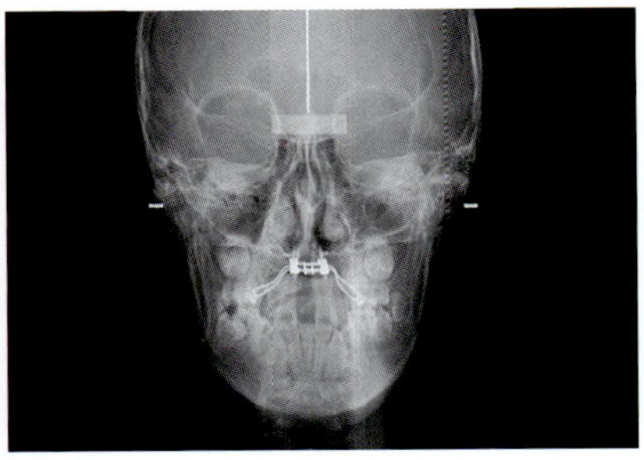
图35-1-15

案例-2

– 装配改良MSE扩弓矫治器（2024年10月6日）

患者装配改良MSE骨性扩弓矫治器，拍摄殆像照片及X线头颅正位片（图35-1-16～图35-1-18）。

备注：上颌第一前磨牙，即14、24舌面采用唇侧附有粘接式网底托槽，其制作工艺与第一磨牙舌面采用磨牙网底颊面管相同（图35-1-17）。

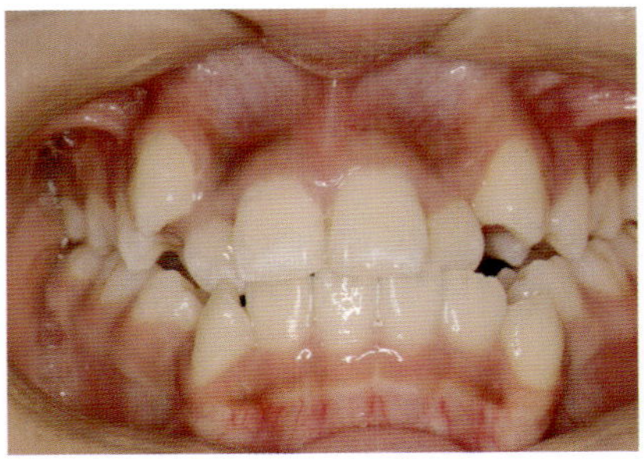
图35-1-16

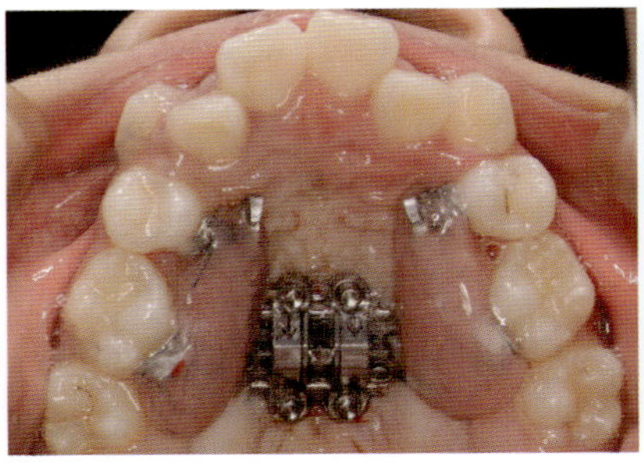
图35-1-17

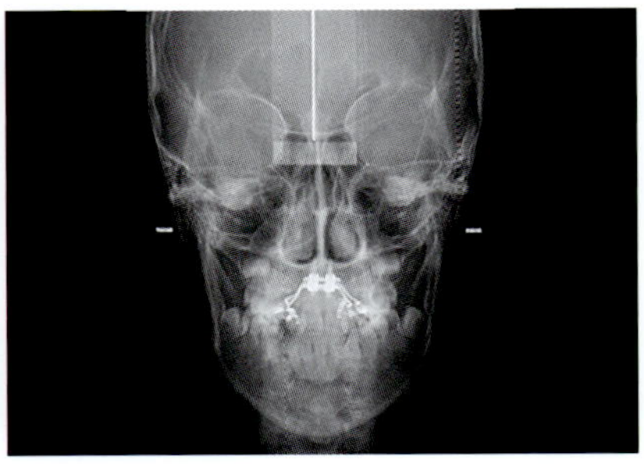
图35-1-18

– 矫治阶段-1（2024年10月20日）

改良MSE骨性扩弓矫治器扩开腭中缝殆像照片及牙模制作实物照片如图35-1-19～图35-1-21所示。

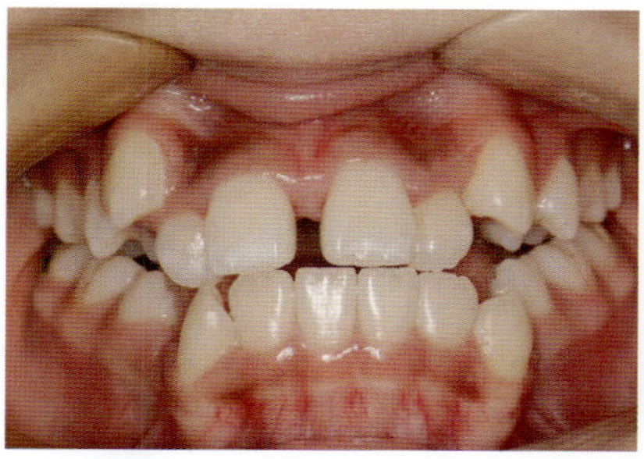
图35-1-19

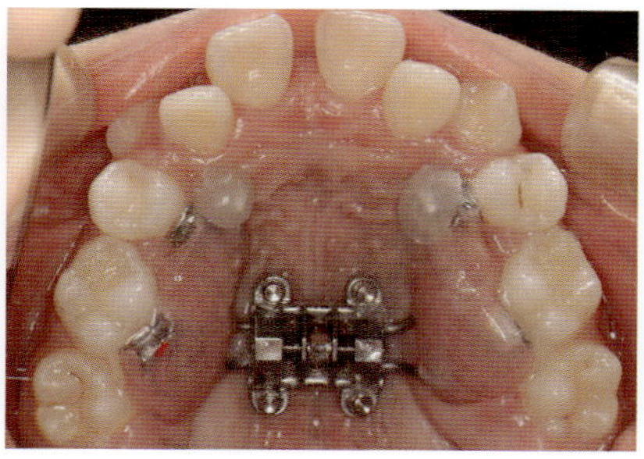
图35-1-20

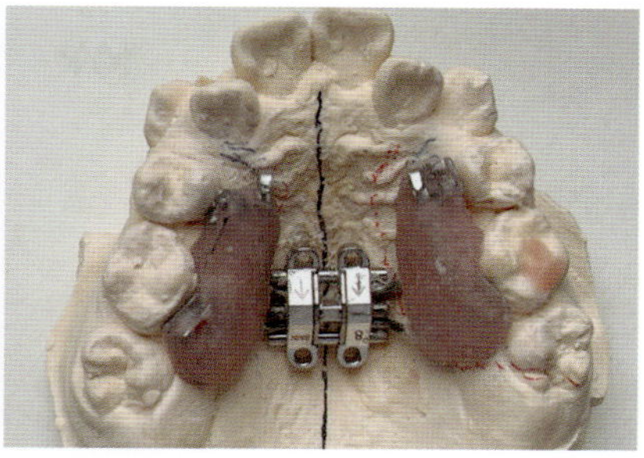
图35-1-21

– 矫治阶段-2（2024年10月27日）

改良MSE骨性扩弓矫治器扩展腭中缝11-21，获得8mm间隙，达到预期矫治目标，拍该患者殆像照片及X线头颅正位片如图35-1-22～图35-1-24所示。

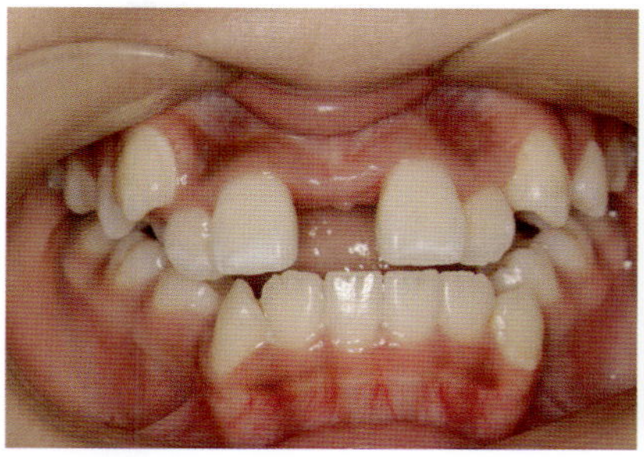
图35-1-22

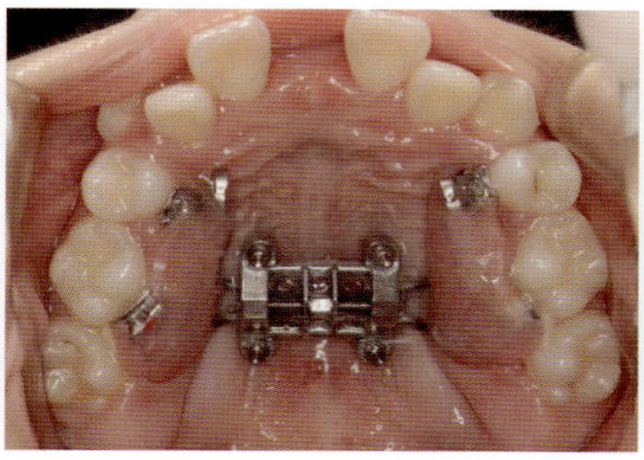
图35-1-23

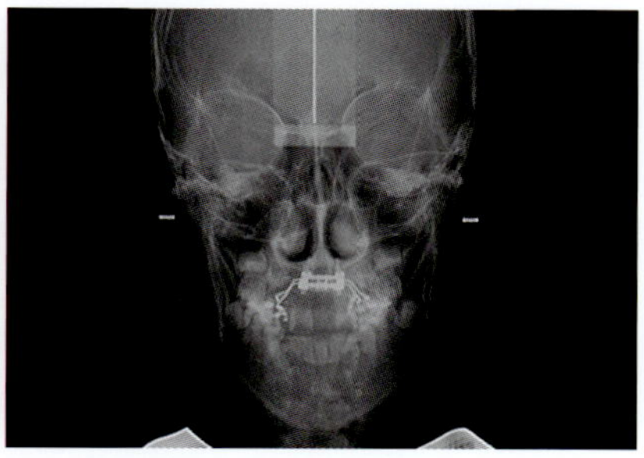
图35-1-24

案例-3

– 装配改良MSE骨性扩弓矫治器（2024年8月29日）

患者装配改良MSE骨性扩弓矫治器，拍摄殆像照片及X线头颅正位片如图35-1-25～图35-1-27所示。

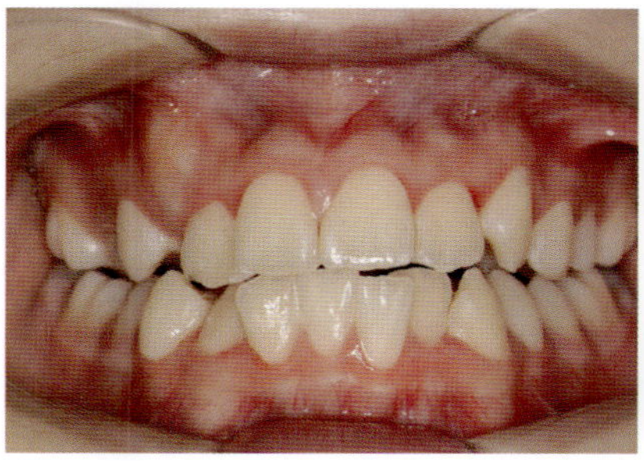
图35-1-25

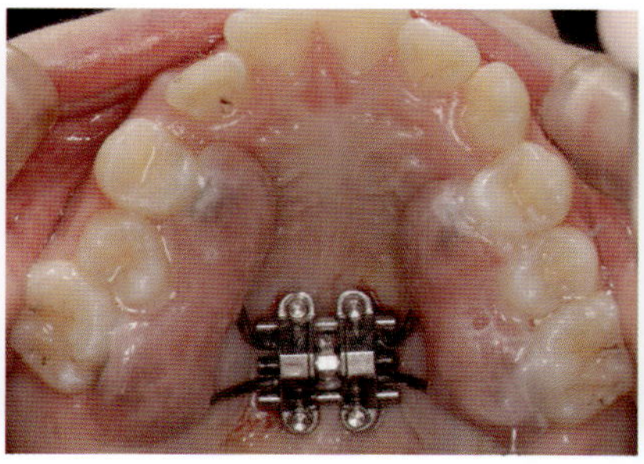
图35-1-26

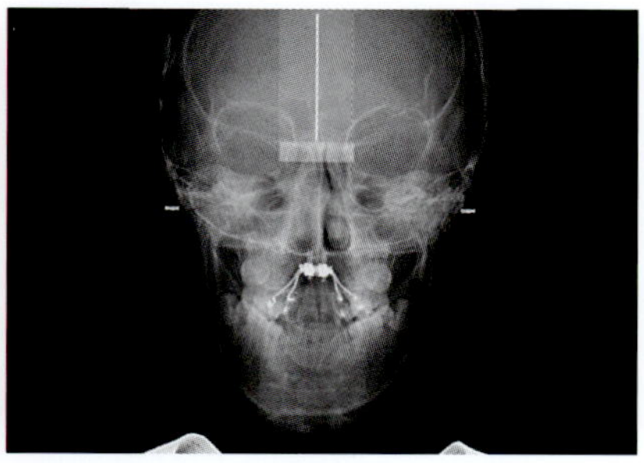
图35-1-27

– 矫治阶段

改良MSE扩展腭中缝，11–21之间获得7mm间隙，达到预期矫治目标，拍摄殆像照片及X线头颅正位片如图35–1–28～图35–1–30所示。

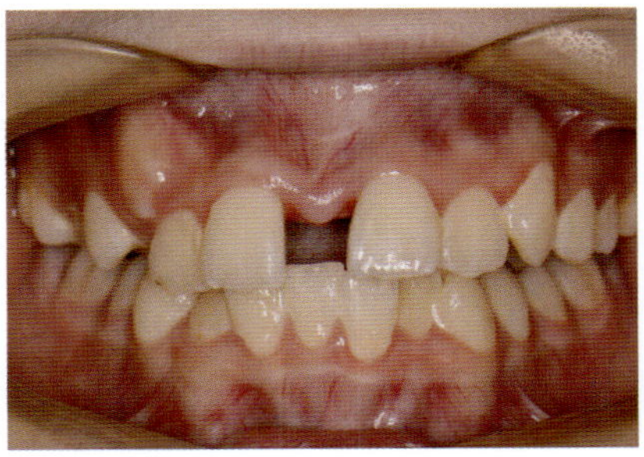
图35–1–28

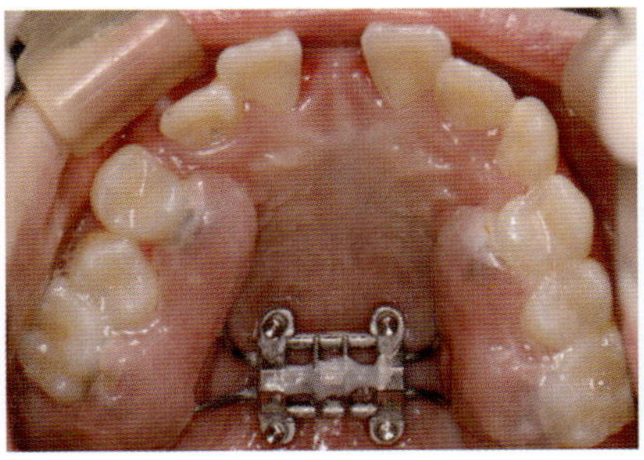
图35–1–29

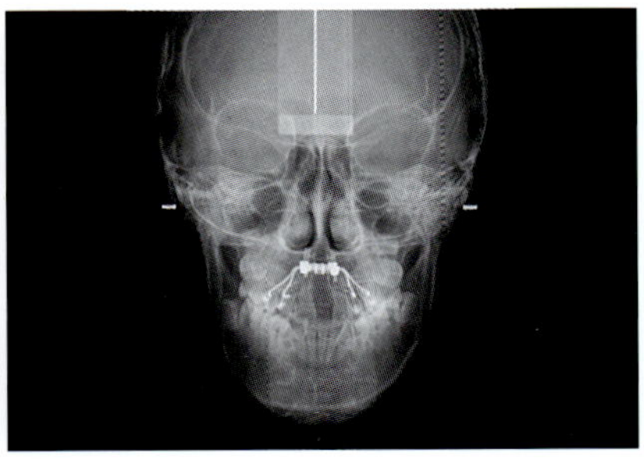
图35–1–30

该患者改良MSE骨性扩弓矫治器的支架牙模制作及改良MSE装置实物照片如图35–1–31～图35–1–33所示。

备注：这个患者的MSE骨性扩弓矫治器采取4个牙位的支撑架，即14、16与24、26牙冠舌侧紧密接触处设置了金属网底结构（磨牙颊面管、前磨牙托槽），采用光固化酸蚀技术粘接固位。4个牙位的金属支撑架连接处采用自凝塑料包裹、覆盖。

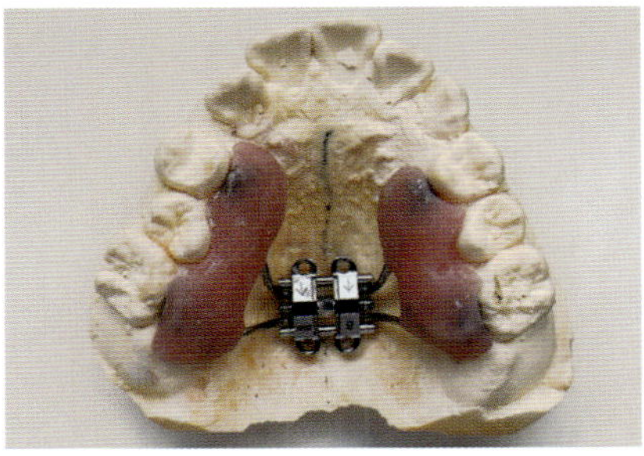
图35–1–31

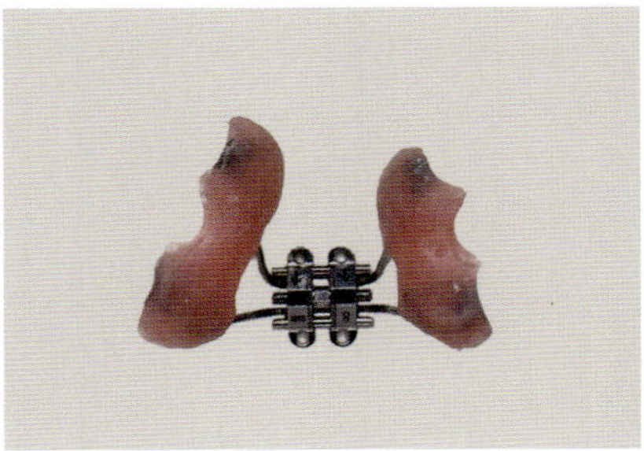
图35–1–32

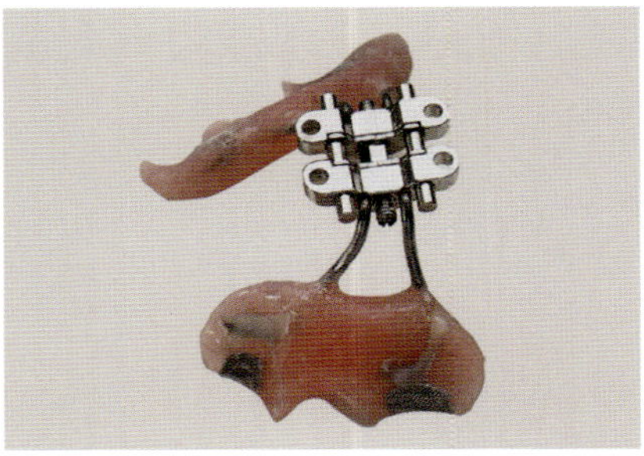
图35–1–33

制作完毕的形状似蝴蝶的两个对称的翅膀，我身边的学生把这个改良制作的MSE骨性扩弓器称为“花蝴蝶”。

二、MSE支撑架连接金属舌面套管的研发与应用

2024年10月以来，我们在改良骨性扩弓器自凝塑料连接支撑架的临床应用实践基础上，创新设计了一种新颖、实用的骨性扩弓器支撑架连接金属舌面套管。

该装置不需要选择、配置磨牙、前磨牙带环；骨性扩弓器支撑架不需要与磨牙带环焊接在一起，省却了复杂的焊接工艺。

临床上，正畸医生根据患者牙模腭穹隆底的宽窄状况选择合适的MSE Ⅱ 型螺旋扩弓器，通常为8mm或10mm。按照螺旋扩弓器与腭底组织面距离小于1mm，骨性扩弓器支撑架与腭黏膜组织面要有3～4mm间距进行合理调整，防止扩弓过程中腭黏膜受压。

装配操作要点：

（1）MSE舌面连接套管采用金属网底设计（按照个性化舌侧矫治器磨牙舌面管工艺制作），特殊案例磨牙舌面有变异舌尖（卡氏尖）、形态不规则者，可以取模个性化量身定制。

（2）在第一磨牙、第一前磨牙的舌面中点（近远中径1/2处）设计一个内径1.3mm的金属连接管，其与腭穹隆坡度协调，离开腭黏膜1.5mm距离。连接管长约10mm，靠舌侧管6～8mm呈全封闭圆管状，圆管内径1.3mm，供支撑架钢丝（直径1.2mm）插入固位。

（3）骨性扩弓器支撑架钢丝直径1.2mm。按照放置骨性扩弓器的前述要求调整好螺旋扩弓器及支架后，分别将支撑架钢丝插入磨牙或前磨牙舌面连接套管内。调整好适宜长度，两端与磨牙或前磨牙紧密贴合。

（4）MSE支撑架钢丝插入连接套管内后，在管口处注入流体树脂包裹，采用光固化技术封口固定。

（5）将制作完毕的骨性扩弓器放在牙模上，检查舌面套管是否与牙面贴合，并做相应的微调。如果有变异舌尖（卡氏尖）的第一磨牙则应取模或者口扫牙列，送加工厂制成单位量身定制第一磨牙舌面连接套管网底结构。

附：临床操作，在患者口内试戴MSE骨性扩弓器及其连接舌面套管，检查其底座网底与磨牙舌面贴合合适后，常规采用酸蚀光固化树脂粘接技术装配，然后植入4颗配套BMK种植钉，完成骨性螺旋扩弓器的装配任务。

备注：MSE骨性扩弓器连接舌面套管是广州瑞通生物公司制作。

MSE骨性扩弓器金属连接舌面套管

该连接舌面套管是与标准的MSE骨性扩弓器配套使用，即16、26牙冠舌面配置了附有金属网底的连接舌面套管（图35-2-1～图35-2-3）。MSE金属连接舌面套管骨性扩弓器牙模装配状况如图35-2-4和图35-2-5所示。

备注：MSE金属连接舌面套管分左侧与右侧。

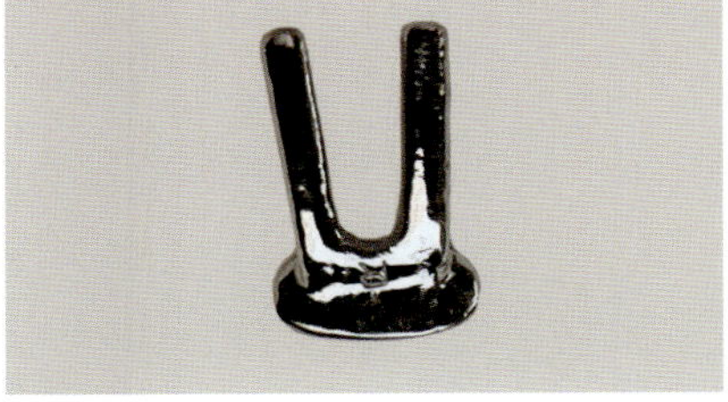

图35-2-1

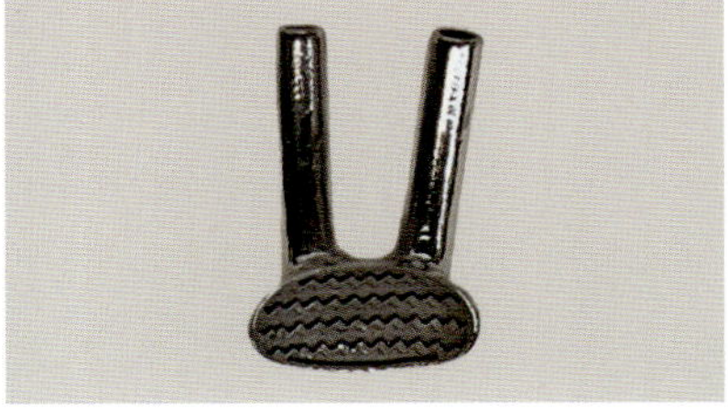

图35-2-2

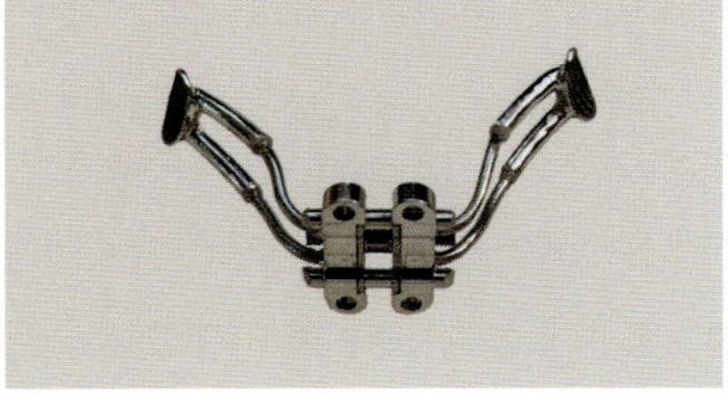

图35-2-3

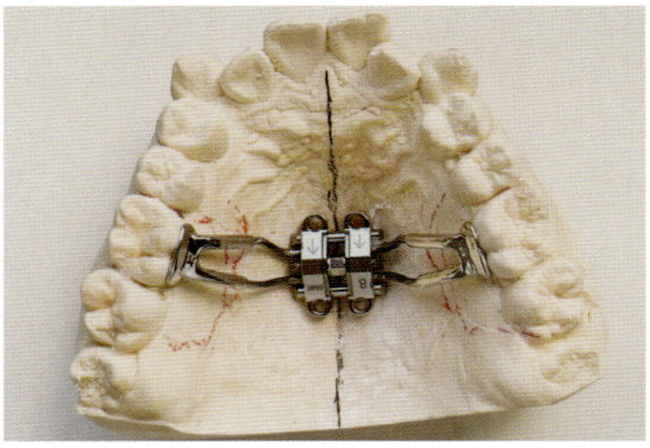
图35-2-4

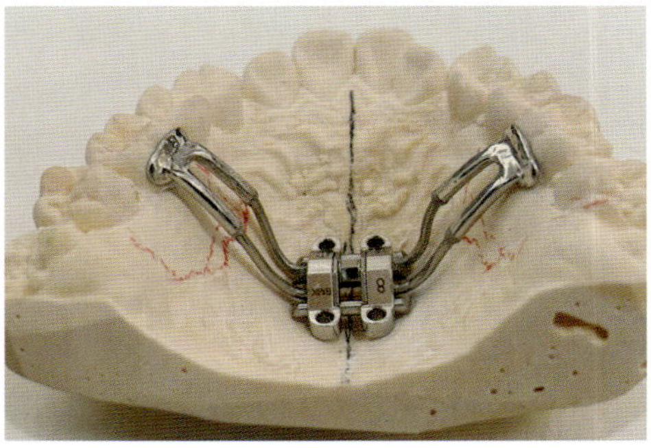
图35-2-5

骨性扩弓矫治器（改良MSE扩弓器）（图35-2-6，图35-2-7）

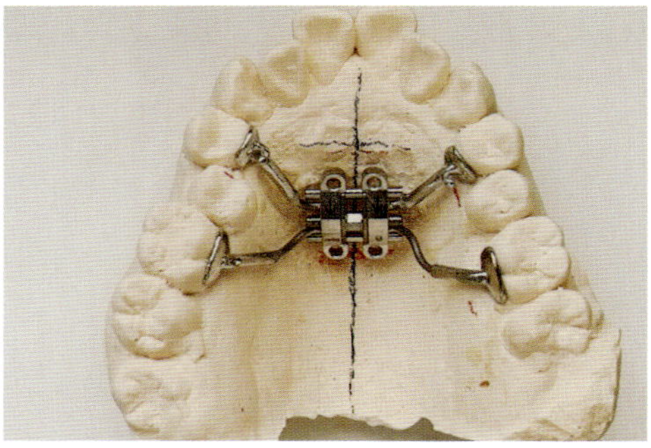
图35-2-6

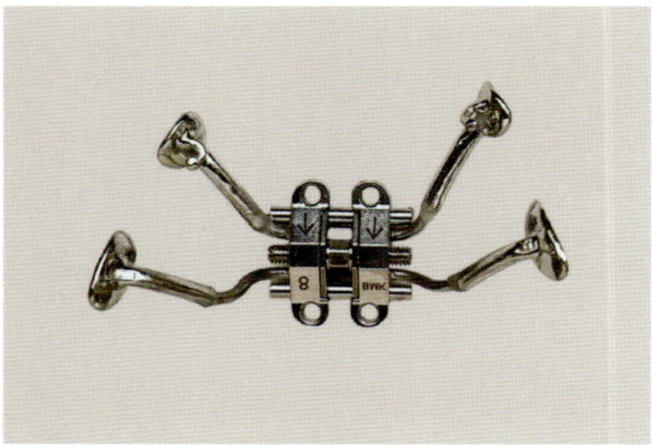
图35-2-7

案例-1

该患者使用改良U形连接金属套管组合MSE骨性扩弓器、初装后拍摄上颌牙弓殆像照片及X线头颅定位侧位片（图35-2-8～图35-2-10）；间隔1周后实施螺旋器加力后的殆像照片（图35-2-11～图35-2-13）；间隔1周扩开腭中缝的殆像照片（图35-2-14～图35-2-16），完成扩弓目标的殆像照片（图35-2-17～图35-2-19）。

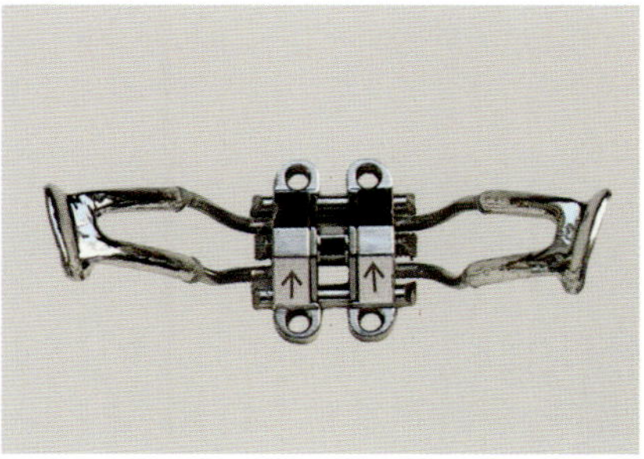
图35-2-8

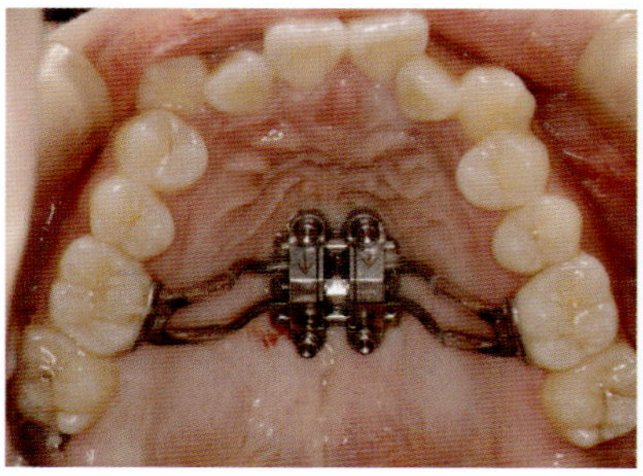
图35-2-9

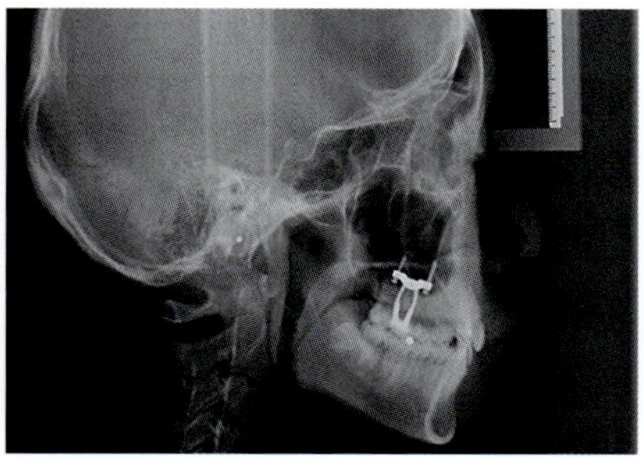
图35-2-10

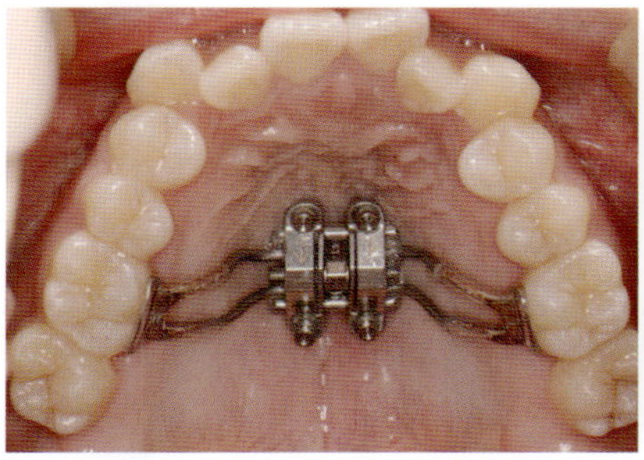
图35-2-11

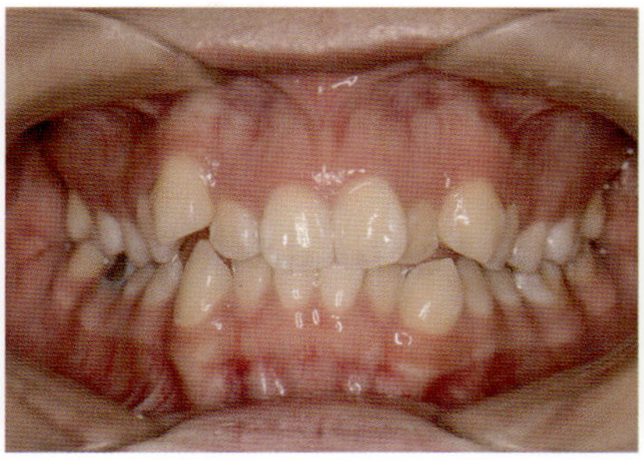
图35-2-12

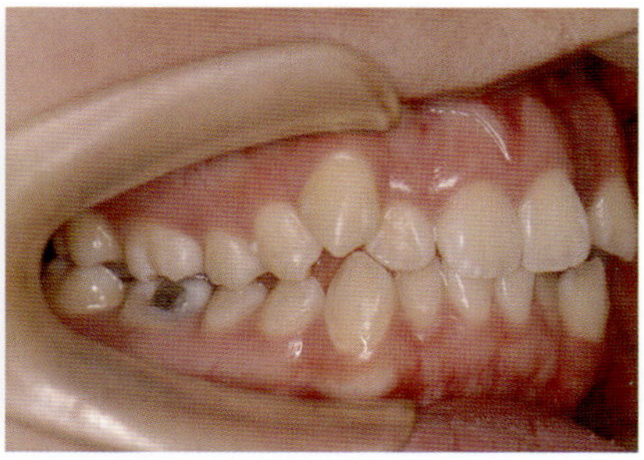
图35-2-13

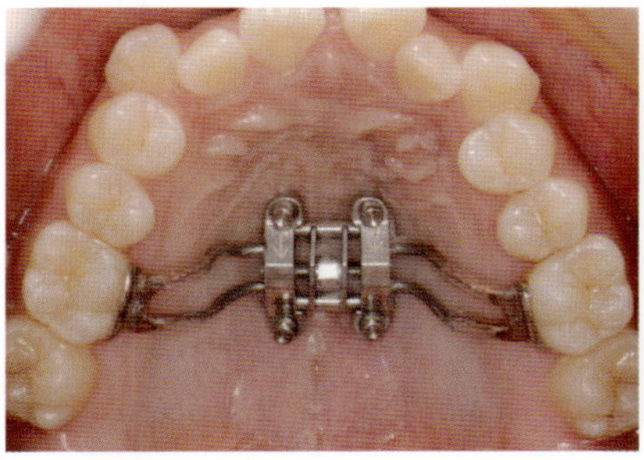
图35-2-14

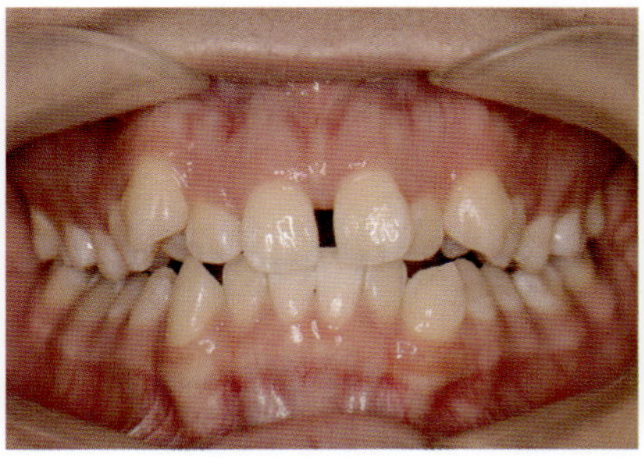
图35-2-15

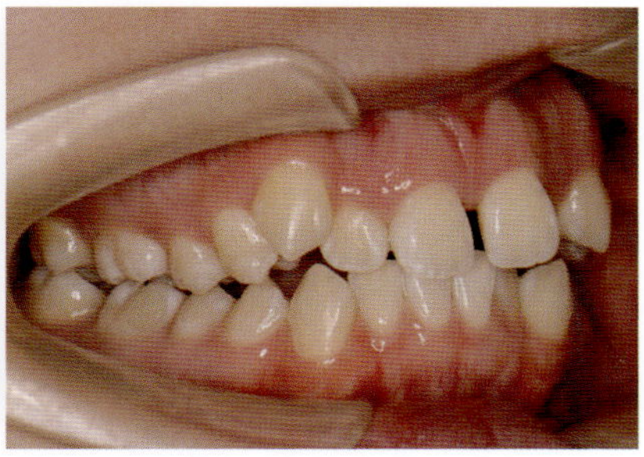
图35-2-16

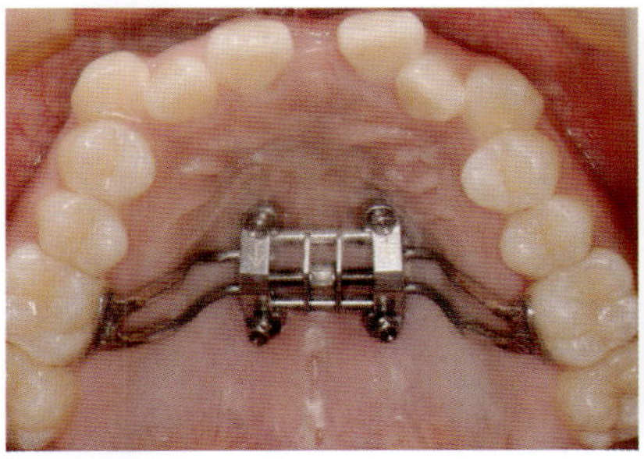
图35-2-17

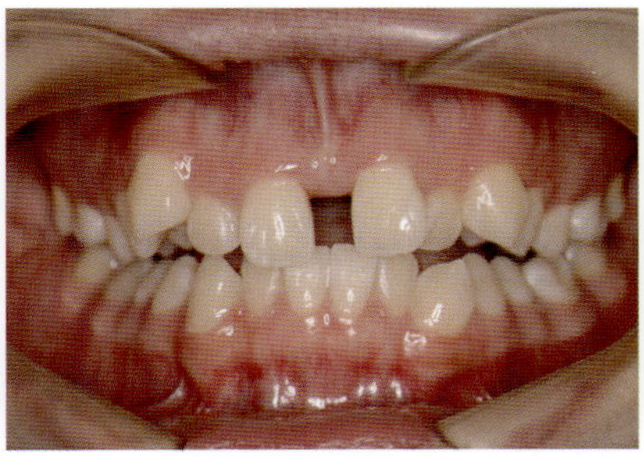
图35-2-18

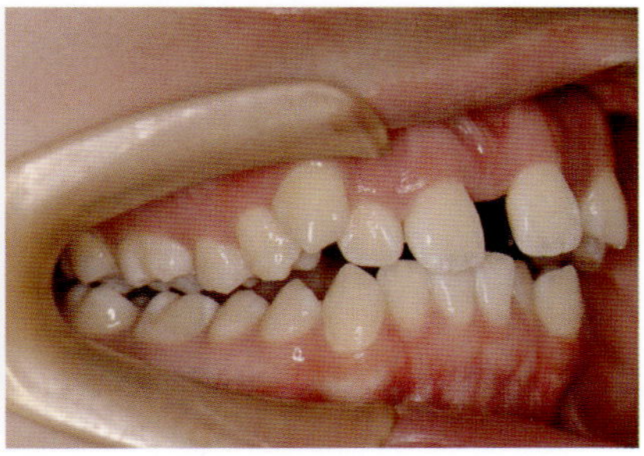
图35-2-19

案例-2

该患者使用改良金属连接套管组装4牙位骨性扩弓器，1周后实施螺旋器加力殆像照片（图35-2-20～图35-2-22）；间隔1周扩开腭中缝的殆像照片（图35-2-23～图35-2-25），完成扩弓目标的殆像照片（图35-2-26～图35-2-28）。间隔1个月后，该患者下颌牙弓安放金属自锁托槽的殆像照片，注意观察后牙殆垫设置在下颌（图35-2-29~图35-2-31）。

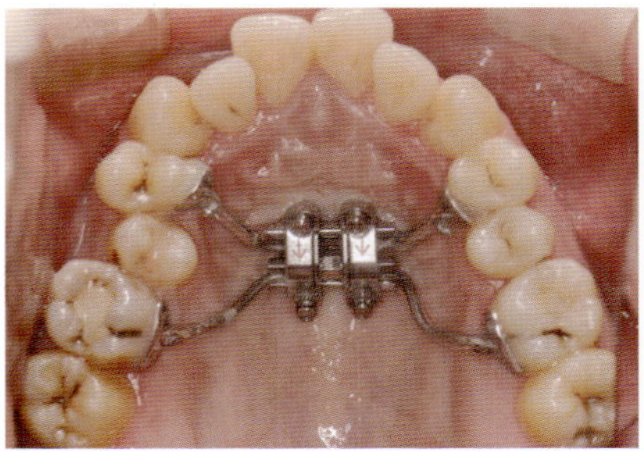
图35-2-20

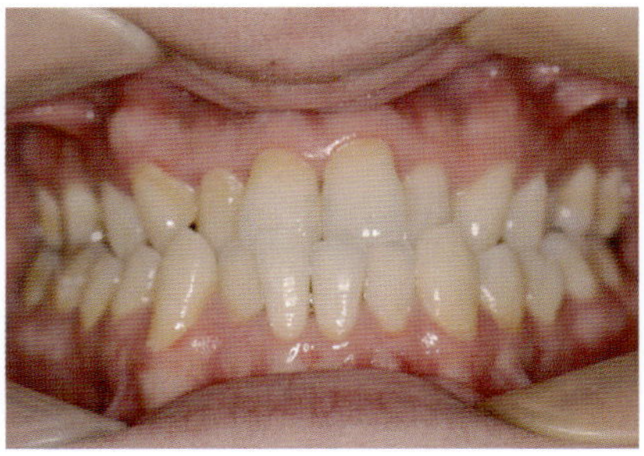
图35-2-21

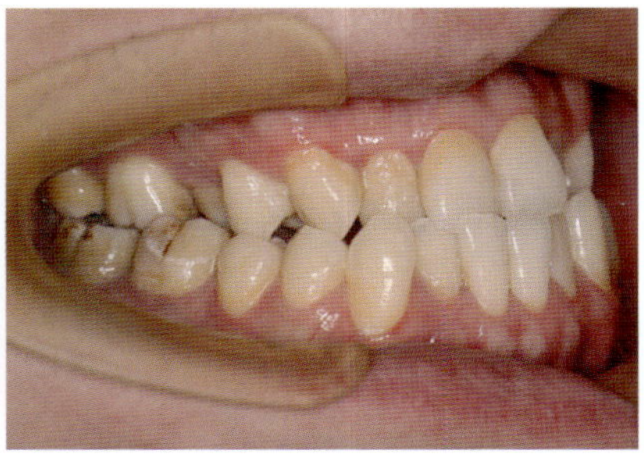
图35-2-22

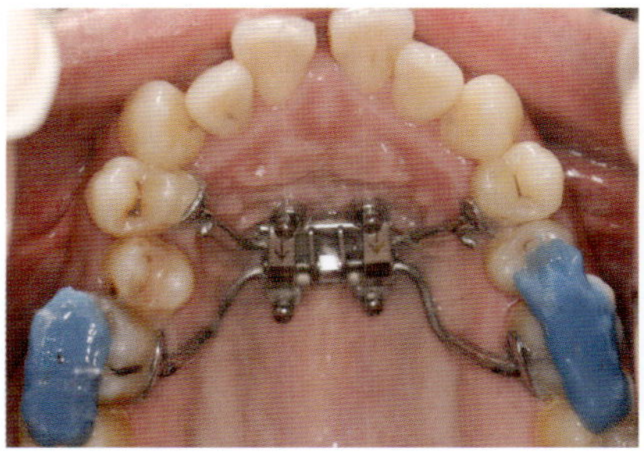
图35-2-23

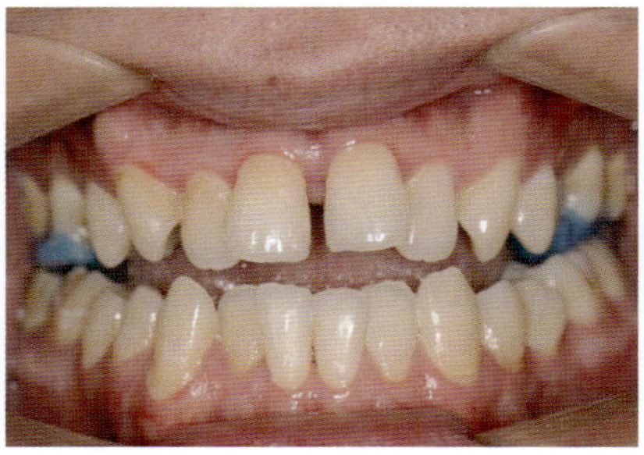
图35-2-24

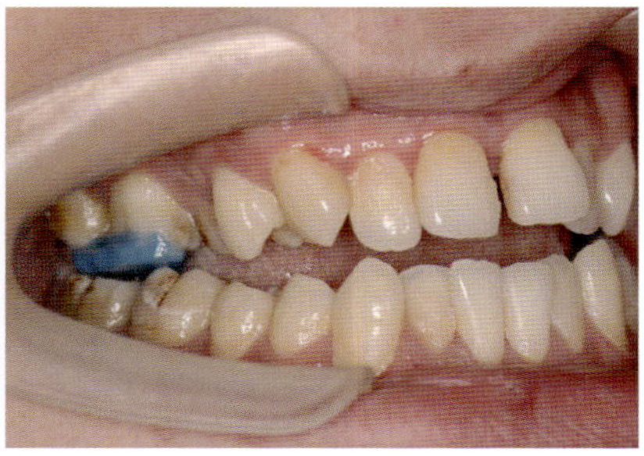
图35-2-25

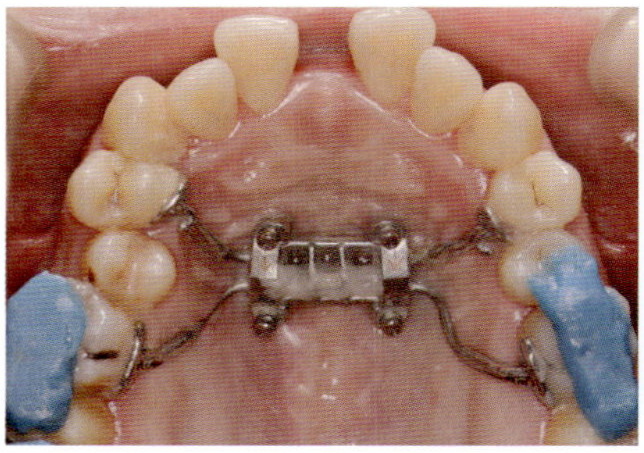
图35-2-26

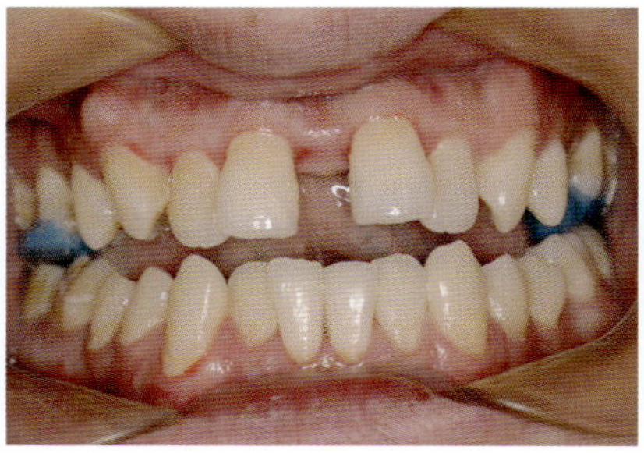
图35-2-27

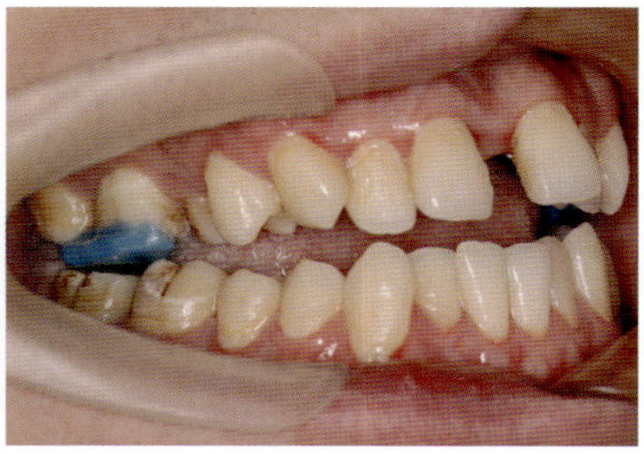
图35-2-28

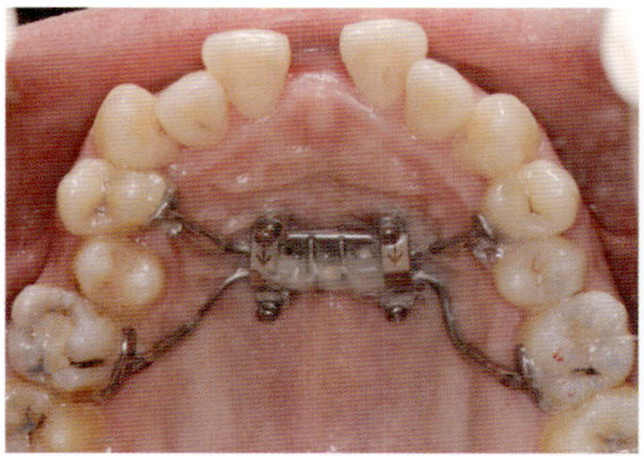
图35-2-29

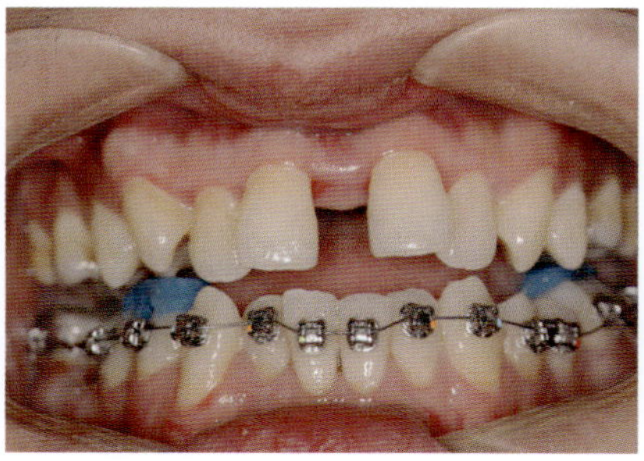
图35-2-30

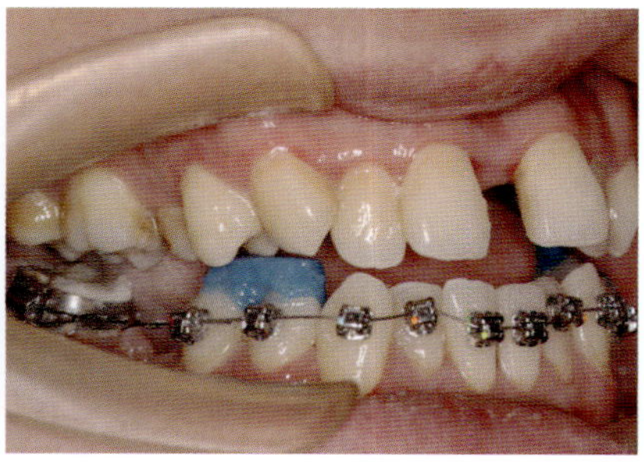
图35-2-31

参考文献

REFERENCES

[1] 武广增, 沈真祥. 实用口腔正畸矫治方法与技巧[M]. 北京: 清华大学出版社, 2004.

[2] 武广增. 实用口腔正畸临床应用技术图谱[M]. 北京: 清华大学出版社, 2006.

[3] 武广增. 临床正畸拓展牙弓方法与技巧[M]. 北京: 清华大学出版社, 2008.

[4] 付民魁. 口腔正畸专科教程[M]. 北京: 人民卫生出版社, 2007.

[5] 武广增.实用磨牙推进器矫治技术图谱[M]. 沈阳: 辽宁科学技术出版社, 2022.

[6] 武广增. 实用正畸弓丝临床应用图谱[M]. 沈阳: 辽宁科学技术出版社, 2023.

[7] 武广增. 口腔正畸思路与临床操作技巧[M]. 北京: 科学技术文献出版社, 2010.

[8] 赵志河. 口腔正畸学[M]. 7版. 北京: 人民卫生出版社, 2020.

[9] 曾祥龙. 现代口腔正畸学诊疗手册[M]. 北京: 北京大学医学出版社, 2000.

[10] 段银钟. 口腔正畸临床技术大全[M]. 北京: 人民军医出版社, 2003.

[11] 武广增. 口腔正畸特色技术临床思维[M]. 北京: 清华大学出版社, 2020.

[12] 武广增. 实用口腔正畸临床技术图谱[M]. 沈阳: 辽宁科学技术出版社, 2015.

[13] 武广增. 正畸临床矫治细节[M]. 沈阳: 辽宁科学技术出版社, 2011.

[14] 武广增. 实用正畸弓丝弯制技术图谱[M]. 2版. 沈阳: 辽宁科学技术出版社, 2020.

[15] 武广增. 实用儿童正畸特色技术图谱[M]. 沈阳: 辽宁科学技术出版社, 2023.

[16] 武广增. 儿童替牙期矫治技术图谱——“芝麻官”矫治器的临床应用[M]. 沈阳: 辽宁科学技术出版社, 2023.